Chirurgie im Wandel der Zeit 1945–1983

Chirurgie im Wandel der Zeit 1945–1983

Herausgegeben von
H. W. Schreiber und G. Carstensen

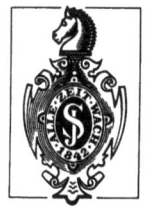

Springer-Verlag Berlin Heidelberg New York 1983

Prof. Dr. H. W. Schreiber
Chir.-Univ.-Klinik u. Poliklinik
Martinistraße 52
2000 Hamburg 20

Prof. Dr. G. Carstensen
Ev. Krankenhaus Mülheim
Teinerstraße 62
4330 Mülheim (Ruhr)

Mit 48 Abbildungen

CIP-Kurztitelaufnahme der Deutschen Bibliothek
Chirurgie im Wandel der Zeit : 1945–1983 ; histor. Entwicklungen u. Tendenzen /
hrsg. von H. W. Schreiber u. G. Carstensen.
– Berlin ; Heidelberg ; New York : Springer, 1983.
ISBN-13: 978-3-642-68961-1   e-ISBN-13: 978-3-642-68960-4
DOI: 10.1007/ 978-3-642-68960-4

NE: Schreiber, Hans-Wilhelm [Hrsg.]

Satz   : Konrad Triltsch, Graphischer Betrieb, Würzburg
2125/3130-543210

„Was die moderne Chirurgie insbesondere anbetrifft, so ist sie weit mehr bestrebt zu erhalten als zu zerstören. Man hat eingesehen, daß es weniger wichtig ist, neue Operationen und Operationsmethoden zu erfinden, als die Mittel und Wege aufzusuchen, um Operationen zu vermeiden, oder wo sie unvermeidbar sind, ihre Erfolge zu sichern."

BERNHARD VON LANGENBECK, 10. April 1872, Berlin, aus der Eröffnungsansprache des 1. Congresses der deutschen Gesellschaft für Chirurgie.

Geleitwort

Der vorliegende Band erscheint zur Feier des 100. Kongresses der Deutschen Gesellschaft für Chirurgie. Er beschränkt sich bewußt auf die Darstellung des Wandels unseres Faches innerhalb des Zeitabschnittes von 1945 bis 1983, welcher der Chirurgie in atemberaubendem Tempo immer neue Erfolge ungeahnten Ausmaßes beschert hat.

Einen besseren Anlaß für einen den späteren Generationen unentbehrlichen geschichtlichen Rückblick hätte man gewiß nicht finden können.

Die Zusammenfassung der Ergebnisse dieser Jahre ist deshalb nicht willkürlich und aus dem Zusammenhang herausgerissen, weil das Jahr 1945 doch so etwas wie einen Neubeginn bedeutete, auch wenn es richtig ist, daß es echte Zäsuren in der Geschichte nicht gibt, sondern daß Gegenwart, Vergangenheit und Zukunft unlösbar miteinander verbunden und verflochten sind. Jede Periode trägt die Wurzeln der vorhergehenden in sich und erhält von ihr wesentliche Lebensimpulse. Geprägt wird jedoch jede Entwicklung und damit auch unsere Chirurgie von den jeweiligen Einflüssen politischer, gesellschaftlicher, kultureller und sittlicher Vorstellungen und gewiß nicht zuletzt von den neuen Erkenntnissen unserer technischen Möglichkeiten.

Die Geschichte der Chirurgie ist die Geschichte ihrer Kongresse. Sie sind die Kristallisationspunkte, in denen sich das Leben unserer Gesellschaft widerspiegelt. Die jährlichen „großen" Kongresse, deren einhundertsten wir nun erleben, ziehen die kritische Bilanz über Erstrebtes, Erreichtes, Fragwürdiges und Mißlungenes. Damit erfüllen sie die Aufgabe, die ihnen ihre Gründer stellten, die Reinheit der Chirurgischen Lehre zu wahren, auch wenn sich äußere Form und innere Struktur im Strome der Zeit während der letzten Jahre und Jahrzehnte von Grund auf gewandelt haben.

Unvergeßlich das Bild, das sich bei der 50. Tagung im Jahre 1926 dem jungen Chirurgen bot, als er zum ersten Mal den Kongreß in Berlin besuchte. In dem vertrauten Raume des Langenbeck-Virchow-Hauses fand sich eine überschaubare Anzahl von Chirurgen zusammen, die man persönlich oder nach ihren Arbeiten dem Namen nach kannte. Von den Wänden blickten die Portraits der großen Meister herab, als wachsame Hüter der Verantwortung. Die ernste, eindrucksvolle Persönlichkeit des Präsidenten WERNER KÖRTE strahlte Souveränität aus. Drunten am Vorstandstisch und in den ersten Reihen saßen die Männer, deren Namen damals schon Weltruf hatten und die uns durch ihr immer neues Eingreifen in die Diskussion und die oft leidenschaftlichen Streitgespräche untereinander die Eigenart ihrer Phantasie, ihres Denkens, ihrer Darstellungskunst und damit ihrer Persönlichkeit offenbarten, die uns alle aufs tiefste beeindruckten. WILLY ANSCHÜTZ, AUGUST BIER, AUGUST BORCHARD, EUGEN ENDERLEN, CARL CARRÈ, HERMANN KÜTTNER, HERMANN KÜMMELL, ARTHUR LAEWEN, OTTO NORDMANN, ERWIN PAYR, LUDWIG REHN, FERDINAND SAUERBRUCH, VIKTOR SCHMIEDEN, strahlten wahre, durch Leistung erworbene Autorität aus und wurden für uns junge Chirurgen zu echten Vorbildern.

Blättern wir das Buch der Geschichte um nur 17 Seiten weiter bis zum Jahre 1943, so finden wir uns in Dresden wieder, mitten im Kriege, weil wir die Aussprache fachlich und persönlich dringend brauchten und die auf den verschiedensten Kriegsschauplätzen gesammelten kriegschirurgischen Erfahrungen miteinander austauschen wollten. Wenn auch über uns allen der gewaltige Druck einer unheilvollen Zukunft lag, so war doch die Diskussion über die unter sehr verschiedenen äußeren Bedingungen gesammelten Beobachtungen und Ergebnisse notwendig und fruchtbar. Blieb es doch die einzige und zunächst letzte Gelegenheit, im alten Kreise auf drängende Fragen und Antworten im Zwiegespräch einzugehen.

Erst 1949 fand dann der erste Nachkriegskongreß statt. Durch den selbstlosen Verzicht des in Dresden wohnhaften und daher durch die äußeren Verhältnisse verhinderten verehrten Präsidenten ALBERT FROMME konnte EDUARD REHN die Initiative entwickeln, die Deutsche Gesellschaft für Chirurgie wieder zum Leben zu erwecken. Der Kongreß fand in Frankfurt a. Main mangels eines anderen verfügbaren Raumes in einem Zirkuszelt auf dem Messegelände statt. Nur wer die damalige Zeit erlebt hat, kann sich ein Bild machen von den äußeren Schwierigkeiten, welche die Organisation einer so großen Tagung in dieser Ruinenstadt bot. Daß der Kongreß trotzdem ein voller Erfolg wurde, ist dem unzerstörbaren Zusammengehörigkeitsgefühl der Chirurgen und ihrem unbändigen Willen, aus den Trümmern wieder ein Gebäude zu errichten, zu danken. Hier wurde trotz aller Nöte und Verluste der Grundstein zur Erhaltung und Weiterentwicklung der Deutschen Chirurgie und unserer Gesellschaft gelegt.

Unter der Präsidentschaft von EMIL KARL FREY siedelte dann der Kongreß nach München über, zunächst in das Deutsche Museum, das noch einmal für die Chirurgie ein alle umfassendes Heim bot, bis der Mangel an ausreichenden Nebenräumen für die immer notwendiger werdenden Parallelsitzungen, wie sie die stürmisch sich entwickelnde Spezialisierung verlangt, das Ausweichen auf das Messegelände erzwang. Dieses genügt zwar den räumlichen Ansprüchen heutiger Großveranstaltungen, von der verbindenden Atmosphäre aus früheren Kongressen ist jedoch wenig übrig geblieben.

Wenn wir den 100sten Kongreß unserer Gesellschaft dieses Jahr in Berlin feiern, so soll dies als Zeichen der Treue verstanden werden und unserer

Verbundenheit mit dieser Stadt, die einst eine Metropole abendländischer Kultur und pulsierenden Lebens war und die heute die Last des ihr auferlegten schweren Schicksals tapfer trägt.

Hat sich in dem vergangenen halben Jahrhundert auch die äußere Form in dieser Weise verändert, sei es durch die zwingenden Zeiteinflüsse, sei es durch die Eigenentwicklung bedingt, so stellt sich die Frage, ob nach diesem tiefgreifenden Wandel auch der inneren Struktur der jährliche große Deutsche Chirurgenkongreß das geblieben ist und bleiben kann, was er war, der geistige und wissenschaftliche Brennpunkt der Chirurgie.

Zwei neuzeitliche Entwicklungen gefährden seine Bedeutung und Existenz: die zunehmende Spezialisierung hat zum Entstehen einer großen Anzahl kleiner Fachkongresse und Symposien geführt, auf denen im kleinen Kreis bei näherem persönlichem Kontakt Rede und Gegenrede ungezwungen sich entwickeln. Hier können Erfahrungen unmittelbar ausgetauscht werden über ganz spezielle Probleme, die bei der großen Menge kein Interesse, vielleicht sogar kein Verständnis finden würden. Eine andere Bedrohung des großen Kongresses liegt in der Ausweitung der Tagungen regionaler Chirurgenvereinigungen. Sie, die sich ursprünglich mehr mit praktischen Fragen beschäftigten, entwickeln sich durch Hinzunahme von klinischer und experimenteller Forschungsarbeit immer mehr zu Abbildern des großen Kongresses, eine Entwicklung, die man aus vielerlei Gründen verstehen und nicht einmal beklagen kann.

Doch können alle diese wissenschaftlichen Veranstaltungen, so nützlich sie sein mögen, nicht den Jahreskongreß der Deutschen Gesellschaft für Chirurgie ersetzen und das nicht etwa nur, um einer liebgewordenen Tradition treu zu bleiben. In ihm lebt vielmehr die Gesellschaft weiter als der mächtige Stamm, aus dessen Wurzeln die sich immer mehr verzweigenden Äste ihre Nahrung finden.

Es ist notwendig, aus Anlaß des nun stattfindenden 100. Kongresses der Deutschen Gesellschaft für Chirurgie zu betonen, daß dieser das große repräsentative Forum der Deutschen Chirurgen ist und bleiben muß. Er hat heute nach Zeiten schmerzlicher Isolierung wieder den internationalen Ruf erlangt, den er früher besaß. Er ist für den Zusammenhalt der auseinanderstrebenden Fächer ebenso unersetzlich wie durch die Ausstrahlung klinischer und experimenteller Forschungsarbeit über die Grenzen hinaus. So wünschen wir ihm zum Tage seiner 100. Wiederkehr, daß er nach wechselvollen Geschicken in zeitgemäßer Entwicklung sich immer wieder neu bewähren möge im Sinne seiner Gründer: Das Auseinanderstrebende zusammenzuhalten, da die Chirurgie ebenso wie der kranke Mensch nicht nur eine Vielzahl von Einzelheiten, sondern eine untrennbare Einheit ist. „Das Ganze ist mehr als die Gesamtheit der Teile."

März 1983   W. WACHSMUTH

Inhaltsverzeichnis

Mitarbeiterverzeichnis

Geheimrat Prof. Dr. Dr. h.c. CARL ERICH ALKEN, Lagerstr. 33,
6650 Homburg/Saar

Prof. Dr. MARTIN ALLGÖWER, Dpt. für Chirurgie, Universitätsklinik,
Kantonsspital CH-4031 Basel

Prof. Dr. WOLFGANG BIRCKS, Chir.-Univ.-Klinik B, Moorenstr. 5,
4000 Düsseldorf

Prof. Dr. Dr. h.c. WALTER BRENDEL, Chir.-Univ.-Klinik, Institut für Chir.
Forschung Klinikum Großhadern, Marchioninistr. 15, 8000 München 70

Prof. Dr. Dr. h.c. HANS WILHELM BUCHHOLZ, Endo-Klinik, Holstenallee 2,
2000 Hamburg 50

Prof. Dr. EMIL SIEGFRIED BÜCHERL, Chir.-Univ.-Klinik, Klinikum Charlottenburg der FU Berlin, Spandauer Damm 130, 1000 Berlin 19

Prof. Dr. GERT CARSTENSEN, Ev. Krankenhaus Mülheim, Teinerstr. 62,
4330 Mülheim a. d. Ruhr

Prof. Dr. MANFRED DOEHN, Abteilung für Anästhesiologie, Chir. Univ.-
Klinik, Martinistr. 52, 2000 Hamburg 20

Prof. Dr. Dr. h.c. ALFRED GÜTGEMANN, Bodelschwinghweg 20, 5300 Bonn-
Venusberg

Prof. Dr. RUDOLF HÄRING, Chirurgische Klinik, Klinikum Steglitz der
FU Berlin, Hindenburgdamm 30, 1000 Berlin 45

Prof. Dr. GEORG HEBERER, Chir.-Univ.-Klinik, Klinikum Großhadern,
Marchioninistr. 15, 8000 München 70

Dr. Ing. EWALD HENNIG, Chir.-Univ.-Klinik, Klinikum Charlottenburg der
FU Berlin, Spandauer Damm 130, 1000 Berlin 19

Prof. Dr. CHRISTIAN HERFARTH, Chir.-Univ.-Klinik, Im Neuenheimer
Feld 110, 6900 Heidelberg

Prof. Dr. FRITZ HOLLE, Chir.-Univ.-Klinik, Pettenkoferstr. 8 a,
8000 München 2

Prof. Dr. KARL HORATZ, Erikastr. 134, 2000 Hamburg 20

Prof. Dr. Dr. h.c. HERBERT G. W. JUNGHANNS, Tannenwaldallee 43,
6380 Bad Homburg

Prof. Dr. ERNST KERN, Chir.-Univ.-Klinik A, Josef-Schneider-Straße 2,
8700 Würzburg

Prof. Dr. LEO KOSLOWSKI, Chir.-Univ.-Klinik, Calwer Straße 7,
7400 Tübingen

Prof. Dr. JULIUS KRAFT-KINZ, Chir.-Univ.-Klinik, Auenbrugger Platz 5,
A-8036 Graz

Priv.-Doz. Dr. BERND KREMER, Chir.-Univ.-Klinik, Martinistr. 52,
2000 Hamburg 20

Prof. Dr. KARL KREMER, Chir.-Univ.-Klinik A, Moorenstr. 5,
4000 Düsseldorf

Prof. Dr. FRITZ KÜMMERLE, Chir.-Univ.-Klinik, Langenbeckstr. 1,
6500 Mainz

Priv.-Doz. Dr. KARL LUTZ LAUTERJUNG, Chir.-Univ.-Klinik, Klinikum
Großhadern, Marchioninistr. 15, 8000 München 70

Prof. Dr. Dres. h.c. FRITZ LINDER, Waldweg 25, 6900 Heidelberg

Prof. Dr. WILFRIED LORENZ, Chir.-Univ.-Klinik, Robert-Koch-Straße 8,
3550 Marburg 1

Priv.-Doz. Dr. KRISTIAN LÜDERS, Chirurgische Klinik, Krankenhaus Nordwest, Steinbacher Hohl 2/26, 6000 Frankfurt/Main 90

Prof. Dr. WOLFGANG HANS LUTZEYER, Vorstand der Abteilung Urologie,
Medizinische Fakultät der RWTH, Goethestraße 27/29, 5100 Aachen

Prof. Dr. HANS-JÜRGEN PEIPER, Chir.-Univ.-Klinik, Robert-Koch-Straße 40,
3400 Göttingen

Prof. Dr. Dr. GERHARD R. PFEIFER, Nordwestdeutsche Kieferklinik,
Universitätsklinik, Martinistr. 52, 2000 Hamburg 20

Priv.-Doz. Dr. ULRICH PFISTER, Berufsgen. Unfallklinik, Rosenauer
Weg 95, 7400 Tübingen

Prof. Dr. RUDOLF PICHLMAYR, Klinik für Abdominal- und Transplantationschirurgie, Zentrum Chirurgie, Medizinische Hochschule Hannover,
Karl-Wiechert-Allee 9, 3000 Hannover 61

Prof. Dr. FRITZ REHBEIN, Emmastr. 51, 2800 Bremen 1

Prof. Dr. JÖRG REHN, Chir.-Univ.-Klinik der Berufsgen. Krankenanstalten „Bergmannsheil", 4630 Bochum 1

Prof. Dr. MARTIN REIFFERSCHEID, Abteilung Chirurgie der Medizinischen Fakultät der RWTH, Goethestr. 27/29, 5100 Aachen

Prof. Dr. GEORG WILHELM RODEWALD, Chir.-Univ.-Klinik, Martinistr. 52, 2000 Hamburg 20

Prof. Dr. HANS DIETRICH RÖHER, Chir.-Univ.-Klinik, Robert-Koch-Straße 8, 3550 Marburg

Prof. Dr. PETER RÖTTGEN, Heinrich-Fritsch-Straße 16, 5300 Bonn-Venusberg

Prof. Dr. MARIO ROSSETTI, Chirurgische Klinik, Kantonsspital, CH-4410 Liestal

Prof. Dr. WOLFGANG SCHEGA, Chir. Klinik der Städt. Krankenanstalten, Wilhelmshofallee 112, 4150 Krefeld

Prof. Dr. Dr. HEINRICH SCHIPPERGES, Institut für Geschichte der Medizin, Im Neuenheimer Feld 305, 6900 Heidelberg

Prof. Dr. URSULA SCHMIDT-TINTEMANN, Chir.-Univ.-Klinik der Technischen Universität, Klinikum rechts der Isar, Ismaninger Straße 22, 8000 München 80

Prof. Dr. sc. med. Dr. med. h.c. WALTER SCHMITT, Leninallee 35, DDR-252 Rostock

Obermed. Rat Prof. Dr. sc. med. Dr. h.c. KARL LUDWIG SCHOBER, Chir.-Klinik, Leninallee 16, DDR-401 Halle

Prof. Dr. HANS WILHELM SCHREIBER, Chir.-Univ.-Klinik, Martinistr. 52, 2000 Hamburg 20

Prof. Dr. MAX SCHWAIGER, Chir.-Univ.-Klinik, Hugstetter Straße 55, 7800 Freiburg i. Br.

Prof. Dr. HANS STEINER, 1. Chir.-Abteilung am Landeskrankenhaus, Müllner Hauptstr. 48, A-5020 Salzburg

Prof. Dr. Dr. h.c. FRIEDRICH STELZNER, Chir.-Univ.-Klinik, 5300 Bonn-Venusberg

Prof. Dr. HANS-JOACHIM STREICHER, Chir. Klinik Städt. F. Sauerbruch-Klinik, Arrenberger Straße 20/54, 5600 Wuppertal-Elberfeld

Prof. Dr. EDGAR UNGEHEUER, Chir. Klinik Krankenhaus Nordwest, Steinbacher Hohl 2/26, 6000 Frankfurt/Main 90

Prof. Dr. Jörg F. Vollmar, Chir.-Univ.-Klinik, Steinhövelstr. 9, 7900 Ulm

Prof. Dr. Karl Vossschulte, Chir.-Univ.-Klinik, Klinikstr. 29,
6300 Gießen

Prof. Dr. med. Dr. jur. h.c. Werner Wachsmuth, Nikolausstr. 20,
8700 Würzburg

Prof. Dr. Siegfried Weller, Berufsgen. Unfallklinik, Rosenauer Weg 95,
7400 Tübingen

Prof. Dr. Dr. h.c. Alfred Nikolaus Witt, Burgstaller Straße 3,
8184 Gmund a. Tegernsee

Prof. Dr. sc. med. Hellmuth Wolff, Chir.-Univ.-Klinik, Charité-Straße,
DDR-1040 Berlin 4

Prof. Dr. Alfred Zängl, II. Chir. Abteilung Landeskrankenhaus, Untersbergstr. 4, A-5020 Salzburg

Prof. Dr. Dr. h.c. Rudolf Zenker, Hauensteinstraße 14, 8000 München 90

Die Deutsche Gesellschaft für Chirurgie –
Ihre Gründer und deren Ziele

Es mögen mehrere Momente zusammengekommen sein, welche einige deutsche Chirurgen um die Wende der Jahre 1871 auf 1872 bewogen, die Gründung einer deutschen Gesellschaft für Chirurgie für wünschenswert zu erachten.

Die innere Medizin, in welcher die Meinungen über die Ursachen der Krankheitsentstehung aus Veränderungen des Gesamtkörpers vorherrschten, war auf den Punkt einer therapeutischen Resignation gekommen.

Debrunner (1932) läßt aus der Zeit der berühmten ‚zweiten Wiener Schule' Dietl (1845) mit dem Satze zu Wort kommen: „Ob die behandelte Krankheit in Genesung übergeht oder nicht, liegt nicht an der Behandlung des Arztes, sondern an bestimmten Naturgesetzen, welche den Ausgang der Krankheit bestimmen", und er fährt fort: „Die physiologische Medizin war auf einem therapeutischen Nullpunkt angelangt, der eben noch genügte, die Kranken exspectativ aus dem Leben zu befördern (Virchow in seinem Archiv 1847)".

Die Möglichkeit einer lokalen Ätiologie und Pathogenese, damit eines örtlich begrenzten Eingriffes zur kurativen Behandlung hatte Morgani (1761) mit seinem Werke *De sedibus morborum* eröffnet. Sie war durch Virchows *Zellularpathologie* 1858 in den Mittelpunkt des Interesses gerückt.

Lichtheim, der als Schüler Volkmanns später Ordinarius der Inneren Medizin in Königsberg wurde, erkannte 1872 in einem Vortrag *Ueber die operative Behandlung pleuritischer Exsudate* die Situation ganz klar: „. . . kurz es kam ein mehr chirurgischer Zug in die Behandlung innerer Krankheiten".

Die Einführung mehrerer chemischer Substanzen zur Schmerzausschaltung mittels Allgemeinnarkose (1846/47) nahm der chirurgischen Operation einen großen Teil ihrer Schrecken, und sie gab dem Chirurgen die Chance, ohne das Wehgeschrei der Patienten und damit nicht mehr unter Zeitdruck operieren zu können.

Wenn auch Semmelweis mit seiner Lehre von der Kontaktübertragung der Wundinfektionen (zwischen 1847 und 1863) nicht zur Anerkennung gelangt war, so hatten doch einige führende deutsche Chirurgen, auch nach den Erfahrungen der Kriege von 1864, 1866 und 1870/71, dem ‚Antiseptic system of treatment' von Lister (1867) ihre Aufmerksamkeit zugewandt, von dem man eine erfolgreiche Bekämpfung des verheerenden infektiösen Hospitalismus erwartete.

Schließlich sollte nicht vergessen werden, daß trotz mancher feindlicher Stimmungen unter den Deutschen infolge der ersten beiden erwähnten Kriege der dritte siegreiche Feldzug gegen Frankreich mit der nachfolgenden Reichsgründung nun ein starkes Gefühl der Zusammengehörigkeit emporgebracht hatte.

Zur Situation vor der Gründung der Deutschen Gesellschaft für Chirurgie möchte ich hier lediglich Billroth und Trendelenburg anführen. Der erstere stand derartigen Gedanken eher ablehnend gegenüber. In einem Brief vom 4.3.1872 an seinen verehrten Lehrer und Freund Wilhelm Baum (Göttingen) heißt es: „In Betreff der Berliner Versammlung kenne ich von den Plänen der Unternehmer wenig oder nichts. Volkmann und Simon sind die intellectuellen Urheber. Ich habe wenig Sinn für solche Versammlungen, gewiß zu wenig ... Mir wären jährliche Zusammenkünfte mit ganz intim collegialen Verhandlungen ohne jegliche Veröffentlichung am liebsten ... Wir müssen darüber sprechen, die Sache ist zu groß für Briefe ... In meinen Augen sind die Academien veraltete Institutionen ..." (in: Fischer 1897)

In seinem 1923 erschienenen Buch *Die ersten 25 Jahre der deutschen Gesellschaft für Chirurgie* berichtet Trendelenburg: „Es war Gustav Simon, der den Gedanken zuerst gefaßt und mit der ihm eigenen Energie verfolgt hat." Der Kongreßband von 1892 weist aus, daß nach der Einweihung des Langenbeckhauses Franz König und v. Bardeleben Simons ehrend gedenken, letzterer sogar gesteht, daß auf der Versammlung deutscher Naturforscher und Ärzte – damals einziger Treffpunkt auch der Chirurgen – im Jahre 1871 Simon ihn vergeblich für die Idee einer Chirurgengesellschaft geworben habe, „aber Volkmann gewann, und wie zu seiner großen Freude Langenbeck, an den sich Simon und Volkmann gemeinsam gewandt haben werden, nach einigem Zögern und sorgfältiger Überlegung sein Jawort gab" (Trendelenburg 1923).

Simon hatte also die Idee, Volkmann setzte sie in kinetische Energie um, und Langenbeck vollendete das Werk vor der Öffentlichkeit, was wohl nur er damals vermochte.

Letztlich authentische, und bewußt wohl auch von den beiden Schriftführern Volkmann und dann Gurlt als historisches Dokument angelegte Quellen sind die Bände der *Verhandlungen der Deutschen Gesellschaft für Chirurgie,* vor allem der erste des Jahres 1872, erschienen in einem der bedeutendsten deutschen medizinischen Verlage der Zeit, bei Hirschwald in Berlin. Hier steht allem voran unter ‚A‘: „Zur Geschichte der Entstehung der ‚Deutschen Gesellschaft für Chirurgie‘ gehört das folgende, an eine große Zahl von Adressen versandte Circular-Schreiben: In Uebereinkunft mit einer großen Anzahl deutscher Chirurgen haben wir beschlossen, eine Gesellschaft für Chirurgie in Verbindung mit einem jährlich wiederkehrenden 3 bis 4tägigen Congress an einem ständigen Versammlungsorte zu gründen.

Dieser Entschluß ist hervorgegangen aus dem lebhaft gefühlten Bedürfniss, bei dem stets wachsenden Umfang unserer Wissenschaft die chirurgischen Arbeitskräfte zu einigen, uns durch persönlichen Verkehr den Austausch der Ideen zu erleichtern und gemeinsame Arbeiten zu fördern . . ."

Nach einer Seite knappesten Textes, der in der Erkenntnis der zunehmenden Differenzierung und der Notwendigkeit von Konzentration, Information und Integration auch hundert Jahre später noch jeder Gesellschaft als Vorbild dienen könnte, unterzeichnen „B. v. Langenbeck, Professor in Berlin; Simon, Professor in Heidelberg; R. Volkmann, Professor in Halle".

Unter ‚B. Verzeichnis der Mitglieder' finden wir zunächst die ‚Ausschuss-Mitglieder' (heute als Vorstand bezeichnet), über die aus dem ‚Protokoll' des ersten Sitzungstages hervorgeht, daß sie „bei einer Anzahl von 51 Abstimmenden mit einfacher Stimmenmehrheit gewählt" worden waren:

„Vorsitzender: Dr. v. Langenbeck, Geh. Ober-Med.-Rath und Professor in Berlin.
Stellvertreter des Vorsitzenden: Dr. v. Bruns, Professor in Tübingen.
Erster Schriftführer: Dr. Volkmann, Professor in Halle.
Zweiter Schriftführer: Dr. Gurlt, Professor in Berlin.
Cassenführer: Dr. Trendelenburg, Docent in Berlin.
Anderweitige Ausschuss-Mitglieder:
.   Dr. Bardeleben, Geh. Med.-Rath in Berlin.
    Dr. Baum, Ober-Med.-Rath und Professor in Göttingen.
    Dr. Billroth, Hofrath und Professor in Wien.
    Dr. Simon, Hofrath und Professor in Heidelberg."

Die Elite der deutschen Chirurgen war also an der Spitze der jungen Gesellschaft versammelt. Trendelenburg, damals seit vier Jahren Assistent Langenbecks, gibt von allen aus seiner persönlichen Kenntnis kurze, sicher sehr treffende Charakteristiken. Nach seinem Zeugnis fehlten an bedeutenden Persönlichkeiten nur Bergmann/Dorpat, Czerny/Freiburg, Esmarch/Kiel, Hueter/Greifswald, Lücke/Straßburg, Socin/Basel und last but not least, Thiersch/Leipzig. Sie waren „der Gesellschaft beigetreten, aber zu kommen verhindert" (Trendelenburg 1923).

Unter ‚C.' lesen wir auf zwei Seiten die Statuten der Gesellschaft in 10, die Geschäftsordnung in 3 Paragraphen – auch hier vorbildliche Knappheit und Konzentration. Es folgen die „Protocolle, Discussionen und kleineren Mittheilungen", und hier interessiert vor allem der „einleitende Vortrag" Langenbecks auf der ersten Sitzung. Es hat mich tief beeindruckt, daß Langenbeck, von dem ja gar nicht so eine Fülle allgemeiner Äußerungen existiert, die Bestrebungen und Möglichkeiten der damaligen Medizin, und damit auch der Chirurgie recht wohl erkannt hatte; er beginnt:

„Hochgeehrte Herren! Bei dem immensen Aufschwung, welchen die medicinischen Naturwissenschaften" (welch ein fast erschreckend programmatischer, treffender Ausdruck!) „in den letzten Decennien genommen haben, konnte es nicht ausbleiben, dass die practische Heilkunde davon mächtig berührt werden musste ... Die als unerlässlich angesehene anatomisch-physiologische Basis für alle Forschungen ..., die stets sich mehrenden Thierversuche zur Erschliessung krankhafter Vorgänge im menschlichen Körper, die Vervollkommnung der Mittel und Werkzeuge für die Diagnostik, die eifrige Verwendung der Statistik endlich, um die Erfolge der verschiedenen Heilmethoden klarzustellen – alle die zahlreichen in diesem Sinne geführten Arbeiten zeugen von dem Bestreben, auch für die pathologische Forschung exactere Methoden als die bisherigen zu finden.

Was die moderne Chirurgie insbesondere anbetrifft, so ist sie weit mehr bestrebt, zu erhalten als zu zerstören ..." (Volkmann u. Gurlt 1872).

Dies mag einer der wichtigsten Sätze aus Langenbecks Rede gewesen sein; ihm steht aber bald ein weiterer gegenüber: „... Aber schon wird es schwer, das mit jedem Tage wachsende Forschungs-Material vollständig zu übersehen und zu bewältigen!"

Langenbeck tritt der Ansicht entgegen, die Neugründung könne der ,Gesellschaft der deutschen Naturforscher' Abbruch tun:

„Der Kreis, in welchem unsere Gesellschaft sich bewegen soll, ist ein viel engerer. Wir wollen unter uns einen regelmässigen Ideenaustausch anbahnen, um der Lösung wichtiger chirurgischer Fragen näher zu treten. Bei dieser Auffassung haben wir uns die vollste Selbständigkeit und die vollste Freiheit nach Innen wie nach Aussen wahren zu müssen geglaubt. Wir haben deshalb geglaubt, eine Subvention von Seiten des Staates nicht beanspruchen zu dürfen ..." Natürlich werde das die Mitglieder Geldopfer kosten.

Die geistige Haltung der Gründer, ihre Ideen und Ziele sind wohl mit Langenbecks Worten ebenso ausgedrückt, wie man seine Ansprache auch als eigene Charakteristik annehmen darf. Jedenfalls war der damals 62jährige für die nächsten 14 Jahre der stets wiedergewählte Vorsitzende und die prägende Persönlichkeit jener Zeit. 1887 starb Langenbeck. Zehn Tage nach seinem Tode hielt Billroth, sein wohl berühmtester Schüler, am 10. Oktober zu Beginn des Wintersemesters eine Gedenkvorlesung vor den Wiener Studenten. Er bezeichnete ihn als ,das Ideal des klinischen Lehrers' und hob seine chirurgischen Verdienste hervor: „... die Streckung anchylosierter Glieder in Narkose, die neuen Methoden der Hasenscharteoperationen und der Uranoplastik, der Kieferresektionen, Gelenksresektionen, der Osteotomien, der Applikation fester Verbände gleich nach dem Knochenbruche, viele neue Prinzipien bei den plastischen Operationen ...", al-

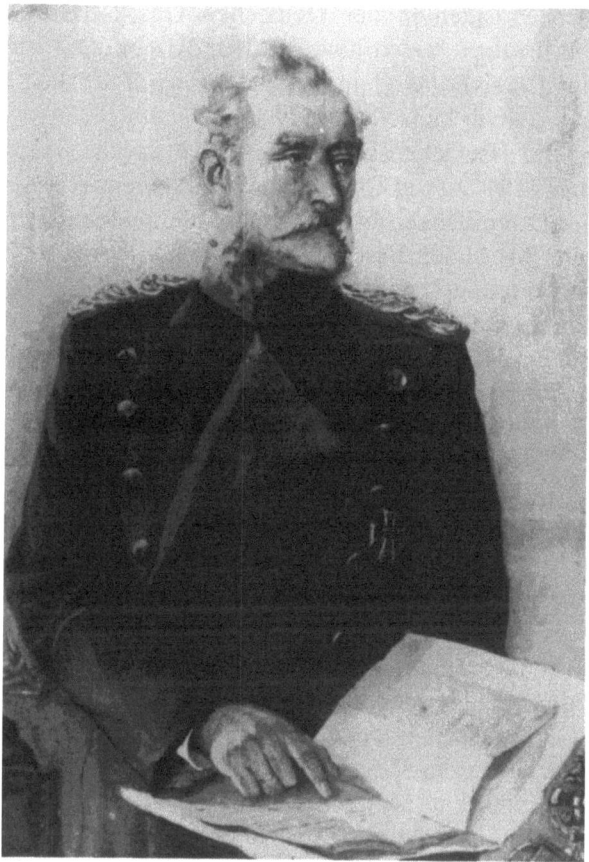

Abb. 1. Bernhard von Langenbeck

les Methoden, die seine Worte rechtfertigten, die Chirurgie sei nun „weit-
mehr bestrebt, zu erhalten als zu zerstören", also zu amputieren wie in früheren Zeiten.

Billroths Erläuterung: „. . . Dass die Chirurgen gute Anatomen sein sollen, verstand sich auch damals schon von selbst; dass aber ein Chirurg ersten Ranges aus einem Docenten für Physiologie und mikroskopische Anatomie hervorging, war eine neue, und zwar höchst bedeutungsvolle Erscheinung . . ." Aus dieser Grundhaltung Langenbecks erklärt Billroth: „. . . Die
für seine Zeit breite naturwissenschaftliche Basis, auf welcher der junge
Chirurg stand, gab ihm für sein langes Leben eine seltene Sicherheit, und
erhielt ihm einen Ueberblick über die Fortschritte der gesamten medizinischen Wissenschaften, welcher am sichersten vor dem Veralten schützt.
Wenn Langenbeck, selbst noch als Siebzigjähriger, dem Chirurgencongres-
se präsidirte, hatte gewiß Jeder der Anwesenden den Eindruck, dass Niemand den Vorträgen so aufmerksam folgte, als der Vorsitzende . . ."

Diesen ersten Präsidenten der Deutschen Gesellschaft für Chirurgie charakterisiert Billroth: „... Wohlwollend und freundlich im Geiste und Herzen, anmuthig, verbindlich, fein, doch dabei auch herzlich in der Form, erfreute er stets, wohin er kam ...“

Auch auf dem fast lebensgroßen repräsentativen Gruppenbild der Gründer, welches 1894 mit der Enthüllung im ‚Langenbeckhause‘ den Mitgliedern und der Öffentlichkeit übergeben wurde, bildet v. Langenbeck eine zentrale Figur. Als Maler dieses Bildes hatte der Vorstand Gentz ausgewählt, über den Fontane in seinen *Wanderungen durch die Mark Brandenburg* 1890 berichtet hatte „(er) ... zeigte schon früh eine hervorragende Begabung für das Charakteristische in der Kunst, und mehrere gute Portraits, darunter eine Serie bekannter Berliner Persönlichkeiten: Werner Siemens, ... Du Bois-Reymond, ... Geheimer Rat von Bermann ... u.a.m., rühren von ihm her ...“ Wir erfahren vom damaligen Präsidenten Esmarch, daß Gentz herumreiste, um die noch Lebenden zu portraitieren; so sind diese älter ausgefallen, als die der bereits Verstorbenen (Langenbeck, Bruns, Volkmann und Simon), bei denen jugendlichere Photographien als Vorlagen gedient hatten. Die eigentliche Mitte des Bildes stellt jedoch nach Standort, Haltung und Blick Billroth dar, der zwar einige Wochen zuvor ebenfalls verstorben war, jedoch Gentz noch ‚gesessen‘ hatte.

Billroths Bedeutung hier noch einmal im Einzelnen darzulegen, erübrigt sich wohl; es ist aber auffallend, daß der seit über 25 Jahren in Wien ansässige Wahlösterreicher in der Deutschen Gesellschaft für Chirurgie nie eine führende Rolle gespielt hat. Man wählte ihn jedoch nach Lister und Paget als drittes und damit erstes deutsches Ehrenmitglied (1887), nachdem Langenbeck unter Volkmanns Vorsitz 1886 zum Ehrenpräsidenten erhoben worden war.

In einer eigenartigen, fast ergebenen Haltung zu Billroth aufschauend, bildet v. Bruns die dritte Figur der zentralen Personengruppe. Der 1881 Verstorbene war wohl (so Trendelenburg) „als der würdigste Vertreter der Chirurgie Süddeutschlands“ in den Vorstand gewählt worden, „Schöpfer der Kehlkopfchirurgie und gelehrter Verfasser des umfassend angelegten leider unvollendet gebliebenen Handbuchs der praktischen Chirurgie“. Die beiden vorliegenden Bände enthalten eine enorm fleißig zusammengetragene Kasuistik, der zugehörige *Chirurgische Atlas* soll eine ‚Bildliche Darstellung der chirurgischen Krankheiten‘ bringen, läßt uns Heutige jedoch vor einem Gruselkabinett von verschleppten, unheilbaren Spätzuständen zurückschaudern. Wahrscheinlich hat v. Bruns selbst gespürt, daß sein geplantes Lebenswerk den Anforderungen der funktioneller denkenden nächsten Generation nicht standhalten würde. Bruns‘ ‚*Beiträge zur klinischen Chirurgie*‘ wurden erst nach seinem Tode vom Sohn Paul v. Bruns gegründet (1885) und blieben fast ein Jahrhundert lang ein bedeutendes chirurgisches Periodikum.

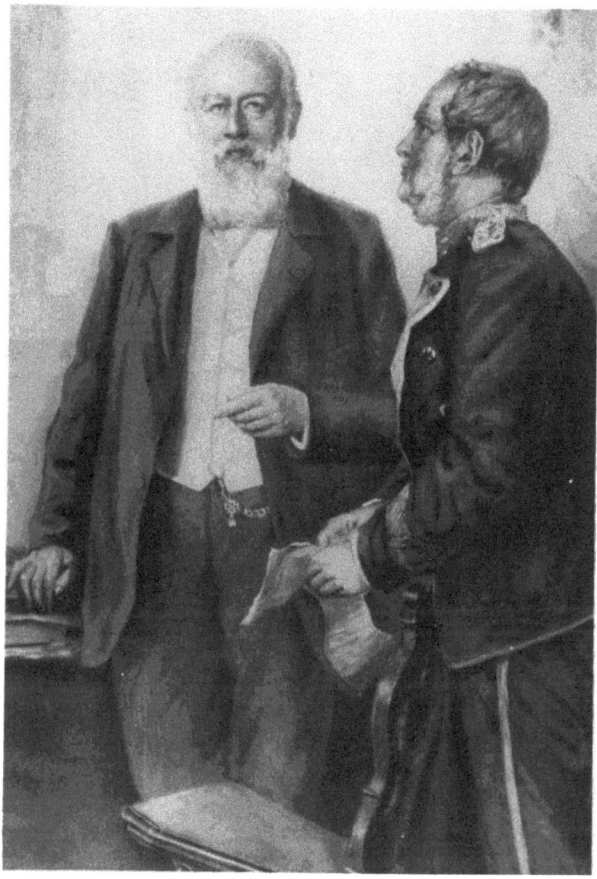

Abb. 2. Theodor Billroth und Victor von Bruns (rechts)

Gegenüber den beiden Vorsitzenden und Billroth, den Präsident Esmarch im gleichen Jahre 1894 in seinem Nekrolog als „einen der größten Männer aller Zeiten und vielleicht den bedeutendsten Chirurgen der Gegenwart" bezeichnete, sind die übrigen ‚Gründer' nicht allein durch ihre seitliche Position, sondern auch dadurch an Bedeutung zurückgesetzt, daß Gentz ihnen nicht gestattet, sich zu voller Würde zu erheben. In der linken Außengruppe sitzen Volkmann, Esmarch und Bardeleben, in der rechten Gurlt und Simon, die beiden Schriftführer wiederum durch ihre extreme Außenposition hervorgehoben. Auch charakterlich stellten sie wohl so etwas wie Gegensätze dar.

Volkmann, der als Dichter bald ebenso berühmt wurde wie als Forscher und Chirurg, wird von allen als ein mitreißender Redner von überschäumendem Temperament bezeichnet. Auf dem ersten Kongreß 1872 hielt er den ersten Vortrag überhaupt: ‚Zur vergleichenden Statistik analoger

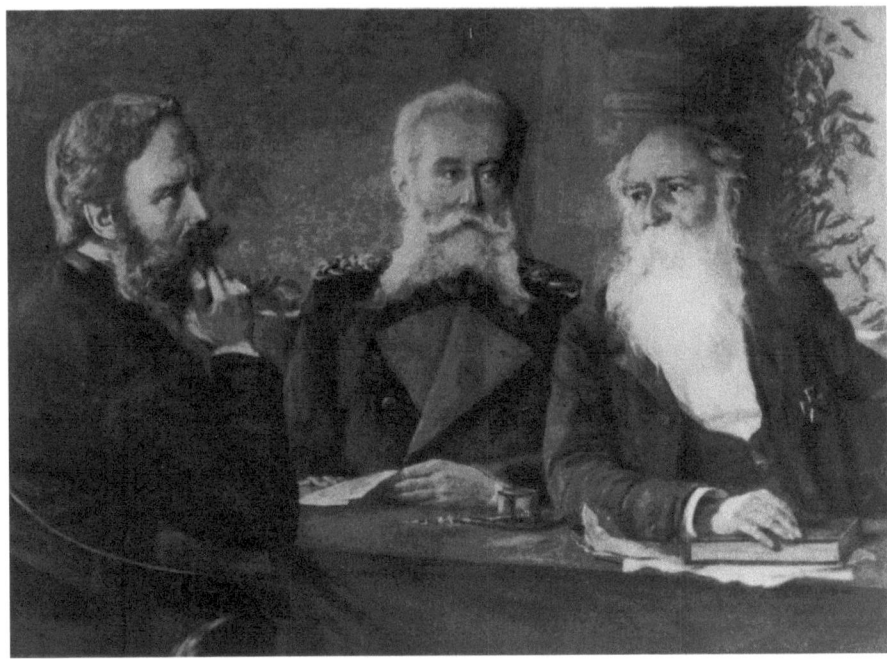

Abb. 3. Rıchard von Volkmann, Frıedrıch von Esmarch, Adolf von Bardeleben (von lınks nach rechts)

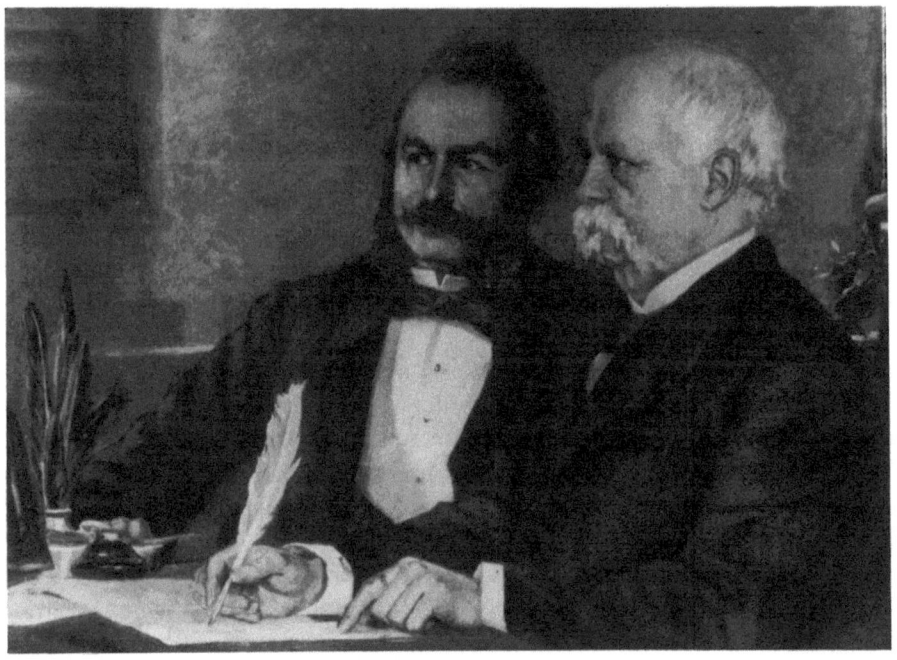

Abb. 4. Gustav Sımon und Ernst Gurlt (rechts)

Kriegs- und Friedenverletzungen'. Hierzu Trendelenburg: „Er behandelte das Thema der Wundheilung von neuen Gesichtspunkten aus und mutet uns an wie der erste Gruß der neuanbrechenden Zeit an die junge Gesellschaft zu ihrem Wiegenfeste". Der infektiöse Hospitalismus hatte in der Heimat verheerendere Folgen als selbst die Verschmutzungen der Kriegsverletzungen. Volkmann legte damit den Sockel zu seinem und seiner Mitstreiter unbeirrtem Kampf für Listers ‚Antiseptic system of treatment', welcher einen großen Teil seiner hohen Verdienste ausmacht.

Gurlt, Langebeckschüler zugleich mit Billroth, hatte nicht so viele glanzvolle Seiten. Gentz hat ihn gemalt, wie Trendelenburg ihn charakterisiert: „. . . der schweigsame, anscheinend teilnahmslos vor seinen Papieren sitzende Gurlt, untersetzt und wohlgerundet von Gestalt, ein Bild des stillen, seßhaften Gelehrten und gewissenhaften Berichterstatters", was er ab 1880 auch 28 Jahre lang bis zu seinem Tode war. Trendelenburg rühmt: Er „hat auf keinem Kongreß und in keiner Sitzung gefehlt, und hat die Redaktion unserer Verhandlungen neben der des Archivs für klinische Chirurgie besorgt". Gurlt operierte nicht mehr, verfaßte aber eine ausführliche Geschichte der Chirurgie.

Neben ihm ist in der rechten Seitengruppe Simon, also ein echter ‚Gründer' postiert, dem Gentz ein jugendlich munteres, fast keckes Antlitz verliehen hat. Er war ein Mann der Tat, vor allem Operateur, ein Selfmademan, der es zum Ordinarius in Rostock und dann Heidelberg brachte, bis er relativ jung 1877 verstarb. Ruhm erwarb sich Simon durch den erfolgreichen Verschluß einer gorßen Anzahl von Blasenscheidenfisteln, und bekrönte ihn 1869 mit der ersten Nierenexstirpation (übrigens auch wegen einer Ureter-Scheidenfistel), der aber schon 1871 eine Nephrektomie wegen Steinleidens folgte.

Neben Volkmann sitzen in der linken Gruppe Esmarch und Bardeleben, die im strengeren Sinne mit der Gründung nur wenig zu tun haben. Bardeleben war zumindest auf dem ersten Kongreß Ausschußmitglied, wie auch Simon und Billroth; Esmarch nicht einmal dies, obgleich er zu den bedeutendsten Chirurgen seiner Zeit gehörte. Nach Billroth auf dem zweiten (*Ueber die Exstirpation ausgedehnter Zungencarcinome von der Regio suprahyoidea aus*) hielt er am dritten Kongreß 1874 das wissenschaftliche Einführungsreferat *Ueber künstliche Blutleere*.

Gentz hat die beiden eindrucksvollsten Vollbartträger wohl deshalb auf sein Bild gebracht, weil Bardeleben als Vorsitzender 1892 den Auftrag erteilte, und Esmarch präsidierte, als 1894 das Gemälde der Öffentlichkeit übergeben wurde.

Nicht in die optische Tradierung aufgenommen wurde von den Ausschußmitgliedern des Gründungskongresses neben dem offenbar zu jungen Trendelenburg lediglich Wilhelm Baum, für den 1884 sein treuer Schüler Billroth einen 30seitigen Nekrolog, eine liebevolle Biographie verfaßt hat.

Unter den deutschen Ordinarien der Chirurgie blieb er wohl säkular, hat Baum doch nach seiner Dissertation nicht eine einzige weitere Arbeit geschrieben und war dennoch wegen seines umfassenden Wissens und Könnens hoch geschätzt. Wie aber dem Mimen die Nachwelt keine Kränze flicht, so vergeht wohl auch der nur mündlich tradierte Nachruhm des Wissenschaftlers mit der nächsten Generation.

Die Ziele der Deutschen Gesellschaft für Chirurgie wurden 1872 von den hier vorgestellten Männern entsprechend den Erfordernissen und Möglichkeiten der Zeit aufgestellt. Wir dürfen sie heute noch als avantgardistisch bezeichnen, wurde doch mit dem Beginn ihrer Verfolgung das 19. Jahrhundert beendet, „das so voll ist vom Impetus jener Bewegungen, die uns soeben erreichten und noch längst nicht bewußt geworden sind" (Schipperges 1970).

Wenn man Hans Schaefer (1979) zugibt, „daß der Verlust des präventiven Denkens in der klassischen Medizin . . . eine der naturwissenschaftlich-medizinischen Entwicklung inhärente Erscheinung war", so mag man das bedauern, muß jedoch anerkennen, daß von den Gründern der richtige Weg betreten wurde, um das chirurgische Prinzip zu vervollkommnen, dem noch für lange Zeit eine große Anzal nun einmal existierender Erkrankungen ihre Heilungsmöglichkeit verdankt.

Fruchtbar hat sich die Deutsche Gesellschaft für Chirurgie auch im europäischen Raume erwiesen; von Chirurgen, die ihre Mitglieder sind oder waren, wurden 1959 die Österreichische, 1913 die Schweizerische Chirurgengesellschaft, sowie nach dem Zweiten Weltkriege die Gesellschaft für Chirurgie der DDR gegründet. Es würde ihnen gut anstehen, diese Herkunft zu ehren, indem sie mit William Faulkner bekennen:

„Das Vergangene ist nicht tot. Es ist noch nicht einmal vergangen."

Allgemeine und chirurgische Krankheitslehre

H. Schipperges

Einführung

Seit der Mitte des 20. Jahrhunderts erleben wir auf allen Gebieten des Gesundheitswesens einen eingreifenden Paradigmawechsel und Panoramawandel: Wandel des ärztlichen Denkens vom methodologisch reduzierten Modelldenken auf eine eher ökologisch orientierte Heilkunde, von ökonomisch-technischen Heilverfahren auf eine anthropologisch fundierte Heilkunst, einen Paradigmawechsel letztlich von der bloßen Heiltechnik auf eine auch die Umwelt, die Mitwelt, die Erlebniswelt umfassenden Heilkunde.

Von diesem Panoramawandel des Krankheitsbegriffs, der Krankheiten, der medizinischen Theorie wie des ärztlichen Handelns ist in erster Linie die allgemeine Krankheitslehre betroffen gewesen, ihre Ätiologie, Pathogenese und Therapeutik, und unmittelbar damit verbunden auch die chirurgische Krankheitslehre, obschon dieses theoretische Fundament einer so exemplarischen Handlungswissenschaft gerade durch die praktischen Errungenschaften als unantastbar erscheint.

Im Jahre 1900 bereits konnte der Heidelberger Chirurg Czerny die Meinung vertreten: Wenn man einem so erfahrenen Chirurgen wie Dieffenbach die Operationsberichte einer Chirurgischen Klinik der Jahrhundertwende vorlegen würde, er würde darüber nur ungläubig den Kopf schütteln wie bei einem Phantasieroman von Jules Verne. Der Alltag eines Chirurgen sei heute so aufregend geworden wie ein Seiltanzakt. Die Fortschritte, aber auch die damit verbundenen neuen Aufgaben, seien enorm. Und Czerny schließt: „Die moderne operative Chirurgie", „ist trotz der Vergänglichkeit ihrer Produkte vielleicht die größte und bewundernswerteste Kunstleistung des menschlichen Geistes; sie überragt die viel bewunderten Leistungen der modernen Technik um ebenso viel, wie der menschliche Organismus feiner und komplizierter zusammengesetzt ist als die sinnreichste Maschine".

Wenn wir uns auch für diese jüngste Entwicklung der historischen Methode bedienen, dann nicht, um im Rückblick lediglich die Errungenschaften zu registrieren, und schon gar nicht, um Patentrezepte für die Zukunft zu erwarten. Wir wollen die Tatsachen und die darin eingeborenen Leitlinien für sich selber sprechen lassen, um sie zu übersetzen für unsere Zeit und Zukunft: historische Muster also als heuristische Matrix für Modelle von morgen, wobei wir uns auf drei Bereiche konzentrieren: den Wandel der chirurgischen Krankheitslehre, die Entwicklung chirurgischer Disziplinen, und das Krankheitsverständnis und Krankenverhalten im Spiegel der Chirurgie.

Zum Wandel der chirurgischen Krankheitslehre

Seit der Mitte des 19. Jahrhunderts hatten es weitblickende Chirurgen wie v. Langenbeck, von Bergmann oder Billroth verstanden, sich systematisch der anatomisch-pathologischen Grundlagenforschung zu bedienen und die daraus erwachsenden technischen Hilfsmittel nutzbar zu machen. Operationsbasis und Operationsziele traten damit erstmals in ein ausgewogenes Verhältnis zu den Operationsmitteln und schufen die Voraussetzung zu einer eigenständigen chirurgischen Krankheitslehre. Im Mittelpunkt dieser Krankheitslehre steht das biotechnische Organismusmodell, wie es seit der Zellularpathologie Virchows (1858) maßgebend geworden war und über die Theorie der primär fehlerhaften Funktionen der morphologischen Elemente des Körpers das Krankheitsgeschehen erklärte und den therapeutischen Maßnahmen den Weg bahnte. Auf dieser Basis und zunehmend in eigener Regie hat sich die moderne Chirurgie ihre Physiologie und Pathologie aufgebaut, eine experimentelle Chirurgie sowie ein ungemein breites Spektrum von Hilfsdisziplinen. Verbindlicher Leitfaden für die Entstehung zahlreicher Hilfsdisziplinen aber war und blieb das Konzept einer allgemeinen Krankheitslehre, die in unseren Tagen noch einmal überhöht und profiliert wird durch die Bemühungen einer neuartigen theoretischen Pathologie. Bei der Verleihung des von der Heidelberger Medizinischen Fakultät gestifteten Kußmaul-Preises an den Chirurgen August Bier am 22. Februar 1906 legte Czerny den Gedanken nahe, „daß die moderne Chirurgie auf dem Wege ist, von dem Glauben an die allheilende Wirkung des Messers bekehrt zu werden und die Lehren der allgemeinen Pathologie zur Erzielung befriedigender Resultate wieder in höherem Maße heranzuziehen, als es in der jetzigen operationsfreudigen Ära der Fall ist".

Entwicklung chirurgischer Disziplinen

Während es um die Mitte des 19. Jahrhunderts zu einem stürmischen Entwicklungsprozeß immer neuer chirurgischer Hilfsdisziplinen kam, der die alte Idee einer „Einheitschirurgie" in Gefahr brachte, hat mit der zweiten Hälfte des 20. Jahrhunderts ein gegenläufiger Prozeß eingesetzt, der über die Differenzierungen hinaus eine Integration erstrebt. Dies gilt gerade für die fortschrittlichen Fächer wie Anästhesiologie, Immunologie oder Radiologie, die aus eigenem Impuls heraus angewiesen waren auf neuartige Organisationsformen, die Schaffung eines integrativen Plateaus, nicht zuletzt auch neuer normativer Bezugssysteme.

Was Czerny um das Jahr 1900 noch als die aufsehenerregenden Errungenschaften der speziellen Chirurgie feiern konnte, ist inzwischen Routine des chirurgischen Alltags geworden: die Trepanation etwa, wobei man „durch osteoplastische Aufklappung des Schädeldaches ungestraft Einblick gewinnen konnte auf die Gehirnoberfläche", die selbständige Entfaltung der Chirurgie der Ohren, des Kehlkopfes, der Schilddrüse, weiterhin die Lungenchirurgie, von der Thorakotomie zur Thorakoplastik, eine Magen- und Bauchchirurgie, die Chirurgie der Niere und der Blase, mit immer neuen Endoskopien, Resektionen und Extraktionen.

Greifen wir für die Entwicklung des Zeitraumes von 1945 bis 1982 einige Beispiele heraus: Im Jahre 1942 stellte Küntscher seinen Markraumnagel vor und leitete mit seiner Methode der intramedullären Fragmentstabilisierung die Ära der operativen Knochenbruchbehandlung ein. Über die Verfahren der Anästhesiologie kam es in der Intensivpflege zu einer Weiterentwicklung der Herzchirurgie sowie zum Ausbau der pädiatrischen Chirurgie, der Urologie, der Organtransplantation. Thorax- und Gefäßchirurgie haben dabei ein integratives Plateau gefunden mit allgemeiner Traumatologie oder der plastischen Chirurgie. Eine besondere Rolle spielt in dieser Entwicklung die Röntgenologie, seit es mit der Computertomographie gelang, in einem Röntgen-Transversal-Schichtverfahren bestimmte „Schwächungswerte" eines Körperquerschnitts, zunächst des Gehirns, bald auch des Ganzkörpers, als Rasterbild darzustellen.

Eine wachsende Bedeutung wird man in der Chirurgie daher der Radiologie zumessen, zumal sich Verfahren wie Isotopendiagnostik, Szintigraphie oder die Endoskopie in stürmischer Entwicklung befinden. Eine Schlüsselrolle wird bei allen technologischen Entfaltungen der medizinischen Datenverarbeitung zufallen. Wir sind heute bereits auf dem Wege zu einer Installierung europäischer Datenbanken, die gleicherweise für die Diagnostik wie die Therapie an Bedeutung gewinnen. Neue Methoden der Datenverarbeitung werden neuartige biotechnische Assistenzberufe ins Leben rufen, mit neuen Ausbildungsgängen, Organisationsformen, rechtlichen Absicherungen bei einem möglichst gleichbleibenden humanitären Habitus.

Die operative Technik wird sich – bedingt durch die in die Grundlagenforschung investierten Mittel wie auch die komplizierter werdenden Schädigungen in Beruf oder Verkehr – weiter spezialisieren, wie etwa die moderne Neurochirurgie mit ihren Untergliederungen nur zu deutlich macht, in der sich eigene Abteilungen aufbauen für Elektrophysiologie (EEG) oder Neuroradiologie, für stereotaktische Eingriffe, Tumornachweismethoden, mikrochirurgische Techniken oder auch die immer umfassender werdende Nachsorge für Hirnoperierte und traumatische Folgezustände. Eng damit verbunden ist der Ausbau der Verkehrsmedizin, eines Querschnittfachs, das über die Koordinierung von Erstversorgung, Transportwesen und Blutaustausch auf europäischer Basis zu einem allgemeinen Katastrophenschutz auf internationalem Niveau erweitert werden muß, was wiederum den Einbau neuartiger Biotechniken in die Sicherungseinrichtungen, die Organisationen von Gesundheitsberufen und deren Ausbildung wie auch neue gesetzgeberische Maßnahmen zur Voraussetzung hätte.

Die eigentliche Operationstechnik dürfte bis zum Jahre 2000 als eher ausgereift angesehen werden. Es wird zur Verfeinerung der Methoden kommen, zum Ausbau der Apparate, vor allem aber immer zwingender zur Organisation von flexiblen Arbeitsgruppen, und gerade hier zu einer immer stürmischer sich entfaltenden Integrierung der hochdifferenzierten Disziplinen (wie Serologie und Immunologie, Anästhesie und Radiologie).

Ehemalige Hilfsdisziplinen sind zu einem unentbehrlichen Nukleus im chirurgischen Team geworden und erscheinen heute eher als inkorporiert. Das gilt für die physikalische Diagnostik mit Endoskopie, Röntgenverfahren, Computertomographie ebenso wie für die biochemische Begleitforschung mit Bakteriologie, Immunologie und Serologie oder auch für spezielle chirurgische Techniken samt den Problemen um Kunststoffe oder das Transplantationsmaterial.

Breite operative Felder wie die Krebschirurgie, charakterisiert durch frühe experimentelle Forschungen und intensiviert durch immer neue technische Verfahren, sind dabei am ehesten in eine Konfrontation mit einem Komplex aus technischen, theoretisch-pathologischen, psychologischen und ethischen Komponenten geraten, wie etwa am Problem der Tumornachsorge abzulesen wäre, wobei überdies zu berücksichtigen bleibt, daß eine wesentliche Erhöhung der Lebensrate nicht mehr festzustellen ist.

Nicht die neuen Fächer dürften das Charakteristikum dieser zweiten Häfte des 20. Jahrhunderts sein, nicht die nahezu automatisch vor sich gehende Spezialisierung, sondern eher die Prozesse einer Integrierung, einer Re-Integration vielfach auch schon in organisatorischer Hinsicht, die nicht nur Forschung und Praxis betrifft, sondern mehr und mehr auch die Lehre. Die Bedeutung der Ausbildung und Weiterbildung für die letzten Jahrzehnte unseres Jahrhunderts kann kaum überschätzt werden. Hier fehlt es weitgehend an Bedarfsanalysen und auch an flächendeckenden Projektplanungen, wenn man etwa bedenkt, daß von den 114 000 chirurgischen Betten in der Bundesrepublik Deutschland 105 000 in Krankenhäusern und nur 8500 in den Universitätskliniken stehen. Wird der an der Universität ausgebildete Chirurg in der Lage sein, den Ansprüchen der Zukunft zu genügen?

Krankheitsverständnis und Krankenverhalten

Ausgehend von der um die Mitte des 20. Jahrhunderts einsetzenden „Medizin in Bewegung" (um Siebeck, Krehl, v. Weizsäcker) ist das personale Moment ärztlichen Eingreifens immer stärker in den Mittelpunkt auch der Chirurgie gerückt. Der Beruf des Chirurgen wird nicht nur nach seinen ideellen Aspekten, sondern mehr auch nach seiner sozialen Motivation hin untersucht werden müssen. Das hohe Maß der Handlungsautonomie während des operativen Eingriffs wird den Chirurgen zunehmend veranlassen, sein Tun auch öffentlich zu legitimieren. In keiner Epoche der Geschichte der Medizin war denn auch der Chirurg stärker mit dem ganzen Menschen und seiner natürlichen und sozialen Umwelt beschäftigt als in unserer Zeit, wo neben den wissenschaftlichen Interessenfeldern immer stärker die ärztlichen und sozialen Aufgaben des Chirurgen gefordert werden.

Alle Disziplinen der modernen Medizin, vornehmlich aber die Chirurgie, wachsen mit ihren Fortschritten in das diagnostische wie therapeutische Niemandsland und werden zu Grenzgängern von Philosophie und Ethik. Cushing vor allem war es, der frühzeitig schon immer wieder hingewiesen hat auf diese elementare Spannung innerhalb der Trias von Hand, Kopf und Herz eines Chirurgen. Im angelsächsischen Raum entstand eine neue wissenschaftliche Form von „bio-ethics", mit eigenständiger Grundlagenforschung, einem universitären Curriculum und Fortbildungsveranstaltungen sowie interdisziplinär strukturierten Kontrollmechanismen, die insbesondere auch die Qualitätskontrolle des Chirurgen betreffen. Die ethischen Aspekte umspannen nicht nur den operativen Akt, sondern auch Vorfeld und Nachsorge des jeweiligen Patienten mitsamt seiner Umwelt und Mitwelt.

Das finden wir bevorzugt in der modernen Hirnchirurgie und Neugeborenenchirurgie, aber auch in der Unfallchirurgie, in der Verkehrsmedizin, der Katastrophenmedizin, nicht zuletzt auch in den Richtlinien zur Forschung am Menschen, wie sie etwa seit 1970 die Schweizerische Akademie der Medizinischen Wissenschaften erarbeitet hat. In dieser kritischen Situation sollten wir uns an das prophetische Wort des jungen Novalis erinnern lassen, das er – vor 1800 – dem kommenden Jahrhundert zugesprochen hat, und das lautet: „Wenn die Menschen einen Schritt vorwärts tun wollen zur Beherrschung der äußern Natur durch die Kunst der Organisation und der Technik, dann müssen sie vorher drei Schritte der ethischen Vertiefung nach innen getan haben."

Es ist der neue anthropologische und ethische Blickwinkel, der die einfachsten ärztlichen Maßnahmen nun färbt. Anamnese ist nicht nur das Einsammeln von möglichst harten Krankheitsdaten in die Krankengeschichte, sondern ein behutsames und beharrliches Explorieren der gesamten Vorgeschichte, das Begleiten auf den Stadien des Lebensweges. Diagnose ist keineswegs mehr der berühmte ärztliche Blick allein und überhaupt kein gnostischer Akt, sondern ein permanentes Mitgehen auf dem oft recht komplizierten Indikationsgang. Prognose wäre dann nicht nur ein bloßes Vortasten auf das Weitergehen „quoad vitam" oder „quoad functionem", sondern ein beständiges Weiterführen von Fall zu Fall und Punkt für Punkt und Phase um Phase auf den kritischen Stadien des Leidensweges.

Zu Begleitung des Patienten gehört nicht zuletzt auch die Einsicht, daß der kranke Mensch zu unserem Leben gehört. Er kann nicht ausgeschaltet oder außerhalb der Lebensgemeinschaft versorgt werden. Daß Leiden auch eine Chance sein kann, leuchtet uns kaum noch ein, obschon uns die Merkmale aller Sinnsuche im Leid – wie Heimsuchung, Erprobung, Ergebung, Herausforderung, Einkehr, Geduld, Demut, Läuterung – durchaus noch vertraut sind. Wir haben diese Merkmale am Kranken ebenso zu sehen und zu pflegen wie auch die daraus erwachsende Hoffnung, die Hoffnung vor allem des Schwerkranken. Wir haben gerade im Umgang mit Patienten und damit in der Zeugenschaft der kritischen Szenen des Lebens wieder gelernt, daß Krankheiten Schlüssel sind, die uns Tore zum Leben öffnen.

Ausblick

Mit der Medizin im allgemeinen befindet sich auch die Chirurgie in einem dramatischen Übergang, einem Wandel und Umbruch, im Übergang nämlich von der Medizin als einer bloßen Heiltechnik zu einer auch die Umwelt und Mitwelt umfassenden Heilkunde. Mit diesem Hinweis auf den Übergang sollte weniger ein Programm als eine Richtung gewiesen werden, eine Leitschiene für Probleme, die ihrer prinzipiellen Lösung noch harren.

Die Zukunft dürfte dabei nicht weniger gefahrvoll werden als unser Gestern und Heute, im Gegenteil: Sie wird immer traumatischer und damit des Eingriffs bedürftiger, wie Karl Heinrich Bauer (1953) schrieb, um daraus zu folgern: „. . . die Chirurgie wird immer von neuem beginnen."

Chirurgie und Recht

G. Carstensen

Chirurgie und Recht sind alte Bekannte. Bei allem gegenseitigen Respekt haben sie nicht nur höfliche Konversation miteinander gepflegt, sondern auch Kontroversen ausgetragen. Das ist keineswegs absonderlich; denn nach der Natur dieses Faches werden Handlungen und Unterlassungen in keiner Disziplin der Medizin so unmittelbar sichtbar wie in der Chirurgie, ihre guten Ergebnisse ebenso wie ihre Mißerfolge und Behandlungsfehler.

Seit Ende des II. Weltkrieges hat sich in den Naturwissenschaften und in der in sie eingebetteten Chirurgie mehr ereignet als in den zwei Jahrtausenden zuvor. Mit dieser stürmischen Entwicklung hat die Jurisprudenz nicht Schritt halten können, sie hinkt einem normalen Verhalten gemäß in der rechtlichen Bewältigung des Fortschrittes nach. Welche Rechtsprobleme die Chirurgie beschäftigt und wie sie sich in ihrer Bedeutung gewandelt haben, läßt sich lückenlos den Kongreßberichten der Deutschen Gesellschaft für Chirurgie entnehmen; sie spiegeln in ihren medizinjuristischen Passagen die Sorgen und Nöte der Chirurgen wider. Haben diese Sorgen seit Kriegsende zu- oder abgenommen? Ein Hinweis auf die Antwort geben die Sitzungen, die eigens juristischen Themen gewidmet waren, und zwar:

1952 Rechtsfragen in der Chirurgie
1961 Aktuelle Rechtsfragen in der Chirurgie
1980 Der Chirurg zwischen Eigenverantwortung und Gesetz
1981 Arbeitsteilung und Verantwortung
1982 Der Risikoeingriff aus chirurgischer und humaner Sicht

Der Schwerpunkt liegt also in den letzten Jahren, die Rechtsprobleme sind vielfältiger und für den Chirurgen verwirrender geworden. Womit haben sich nun in den vergangenen 37 Jahren Chirurgen und Juristen gleichermaßen befaßt? Es sind im wesentlichen folgende 5 Themen:

1. Die Operation als Körperverletzung
2. Der chirurgische Behandlungsfehler
3. Die Aufklärungspflicht
4. Rechtsfragen der Organtransplantation
5. Arbeitsteilung und Verantwortung

Gewiß, bereits der 1. Kongreß nach dem Kriege 1949 billigte eine Resolution zur Vorbereitung eines zu erlassenden Gesetzes über Lebensmittel-
farben für die Krebsbekämpfung (Rehn), und 1951 folgten Vorschläge zu
Richtlinien für Bluttransfusionen anstelle eines Blutspendergesetzes (Frey),
das 1. Referat eines Chirurgen nach Wiederbeginn setzte jedoch eine nicht
einmal durch den Krieg unterbrochene Gedankenkette fort. Sie gilt dem
chirurgischen Behandlungsfehler, der den Kern chirurgischer Tätigkeit in
unheilvoller Weise beschwert. Es nimmt daher nicht wunder, daß das letzte
Referat eines Chirurgen vor dem II. Weltkrieg (1937 Guleke: *Über die
Grenzen chirurgischer Verantwortlichkeit*), das Referat während des Krieges
(1940 Goldhahn: *Kunstfehler*) und das Referat nach dem Krieg (1952 Stich:
Der ärztliche Sachverständige) dem Behandlungsfehler, nach damaliger Nomenklatur Kunstfehler, gewidmet waren.

Die Verantwortlichkeit des Chirurgen hat in dem Maße zugenommen,
in dem die Chirurgie mit ihren Untersuchungs- und Behandlungsverfahren
erfolgreicher, jedoch auch komplizierter und gefährlicher geworden ist.
Fortschritt wird mit erhöhtem Risiko beglichen und ruft – das ist die unge-
betene Kehrseite – Ansprüche bis zur Selbstverständlichkeit des Außerge-
wöhnlichen hervor. Der Behandlungsfehler ist unser unsichtbarer Begleiter.
Die rechtliche und moralische Sonderstellung des Chirurgen mit einem
Höchstmaß an Sorgfaltspflicht und Verantwortung beruht, wie Bauer es
1961 ausgedrückt hat, auf der ständigen Zunahme des Instrumentalismus,
des Apparatismus, des arbeitsteiligen Angewiesenseins und des Eingreifens
in die großen Naturkonstanten. Nissen (1964) hat vom chirurgischen Dilemma gesprochen.

Die großen Referate des Kongresses 1952 (Stich: *Der ärztliche Sachverständige*, Schmidt: *Rechtsfragen zur chirurgischen Operation*, Engisch: *Irrtü-
mer und Fehler des Chirurgen*) können getrost in den Rang klassischer Beiträge versetzt werden, sie sind zeitlos.

Im Rechtsfall benötigt der Richter einen Gehilfen, nämlich einen ärztlichen Sachverständigen. Kein Arzt kann ohne einen Arzt verurteilt werden.
Nur muß eine Forderung erhoben werden: der richtige Sachverständige
(Stich 1952; Bauer 1961). Das ist bei der Zunahme der Spezialisierung und
des Wissens manchmal leichter gesagt als getan. Der Richter bedarf einer
gewissen Beratung, um die geeignete Auswahl des Sachverständigen treffen zu können. Wissenschaftlichen Gesellschaften und Ärztekammern
kommt hierbei eine nicht zu unterschätzende Aufgabe und Pflicht zu. Nur
der Arzt ist wirklich sachverständig, der die zu beurteilende Sachlage aus
eigener Erfahrung kennt.

Mit der Einrichtung von Schlichtungsstellen und Gutachterkommissio-
nen ab 1975 haben die Ärztekammern in der Bundesrepublik wesentlich
dazu beigetragen, das Arzt-Patient-Verhältnis auf dem Gebiet des Behand-
lungsfehlers zu normalisieren. 1980 wurden die von diesen Gremien aner-

kannten chirurgischen Behandlungsfehler zusammengefaßt vorgelegt (Carstensen).

Operation gleich Körperverletzung? Diese Frage war das essentielle Rechtsproblem der Chirurgen bis 1961. Leidenschaftlich wurde der Widerstreit mit der Judikatur ausgetragen, als es darum ging, dem Gesetzgeber vor Augen zu führen, er müsse den Eingriff des Chirurgen der Sache und Sinnbedeutung nach zu unterscheiden wissen vom Messerstich des Raufboldes (Schmidt). Die Rufer im Streit waren nicht nur Chirurgen – zu nennen sind in vorderster Linie Bauer, ferner Guleke, Stich, Fischer –, sondern auch hervorragende Strafrechtslehrer wie Schmidt, Engisch und Bockelmann. Chirurgen befanden sich also in bester Gesellschaft.

Schmidt warf (1952) dem Gesetzgeber vor, den chirurgischen Eingriff „immer und ausnahmslos als eine tatbestandsmäßige Körperverletzung im strafrechtlichen Sinne, d.h. als ‚Mißhandlung‘ oder als ‚Gesundheitsschädigung‘ aufzufassen", die nur durch die Einwilligung gerechtfertigt werde, und stellte die Frage, wie sich diese seltsame und für einen Arzt einfach abstruse Auffassung in der Rechtsprechung der höchsten Gerichte, in denen doch durchaus vernünftige Männer säßen, trotz allen Widerspruches so zäh habe halten können. Was ihn aufrege, sei der doch sehr fatale Gedanke, der Einwilligungsmangel solle dazu führen können, daß ein ärztlich qua Heilmaßnahme ganz richtiges Verhalten eine rechtswidrige „Mißhandlung" sei, also auf der gleichen Sinnbedeutungs- und Wertstufe stehen solle wie der Dolchstich des Messerhelden oder Totschlägers. Als verständliche Begründung wies Schmidt darauf hin, daß die Gerichte das Selbstbestimmungsrecht des Patienten unter allen Umständen gegen ärztliche Eigenmächtigkeit schützen wollten.

Von dieser Auffassung hatte sich die Rechtsprechung nicht lösen können. Dies führte Schmidt darauf zurück, daß das Strafgesetzbuch nicht die Sinnbedeutung des ärztlichen Eingriffes als ein Handeln erfasse, dem die Mißhandlung abgeht, dessen Sinnbedeutung vielmehr gerade „angemessenes, vernünftiges, die Gesundheitsinteressen förderndes und hierzu notwendiges Behandeln eines kranken Körpers" ist. „Dazu passen die Tatbestände des StGB über die Körperverletzung so wenig, wie der Tatbestand des ‚ruhestörenden Lärms‘ auf die Aufführung einer Symphonie von Beethoven passen würde, obwohl es dabei ohne Geräusche nicht abgeht." Um den Streit aus der Welt zu schaffen, schlug Schmidt (a.a.O.) eine Ergänzung des StGB in 2 Richtungen vor:

1. mit den Bestimmungen über Körperverletzung und Tötung expressis verbis zu erklären, daß ärztliche Eingriffe, die medizinisch einwandfrei indiziert sind und lege artis durchgeführt werden, ihrer ganzen sozialen Sinnbedeutung nach nichts mit den Tatbeständen der Körperverletzung und Tötung zu tun haben, und zwar selbst dann nicht, wenn es dabei dem Arzt

trotz aller sachgemäßen Bemühungen nicht gelungen ist, Schädigungen an Gesundheit und Leben von seinem Patienten abzuwenden;

2. mit der Aufnahme der eigenmächtigen Heilbehandlung als besonderen Delikttypus, um zu erreichen, daß die Mißachtung des Selbstbestimmungsrechtes des Patienten in allen erheblichen Fällen strafrechtlich geahndet werden könne.

In einer Resolution machte sich die Deutsche Gesellschaft für Chirurgie 1952 die Gedanken und Vorschläge Schmidts zueigen und richtete an die gesetzgebenden Organe der Bundesrepublik die dringende Bitte, sie dem StGB und zwar in die von 1909–1930 vorbereiteten Entwürfe für Bestimmungen einzufügen. Vom gleichen Gremium wurde 1961 eine ergänzende Resolution zur Strafbestimmung über eigenmächtige Heilbehandlung hinsichtlich der Aufklärung verabschiedet.

Der von der Großen Strafrechtskommission verfaßte amtliche „Entwurf eines neuen Strafgesetzbuches" enthielt tatsächlich einen neuen Paragraphen 161 „Heilbehandlung", und Bauer frohlockte 1961 bereits, die Paragraphenschlinge der Körperverletzung sei vom Hals des Chirurgen genommen. Er sollte sich aber irren, die Schlinge befindet sich noch immer an gleicher Stelle; denn geschehen ist bis heute nichts. Eigenartig mutet die Einstellung der Chirurgen an, daß sie sich hierüber offenbar nicht aufregen. Seit 1961 ist diese Diskussion nicht wieder aufgelebt.

Das Jahr 1961 zeigt zugleich einen Wendepunkt an. Die hitzigen Debatten über die Operation als Körperverletzung neigen sich ihrem Ende zu, und von nun an beherrscht die Aufklärungspflicht die Szene. Erstmals spricht ein Jurist auf unserem Kongreß über *„Rechtliche Grundlagen und rechtliche Grenzen der ärztlichen Aufklärungspflicht"* (Bockelmann 1961). Dabei ist dieses Thema keineswegs neu, ganz im Gegenteil. Das am 31.5.1894 verkündete Urteil des Reichsgerichtes sollte sich für uns Ärzte als folgenschwer und richtunggebend herausstellen. Die für Chirurgen wohl einschneidendste Entscheidung rechtfertigt eine kurze Schilderung des Sachverhaltes.

Ein 7jähriges Mädchen litt an einer fortschreitenden tuberkulösen Osteomyelitis der Fußknochen, die unumgänglich eine Amputation erforderte. Ohne diese radikale Maßnahme wäre nach Überzeugung des ärztlichen Sachverständigen das Kind verloren gewesen. Die vital angezeigte Operation wurde fachgerecht vorgenommen, allerdings gegen das ausdrückliche Verbot des Vaters der Patientin, der Anhänger der Naturheilkunde und Gegner der Chirurgie war. Das Reichsgericht hat statuiert, daß „entstellende Beeinträchtigungen der körperlichen Unversehrtheit" rechtswidrige Körperverletzungen seien, falls sie nicht der zuvor erklärte Wille des Verletzten oder seines Stellvertreters decke.

Die grundsätzliche Bedeutung des Spruches (Bockelmann 1981) reicht über die revisionsrichterliche Erledigung des Falles weit hinaus. Die Judikatur erhielt eine Richtlinie, der sie seit den 30er Jahren einheitlich und unbeirrbar gefolgt ist. Seit diesem Urteil hängt die Rechtmäßigkeit eines ärztlichen Eingriffes, mag er in einer Operation oder einer internen Einwirkung bestehen, vor Gericht davon ab, ob der Patient in ihn eingewilligt hat. Das gilt auch dann, wenn dem Arzt kein Verstoß gegen die lex artis unterlaufen oder nachzuweisen ist. Die Wirksamkeit der Einwilligung ist wiederum davon abhängig, daß der Arzt den Kranken gehörig aufgeklärt hat. Im zivil- und strafrechtlichen Arzthaftungsprozeß lautet seither die entscheidende Frage, ob der Arzt seiner Aufklärungspflicht genügt hat.

Überzogene Anforderungen an die Aufklärungspflicht haben zu einer Rechtsunsicherheit geführt, zumal durch eine mißverstandene Leitsatzpraxis des Bundesgerichtshofes oder unzulässige Verallgemeinerungen. Alle Aufklärungsauflagen erfüllen zu können, ist Illusion. Das Präsidium der Deutschen Gesellschaft für Chirurgie hat daher am 27. 4. 1976 in einem Beschluß festgestellt: „Die Aufklärung unserer Kranken ist nötig, aber sie ist nicht erschöpfend möglich."

Der juristische Aufklärungsdruck ist der Grund dafür, daß dieses Thema bisher noch nicht zur Ruhe gekommen ist (1972 Bockelmann: *Die Aufklärungslast des Arztes;* 1977 Weissauer: *Aufklärungspflicht des Chirurgen;* 1978 Carstensen: *Chirurgie und Recht – Sorgen und Hoffnungen*). Anlaß für den letzten Beitrag war ein Urteil des Bundesgerichtshofes, das Besorgnis auslöste. In einer bestimmten Situation wurde der Operationsabbruch zur Erfüllung der Aufklärungspflicht wegen eines unvorhergesehen erhöhten Operationsrisikos gefordert. Mit einer Resolution nahm unsere Gesellschaft zu diesem Urteil Stellung (Reifferscheid 1978).

Es ist kaum damit zu rechnen, daß der Auffangtatbestand einer angeblich unzureichenden Aufklärung in absehbarer Zeit an Bedeutung verliert. Das Kapitel über die Schäden der Aufklärung ist noch nicht geschrieben worden. Auf keinem Feld ärztlicher Tätigkeit geraten Humanitas und Rechtsprechung so sehr in Widerspruch wie bei der Aufklärung, dabei müßte dieser Acker im Interesse des Kranken gemeinsam bestellt werden.

Bei den Rechtsfragen, die mit der Organtransplantation verbunden sind, zeigt sich unübersehbar, daß dem wissenschaftlichen Fortschritt die Rechtsprobleme unausweichlich auf dem Fuße folgen. Es stellte sich rasch heraus, daß die Todeszeitbestimmung im Mittelpunkt stand. 1967 regte Wachsmuth die Bildung einer Kommission für Reanimation und Organtransplantation an, die unter Vorsitz von Linder im Jahre darauf eine Stellungnahme zu *Todeszeichen und Todeszeitbestimmung* veröffentlichte. 10 Jahre später wurde wiederum ein Ausschuß eingesetzt, der unter Leitung von Wachsmuth 1979 eine *Resolution zur Behandlung Todkranker und Sterbender – Ärztliche und rechtliche Hinweise –* erarbeitete. Wenngleich sich diese Resolution nicht unmittelbar auf die Transplantation bezog, stand sie ihr jedoch sehr nahe. Schließlich sind erst kürzlich vom Wissenschaftlichen Beirat der Bundesärztekammer Entscheidungshilfen zur Feststellung des Hirntodes, *Kriterien des Hirntodes,* bekanntgegeben worden, für die ein Arbeitskreis unter Leitung von Kuhlendahl verantwortlich zeichnet (1982).

Der Rechtsfragen aus der Sicht des Chirurgen und der strafrechtlichen
Aspekte der Organtransplantation hatten sich schon 1968 Bauer und Bockelmann angenommen. Spann stellte 1980 den gegenwärtigen Stand und
die Entwicklungstendenzen dar.

Ob ein Transplantationsgesetz zu erwarten ist und wie es ausfallen
könnte, vermag heute niemand zu sagen. Es ist auch die Frage aufgeworfen
worden, ob und wieweit die totale Erfassung dieses Bereiches durch das
Recht notwendig und vernünftig ist.

Die Belastungen des Chirurgen nehmen weiterhin zu, gleichermaßen
wird er von Eigenverantwortung und Gesetz in Anspruch genommen. Auf
dem Kongreß 1980 sprach Deutsch über *Fortschritte und Grenzen chirurgischer Forschung aus juristischer Sicht* und ging in diesem Zusammenhang
auf Ethikkommissionen ein. Die Vielseitigkeit des Themas erhellten weitere
Beiträge: Schreiber: *Behandlungsrisiko und Arzthaftung*, Allgöwer: *Grundlagen ärztlichen Behandlungsverzichtes*, Böckle: *Grenzen der ärztlichen Be-
handlungspflicht*. Wer sich hiernach all' die Gefahren, die auf den Chirurgen lauern, klarmacht, braucht sich nicht zu wundern, wenn am Horizont
das Gespenst der defensiven Medizin auftaucht.

Alles kann man aufhalten, nur nicht den Fortschritt (Bauer 1970). Als
wesentlicher Schrittmacher hat sich die interdisziplinäre Zusammenarbeit
erwiesen, die folgerichtig als Ergebnis der Zunahme des Wissens die moderne Medizin geprägt hat. Die rechtlichen Probleme der Arbeitsteilung
und Verantwortung sind noch nicht vollkommen erfaßt und geklärt, sie
wurden auf dem Kongreß von 1981 aus ärztlicher und juristischer Sicht eingehend erörtert (Weber, Deutsch, Schreiber, Opderbecke, Carstensen). Der
Sinn der Arbeitsteilung liegt darin, dem Arzt den notwendigen Freiraum
für die Erfüllung seiner spezifischen Aufgaben zu verschaffen. Eine Auswirkung dieser Entwicklung mit ihren Vor- und Nachteilen besteht darin, daß
fachfremde Fehlerquellen kaum noch erkannt werden können.

Rückblickend hat sich die Arbeitsteilung beruhend auf dem Grundsatz
des gegenseitigen Vertrauens günstiger gestaltet, als es nach mancher Unru-
he in den 50er Jahren hätte erwartet werden können. Immerhin hat ein
Strafprozeß 1957/58 eine Resolution von 11 deutschen und ausländischen
Chirurgen hervorgerufen und zwar mit folgendem Inhalt: „Der Operateur
muß sich bei jeder Handreichung einer geschulten und geprüften Operationsschwester absolut darauf verlassen können, daß ihm das gereicht oder
bereitgestellt wird, was er verlangt hat oder erwartet." Ein Gutachten über
die Haftung des operierenden Chirurgen für Fehler der Operationsschwester hat Engisch 1958 vorgelegt, 1961 hat Fischer das Thema der Verantwortlichkeit des Chirurgen und seiner Hilfskräfte nochmals auf unserem
Kongreß aufgegriffen.

Arbeitsteilung entläßt niemanden aus der Verantwortung, sie wird auch
künftig die Medizin prägen und an Umfang sowie Differenzierung zuneh-

men. Sie verheißt zugleich Erfolg und Gefahr. Eine Fortsetzung der Diskussion mit Juristen über die Arbeitsteilung und Verantwortung ist notwendig, sie sollte aber dem Fortschritt in der Medizin nicht im Wege stehen.

Fazit: Die grundsätzlichen Schwierigkeiten im Verhältnis zwischen Richtern und Ärzten liegen darin begründet, daß der Jurist, der nur das Negative sieht und zwar in einer verzerrten Größenordnung (Bauer 1961), eine lediglich unvollkommene Kenntnis von der chirurgischen Praxis besitzt und sich daher auch nur unzureichend in die jeweilige chirurgische Entscheidungssituation hineinversetzen kann. Es ist ein fundamentaler Unterschied, unter dem Zwang der gegebenen Lage am Operationstisch rasch handeln zu müssen oder nach Ablauf des Geschehens den gleichen Vorgang in Ruhe und unter Heranziehung aller Weisheit von Sachverständigen und Bibliotheken am Richtertisch zu bewerten: Der Arzt entscheidet ex ante, der Richter ex post. Wachsmuth, dem zahlreiche Arbeiten zu verdanken sind, hat in seinen grundlegenden Ausführungen „Über die ärztliche Verantwortung" 1978 betont, daß beide, Arzt und Richter, dem Kranken dienen, ein jeder auf seine Weise und in getrennter Verantwortung. Ein Widerstreit kann die Humanitas gefährden und sollte gemeinsam aufgefangen werden. Übermäßige juristische Belastungen können Entschlußkraft und Entschlußfreudigkeit des Chirurgen in einer Weise hemmen, die dem kranken Menschen kaum zum Segen gereicht. Möge die Jurisprudenz in Verkennung des chirurgischen Dilemmas (Nissen 1964) den Chirurgen nicht in die Rolle des Esels befördern, den Buridan in seinem Aristoteles-Kommentar berühmt gemacht hat: Zwischen zwei Bündeln Heu verhungert das arme Tier, weil es sich nicht entscheiden kann, welches von beiden es fressen soll.

Chirurgie und Recht: Von 1945–1982 zieht ein roter Faden von der Körperverletzung über den Behandlungsfehler immer wieder und aus prozessualen Gründen verstärkt zur Aufklärungspflicht. Die andere Erkenntnis lautet, daß der Preis für den Fortschritt nicht zuletzt mit der Erfüllung juristischer Bedingungen zu entrichten ist. In die Zukunft führt nur ein Weg: Festigung des gegenseitigen Verständnisses.

Qualitätssicherung

W. Schega

Lebenslanges Streben nach jeweils höchstmöglicher Qualität des Wissens und Könnens des Arztes zum Wohle seiner Kranken ist ein Grundpfeiler ärztlicher Ethik. Ärztliche Ethik und selbstkritische Qualitätsbeurteilung ärztlichen Handelns sind deshalb eng miteinander verknüpft.

Chirurg sein kann nur, wer sich täglich auf's neue die Frage vorlegt, was er hätte besser machen können. Denn – um es mit Nissen (1974) zu sagen: „Die Unvollkommenheit der Leistung ist unser tägliches Schicksal!"

Selbstkritik ist deshalb eine lebensnotwendige Funktion der Chirurgie und wir können mit einigem Stolz darauf hinweisen, daß sie in unserer Deutschen Gesellschaft für Chirurgie eine alte Tradition hat. Sie geht auf keinen geringeren als Billroth zurück, einen Mann, dem wegen seiner Wahrhaftigkeit, seiner Leistung und seiner Bescheidenheit das Wort der Kritik zustand. Er besaß in seinen Jahresberichten aus Zürich und Wien, die in schonungsloser Offenheit verfaßt worden sind und wahrheitsgetreu über Gelingen sowie Mißerfolg Zeugnis abgelegt haben, auch die Größe der Selbstkritik.

Wenn aber die stete Selbstüberprüfung und die Sicherstellung eines möglichst hohen Leistungsniveaus jeder chirurgischen Arbeitsstätte schon bisher und seit über 100 Jahren kardinales und selbstverständliches Anliegen der verantwortlichen Leiter und deren Mitarbeiter gewesen ist, so stellt sich doch die Frage nach den Gründen und Notwendigkeiten einer übergeordneten, neutralen Institutionalisierung der Qualitätssicherung der Chirurgie in unserer Zeit. Und es stellt sich auch die Frage nach den Gründen dafür, daß ärztliches Handeln zunehmend im Licht der Öffentlichkeit steht und der Ruf nach einer Kontrolle der Qualität ärztlicher Arbeit und Fragen nach ihrer Effektivität und Effizienz zentrale Diskussionsthemen geworden sind.

Einer der sicher wichtigsten Gründe hierfür ist in der Tatsache zu sehen, daß sich seit Ende des II. Weltkrieges in der Entwicklung der Chirurgie mehr bewegt hat, als im gesamten Bestehen unseres Faches zuvor. Eine ungeahnte Zunahme von Wissen, Erfahrung und hieraus resultierenden Möglichkeiten chirurgischen Handelns sind deshalb nur noch durch *Spezialisierung* auf Teilgebiete oder neue operative Fachgebiete zu übersehen und in die tägliche Praxis umzusetzen. „Die Spezialisierung ist unser Schicksal. Sie hat uns Neuland eröffnet, jedoch mit dem Preis, den geistigen Horizont des einzelnen Arztes zu begrenzen" (Carstensen 1981).

Die Folge dieser Entwicklung ist unausweichlich ein „Leistungsgefälle" vom Spezialisten hin zum „Allgemeinchirurgen" im kleinen Krankenhaus. Eine Arbeitsteilung zwischen Spezialisten und Allgemeinchirurgen ist deshalb erforderlich. Diese hat die Erkennung der eigenen Grenzen zur Voraussetzung und die Bereitschaft zur interdisziplinären Zusammenarbeit, wie auch die Bereitschaft zum Verzicht auf ein noch „umfassendes" chirurgisches Leistungsangebot durch den Einzelnen. Es kann heute kein Chirurg mehr die gesamte Chirurgie überschauen, geschweige denn qualitativ optimal betreiben. Dies aber wird von zahllosen Chirurgenkollegen, vor allem in den kleineren Häusern, noch immer erwartet und unter solchem Zwang von diesen leider auch noch praktiziert – nicht immer zum Vorteil der Patienten. Die alte Weisheit „In der Beschränkung erst zeigt sich der Meister" nicht nur diesen Kollegen wieder ins Gedächtnis zu rufen, sondern auch den Verantwortlichen für deren Arbeitsstätten und Wirkungskreis, ist *eine* wesentliche Aufgabe unserer Bemühungen um die Qualitätssicherung der Chirurgie.

Hier sind wir erst auf dem Weg. Nachdem heute wohl inzwischen in jedem Haus, in dem es eine chirurgische Abteilung gibt, auch eine Anästhesieabteilung oder doch wenigstens ein Fachanästhesist vorhanden sind, ist der nächste Schritt in die gleiche Richtung im Hinblick auf die *Unfallchirurgie* zu tun. Auch eine unfallchirurgische Abteilung sollte es in Zukunft in jedem Haus geben.

Praktikable und für alle Betroffenen akzeptable Modelle liegen hierfür auf dem Tisch. Spezialabteilungen der *kleineren* Teilgebiete aber sollten im Rahmen des Landeskrankenhausplanungen netzartig über das Land verteilt werden und der Bevölkerung in vertretbarer Reichweite zur Verfügung stehen.

Die Spezialisierung in der Medizin hat jedoch noch einen anderen qualitätsrelevanten Aspekt. Das rasch zunehmende Leistungsangebot – das Angebot des an sich „Machbaren" – führt naturnotwendig zu immer höheren Kosten des Gesundheitswesens, Kosten, die zunehmend zu Einsparungen zwingen und die so ihrerseits die Qualität des medizinischen Leistungsangebotes gefährden. Diese Entwicklung als „Kostenexplosion" zu bezeichnen, ist sicher nicht richtig. Sie ist eine „Leistungsexplosion". Und diese fordert allerdings in der Tat Überlegungen im Hinblick auf ihre Finanzierbarkeit auch in der Zukunft. Die Lösung kann nicht in undifferenzierten globalen Einsparungen liegen, sondern nur in einer Umverteilung und Abgrenzung der Aufgaben. Ein Qualitätsdefizit gegenüber dem an sich Erreichbaren wäre andernfalls unvermeidlich!

Und noch eine andere „Leistungsexplosion" gefährdet die Qualität chirurgischer Arbeit im Krankenhaus. Es ist dies das Angebot der immer umfassenderen Leistungen unseres Sozialstaates, die sich im so personalintensiven Krankhausbetrieb besonders stark auswirken.

Arbeitszeitverkürzungen auch im ärztlichen und Pflegedienst mit der Notwendigkeit des Schichtdienstes bei dafür unzureichenden, veralteten und von der modernen Entwicklung längst überholten Stellenplänen einerseits und ständig wachsendes soziales Anspruchsdenken auch der Patienten auf der anderen Seite haben das Arzt-Patienten-Verhältnis stark belastet und wohl auch bereits verändert. Steter Zeitmangel schon bei der Routinearbeit des Alltags läßt oft kaum noch Raum für menschliche Zuwendung. Er behindert darüber hinaus auch die Fortbildung und macht die Selbstüberprüfung der Qualität der täglichen Arbeit mit den bisher dafür üblichen Methoden oft unmöglich. In einer lesenswerten Publikation *Woran kranken die Krankenhäuser?* stellt Kanzow (1980) diese Zusammenhänge sehr klar dar.

Den in diesen zahllosen Zwängen stehenden und Verantwortung tragenden Chirurgenkollegen mit den modernen Methoden der elektronischen Datenerfassung und Ergebnisauswertung mit dem Computer wenigstens bei der Selbstüberprüfung der Qualität ihrer täglichen Arbeit und deren Ergebnissen zu helfen, ist ein *weiteres* Anliegen der Bemühungen unserer Deutschen Gesellschaft für Chirurgie und des Berufsverbandes um Qualitätssicherung.

Diese Qualitätssicherung der Chirurgie wurde aus drei – gemeinsam mit dem Deutschen Krankenhausinstitut Düsseldorf (DKI) und dem Institut für Medizinische Informatik, Statistik und Biomathematik der Universität München (ISB) – durchgeführten Pilotstudien in den Jahren 1977, 1979 und 1980/81 entwickelt. Sie wurden in großzügigster Weise anfangs von der Bauberufsgenossenschaft Frankfurt und später von der Robert-Bosch-Stiftung gefördert. Die Vorstudien hatten sich die Entwicklung eines Verfahrens zur Qualitätssicherung in der intra- und postoperativen Krankenhausversorgung zum Ziel gesetzt, das dann 1981 in Nordrhein-Westfalen erstmals landesweit angeboten wurde. Mit fast 200 Häusern sind etwa 40% der chirurgischen Abteilungen in diesem Bundesland bereits der ersten Einladung zur Teilnahme gefolgt.

Das *Prinzip* unseres Systems besteht in der Erhebung und Erfassung qualitätsrelevanter Verlaufs- und Ergebnisdaten aus einigen Testdiagnosen mittels EDV und deren Auswertung durch das Rechenzentrum des ISB in München. Jeder Teilnehmer erhält als Ergebnis dieser Computer-Auswertung

1. eine Gesamtstatistik *aller* Teilnehmer
2. die Einzelstatistik seiner eigenen Klinik
3. ein sog. Klinikprofil der eigenen Klinik und
4. seine Komplikationenliste (mit Vergleichzahlen).

Mit diesem Verfahren sollte es nach unserer Überzeugung möglich sein, die folgenden Ziele zu erreichen:

1. Qualitätssicherung und Qualitätsverbesserung durch detaillierte Information über die *eigene* chirurgische Arbeit
2. Qualitätssicherung und Qualitätsverbesserung durch den externen Vergleich mit *anderen* chirurgischen Arbeitsstätten
3. Qualitätssicherung und Qualitätsverbesserung durch das Angebot externer *Beratung und Hilfestellung* bei der Analyse des eigenen Handelns und der Realisierung der Konsequenzen. Hierfür steht eine aus dem Kreis aller Teilnehmer gewählte *Beraterkommission* zur Verfügung
4. Qualitätssicherung und Qualitätsverbesserung über die Gewinnung statistischer Unterlagen zur Beantwortung aktueller chirurgischer Fragen

Chirurgie im Wandel der Zeit – im Wandel *unserer* Zeit. Wandel bedeutet Änderung, Veränderung von Bestehendem. Er ist die Voraussetzung für jede Weiterentwicklung, die Voraussetzung für den Fortschritt. Er birgt jedoch auch Gefahren des Rückschrittes in sich.

Die immensen Fortschritte der Naturwissenschaften und der Technik seit Ende des II. Weltkrieges haben auch die Entwicklung der Chirurgie in nie geahntem Maße beflügelt. Gefahr droht hier von den sozialpolitischen Veränderungen des Umfeldes, in dem sie – in unserer Zeit – betrieben werden muß. Die Chirurgie vor diesen Gefahren zu bewahren, ist die *vordringlichste* Aufgabe unserer Arbeit zur Sicherung ihrer Qualität.

Entwicklung wissenschaftlicher Aussagen *

W. Lorenz und H. D. Röher

Entwicklung einer Definition

Wissenschaftliche Aussagen sind eine Grundfunktion der Medizin. Aber die Vorstellungen darüber, was wissenschaftliche Aussagen sind, erwiesen sich über die Zeiten hin als vieldeutig und immer wieder fragwürdig (Reichenbach 1955). Zu ihrer Definition benötigen wir deshalb, anders als bei den technisch-handwerklichen oder topographisch-anatomisch beschreibbaren Teilbereichen der Chirurgie, einen historischen, gegenwartsnahen und auch zukunftsweisenden Leitfaden.

Billroth, der „wahrscheinlich hervorragendste chirurgische Lehrer aller Zeiten" (Wangensteen 1979) formulierte bereits im 19. Jahrhundert für die Chirurgie über den Empirismus hinaus wesentliche Elemente von Poppers (1972) kritischem Rationalismus. Damit schuf er eine Richtschnur, die deutsche Chirurgen heute wieder, nach der geistigen Verunsicherung und physischen Verbrauchtheit durch das Dritte Reich, als eine Verbindung zur Wurzel ihres Berufes rekonstruieren können: „Man darf die Banner ‚Erfahrung‘, ‚Beobachtung‘ nicht gar zu hochhalten, wenn man darunter nicht mehr versteht als der Laie; es ist eine Kunst, ein Talent, eine Wissenschaft, *mit Kritik zu beobachten* und aus diesen Beobachtungen richtige Schlüsse als *Erfahrungen* heraus zu ziehen – hier ist der *heikle* Punkt der Empirie ..." (Billroth u. v. Winiwarter 1885).

Wissenschaftliche Aussagen in der Chirurgie sind demnach *alle* Aussagen, die kritische und deshalb oft genug widerlegende Beobachtungen und richtige Schlußfolgerungen enthalten – nicht als absolute Wahrheiten, sondern mit aller Vorsicht und dem Wissen um Vergänglichkeit als Setzungen, die für chirurgisches Handeln entscheiden helfen.

Dieser Definition liegt nicht nur die möglichst widerspruchsarme Vereinigung von Elementen der verschiedenen Wissenschaftstheorien zugrunde (Reichenbach 1955; Kuhn 1970; Popper 1972). Sie berücksichtigt auch praktische und organisatorische Entwicklungen in der chirurgischen Forschung, überwiegend in den letzten 10 Jahren, die deren Rahmen erheblich verändert haben.

* Mit Unterstützung durch die Deutsche Forschungsgemeinschaft (Lo 199/13-6)

Entwicklung von 1945–1960: Versuch einer Rekonstruktion

In der Vorkriegszeit hatte die chirurgische Forschung in Deutschland Welt-
geltung. Der Verlust der sie tragenden Wissenschaftler im Dritten Reich
und der unmittelbaren Nachkriegszeit durch Emigration, Tod im Feld oder
zu Hause im Bombenhagel, in Konzentrationslagern oder durch Berufsver-
bot infolge weltanschaulicher Verstrickung (Borkin 1978) traf sie schwer.
Wo sollte unter diesen Umständen ein junger Chirurg „Wissenschaft" lernen? Otto Warburg (1967) hat diese Not verständlich gemacht: „Wenn Sie
ein Forscher werden wollen, müssen Sie einen erfolgreichen Forscher bit-
ten, daß er Sie in sein Labor aufnimmt. Wenn Sie sorgfältig beobachten,
was er tut, werden Sie lernen, wie Entdeckungen gemacht werden."
    Zunächst mußte die Krankenversorgung in Bunkern, Kellern und not-
dürftig wiederhergestellten Krankenanstalten sichergestellt oder neu eingerichtet werden. So wurde in Veröffentlichungen verständlicherweise die
Technik in der Chirurgie überbewertet, was *nicht* der Tradition unseres Faches entsprach: „Den größten Aufschwung, den die Chirurgie des 19. Jahrhunderts in Deutschland genommen hat, verdankt sie in erster Linie dem
Bestreben, das gesamte medizinische Wissen auf der Basis tüchtiger anatomischer und physiologischer Vorbildung in sich zu vereinigen..." (Billroth
u. v. Winiwarter 1885).
    Zahllose bürokratische und organisatorische Hürden überwindend er-
kämpften viele junge Chirurgen zunächst mit ihrem Chef einen Klinikneu-
bau. Sie lernten zunächst die im anglo-amerikanischen Ausland inzwischen
fortentwickelten Operationstechniken oder Geräte kennen, bevor sie sich
als Belohnung für 1/2 bis 1 Jahr in ein theoretisches Institut zur Erarbeitung einer Habilitationsschrift zurückziehen durften. Wissenschaftliche
Aussagen in der Chirurgie beinhalteten deshalb die Ergebnisse von oft
randständigen Tierexperimenten oder klinischen Erhebungsstudien (Fall-
berichte, Serienberichte, Sammelstatistiken) auf möglichst vielen Teilgebieten, um damit den breit ausgebildeten Allgemeinchirurgen zu dokumentieren.
    Vereinzelt gab es ernste und erfolgreiche Versuche im deutschsprachi-
gen Raum, die zerrissene Verbindung zur Wurzel wissenschaftlicher Chirurgie zu rekonstruieren. Chirurgisches Wissen wurde wieder auf der Basis
anatomischer (pathologischer) und physiologischer (biophysikalischer, biochemischer) Vorbildung geschaffen und umfassend, kritisch und gründlich
vereinigt. Dies gelang Frey zusammen mit Werle und Kraut beim Kalli-
krein-Kinin-System, Nissen in der Ösophaguschirurgie, Bauer beim Krebs-
problem, Konjetzny beim Magenkrebs („early cancer") und Magenulkus,
Tönnis in der Neurochirurgie und Hirnforschung sowie einigen damals
noch nicht Etablierten wie Stelzner in Verbindung mit Lierse in der Chirurgie der Kardia und des Analkanals, Allgöwer bei der Schockbehandlung,

Lindenschmidt in der Pathophysiologie des chirurgischen Eingriffs, Allgöwer, Müller und Willenegger in der operativen Knochenbruchbehandlung
(A.O.). Bemerkenswerterweise liegen alle diese wissenschaftlichen Leistungen oder deren Ansätze vor 1960, weshalb unseres Erachtens mit Recht um
diese Zeit eine nicht zu willkürliche Grenze zu ziehen ist.

Aber auch eine zweite Wurzel der chirurgischen Forschung wurde in
dieser ersten Periode der Nachkriegszeit rekonstruiert. Auch sie war „Schule" in Billroths Sinne, der mit seinen Mitarbeitern zunächst am Hund die
Ösophagusresektion, die Laryngektomie und die Magenresektion bis zur
Perfektion entwickelte, bevor er sie auf den Patienten übertrug (Wangen-
steens Laudatio in den *Mayo Clinic Proceedings* 1979). Zenker et al. in
Marburg, der „überragenden technischen Begabung" Kirschners folgend
(Killian 1980), und Linder et al. in Berlin gelang diese Rekonstruktion in
der Herz-, Thorax- und Gefäßchirurgie, Gütgemann et al. in der Abdominalchirurgie und Küntscher in der Wiederherstellungschirurgie und Traumatologie. Bemerkenswerterweise faßten sich diese Chirurgen der Nachkriegszeit nicht mehr als „Primadonna", sondern als Führer eines Teams
auf (Linder 1969). Viele der Teamgefährten von damals sind heute Lehrstuhlinhaber der Chirurgie.

Aber ist die chirurgische Technik Wissenschaft und damit der Bericht
über sie eine wissenschaftliche Aussage? Weder in Poppers Modell einer
wissenschaftlichen Fragestellung („Wird meine Theorie durch die Tatsachen bestätigt?") noch in Healys Analyse (1978) der Antworten („ja/nein")
findet die technische Innovation als eine Verbesserung der chirurgischen
Krankenversorgung einen Platz. Technik fragt immer nach dem „um wieviel besser" und dies kann gerade aufgrund von Nebenwirkungen *weniger*
sein als „gut".

Eine Lösung unserer Frage sehen wir in der Erkenntnis, daß weder die
Theorie noch die Tatsachen einer wissenschaftlichen Fragestellung unabhängig von der vorhandenen Technik aufgestellt, geprüft oder bezweifelt
werden können: Erst die Erfindung der Magenresektion ließ die Fragestellung zu, ob Krebs heilbar ist oder nicht. Noch bekannter ist Poppers (1976)
Beispiel von weißen und schwarzen Schwänen („Wahr ist nur die Widerle-
gung. Wenn jemand 1, 2, 3...9 weiße Schwäne gesehen hat, behauptet er,
alle Schwäne sind weiß. Wenn aber der 10. Schwan schwarz ist, so widerlegt
dies absolut und endgültig seine Hypothese"). Dieses Beispiel ist ohne die
„Technik" des Auges, also bei Blinden, nicht sinnvoll, so wenig wie Hypothesen der Bakteriologie oder Virologie ohne Licht- und Elektronenmikro-
skopie überhaupt aufgestellt, bestätigt oder widerlegt werden können. Neue
Technologien in der Chirurgie sind deshalb nicht nur unverzichtbare Voraussetzungen für neue wissenschaftliche Aussagen, sondern in einer Bewertung der Glaubwürdigkeit („Plausibilität") auch integrierter Bestandteil.

Entwicklung von 1961–1975: Das Problem der sich öffnenden Schere

Mit aller Nachdrücklichkeit betonen wir, daß das „Dilemma der chirurgischen Forschung" (Bücherl 1974) in erster Linie *nicht* ein Problem der Nachkriegszeit, sondern ein Problem der „fetten Jahre" war. Die Entschuldigung für die kritisch verlangsamte Entwicklung wissenschaftlicher Aussagen mit der zu diesem Zeitpunkt bereits abgenabelten Vergangenheit ist nicht Diagnose, sondern Symptom der Krankheit. Heute erkennen wir – ohne unser Verdienst – die Hauptursache: Infolge fehlender und/oder verfehlter Kommunikation öffnete sich die Schere zwischen *dem* Stand der Wissenschaft und *unserem* Stand der Wissenschaft so weit, daß wissenschaftliche Aussagen nicht mehr neu entwickelt, sondern in erster Linie nur mehr nachgemacht werden konnten.

Das Problem der im Vergleich zu anderen Gesellschaften vermehrt gestörten Kommunikation ist kein Problem dieser Zeitperiode. Goethe (1827) formulierte es in seiner ganzen Tragweite: „. . . wir im mittleren Deutschland haben unser bißchen Weisheit schwer genug erkaufen müssen. Denn wir führen doch im Grunde alle ein *isoliertes* (Hervorhebung des Autors), armseliges Leben! Aus dem eigentlichen Volke kommt uns sehr wenig Kultur entgegen, und unsere sämtlichen Talente und guten Köpfe sind über ganz Deutschland ausgesäet – was ein persönlicher Austausch von Gedanken aber wäre, empfinde ich, wenn Männer wie A. v. Humboldt hier durchkommen und mich in dem, was ich suche und mit zu wissen nötig, in einem einzigen Tage weiterbringen, als ich sonst auf meinem einsamen Wege in Jahren nicht erreicht hätte."

Infolge fehlender und gestörter Kommunikation wurde in Deutschland nicht rechtzeitig und nicht kritisch genug bemerkt, in welch explosionsartigem Ausmaß der Anspruch auf zeitgemäße Methodologie (Technik) und Originalität bei wissenschaftlichen Aussagen zunahm. Entwickelt wurden z.B. in England und in den USA, neben Immunologie und Transplantation, die prospektive, kontrollierte klinische Studie (Hill 1951), die retrospektive Fall-Kontrollstudie (Doll u. Hill 1950), Methoden der medizinischen Entscheidungsfindung wie Entscheidungsbäume, Entscheidungsmatrix und ROC Kurven (Lusted 1960, 1968; Edwards 1962), eine praxisorientierte medizinische Statistik (Fisher 1950; Mainland 1959; Armitage 1960) und die „follow-up clinic" (Pulvertaft 1952) mit einer an 100% orientierten Nachuntersuchungsrate. Sie verlangten einen ungleich größeren Einsatz an „Informationskanälen" und an Organisation als die Erhebungsstudie alter Art oder das Tierexperiment. In dem folgenden *Kommunikationsnetz* (Abb. 1) sind nicht alle, sondern nur einige der wichtigsten gegenseitigen Beziehungen sichtbar gemacht, die ein wissenschaftlich tätiger Chirurg heute herstellen muß (durchgezogene Linien). Jeder seiner Ansprechpartner

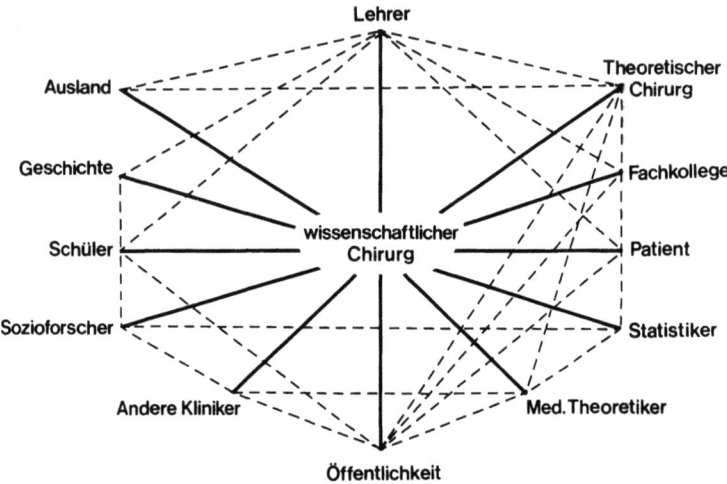

Abb. 1. Kommunikationsnetz für die Wechselbeziehung zwischen einem wissenschaftlich tätigen Chirurgen und seinen verschiedenen Ansprechpartnern

(Lehrer, theoretischer Chirurg, Patient etc.) ist aber nur soviel wert, wie stark er seine eigenen Verbindungen ausbaut (gestrichelte Linien).

Mit Hilfe des Kommunkationsnetzes wird eine große Zahl von Störungen ablesbar. Zum Beispiel bestand durch Sprachprobleme und Fehleinschätzung wenig Kommunikation zu den englischen Chirurgen, die in der Anwendung neuer wissenschaftlicher Methodologie in ihren Arbeiten den Amerikanern voraus waren. Verdrängung und mangelndes Interesse führte zu „Geschichtslosigkeit" und damit zur Wiederholung „alter Hüte". Das Verhältnis in wissenschaftlichen Fragen zu den Schülern (Studenten, jüngeren Kollegen) wurde durch die zunehmenden Zahlen belastet, im Zuge der „Reformen" durch Aggressivität gestört und durch die neue Approbationsordnung, Verschulung und Dienstzeitregelung für den wissenschaftlich tätigen Chirurgen fast auf den Nullpunkt reduziert. Die Verbindung zu den Sozioforschern (medizinischen Soziologen, Psychologen, Psychosomatikern) wurde weitgehend durch Ideologien verhindert, die Information beim medizinischen Theoretiker und Statistiker scheiterte oft an deren isolierender Fragestellung und Sprache.

Mit Hilfe des Kommunikationsnetzes wird vor allem verdeutlicht, daß sich die Störungen potenzieren, wenn auch die Verbindungen der verschiedenen Ansprechpartner selbst beeinträchtigt sind. Bücherl (1974) veranschaulichte dies für den Lehrer sowie Lorenz et al. (1976) für den experimentellen (theoretischen) Chirurgen.

Konsequenzen möchten wir aber aufgrund eigenen Erlebens gerade an dem Beispiel aufzeigen, das eine wesentliche Forschungsleistung der deutschen Chirurgie in der 2. Zeitperiode beinhaltet: der *selektiven proximalen Vagotomie* (Holle u. Hart 1967).

1. Nach Tierversuchen und teilweise retrospektiven, teilweise prospektiven Erhebungsstudien alter Art mit der hierfür allgemein üblichen Nachuntersuchung (Rohde et al. 1977) propagierten Holle und seine Mitarbeiter mit Mut und Zähigkeit das neue Verfahren zur operativen Therapie des chronischen Magen-Darm-Geschwürs. Verschiedene Ärzte im regionalen Umfeld behaupteten, die Ergebnisse wären nur deshalb so gut, weil andere Kollegen, Internisten und Chirurgen, die Rezidive behandelten. Mit einer systematischen Kontrolluntersuchung (zeitlich engmaschig, regelmäßig, jeden einzelnen Patienten mit den ihn nachbehandelnden Ärzten umfassend, unter Beteiligung eines unabhängigen Beobachters) wären solche Argumente rasch zu widerlegen gewesen. Daß es dies in England schon gab (Visick 1948), haben wir in der Magenchirurgie nicht gewußt. Keiner der anwesenden Ansprechpartner von Holle in Pehlheim (Landkreis Dachau) oder im Morphologisch-Physiologischen Kolloquium der Universität, kein Fachkollege oder Internist, aber auch keiner der Theoretiker (Physiologe, Biochemiker) haben damals je danach gefragt. Erst nach Besuchen bei Goligher in Leeds wurde in den siebziger Jahren in Marburg eine Magensprechstunde eingerichtet und weiterentwickelt, die *alle* Merkmale einer systematischen Kontrolluntersuchung in sich vereinigte (Troidl et al. 1979). Der Zeitraum zwischen beiden Arbeiten verdeutlicht die Kommunikationsstörung.

2. Nach einer retrospektiven Erhebungsstudie an 709 von 1090 Patienten konterte Rueff (1967), daß „die klassische 2/3-Resektion in der Ulkuschirurgie bis auf weiteres noch ihre Berechtigung hat". Der echte, sachlich klar erkennbare Konflikt zwischen zwei Behandlungsmethoden war damals auf dem Chirurgenkongreß im Deutschen Museum mit den Händen zu greifen, aber an die wissenschaftliche Methode zu einer Lösung dachte niemand: eine kontrollierte klinische Studie. Diese hatten Forrest (1958) und Goligher et al. (1964, 1966, 1968) bereits durchgeführt, aber wir kannten damals diese Technik nicht. Erst 1973 wurde über eine kontrollierte klinische Studie zur Vagotomie und Resektion (damals noch unvollständig!) von Seidel et al. berichtet. Der Zeitraum zwischen den Arbeiten verdeutlicht die Kommunikationsstörung.

3. Als Konsequenz aus den beiden geschilderten Ereignissen resultierte der äußerst mühevolle und *lange* Weg von Holle, der an persönlichen Rückschlägen in keiner Weise mit dem von Johnston bei der „highly selective vagotomy" zu vergleichen war.

Entwicklung von 1976–1983: Konzept und Widerstand

Für die Entwicklung wissenschaftlicher Aussagen bedeutete die Zeit um 1975/76 aus verschiedenen Gründen eine Zäsur. Der Enthusiasmus der „Universitätsreform" mündete in Mißtrauen, Frustration und Isolation, der

Widerstand gegen die zahlreichen Auswüchse der „Demokratisierung"
wurde zunehmend effektiv. Das Problem pervertierter Verbindungen aller
Partner im Kommunikationsnetz wurde mehr und mehr erkannt (Bücherl
1974; Heberer et al. 1974) und es wurden Konzepte entwickelt, um diesen
Zustand zu überwinden. Da zudem „Arbeitsvolumen und wissenschaftliche
Effizienz der kritischen Kalkulation und ökonomischen Koordination be-
durften" (Schreiber 1977), war die Zeit für folgendes Experiment gekommen:

– Sein Ziel war die Wiederherstellung zeitgemäßer Methodologie (Technik) und Originalität bei wissenschaftlichen Aussagen in der Chirurgie
  unter Vermeidung extremer Spezialisierung („Ganzheitschirurgie") und
  bei vertretbarem Aufwand für den wissenschaftlich tätigen Chirurgen.
– Seine Kennzeichen waren *Integration* der anerkannten Teilgebiete der
  Chirurgie mit der experimentellen (theoretischen) Chirurgie, Abdeckung
  verschiedener theoretischer Teilgebiete, Übertragung neuer Aufgaben
  auf den theoretischen Chirurgen und Bildung neuer Organisationsstrukturen.

Integration, nicht nur Kooperation im oft mißverstandenen und ver-
drehten Sinne, setzt den Willen voraus, *ständig* für Gespräche, Teilung der
erarbeiteten Ergebnisse, gegenseitiges Anerkennen und Ertragen bereit zu
sein. Die Abdeckung verschiedener theoretischer Teilgebiete, z. B. Statistik
und Informatik, Biochemie, klinische Chemie und Pharmakologie/Physio-
logie, sollte einer zu ausgedehnten Spezialisierung der theoretischen Chirurgen vorbeugen. Als Aufgaben des theoretischen Chirurgen wurden neu
definiert:

– Teilnahme an der medizinischen Entscheidungsfindung („individuelle
  Krankenversorgung"), z. B. in der Nachuntersuchung oder der computer-
  unterstützten Diagnose
– Lehre und Weiterentwicklung in klinischer und experimenteller Methodologie
– Organisation der klinischen und experimentellen Forschung (teilweise
  direkt, teilweise indirekt)
– Durchführung von Grundlagenforschung, aber nicht als „Forschung am
  schwarzen Schwanz der weißen Maus", sondern als Grundlagenforschung im Sinne von Grossman (1982), von der wir *hohe Sicherheit* haben, daß sie signifikante Folgerungen für die Chirurgie bringen wird.

An neuen Organisationsstrukturen schließlich wurde die sogenannte
„kleine Arbeitsgruppe", Stellen mit definierten Servicefunktionen für das
Zentrum (Literatur, Geräte, Chemikalien, Tierstall) und ein gemeinsames
wöchentliches Kolloquium mit integrierter Gestaltung eingerichtet.

Das Marburger Experiment wurde 1970 mit Hamelmann, Troidl und
Lorenz gestartet, 1979 mit Röher und Lorenz in Marburg und an verschiedenen anderen Orten weiterentwickelt.

Als eines der wichtigsten Ergebnisse wurde eine neue Form wissenschaftlicher Aussagen gefunden: die *kontrollierte theoretische Studie* (Troidl et al. 1976; Lorenz et al. 1980; Röher et al. 1982). Sie ist ein Versuch, die Methodik kontrollierter klinischer Studien, medizinischer Entscheidungsfindung und theoretischer Disziplinen (Biochemie, Pharmakologie, Physiologie) zu kombinieren. Mit diesem Konzept wurde unter heutigen Möglichkeiten versucht, Billroths Forderung zu erfüllen, nämlich „medizinisches Wissen auf der Basis tüchtiger anatomischer und physiologischer Vorbildung in sich zu vereinigen".

Widerstand gegen ein System der Passivität, die sich mit der Zweit- und Drittklassigkeit bei wissenschaftlichen Aussagen abfand, und ein Konzept der Kommunikation zwischen klinischen und theoretischen Chirurgen, Statistikern, Pathologen und Juristen führte auch zur Gründung der Chirurgischen Arbeitsgemeinschaft für klinische Studien (CAS) in der Deutschen Gesellschaft für Chirurgie. Viele haben daran mitgewirkt, Schreiber durch seine chirurgischen Perspektiven (1977), Reifferscheid durch erstmalige Abhandlung des Themas „kontrollierte Studien" auf dem Deutschen Chirurgenkongreß 1978, Heberer durch seinen Einsatz für die Einrichtung der CAS 1980. Die Deutsche Gesellschaft für Chirurgie hat als erste chirurgische Gesellschaft der Welt eine solche Arbeitsgemeinschaft für klinische Studien eingerichtet. Es erfüllt mit besonderer Genugtuung, daß dies das Werk *vieler,* bei einer ausgezeichneten Kommunikation war.

Wissenschaftliche Aussagen in der Chirurgie mit zeitgemäßer Methodologie und Originalität wurden nicht nur im Marburger Experiment angestrebt, sondern auch unter ähnlichen Absichten in München durch W. Brendel und K. Messmer auf dem Gebiet der Blutersatzmittel, Hämodilution und Transplantation, durch W. Schmier und U. Mittmann auf dem Gebiet des Schocks und durch K. Bretschneider auf dem Gebiet der Herzchirurgie (Kardioplegie!). Gezielt wurden *relevante* Probleme der Klinik durch Verbundforschung mit theoretischen Institutionen analysiert. Nach vielen schmerzhaften Einzelschritten besteht heute weitgehende Einigkeit, daß wissenschaftliche Aussagen in der Chirurgie nur dann den Standards genügen können, wenn sie zuvor das kritische Raster sowohl des Klinikers wie des klinikorientierten Theoretikers passiert haben.

Operabilität und Indikationsstellung

K. Kremer und B. Kremer

Operabilität und Indikationsstellung sind untrennbare Größen in der Beurteilung zur Operationsentscheidung.

In der Zeit unserer Lehrer waren die für die Operationsfähigkeit eines Patienten bestimmenden Faktoren in erster Linie die Erfahrung und Intuition des Operateurs sowie die Brillianz und das technische Spektrum seines Operierens. Heute haben die Technisierung in unserem Fach einerseits und die erheblich verbesserten Möglichkeiten der präoperativen Vorbehandlungen andererseits erheblichen Einfluß auf die Diagnostik und Therapie, damit auf die Indikationsstellung zur Operation gewonnen.

Die Kehrseite dieser Entwicklung ist die Einschränkung der persönlichen Kontakte zwischen Arzt und Patient, besonders im Bereich der Intensivpflege, und die Gefahr, lediglich das technisch Mögliche und Machbare zu sehen, ohne Reflexion über die untrennbaren Beziehungen zwischen Heilauftrag einerseits und Stellung und Anerkennung eines menschenwürdigen Todes andererseits. Der Arzt muß sich bei jeder individuellen Krankheit seiner begrenzten Erkenntnisfähigkeit bewußt sein und damit der Grenzen seines therapeutischen Handelns.

Die nichtlebenswerte Verlängerung biologischen Lebens ist kein Kriterium ärztlicher Pflichterfüllung. Wer Patienten „therapeutische Manipulationen" zumutet, die seiner eigenen Rechtfertigung dienen, hat Auftrag und Sinn ärztlicher Tätigkeit nicht begriffen (v. Lehndorf 1972).

Zu viele Beispiele bezeugen, daß bei hoffnungslos inoperablen Karzinomkranken heroische – man muß sagen, leider auch geglückte – Reanimationsversuche bis zur Lungenembolektomie mit der Herz-Lungen-Maschine unternommen worden sind. Derartige Auswüchse ärztlicher Artistik sind ebenso zu verurteilen, wie die von Derra (1963) einmal verdammten ultraradikalen Operationen, die zwar dem Patienten postoperativ ein Vegetieren, jedoch kein menschenwürdiges Dasein mehr erlauben.

Wer derartige Fehlindikationen stellt, hat ebenfalls kein Recht, sich auf religiöse Wertvorstellungen zu berufen. Es war Papst Pius XII, der, auf den Sinn und den Wert von Wiederbelebungsversuchen angesprochen, sagte, daß die ethische Norm nicht in der Erhaltung des Lebens schlechthin, sondern vielmehr in der Erhaltung wirklich menschlichen Lebens liege. Die ethische Grundnorm – Ehrfurcht vor dem Leben – ist somit und zweifelsfrei als Ehrfurcht vor der Bewahrung sinnvollen menschlichen Lebens zu begreifen.

Nach diesen eher allgemeinen Aspekten zur Verantwortlichkeit eines jeden indikationsstellenden Chirurgen nun zu unseren Bemühungen, mit neueren Verfahren Risikofaktoren präoperativ zu erkennen, zu werten, wenn möglich, auszuschalten, um auf diese Weise eine Risikovoraussage einerseits und möglicherweise Risikominderung andererseits zu erreichen.

Bei der Beurteilung des präoperativen Risikos ist zu berücksichtigen, daß für die einzelnen Gebiete der Chirurgie, z.B. Herz-, Gefäß- und Allgemeinchirurgie, neben allgemeinen ganz spezielle und unterschiedliche Parameter von ausschlaggebender Bedeutung sind. Weiterhin unterschiedlich sind Narkosefähigkeit und Narkoserisiko zu beurteilen, da die differenzierten Möglichkeiten der modernen Anästhesie es erlauben, einem jeden größeren chirurgischen Eingriff eine darauf abgestimmte spezifische Narkose zuzuordnen. Allgemein erfolgt die Einschätzung des Risikos eines chirurgischen Patienten heute durch Wertung seiner organischen Partialfunktion, d.h. der Grundkrankheit, der Mitbeteiligung anderer Organe oder Organsysteme und dem Allgemeinzustand.

Der z.B. von Lutz (1972) und Peter (1980) durchgeführte Versuch, Patienten anhand einer Checkliste verschiedenen Risikogruppen zuzuordnen, ist daher verständlich und sowohl von anästhesiologischer als auch von chirurgischer Seite unternommen worden, wobei jeweils auch krankheitsspezifische Faktoren einzufließen haben. Im Falle des Notfalleingriffes werden die Beurteilung der Operabilität und die Indikationsstellung jedoch sehr viel weniger von der Erfassung klinischer, physikalischer und laborchemischer Daten abhängig.

Risikoentscheidend sind hier Erfahrungen und Können des Operateurs. Der Wert derartiger Checklisten liegt jedoch besonders bei elektiven Eingriffen in der Möglichkeit, einem präoperativ festgestellten Risikofaktor eine statistisch gesicherte Risikowertigkeit zuzuordnen, die besonders bei nur relativen Operationsindikationen zu würdigen sind. Aber auch bei Notfalleingriffen, z.B. bei der Risikobeurteilung einer Ulkusperforation, läßt sich vom Alter des Patienten, dem Zeitpunkt der Operation nach erfolgter Perforation und der Zahl der Nebenerkrankungen ein definiertes Risiko ableiten. Sinn derartiger Checklisten ist die päoperative Erfassung nach unserem heutigen Wissen erkennbarer Risikofaktoren und ihre Reduzierung durch entsprechende Vorbehandlung. Immer dabei abzuwägen ist der Gewinn, der aus der Besserung eines Risikofaktors durch Vorbehandlung zu ziehen ist, gegen den möglichen Risikozuwachs, der sich aus dem Fortschreiten der Grunderkrankung während der zu investierenden Zeit ergibt.

Es ist eine Tatsache, daß die präoperative Routineabklärung nur ein schmales Feld möglicher Risikofaktoren erfaßt. Im wesentlichen unberücksichtigt bleiben bisher psychosoziale Risikofaktoren und Faktoren, die sich aus der gegebenen Immunreaktivitätslage des einzelnen Patienten ergeben.

Auf psychosomatische Wechseleinwirkungen im Ablauf einer Mamma-karzinomerkrankung hat besonders Ober (1976) hingewiesen. Der Zusammenhang von präoperativer Angstbewältigung und postoperativer Mobilität nach Eingriffen am offenen Herzen ist von Speidel (1979) herausgestellt worden. Die Häufigkeit postoperativer Psychosen nach derartigen Operationen sowie depressiven Reaktionen nach aortokoronarem Bypass sind bekannt.

Ähnliche Probleme ergeben sich heute bei der aggressiven Aufklärung von Tumorpatienten, die einer erfolgversprechenden medikamentös-onkologischen Nachsorge bzw. Nachbehandlung mit ihren meist erheblichen Nebenwirkungen zugeführt werden sollen.

Die Möglichkeiten, Risikofaktoren, die sich aus einer gestörten Immunreaktivitätslage eines Patienten ergeben, zu erfassen, sind heute noch sehr beschränkt. Gesichert aussagefähige Tests existieren nur wenige, ihre Durchführung ist meist zu kompliziert und deshalb für eine breite klinische Anwendung nicht möglich. Die Aussagefähigkeit eines jeden Tests bezieht sich meist nur auf ein bestimmtes Krankengut, eine allgemeine Selektion mit einem Test ist beim derzeitigen Stand der Erkenntnisse nicht möglich. Weitgehend gesichert scheint eine gestörte Immunreaktivität jedoch bei konsumierenden Erkrankungen zu bestehen. Hier korrelieren mit postoperativen Komplikationsraten im wesentlichen 5 Parameter:
- der Serumalbuminspiegel,
- der Serumtransferrinspiegel,
- die Messung der Trizepshautfalte als Parameter des Ernährungszustandes,
- Tests zur zellvermittelten Immunität und
- Funktionstests der neutrophilen Granulozyten.
Dazu einige Daten:

Meakins publizierte 1980 eine prospektive Studie mit 1332 Patienten, die sich einem großen chirurgischen Eingriff zu unterziehen hatten. Durch eine präoperative Intrakutantestung mit 5 Antigenen klassifizierte er die Patienten als anerg oder normerg. 7% der normergen Patienten bekamen postoperativ septische Komplikationen, davon starb ein Drittel. Bei 42% der hypergen Patienten traten septische Komplikationen auf, von denen die Hälfte einen letalen Ausgang nahm. Anerge Patienten hatten in 52% septische Komplikationen mit einem zu zwei Dritteln letalen Verlauf.

Die Feststellung einer verminderten Immunreaktivität sollte therapeutische Maßnahmen induzieren. Nach einer Übersichtsarbeit von Rhoads (1980) lassen sich die überzeugendsten Ergebnisse mit einer mehrtägigen präoperativen enteralen oder parenteralen Hyperalimentation erzielen. Untersuchungen an schwer verbrannten Patienten haben bewiesen, daß die Infektionsrate durch Einführung einer aggressiven enteralen Hyperalimentation deutlich gesenkt werden kann (Alexander, J. W. (1980) Surg. Clinics of North Amer. *60*, 107).

Das Auftreten postoperativer Komplikationen sollte Anlaß sein, nicht nur nach möglicherweise chirurgisch-technischen Fehlern zu suchen, sondern auch die Frage zu beantworten, ob der jeweils betroffene Patient hinsichtlich seiner psychosozialen Situation und seiner allgemeinen Abwehrlage nicht auch zum falschen oder ungünstigen Zeitpunkt operiert wurde.

Die Fortschritte auf dem Gebiet chirurgischer Technik, anästhesiologischer und intensivmedizinischer Methoden sowie der Onkologie haben den Standpunkt der heutigen Chirurgen zur Indikationsstellung wesentlich beeinflußt. War früher die Kurabilität eines Leidens wesentlicher Bestandteil der Indikationsstellung, so berücksichtigt man heute in zunehmendem Maße auch die Verbesserung der Lebensqualität bei der Operabilität des Grundleidens.

Tiefe Resektion ohne Anlage eines Anus praeter trotz Organmetastasierung bei kolorektalen Karzinomen sowie Oesophagektomien bzw. Umgehungsoperationen lassen sich heute bei der Senkung der unmittlbaren operativen Letalität unter 10% (Ong, eigenes Krankengut) trotz regionaler Lymphknotenmetastasierung verantworten, da die Lebensqualität des Patienten durch Wiederherstellung der Passage erheblich verbessert wird und ihm die Belastung durch Anlegen einer Ernährungsfistel oder Interposition einer Prothese erspart bleibt.

Tumorverkleinernde Eingriffe bei erfolgversprechender onkologischer Nachsorge gehören heute ebenfalls zum Routinerepertoire des Chirurgen und galten noch vor wenigen Jahren als obsolet.

Weiterhin hat die moderne onkologische Vorbereitung die Operabilität einiger Tumoren erst ermöglicht, so daß heute in Einzelfällen die Indikation zu einer Operation auf dem Boden interdisziplinärer Zusammenarbeit zu erfolgen hat. Dieser Aspekt beinhaltet eine wesentliche Gefahr, nämlich die, daß für den gegebenen operativen Eingriff nicht mehr der Operateur sich allein verantwortlich fühlt, sondern die Verantwortung auf ein Team abzuschieben sucht.

Derartige Tendenzen sind abzulehnen, da trotz aller Bemühungen, das Risiko eines operativen Eingriffes meßbar zu machen und immer mehr Parameter in die Beurteilung einzubeziehen, bei der Beurteilung des zu erwartenden Ergebnisses eine große Unbekannte bleibt: die Erfahrung, das Können und die persönliche Einstellung des Operateurs zum Einzelfall.

Chirurgische Technik ist erlernbar, das intuitive Handeln, das vielleicht lebensentscheidende Abweichen von der geplanten Operation in einer unvorhergesehenen Situation, die Entscheidung zu einem den Patienten weniger belastenden, aber vom Routineverfahren abweichenden Eingriff ist nur wenigen Chirurgen mit auf den Weg gegeben.

So ist es zu verstehen, daß ein erfahrener Operateur sich selbst und seinen Patienten umfangreichere Eingriffe zumuten kann. Wesentliche Voraussetzungen für eine verantwortliche Chirurgie sind jedoch die kritische Selbsteinschätzung und die sorgfältige Indikationsstellung.

Experimentelle Chirurgie

W. Brendel

Die Chirurgie erreichte vor und während des Zweiten Weltkrieges, daß Organgebiete, die bisher als „unantastbar" (Thorwald) galten – Herz, Gehirn und Rückenmark – chirurgisch versorgbar wurden. Intratrachealnarkose und Gefäßchirurgie lieferten dafür die Voraussetzungen. Aber auch diese „neue" Chirurgie bestand, wie die klassische Lungen-, Abdominal- und Extremitätenchirurgie zunächst nur in dem Versuch der Reparatur bzw. Wiederherstellung der durch Anomalien, Entzündung, Verletzung oder Tumor geschädigten und gefährdeten Organfunktionen. Bald jedoch entwickelte sich eine Forschungsrichtung, die ihr Ziel nicht mehr nur in der chirurgischen „Organreparatur", sondern im Ersatz geschädigter Organteile oder sogar ganzer Organe sah. Der künstliche oder biologische Organersatz wurde in den letzten 25 Jahren ein Schwerpunkt der (tier-)experimentellen Forschung nicht nur in der Bundesrepublik, sondern in allen zivilisatorisch hochstehenden Ländern. Dies führte zu einer drastischen Verbreiterung des Arbeitsbereiches der experimentellen Chirurgie, weil – selbstverständlich – mit dem künstlichen Organersatz und der Organtransplantation die Forschung zur Verbesserung und Modifikation etablierter Operationsverfahren und zur Optimierung der prä- und postoperativen Versorgung weitergingen und nicht vernachlässigt werden durften.

Daneben vollzog sich rein zeitlich gesehen die Aufsplitterung der Chirurgie in Orthopädie, Urologie, Herz- und Neurochirurgie u.a.m. Die Anästhesiologie etablierte sich als selbständiges Fach. In einer solchen Spezialisierung sahen viele junge, wissenschaftlich aktive Chirurgen die Chance, neue chirurgische und technische Behandlungsmethoden zu entwickeln und bei einem Patientenkreis einzusetzen, für den es bisher nur wenig Heilungschancen gab. Die Entwicklung gab ihnen recht, und heute kann man sich eine Chirurgie ohne spezifizierte Teilgebiete nicht mehr vorstellen. Diese Entwicklung erforderte aber auch eine schnelle und effiziente Übernahme von Erkenntnissen der Grundlagenforschung und Technik für Aufgaben der experimentellen chirurgischen Forschung und für die Versorgung chirurgischer Patienten mit diesen neuen Techniken. So forderte z.B. die für die Herzchirurgie notwendige induzierte Hypothermie und später die Herzlungenmaschine Grundlagenkenntnisse der Temperatur-, Kreis-

lauf- und Atmungsphysiologie, die Organtransplantation war nur auf dem
Boden der Immunologie möglich und die Entwicklung künstlicher Organe
beruhte auf den Erkenntnissen moderner Technik und Physik. Die „plötzli-
che" Ausweitung chirurgischer Aufgaben und Möglichkeiten in Diagnose
und Therapie überforderte die klassisch strukturierte, traditionelle Chirurgie. Chirurgischer Fortschritt war nicht mehr alleine von der Erfahrung und
dem chirurgisch-technischen Geschick des Operateurs abhängig, sondern
beruhte wesentlich auf der Hereinnahme anderer medizinischer und auch
technischer Spezialkenntnisse.

Aber noch fehlte der zentrale Ort, an dem sich die notwendige Integration von chirurgischer und medizinischer Grundlagenforschung sowie medizinisch orientierter Technik vollziehen sollte. Konnten noch Sauerbruch
seine zur Lungenchirurgie führenden Tierversuche mit Hilfe der Pharma-
kologen und die ersten Herzchirurgen ihre Versuche mit Hilfe der Herz-
und Kreislaufphysiologen durchführen, so ging diese Chance der Kooperation durch die Eigenentwicklung der Grundlagenfächer immer mehr verloren. Dasselbe erleben wir z. Z. auch bei der ursprünglich relativ fruchtbaren
Kooperation zwischen Transplantationschirurgie und Immunologie. Der
Grund dafür ist, daß sich die für die Chirurgie wichtigen Grundlagenfächer
mehr und mehr auf die Erforschung kleinster Strukturen – Membranen,
biophysikalische und biochemische Vorgänge, mikrobiologische Grundlagen – konzentrieren, d.h. sie werden mehr und mehr reine Naturwissen-
schaft. Physik und Chemie beherrschen diese Grundlagenfächer mehr als
Medizin. Der Wissenschaftler in Physiologie, Biochemie, Mikrobiologie
und Immunologie bezieht seine wissenschaftlichen Fragestellungen aus den
Erkenntnissen und den Problemen der reinen Naturwissenschaften, man
spricht deren Sprache und nicht die der Medizin. Die experimentelle Beschäftigung mit Mikrostrukturen und -vorgängen hat dazu geführt, daß es
kaum noch physiologische, pharmakologische, biochemische oder immunologische Laboratorien gibt, in welchen Versuche an großen Tieren durchgeführt werden, von denen eine unmittelbare Übertragbarkeit der Versuchs-
ergebnisse und Erkenntnisse auf die humane Situation und erst recht nicht
auf die eines kranken Menschen möglich ist. Die Richtung klinisch und
theoretisch orientierter Forschung tendierte auseinander, das gegenseitige
Verständnis wurde immer schwieriger. Der in der Grundlagenforschung tätige Wissenschaftler mußte sich, um in seinem Fache etwas zu gelten, dieser
Entwicklung anpassen, die Erarbeitung neuer Erkenntnisse auf seinem
Grundlagenfach war ihm verständlicherweise wichtiger als die Zuwendung
zu Aufgaben der angewandten chirurgischen Forschung.

Dieses sich immer deutlicher aufzeigende Vakuum zwischen klinisch
orientierter und theoretischer Forschung haben wohl als erste diejenigen
Chirurgen erkannt, die sich nach dem Kriege die Einführung und Erweiterung der Gefäß- und Herzchirurgie zur Aufgabe stellten. Sie waren genö-

tigt, die modernen Erkenntnisse der Herz- und Kreislaufphysiologie und deren Methoden für ihre Forschungsarbeiten im Tierexperiment und in der Klinik einzusetzen und suchten die Mitarbeit entsprechender Spezialisten. Es ist das historische Verdienst von Zenker, Heberer und Linder, mit der Errichtung selbständiger Abteilungen für experimentelle Chirurgie einen für das gesamte Fachgebiet der Chirurgie neuen akademischen und strukturellen Weg beschritten zu haben, wie die sich aufzeigende Lücke zwischen klinisch orientierter und Grundlagenforschung geschlossen werden kann. Heberer konnte im Rahmen seiner Berufung nach Köln als erster 1960 eine selbständige Abteilung für experimentelle Chirurgie eröffnen und fand in Bretschneider einen kongenialen Leiter dieser neuen Abteilung, der mit seinen Pionierleistungen auf dem Gebiete der Kardioplegie große internationale Anerkennung erlangte. (Eine Arbeitsrichtung, die auch von seinem Nachfolger Isselhard neben anderem weitergeführt wird.) Auch Linder konnte für die Leitung der experimental-chirurgischen Abteilung mit Schmier einen Kreislauf- und Schockspezialisten gewinnen, dessen Nachfolger auf dem Lehrstuhl für experimentelle Chirurgie der sich ebenfalls als Schock- und Kreislaufspezialist auszeichnende Meßmer geworden ist. Im Jahre 1961 übernahm Brendel, der sich bis dahin vor allem mit Fragen der induzierten tiefen Hypothermie befaßt hatte (1981; Thauer u. Brendel 1962) die Abteilung für experimentelle Chirurgie der Universitätsklinik München. Inzwischen ist aus dieser Abteilung das größte europäische Institut für experimentelle Chirurgie, das Institut für Chirurgische Forschung im Münchener Klinikum Großhadern geworden. Weitere Lehrstühle für experimentelle Chirurgie wurden inzwischen in Düsseldorf (Arnold) und an der Technischen Universität München (Blümel) errichtet, darüber hinaus an fast allen größeren medizinischen Fakultäten Abteilungen für experimentelle Chirurgie, so in Marburg (Lorenz), in Köln-Merheim (Struck), in Homburg/Saar (Haarbauer), in Kiel (Seifert) – um nur einige Beispiele zu nennen.

Bis auf wenige Ausnahmen (Blümel, Haarbauer) haben diese selbständigen Abteilungen für experimentelle Chirurgie gemeinsam, daß sie nicht von Vollchirurgen geleitet werden und das Personal nicht im Routinedienst der Klinik eingesetzt wird, sondern sich ausschließlich Aufgaben der experimentellen Forschung widmen kann. Die Zeit, in der übermüdete Chirurgen in unzureichenden Kellerlabors ihre Versuche durchführen müssen, ist vorbei (oder stark im Schwinden), die Etablierung der experimentellen Chirurgie als wichtiges Teilgebiet akademischer Forschung und Ausbildung ist zwar noch nicht abgeschlossen, wurde aber wenigstens von großen Universitäten erkannt und anerkannt.

Diese neuen akademischen Einrichtungen stimulierten die universitäre Forschung erheblich. Es ist sicher kein Zufall, daß an den Orten, an denen schon relativ früh Lehrstühle für experimentelle Chirurgie entstanden, sich

Sonderforschungsbereiche (SFB) mit klinikrelevanter Thematik gebildet haben. So in München der Sonderforschungsbereich 37 (Restitution und Substitution innerer Organe) mit Organtransplantation als Schwerpunktthema, in Köln der SFB 68 (Kardiovaskuläre Restitution), in Heidelberg der SFB 90 (Kardiovaskuläres System), während Bretschneider als Physiologe in Göttingen den Sonderforschungsbereich 89 (Kardiologie) ins Leben rief. Über diese Sonderforschungsbereiche sind den sie tragenden Universitäten erhebliche Forschungsmittel der Deutschen Forschungsgemeinschaft zugeflossen. Die faszinierende Aufgabe des künstlichen Organersatzes hat an der Technischen Universität der Universität Aachen den SFB 109 (Künstliche Organe) entstehen lassen.

Nicht alle Universitäten konnten sich zur Einrichtung selbständiger Abteilungen für experimentelle Chirurgie „durchringen". Einzelne, wie z.B. Hannover und Berlin, entschieden sich für ein tierexperimentelles Zentrallabor, an dem alle tierexperimentell Interessierten – also nicht nur Chirurgen – partizipieren können. Allerdings konnte Bücherl in Berlin eine Institution ins Leben rufen, dessen Hauptaufgabe die Entwicklung des künstlichen Herzens darstellt.

Die Entwicklung der experimentellen Chirurgie in der Bundesrepublik erreichte um 1970 einen vorläufigen Abschluß, sei es weil die erste finanzielle Regression die Errichtung neuer Laboratorien bremste, sei es weil die Bewältigung des anschwellenden Studentenberges Vorrang vor allen anderen universitären Aufgaben erlangte, oder sei es auch weil die Studentenrevolution und die ihr nachfolgende, politisch bedingte Umstrukturierung der Universität in eine Gruppenuniversität die Entscheidungsfreudigkeit universitärer Gremien für die Neueinrichtung von Lehrstühlen oder Abteilungen lähmte.

Noch aber hat die zwischen Theorie und Klinik stehende experimentelle Chirurgie keine Heimat. Einerseits gehört sie zur Chirurgie und muß der angewandten, klinikorientierten Forschung den Vorrang geben. Andererseits hat die experimentelle Chirurgie viele Berührungspunkte mit den medizinischen Grundlagenfächer wie Physiologie, Biochemie, Immunologie oder auch mit der Technik und muß sich der dort etablierten relevanten Untersuchungsmethoden bedienen. Mit anderen Worten, die experimentelle Chirurgie muß sich gegenüber zwei Seiten – Klinik einerseits, Theorie andererseits – behaupten, findet aber nirgendwo ihre volle fachliche Zuordnung. Das führt oft zu erheblichen Schwierigkeiten, z.B. bei der Gewährung von Finanzmitteln durch die bekannten Förderungsorganisationen. Den klinisch tätigen Gutachtern ist das Fach dann oft zu theoretisch, umgekehrt aber theoretischen Gutachtern oft zu klinisch. So kann es nur als Fehlentwicklung bezeichnet werden, daß z.B. bei der Deutschen Forschungsgemeinschaft experimentelle Chirurgie noch nicht als selbständiges Fach anerkannt und mit eigenen Gutachtern vertreten ist.

Diese schwierige Situation führte zwangsläufig zur Gründung eigener Organisationen, innerhalb derer die Belange der experimentellen Chirurgie diskutiert und nach außen hin vertreten werden. 1967 wurde die Sektion Experimentelle Chirurgie gegründet, deren Satzungen vom Präsidium der Deutschen Gesellschaft für Chirurgie 1969 anerkannt wurden. Darüber hinaus kam es im selben Jahr zur Gründung der europäischen Society for Experimental Surgery (inzwischen in European Surgical Research Society umbenannt), deren Präsidenten 1968 Brendel und 1981 Meßmer waren. Die European Surgical Research Society führt neben ihren jährlichen Kongressen in regelmäßigen Abständen mit der British Surgical Research Society und der American Society of University Surgeons einen gemeinsamen Kongreß (Tripartite Meeting) durch und bietet damit eine hervorragende Gelegenheit, die Ergebnisse deutscher chirurgischer Forschung dem angelsächsischen Ausland bekanntzumachen. Nicht zuletzt durch die Aktivitäten der Sektion Experimentelle Chirurgie wurde ab 1971 mit tatkräftiger Unterstützung von Linder, Heidelberg, das Chirurgische Forum für Experimentelle und Klinische Forschung eingeführt, was sich inzwischen als attraktive Plattform der deutschen experimentellen Chirurgie bewährt hat.

Die bisherigen Ausführungen bezogen sich auf die historische und strukturelle Entwicklung der experimentellen Chirurgie in der Bundesrepublik. Auf die in dieser Zeit erbrachten wissenschaftlichen Leistungen konnte aus Platzgründen nicht näher eingegangen werden. Auch muß ausdrücklich darauf hingewiesen werden, daß nicht nur aus inzwischen etablierten Abteilungen für experimentelle Chirurgie exzellente Ergebnisse der chirurgischen Forschung hervorgegangen sind, sondern auch aus universitäten und nicht universitären chirurgischen Kliniken, in denen experimentelle Chirurgie noch nicht zu einem eigenständigen Arbeitsgebiet geworden ist. Obwohl also kein detaillierter „Erfolgsbericht" der deutschsprachigen experimentellen Chirurgie vorgelegt werden kann, sollen einige bemerkenswerte Leistungen abschließend erwähnt werden: Mit Hilfe der experimentellen Forschung und der damit erworbenen wissenschaftlichen und technischen Ausbildung hat es die Bundesrepublik in relativ kurzer Zeit geschafft, Herz- und Gefäßchirurgie, Abdominalchirurgie und Organtransplantation auf einen Stand zu bringen, der den Vergleich mit den führenden Zentren des Auslandes nicht zu scheuen braucht. In diesem Zusammenhang darf auch das von Schweizer Chirurgen entwickelte und z. T. in dem Davoser Institut für Experimentelle Chirurgie tierexperimentell vorbereitete A.O.-Verfahren nicht unerwähnt bleiben (s. spezielle Beiträge in diesem Buch). Mit einigen speziellen Leistungen, wie z. B. der Immunsuppression (Brendel 1971, 1970; Pichlmayr 1967, 1968), dem immunologischen Monitoring transplantierter Patienten (Hammer et al. 1982), der xenogenen Organtransplantation (Brendel et al. 1981), der Analyse und Therapie des Schocks (Meßmer u. Sunder-Plassmann 1981; Stock u. Isselhard 1972), der ersten erfolgreichen Anwendung der Stoßwellentherapie von Nierensteinen (Chaussy et al. 1980), der Erforschung der Nebenwirkungen kolloidaler Infusionslösungen und deren mögliche Verhinderung (Lorenz et al. 1981; 1976; Meßmer 1973; Ring et al. 1975; Ring u. Meßmer 1977), der isovolämischen Hämodilution (Meßmer et al. 1967, 1969; Meßmer u. Schmid-Schoenbein 1972; Schmid-Schoenbein et al. 1981), der schon erwähnten Kardioplegie (Bretschneider et al. 1981; Isselhard et al. 1982; Isselhard 1981; Preusse et al. 1981) und nicht zuletzt der trunkulären und selektiven Vagotomie (Holle u. Andersson 1974) hat die deutsche bzw. deutschsprachige experimentelle Chirurgie weltweit beachtete Anstöße gegeben, wobei man die schon früher von Frey, Wehrle und Kraut ausgegangene und von Wehrle und Mitarbeitern weiterverfolgte Entdeckung und Aufklärung des Kallikrein-Kinin-Systems nicht vergessen darf. Was fehlt, ist die volle Einbindung der experimentellen Chirurgie in die akademische Lehre und in die Ausbildung. Zum mindesten für diejenigen, die eine akademische Karriere anstreben, sollte eine Ausbildung in der (tier-)experimentellen Chirurgie obligat werden, schon weil sie später als Universitätslehrer Doktoranden und Assistenten bei der Durchführung eigener tierexperimenteller Forschungsprojekte anleiten und überwachen müssen. Es sollten im Rahmen der akademischen Ausbildung Grundkenntnisse der tierexperimentellen Forschungsmethodik, der Versuchstierkunde, der gesetzlichen Vorschriften für Tierversuche sowie die statistischen Grundlagen für die Auswertung wissenschaftlicher Versuche (an Tier und Mensch) erworben werden *müssen*. Schließlich stehen wir wie kaum ein anderes medizinisches Fach (neben Molekularbiologie und Genetik) im Brennpunkt der öffentlichen Kritik, weil die „Vernaturwissenschaftlichung" der Medizin und die Bedeutung der Medizintechnik in keinem Fache stärker zum Tragen kommt und Kritik hervorruft als in der experimentellen und auch schon der klinischen Chirurgie, in Sonderheit beim künstlichen und biologischen Organersatz, aber auch bei der Intensivmedizin. Die Verantwortung vor der Öffentlichkeit (nicht nur der Tierversuche wegen!) ist in der experimentellen Chirurgie besonders groß, weil das, was sie plant und erprobt, morgen vielleicht klinische Realität wird. Die anthropologische Orientierung, die Ausrichtung nach dem sich mit der Gesellschaft ständig wandelnden Menschenbild darf auch in der (tier-)experimentellen Chirurgie nie verlorengehen. Gerade auf diesem Gebiet gilt, daß nicht alles, was machbar ist, auch gemacht werden muß.

Chirurgische Pathophysiologie und allgemeine Chirurgie

L. Koslowski

Chirurgische Pathophysiologie ist eine Synthese zwischen theoretischer Medizin und innerer Medizin auf der einen und experimenteller und praktischer Chirurgie auf der anderen Seite. Die chirurgische Pathophysiologie findet ihre – immer nur vorläufige – Grenze dort, wo Grundlagenwissenschaften und innere Medizin Fragen bearbeiten, die wissenschaftlich-chirurgischer Mitwirkung und praktisch-chirurgischer Auswertung nicht zugänglich sind. In Richtung auf den klinischen Aufgabenbereich geht sie ohne scharfe Grenze in die allgemeine Chirurgie über (s. u.).

Chirurgische Pathophysiologie

Während bis zum Beginn des Zweiten Weltkrieges die Fortschritte in der Chirurgie sich vorwiegend aus ihr selbst heraus entwickelten, sind die chirurgischen Neuerungen der vergangenen vier Jahrzehnte überwiegend Entdeckungen in anderen medizinischen Disziplinen, vor allem in den Grundlagenfächern, zu verdanken.

An erster Stelle stehen hier gleichrangig Physiologie und Biochemie, woraus in den fünfziger Jahren zeitweilig eine Unterschätzung der Morphologie, das heißt der normalen und pathologischen Anatomie resultierte. Diese aber bleibt das Objekt des chirurgischen Eingriffs. Dem Zusammenwirken von Anatomie und Chirurgie ist der Ausbau der Lungen- und der Leberchirurgie zu verdanken.

Dennoch beherrschen Physiologie und Biochemie das Feld chirurgischen Neulandes, insbesondere, wenn man die Immunologie als einen Teil der Biochemie betrachtet.

Am Ende des Zweiten Weltkrieges wurde der Begriff der „biochemischen Läsion" geprägt (Peters 1945). Der Biochemie verdankt die Chirurgie mit der Entdeckung des Penizillins durch Fleming die Entwicklung der Antibiotika als eines neuen therapeutischen Prinzips. Ohne sie wäre es nicht möglich, bestimmte Eingriffe mit hohem Infektionsrisiko durchzuführen. Indessen ist eine auch massive antibakterielle Chemotherapie kein Ersatz für gute Chirurgie.

Ein weiteres Geschenk der Biochemie nicht nur an die Chirurgie, sondern die gesamte Medizin, ist der Ausbau der *Enzymologie.* Die Enzymmuster der Organe wie auch die Enzymotopographie der Zelle und ihre Beeinflußbarkeit durch mechanische und biochemische Läsionen sowie durch Toxine und Medikamente gehören heute zum Wissen der Chirurgen, besonders in der Chirurgie des Gastrointestinaltraktes und der parenchymatösen Organe und in der Lehre vom Schock. Auf diesen beiden Gebieten befruchten sich Biochemie, Physiologie und Chirurgie wechselseitig.

Die *Immunologie* hat durch ihre Fortschritte den Aufbau der Organtransplantation überhaupt erst ermöglicht, nachdem die operationstechnischen Grundlagen bereits in Tierexperimenten zu Beginn des Jahrhunderts gelegt worden waren. Hand in Hand mit der Entdeckung immer neuerer immunologischer Gesetzmäßigkeiten – wie z.B. der HLA-Typisierung – ging die Auffindung neuer Immunsuppressiva.

Die Transplantationsimmunologie ist zu einem wichtigen Arbeitsgebiet der experimentellen Chirurgie geworden. Hingegen hat die Tumorimmunologie die in sie gesetzten Erwartungen enttäuscht – sowohl in der Diagnostik wie vor allem in der Therapie. Um so bemerkenswerter sind die Fortschritte der Biochemie bei den *Zytostatika,* die heute aus der Nachsorge von Tumorkranken wie auch der Träger von Organtransplantaten nicht mehr wegzudenken sind. Allerdings läßt die Chemotherapie der bösartigen Tumoren an Ösophagus, Magen und Dickdarm noch viele Wünsche offen.

Von zentraler Bedeutung für alle Arbeitsbereiche der Chirurgie ist der Zuwachs an Kenntnissen auf dem Gebiete des *Stoffwechsels.*

Hierzu rechnen der Stoffwechsel der Kohlenhydrate, der Proteine, der Fette, ferner der Wasser- und Elektrolyt- sowie der Säure-Basen-Haushalt und die Ernährung. Kohlenhydrat-, Protein- und Fettstoffwechsel haben Bedeutung für die gastrointestinale Chirurgie, soweit diese sich mit der Verhütung, Erkennung und Behandlung von Resorptionsstörungen befassen muß, darüber hinaus ist die orale und parenterale Ernährung von Bedeutung für die gesamte Chirurgie. Wasser- und Elektrolythaushalt sowie das Säure-Basen-Gleichgewicht zu steuern, ist Aufgabe der präoperativen Vorbereitung und postoperativen Überwachung, insbesondere auch bei der Verhütung und Behandlung posttraumatischer Schockzustände.

In der *Endokrinologie* haben sich seit dem Zweiten Weltkrieg tiefgreifende neue Einsichten ergeben. Man denke an die Rückkopplung zwischen Hypophysenvorderlappen und Schilddrüse und ihre Auswirkungen auf die Schilddrüsenchirurgie, an die Kalziumhormone und ihren Einfluß auf den Mineralstoffwechsel, an die Auffindung und Synthese der Kortikosteroide, die aus der heutigen Chemotherapie chronisch entzündlicher und degenerativer Erkrankungen des Halte- und Bewegungsapparates nicht mehr wegzudenken sind und eine entscheidende Rolle in der immunsuppressiven Therapie nach Organtransplantation spielen.

Die Biochemie repräsentiert, wie schon gesagt, eine Seite der heutigen Pathophysiologie. Die andere Seite wird bestimmt von der mit physikalischen Methoden arbeitenden Physiologie von Kreislauf und Atmung.

Die beherrschende Rolle des Sauerstoffmangels, von Büchner bereits während des Zweiten Weltkrieges herausgearbeitet, ist heute Allgemeingut der Chirurgen, die ohnehin mehr einer mechanistischen und morphologischen als einer humoralen, chemischen Betrachtungsweise zuneigen.

Die *Pathophysiologie des Herzens, des Kreislaufs und der Atmung* hat durch ihre Entdeckungen den Ausbau der Narkose und darüber hinaus der gesamten Anästhesiologie, ferner der Herz- und Gefäßchirurgie ermöglicht. In Forschung und Klinik arbeiten auf diesem Felde Chirurgie und Anästhesiologie, einander ergänzend und manchmal auch überschneidend, eng zusammen.

Herz und Kreislauf sind die Angriffspunkte des Schocks. Dieser wird definiert als ein Syndrom, das durch eine akute Verminderung der nutritiven Durchblutung lebenswichtiger Gewebe gekennzeichnet ist (Veragut et al. 1979). Die Behandlung von Schockzuständen, vor allem traumatischer und septischer Ätiologie, gehört zu den wichtigsten Aufgaben aller chirurgischen Arbeitsgebiete. Hier bietet sich der Forschung durch künftige Chirurgengenerationen ein weites Feld ungelöster Probleme – z. B. die Prophylaxe und Therapie der Schocklunge und des akuten Nierenversagens, die Behandlung von Störungen der Mikrozirkulation durch neue Blutersatzmittel und die Verhinderung toxischer Wirkungen auf den Herzmuskel und die parenchymatösen Organe.

Nimmt man heute das von Naegeli 1938 bearbeitete Werk *Pathologische Physiologie chirurgischer Erkrankungen* in die Hand, so wird die schier unendliche, vom einzelnen nicht mehr überschaubare Erweiterung unseres Wissens in den seither vergangenen 45 Jahren deutlich.

Allgemeine Chirurgie

Der wissenschaftliche Begriff „allgemeine Chirurgie" umfaßt die Lehre von der Entstehung, Behandlung und Heilung von Wunden, von den Wundinfektionen, von den Wärme- und Kälteschäden, die Lehre von Asepsis und Antisepsis, die Theorien des Schocks, der Blutgerinnung, das Wissen über Blutstillung und Blutersatz sowie über Thrombose und Embolie. Auch die allgemeine chirurgische Technik (Instrumente, Nahttechnik und Nahtmaterial, Verbandlehre, Drainage- und Punktionsverfahren) gehört dazu. Weitere Gebiete, die der allgemeinen Chirurgie zugerechnet werden können, sind die allgemeine Geschwulstlehre, der Wasser- und Elektrolythaushalt, die parenterale Ernährung, die örtliche Betäubung. Sie werden aber auch im Rahmen der allgemeinen Pathologie, der Pathophysiologie oder der Anästhesiologie bearbeitet, woraus erhellt, daß die Abgrenzung zwischen chirurgischer Pathophysiologie und allgemeiner Chirurgie schwierig ist.

Scharf hingegen ist die Grenze zur speziellen Chirurgie, deren Aufgabe in der Erkennung und Behandlung von Erkrankungen und Verletzungen der Organe, Organsysteme oder Körperregionen besteht. Die Erkenntnisse der allgemeinen Chirurgie fließen in die Organchirurgie ein und bilden deren Grundlagen.

Die folgende Darstellung beschränkt sich auf Wundbehandlung und Wundinfektion, Schock, Wärme- und Kälteschäden, postoperative Pneumonie und Thromboembolie.

Wundbehandlung und Wundinfektion

Gegen Ende des Zweiten Weltkrieges und in den ersten Nachkriegsjahren entwickelte sich eine Euphorie im Hinblick auf die Chemotherapie der Wundinfektion. Diese bestand in Deutschland zunächst in der Anwendung von Sulfonamiden, da Antibiotika nur mit Genehmigung der Besatzungsmächte ausgegeben werden durften und sehr knapp waren.

Aber bereits 1949 warnte v. Redwitz vor ihrer Überbewertung und verlangte die strikte Einhaltung der Grundsätze der allgemeinen Chirurgie in der Wundbehandlung. Er fand in der Infektionshäufigkeit keinen Unterschied zwischen rein chirurgisch und kombiniert mit Sulfonamiden und Antibiotika behandelten Wunden. Diese Befunde wurden ergänzt und bestätigt durch Untersuchungen von Bürkle de la Camp sowie von Ehalt, die unter lokaler Chemotherapie sogar eine Zunahme leichter Wundheilungsstörungen nachweisen konnten.

Dies veranlaßte Rehn 1957 zu der Feststellung, „daß die medikamentöse Prophylaxe mit Sulfonamiden und Antibiotika für die Therapie der Gelegenheitswunde keine Bedeutung besitzt".

Die Wichtigkeit dieses Satzes, der alsbald Allgemeingut der deutschen Chirurgen wurde, ist hoch einzuschätzen. Er bewahrte von einer Überwertung der Chemotherapie wie auch vor einer Vernachlässigung der bewährten Regeln chirurgischer Wundbehandlung und damit vor einem Mißbrauch der Antibiotika mit all seinen Folgen. Hierzu gehört insbesondere die fortwährende und rasche Entwicklung zahlreicher antibiotikaresistenter Bakterienstämme, die sich in Deutschland langsamer ausbreiteten als etwa in den USA, auf die Dauer aber nicht aufgehalten werden konnten.

In der deutschen Chirurgie ist man dem Hospitalismus, den nosokomialen Infektionen weniger durch Intensivierung der antibiotischen Chemotherapie, sondern mehr durch Steigerung der Krankenhaushygiene entgegengetreten. Steril belüftete „Reinraum"-Operationssäle, strenge Asepsis, Umkleidezwang in Operationsabteilungen und auf Intensivstationen und Ver-

schärfung der Raumdesinfektion und der persönlichen Hygiene fanden in
Deutschland rasche Verbreitung und allgemeine Zustimmung. Manche dieser „Intensivhygiene"-Maßnahmen werden allerdings bereits wieder abgebaut, da sie entweder schwer praktikabel oder in ihrer Wirksamkeit umstritten sind. Mitteilungen über gehäufte Infektionsfälle in Kliniken gelang-
ten in die Tagespresse und beunruhigten die Öffentlichkeit. Ermittlungen
der Strafverfolgungsbehörden führten indessen nie zur Feststellung eines
schuldigen Chirurgen in leitender Stellung.

Schock

Auf keinem Felde der allgemeinen Chirurgie sind die Verwirrung der Begriffe und die Unterschiede in den Auffassungen über die Bedeutung der
beobachtbaren Phänomene so groß wie auf dem Gebiete des Schocks. Vielleicht war die Prägung des Schockbegriffs ein Fehler; ein solcher ist mit Sicherheit die Subsumption verschiedenster Ursachen unter dem Begriff
„Schock".

Die deutsche Chirurgie mußte nach 1945 zunächst die Trennung von
„Schock" und „Kollaps" überwinden, die in der angelsächsischen Chirurgie bereits früher aufgegeben worden war.

Während vor allem die amerikanischen Chirurgen unter dem Einfluß
der Kreislaufphysiologie den Schock als ein rein hämodynamisches Problem betrachteten, hielten sich in der deutschen Chirurgie bis zum heutigen
Tage humorale und nervale Schocktheorien. In Verfolgung der Auffassung
von Dale (1932), daß toxische Faktoren im Schock eine beherrschende Rolle spielen, entwickelten Gohrbandt u. Habelmann (1955) in den fünfziger
Jahren ihre Theorie der Noxine, körpereigener Zerfallsprodukte, biogener
Amine mit toxischen Wirkungen. Auch Untersuchungen von Rehn (1947,
1952) wiesen in diese Richtung. Baron (1949) stellte eine Skala in der Toxizität von Zellzerfallstoffen aus verschiedenen Geweben und Organen auf.
Koslowski sah in der „intravitalen Autolyse" das pathogenetische Prinzip
bei Verbrennungen, Crush-Syndrom und akuter Pankreatitis.

Da die „Toxintheorien" des Schocks schwer nachprüfbar waren und
sich anscheinend auch keine therapeutischen Konsequenzen ergaben, fanden sie in der praktischen Chirurgie wenig Beachtung.

Das gleiche kann für die nervalen Schockmechanismen gesagt werden.
Es ist interessant, rückblickend zu beobachten, wie sich ein Bogen von der
extremen Neutraltheorie Speranskys (1950) über die Befunde von Tonutti
(1949) und vor allem Selye (1953) über das allgemeine Adaptationssyn-
drom und die Bedeutung der Nebennieren zur „vegetativen Gesamtum-
schaltung" von Hoff (1952) spannte, eine Synopsis, die Wanke 1950 zu der
Feststellung führte: „Wenn das vegetative Nervensystem in seiner Gesamt-

heit erregt wird, dann steht die vasomotorische Reaktion des ganzen Kreislaufs im Mittelpunkt des körperlichen Geschehens. Ihr klinischer Ausdruck ist das, was wir als Schock oder Kollaps bezeichnen." Diese Befunde und Aussagen konnten nicht verhindern, daß die Vorstellung vom Schock als einer bloßen Störung der Hämodynamik drei Jahrzehnte lang die Chirurgie beherrschten. Ihr sind beachtliche therapeutische Erfolge in der Schockbekämpfung zu verdanken.

Im Laufe der siebziger Jahre hat sich die einseitige Überbewertung der Hämodynamik in der Pathogenese des *Schocks* abgeschwächt. Anerkannt ist die Bedeutung der Mikrozirkulation als *Erfolgsorgan* aller Schockformen. Die Toxintheorie des Verbrennungsschocks ist von den Arbeitsgruppen um Allgöwer und Koslowski besonders eingehend geprüft und experimentell belegt worden (Allgöwer et al. 1976; Koslowski et al. 1977, 1979).

Rehn hat in seinem – auch aus heutiger Sicht großartigen – zweibändigen Werk *Lehrbuch der allgemeinen Chirurgie,* letzte Auflage 1957, die Begriffe „Operationstrauma" und „Operationsgefährdung" geprüft und zu definieren versucht. Beim „Operationstrauma" sah er, „wie eine Summe aus neurovegetativen Irritationen, innersekretorischen Reaktionen und chemischen Vorgängen nachhaltigen Einfluß auf den Ablauf der Lebensfunktionen während und nach der Operation zu gewinnen vermögen".

Die „Operationsgefährdung" betrachtete Rehn als Multiplikator, der alle Krankheiten umfaßt, „welche den Zustand der Schockbereitschaft im Organismus setzen". In diesen Definitionen fehlt bezeichnenderweise der Faktor Blutvolumen.

Heute werden die vielfältigen Funktionsstörungen, die eine Operationsgefährdung (heute Operationsrisiko genannt) bedingen, von den verschiedensten Fachgebieten (innere Medizin, Anästhesiologie, Physiologie, Biochemie) analysiert. Doch bleibt es das Verdienst von Rehn und seiner Schule, sich als erster um eine Zusammenschau der Faktoren bemüht zu haben, die die operative Belastbarkeit des Patienten begrenzen.

Wärme- und Kälteschäden

Verbrennungen

Zur Ersten Hilfe bzw. Sofortbehandlung von Verbrennungen hat sich das Eintauchen oder Berieseln von Brandwunden mit Wasser von 15–20° C für ca. 15 Minuten bewährt und durchgesetzt, ein Vorgehen, das von Ofeigsson (1959) vorgeschlagen und von Köhnlein (1965) auf eine wissenschaftliche Basis gestellt wurde.

Die lokale Behandlung von Verbrühungen und Verbrennungen war 20 Jahre lang, von 1925 bis 1945, weltweit bestimmt von der durch Davidson

(1925) eingeführten Gerbung mit Tannin. Sie geriet in Mißkredit durch Mitteilungen über resorptive Tannin-Vergiftungen im amerikanischen Schrifttum, die indessen nie nachgeprüft wurden.

Auch in Deutschland wurde die Tanninbehandlung aufgrund einer Übersichtsarbeit von Ollinger im *Chirurg* 1946 allgemein aufgegeben, und bis zum heutigen Tage hat sich eine Standardbehandlung noch nicht wieder durchsetzen können. Nebeneinander werden praktiziert: die Freiluftbehandlung mit und ohne Bäder, die Lokaltherapie mit Antibiotika, mit Antiseptika und Adstringentien und die Frühexzision mit plastischer Deckung der entstehenden Hautdefekte.

In den vergangenen drei Jahrzehnten hat sich die Freiluftbehandlung als bloße Exposition der Brandwunden nicht bewährt, da sie eine frühzeitige Infektion begünstigt und die Demarkation von Hautnekrosen verzögert. Das gleiche gilt sowohl für die tägliche Bäderbehandlung wie auch für die lokale Anwendung von Antibiotika auf Brandwunden, die überdies eine frühzeitige Allgemeininfektion mit resistent gewordenen Erregern fördert.

An ihre Stelle sind gewebsfreundliche Antiseptika getreten, insbesondere Jod-Polyvinylpyrrolidon, das sowohl eine adstringierende wie auch eine antibakterielle Wirkung entfaltet (Zellner). Die Gerbungsbehandlung. erlebt gegenwärtig eine Renaissance. Sie wurde zuerst von Koslowski wieder aufgegriffen, und zwar in der von Grob (1957) angegebenen Kombination von Mercurochrom, Tannin und Silbernitrat. Mercurochrom ist inzwischen verlassen worden, da Quecksilbervergiftungen nicht auszuschließen sind. Feuchte Verbände mit Silbernitrat wurden aus den USA übernommen, konnten sich aber wegen ihrer umständlichen Anwendung und wegen Nebenwirkungen auf den Elektrolythaushalt nicht durchsetzen. Als Verfahren mit infektionsverzögernder Wirkung hat sich die Kombination von Gerbung und Frühexzision (Koslowski u. Hettich 1982) bewährt, wobei zur Gerbung und Desinfektion der Brandwunden neben Tannin und Silbernitrat auch Jod-PVP verwendet wird. Die Behandlung schwerer Verbrennungen ist ein spezielles Arbeitsgebiet der plastischen Chirurgie geworden.

An der experimentellen Forschung über Verbrennungen haben deutsche und schweizerische Chirurgengruppen hervorragenden Anteil. So hat Allgöwer (1976), der noch in den fünfziger Jahren toxische Faktoren für unerheblich hielt, in den siebziger Jahren mit Schönenberger ein „Verbrennungstoxin" isoliert, dessen Wirkungen auf die Leber Kremer u. Schölmerich (1981) elektronenmikroskopisch nachweisen konnten. Dieser toxisch wirkende Extrakt aus verbrannter Haut wurde auch von Koslowski und Schmidt (1977) dargestellt und mit molekularchemischen Methoden analysiert.

Soweit bisher erkennbar, handelt es sich nicht um eine einheitliche chemische Substanz, sondern um ein Gemisch von Stoffen, die in der gesunden unverbrannten Haut nicht vorkommen. Untersuchungen von Koslowski und Heller (1982) deuten darauf hin, daß die „Verbrennungstoxine" nicht nur auf das Leberparenchym wirken, sondern auch an der Entstehung des Hirnödems nach Verbrennungen beteiligt sind.

Wenn auch die klinische Relevanz der „Verbrennungstoxine" – vor allem in den USA – umstritten ist, so gilt doch als erwiesen, daß die Verbrennungskrankheit von der verbrannten Haut ausgeht und durch deren frühzeitige Ausschaltung mittels Gerbung und/oder Frühexzision abgeschwächt oder verhindert werden kann.

An der Weiterentwicklung der Infusionstherapie der Verbrennungen war Ende der vierziger Jahre Bürkle de la Camp beteiligt, der frühzeitige Vollbluttransfusionen empfahl (1949). An ihre Stelle traten zunächst Dextrane, in jüngster Zeit wieder Elektrolytinfusionen, vorwiegend als Ringerlactat, in Verbindung mit Plasmagaben.

In der Organisation von Behandlungszentren für Schwerbrandverletzte haben sich die berufsgenossenschaftlichen Kliniken und ihre leitenden Chirurgen besondere Verdienste erworben. Im „Bergmannsheil" in Bochum wurde die erste Abteilung dieser Art errichtet, sodann in Ludwigshafen/Rhein eine zweite nach Plänen von Koslowski 1964 bis 1968 neu erbaut. Sie stellt ein in der Welt einzigartiges Modell dar. Es folgte eine dritte Abteilung in Duisburg-Buchholz. Damit sind Intensivbehandlungseinheiten für ein Drittel der Schwerbrandverletzten in der Bundesrepublik geschaffen worden, für die restlichen zwei Drittel fehlt es in Universitätskliniken und Städtischen Krankenanstalten derzeit noch an leistungsfähigen Einrichtungen – eine Herausforderung für die Zukunft.

Kälteschäden

Auf diesem Gebiet hat Killian wichtige Beiträge geleistet (1946, 1959, 1966, 1972). Erst 1981 veröffentlichte er seine Erfahrungen mit örtlichen Erfrierungen, die mit den Erlebnissen im Zweiten Weltkrieg in Rußland beginnen und das Weltschrifttum von 1915–1977 berücksichtigen – eine wohl einzigartige Darstellung der Kälteschäden. In der Prophylaxe weist er der Vermeidung von Mikrozirkulationsstörungen eine beherrschende Rolle zu. Killian besteht nachdrücklich auf der langsamen Wiedererwärmung erfrorener Gliedmaßen und warnt vor den schädlichen Folgen eines „schnellen Auftauens". Neureuther (1973) und Leitner (1977) haben praktische Empfehlungen für allgemeine Kälteschäden gegeben.

Postoperative Pneumonie

Die postoperative Pneumonie, die besonders häufig nach Oberbaucheingriffen, insbesondere Magenresektionen wegen Ulkus und Karzinom auftritt, wurde von Rehn 1952 zum Gegenstand eingehender Untersuchungen gemacht. Er sah die Ursache der Pneumonie, wie auch der Thromboembolie (s. u.) und des „Spätkollapses" in einer vegetativen Dystonie bei konstitutionell vegetativ labilen Kranken.

Rehn empfahl die Blockade des Ganglion zoeliakum mit 100 ml 0,5%iger Novokainlösung, die vor der postoperativen Pneumonie „völlig schützen" soll. Dieses Verfahren sollte angesichts der nach wie vor unbefriedigenden Ergebnisse einer antibiotischen Prophylaxe und Therapie der postoperativen Pneumonie erneut geprüft werden.

Thromboembolie

Die Entwicklung von Thrombosen und das Auftreten von Embolien spielen in der Chirurgie seit jeher eine besondere Rolle, da sie im Gefolge von Verletzungen und Operationen infolge der notwendigen Ruhigstellung der Patienten häufiger auftreten als in anderen medizinischen Fachgebieten – ausgenommen Geburtshilfe und Gynäkologie. Deshalb hat sich das Interesse der Chirurgen immer wieder diesen Komplikationen zugewandt.

Nachdem Dicumarol zum ersten Mal am Patienten 1941 in den USA und Heparin 1935 in Schweden angewendet worden waren, bemühten sich die deutschen Chirurgen nach 1945, die bis dahin gewonnenen Erkenntnisse zu vertiefen.

Rehn hatte bereits 1944 Antikoagulantien angewandt und zur Thromboembolie und ihrer Prophylaxe verschiedentlich Stellung genommen. 1950 faßte Halse die bis dahin vorliegenden Kennnisse über Heparin, Heparinoide und Dicumarol zusammen. Naegeli et al. gaben 1955 eine erste zusammenfassende Darstellung der Klinik thromboembolischer Erkrankungen heraus.

Die systematische, gezielte Thromboembolieprophylaxe mit Dicumarol und seinen Analogen sowie mit Heparin und Heparinoiden wurde zunächst in Hamburg unter Konjetzny und Zukschwerdt sowie in Tübingen unter Naegeli eingeführt und von Dick und Matis fortgesetzt. Der statistische Nachweis der Wirksamkeit einer vorsorglichen Gerinnungshemmung mit Marcumar konnte 1959 von Dick, Matis und Mayer erbracht werden. Diese Autoren wiesen 1961 eine Senkung tödlicher Lungenembolien, desgleichen aller thromboembolischen Komplikationen auf ein Sechstel nach, sofern keine Kontraindikation gegen Antikoagulantien vorlag.

Die generelle Thromboembolieprophylaxe mit gerinnungshemmenden Medikamenten wurde allerdings nur zögernd aufgegriffen, da Blutungsgefahr, hoher technischer und personeller Aufwand und die zahlreichen Gegenindikationen dem entgegenstanden, wie eine Umfrage von Lorenz ergeben hatte.

Hier brachte die Einführung kleiner Heparindosen, deren Wirksamkeit von Kakkar 1972 nachgewiesen worden war, eine wesentliche Erleichterung. Damit war eine praktisch risikolose Thromboembolieprophylaxe möglich geworden. Die einige Jahre lang propagierte Thromboembolieprophylaxe mit Dextran mußte wegen des erhöhten Blutungsrisikos wieder verlassen werden.

Manifeste Thrombosen und Embolien wurden mit der Einführung der Thrombolyse mit Streptokinase und Urokinase einer wirksamen Behandlung zugänglich.

Chirurgische Infektionen

W. Schmitt

Als im Mai 1945 die bisher größte traumatische Epidemie – der 2. Weltkrieg – sein Ende gefunden hatte, waren auch chirurgisch Schlußfolgerungen zu ziehen. Auf deutscher Seite hatte man bislang buchtenreiche, verschmutzte Trümmerwunden durch Wundauf- und -ausschneidung und nachfolgende Offenhaltung behandelt. Ziel war die saubere Sekundärheilung, unterstützt von Nähten im Granulationsstadium. Nur unter zivilen Verhältnissen und innerhalb der 6 (-8)-Stunden-Grenze waren sofort Hautsituationsnähte erlaubt. Lediglich Wunden in Gelenkkapseln, Dura und Pleura durch Naht zu verschließen war auch unter Notverhältnissen geboten, weil so Schlimmeres vielleicht doch vermieden werden konnte. An dieser Form der Wundzurichtung ist dann auch bei Einbringung von Sulfonamidpudern in die Wunde (Marbadal-Prontalbin) festgehalten worden.

Bei dem erstmaligen Großeinsatz (1944) von Penizillin durch US-amerikanische Chirurgen schloß man nach zeitgerechtem Debridement die Wunde locker, beschickte sie lokal über Drains mit Penizillinlösung und gab Penizillin auch allgemein. Resultat: 75% aller derartig behandelten Trümmerwunden übelster Art, die vorher niemand zu schließen gewagt hätte, heilten primär.

Bis diese amerikanischen Erfahrungen im vom Kriege verwüsteten Kontinentaleuropa nachgenutzt werden konnten, verging noch eine Reihe von Jahren; die *Wunderdroge Penizillin* stand zunächst nur in kleinsten Mengen zur Verfügung. 1948 erschienen dann erste Berichte über die Anwendung von Penizillin in der Chirurgie mit „erstaunlichen, z.T. lebensrettenden Erfolgen" (v. Oeynhausen 1948). Mit zunehmendem Angebot konnte man dann (ca. 1953/54) auf Sulfonamide in der Wundchirurgie ganz verzichten und bediente sich nun in der Infektionschirurgie fast ausschließlich der systemischen Penizillinanwendung. Drei Krankheitsbilder hatten die Chirurgen endgültig von der therapeutischen Wirksamkeit des Penizillins überzeugt: seine verblüffende Wirkung beim Erysipel (Streptokokken), bei der akuten hämatogenen Osteomyelitis (Staphylokokken) und seine gute lokale Wirkung bei Gelenkinfektionen.

Inzwischen war das *Antibiotika*sortiment um das Streptomycin erweitert worden; die Kombination von Penizillin mit Streptomycin erlaubte nun, ein größeres Erregerspektrum zu erfassen. 1951/52 standen dann schon Aureomycin, Chloramphenikol, später dann auch Neomycin, Tetracyclin, Polymyxin, Bacitracin, also auch gegen Dickdarmkeime wirksame Antibiotika, zur Verfügung.

Die einst Paul Ehrlich vorschwebende ‚therapia magna sterilisans' schien Wirklichkeit geworden zu sein: Antibiotika halfen offenbar bei allen Problemen der Infektionschirurgie, man mußte sie nur hoch genug dosieren, was bei Penizillin möglich war, bei den nachfolgenden (Breitband-) Antibiotika aber schon auf Schwierigkeiten stieß. Diese Antibiotikaeuphorie hatte die gesamte klinische Medizin ergriffen.

In der operativen Medizin gingen die Überlegungen bald dahin, Antibiotika auch zur Verhütung postoperativer *Wundinfektionen* „prophylaktisch" einzusetzen, desgleichen auch bei spontan traumatisch entstandenen Wundinfektionen. Das Gefährliche an diesem Glauben an die Allmacht der Antibiotika war, daß dabei die bewährten Prinzipien der Anti- und Aseptik ins Wanken gerieten; alle hygienischen Nachlässigkeiten glichen ja – so glaubte man – die Antibiotika prophylaktisch, notfalls therapeutisch wieder aus.

Als erstes unerwartetes Ergebnis kritikloser Antibiotikaanwendung zeigte sich schon ab 1951/52 zunehmende *Resistenz* der Staphylokokken gegen Penizillin und dann auch gegen Streptomycin. Im von antibiotikaempfindlichen Strepto- und Staphylokokken bereinigten Terrain siedelten sich (*Superinfektion*) andere, nun virulente Keime mit vorher nur geringer oder fakultativer Pathogenität an, z. B. saprophytäre Pilze wie Candida albicans (Soor). Ein bisher unbekanntes Krankheitsbild tauchte auf: gelegentlich tödliche Enteritiden mit resistenten Staphylokokken als Ursache; die jetzt zunehmend verordneten Breitspektrumantibiotika erwiesen sich als nicht frei von toxischen und allergischen Nebenwirkungen.

Noch schien der Weg offen, jedes dieser Probleme durch neuere und potentere Antibiotika zu überwinden. Inzwischen (1960/62) kamen aber aus den USA mit ihrem 5- bis 6jährigen Vorsprung auf diesem Gebiet schon die ersten Nachrichten über den Staphylokokken*hospitalismus:* ‚aus heiterem Himmel' epidemieartige Häufung von tödlichen Sepsisfällen, bei deren bakteriologischer Überprüfung schwere Lücken in der Anti- und Aseptik zutage traten und die Bedeutung der ‚*Hauskeime*' für neu ins Krankenhaus aufgenommene Kranke (*Kreuzinfektion*) erkennbar war. Es half nicht, daß schon 1957 beschwörend auf diese ins europäische Haus stehende Entwicklung hingewiesen wurde und z. B. Kikuth Ursachenforschung, radikale Einschränkung des Antibiotikaverbrauchs und eine Renaissance der *Krankenhaushygiene* forderte, daß ab 1959 Anästhesiologen sich besorgt zeigten über die schwere Verkeimung ihrer Narkose- und Beatmungsmaschinen. Hinweise (1960) darauf, daß die Wundinfektionsrate nach aseptischen Operationen trotz Antibiotika in US-amerikanischen Kliniken nicht abgenommen habe, sondern signifikant angestiegen sei, wurden überhört, die anempfohlene prospektive Erfassung der Wundinfektionen im eigenen Krankengut (Wundbuch) unterlassen. „Es ist demnach anzunehmen, daß auch an deutschen operativen Abteilungen die Wundinfekte in nicht zu unterschätzender Häufigkeit auftreten und eine dauernde Kontrolle der Asepsis notwendiger denn je machen." (Rücker et al. 1969.)

Noch aber obsiegte das Wunschdenken.

1963/65 begann sich der Hospitalismus dann auch zunehmend auf unserem Kontinent zu etablieren. Aber in einer gefährlicheren Form, hatte sich doch ab 1964 ein genereller *Erregerwechsel* von der grampositiven nach gramnegativen Seite vollzogen unter Rückgang der Staphylokokken und Hervortreten von E. coli, Klebsiellen, Enterobakter, Proteus, Pseudomonas aeruginosa; zur Sepsis (alle diese Keime sind Endotoxinbildner) gesellte sich der septische Schock. Schon 1963 war damit der Wunschtraum vom Zeitalter der infektionsfreien Chirurgie zu Ende. Bis heute hat sich daran nichts geändert, nirgends entwickelte sich die Wundflora wieder auf die Wildform der 40er Jahre zurück.

Warum ist und bleibt die Wundinfektion eine die aseptische Chirurgie ständig begleitende Gefahrenquelle?

1. Die Symbiose jedes Menschen mit Bakterien ist unaufhebbar, besonders bei Operationen wird sie ihm zur Gefahr. Dazu kommt die große Anpassungsfähigkeit der Bakterien an veränderte Umweltbedingungen und ihre Fähigkeit, sich sofort in jedem bakterienfreien Raum einzunisten und auszubreiten.

2. Klinisch zu einseitig hatte man bisher nur auf aerogene Wundinfektionserreger und bei den *Anaerobiern* allein auf die sporenbildenden *Tetanus-* und *Gasbrandklostridien,* die in der Außenwelt gut zu überleben vermögen, geachtet. Nicht sporulierende Klostridien wurden nicht erfaßt, viele im normalen Mikrobiogramm als „steril" deklarierte Wundabstriche sind aber in Wirklichkeit mit solchen Anaerobiern, bevorzugt *Bacteroides fragilis,* virulent kontaminiert (Naumann 1982). Ortel (1982) konnte in 66% aller Abstriche von postoperativen Wundinfektionen Bacteroides fragilis nachweisen. Erste klinische Hinweise gab es neben den USA auch schon ab 1969/70 bei uns, aber man unterschätzte das Problem völlig. Bis heute ist die aufwendige Anaerobierdiagnostik noch keineswegs selbstverständlich geworden, ,aerobe' Antibiogramme sagen aber nur die halbe Wahrheit aus.

3. Wir haben auch lernen müssen, daß es – selten – bei einer simplen Gallenwegseröffnung durch Perfringensklostridien in der Galleflüssigkeit zur immer tödlichen endogenen Gasödeminfektion der Bauchmuskulatur kommen kann, ohne daß den Operateur eine Schuld trifft.

Beim exogenen Gasbrand an Gliedmaßen sollte das Gasbrandserum nicht mehr angewandt werden. Hier hilft nur rasches und äußerst radikales Debridement, wo möglich von hyperbarer O_2-Gabe unterstützt. Immer aber erst Chirurgie, dann *hyperbare Oxygenation!*

4. Auch die Immunsituation des Kranken hat lange zu wenig Berücksichtigung erfahren, ist doch die zur Manifestation einer Wundinfektion erforderliche Bakterienmenge, abhängig von der allgemeinen und lokalen Abwehrlage, äußerst variabel: unter Normalbedingungen pro g Gewebe ca. 10^6 bis 10^7 Keime; liegt die Keimzahl darunter, so heilt die Wunde trotz Kontamination ohne Infektion (Subinfektion). Das ändert sich sehr ungünstig durch Fremdkörperreiz (z.B. Prothesenimplantate) und lokale Ischämie auf 10^2 (Elek u. Cohen 1957).

5. Auch nach *Splenektomie* kann die allgemeine *Infektionsanfälligkeit* erhöht sein. Für Kinder unter 16 Jahren ist das sicher, bei Erwachsenen fehlen bisher noch hinreichende Beweise. Eine generelle Aufbesserung einer *mangelhaften Abwehrlage* etwa durch Granulo- oder Lymphozytentransfusion steht noch im Versuchsstadium, desgleichen die Stimulierung der zellvermittelten Immunität durch Interferon oder Tuberkulin. Ideal wäre es, alle Menschen gegen die typischen Erreger der *Wundinfektion aktiv immunisieren* zu können. Anfänge (Staphylokokken, Pseudomonas) gibt es, Praxisreife besteht noch nicht (Gerret et al. 1979).

6. Es gab aber auch subjektive Faktoren bei Chirurgen und Krankenhausträgern, Wundinfektionen nicht zuzugeben, galten (und gelten) diese doch als nicht respektabel. So verdrängt man oft das Problem als Ganzes, unterließ prospektive Analysen (Wundbuch!) oder – noch schlimmer – verheimlichte die Ergebnisse. Dazu Altemeier 1976: „Es scheint, daß unser Berufsstand immer noch dazu neigt, die Anwendung eines einschlägigen Wissens zu vermeiden und sich der Disziplin und der Unbequemlichkeit zu entziehen, die für ihre Durchführung erforderlich sind." Und das bei einer Infektionsgesamtrate von 7,4% für alle Arten von Operationen, 5,1% bei sauberen Operationen und 10,8% bei bedingt sauberen Operationen (USamerikanische Sammelstatistik, zitiert bei Altemeier 1976). Nach Bennet u. Brachman (1979) führen 3% aller nosokomialen Infektionen zum Tode des Patienten.

Erst als auch die durch krankenhauserworbene Infektion aseptischer Operationswunden zusätzlich entstehenden Kosten vorgerechnet wurden (Stone, zit. nach Strachan u. Wise 1979 in den USA 1976 pro Fall zwischen 1250 und 10 000 Dollar, Bennett u. Brachman 1979: in den USA insgesamt mehr als 1 Milliarde pro Jahr) wurde das Interesse an geeigneten Maßnahmen zur Erkennung und Vermeidung nosokomialer Infektion stärker. Die Folgen für die betroffenen Kranken, wie durch verzögerte Heilung verlängerter Krankenhausaufenthalt, körperlich und geistig eingeschränkte Lebensqualität, evtl. Invalidität oder gar Tod, lassen sich nicht bilanzieren.

So wurde ab 1972/74 allmählich ein bis heute noch nicht zum Abschluß gelangter Denkprozeß angestoßen, den elementaren Fragen der normalen und gestörten Wundheilung ebensoviel Gewicht beizumessen wie den Pro-

blemen einer hochtechnisierten, durch höheres Patientenalter, Polymorbi-
dität, höheren Schwierigkeitsgrad der Eingriffe und länger Operationszeiten komplizierter gewordenen Chirurgie.

Es begann die Suche nach Infektionsquellen und Möglichkeiten zur Unterbindung des *Bakterientransfers*. Die Wiederbelebung einer strengen anti-
und aseptischen *Hygienedisziplin* und die prospektive Erfassung von
Wundinfektionen gewann neues Gewicht, Hygienestatus von Hospital und
Operationstrakt (Kanz 1974) wurden zur Grundlage gezielter Keimreduk-
tion. Die ständige Erziehung aller Mitarbeiter zu kritischem Hygienebe-
wußtsein wurde als entscheidende Voraussetzung erkannt. Dabei zeigte
sich bald, daß die Realisation all dessen über das Leistungsvermögen eines
Chefchirurgen weit hinausgeht. So entstanden ab 1974 Krankenhaushygie-
nekomitees und die neuen Berufsbilder des Krankenhaushygienikers und
für kleinere Einrichtungen das der Hygieneschwester.

An der erstaunlichen Wirkung der Antibiotika bei vielen etablierten Infektionen ist nicht zu zweifeln, was aber ihre Wirkung zur *Wundinfektions-
prophylaxe* betrifft, erlaubt die nun über 30jährige Erfahrung eine abschließende Wertung: „Sie ist eher schädlich als nützlich" (Gierhake 1981). Akzeptable Indikationen zur systemischen Gabe bestehen nur in Extremfäl-
len, wie Chirurgie am offenen Herzen, Prothesenimplantation, Organtransplantation und bei großer Abwehrschwäche des zu operierenden Kranken
(Naumann 1976, Stolle et al. 1980). Auch die sog. ,*Kurzzeitprophylaxe*' vor
Beginn, unter und bis kurz nach der Operation ist offenbar eine Panazee; es
gibt bisher keinen einwandreien Beweis für die Wirksamkeit einer solchen
perioperativen Antibiotikaprophylaxe.

Ein bis auf den heutigen Tag kontraverses Thema bildet die lokale Antibiotikaanwendung in der Infektionschirurgie. Durch ihre auf den Infek-
tionsort beschränkte lokale Applikation macht man sich frei von der durch
den Plasmaspiegel vorgegebenen Konzentrationsbegrenzung und kann die
Oberflächenkonzentration so hoch wählen, daß die betreffenden Erreger in
präformierten Hohlräumen (z. B. Pleura, Perikard, Abszeßhöhlen) vernich-
tend antibiotisch getroffen werden.

Bei der *Saugspüldrainage* (Willenegger u. Roth 1962) werden alle Abschnitte eine infizierten Bezirks laufend mit Antibiotikalösung in Kontakt
gebracht. Hier addiert sich (osteomyelitische Knochenhöhlen, infizierte
Osteosynthesen, Infektionen nach Endoprothetik, offene Frakturen, aber
auch Hohlhand- und Sehnenscheidenphlegmonen) die antibakterielle Wirkung der Chemotherapie mit der mechanischen Reinigung von Sekret,
Blut, Eiter und Detritus.

Als Gezeitenspülung hat die kontinuierliche Antibiotikalavage bei der
diffusen Peritonitis die postoperative Letalität zweifellos senken können.

Durch Gentamyzinzusatz zum Knochenzement beim Einbau von Endoprothesen erreicht man für etwa ein Jahr eine langsame Freisetzung des

Antibiotikums, was den gefürchteten Früh- und Spätinfektionen entgegenwirkt.

Auf Klemm geht der Gedanke zurück, Kunststoff in Kugelform mit Gentamyzin zu versehen und die Kugeln, aufgefädelt oder zu Haufen geballt, bei chronischer Osteitis temporär lokal zum Einsatz zu bringen. Die protrahierte Abgabe des Wirkstoffes erfolgt über 4 Monate mit mehrfacher minimaler Hemmkonzentration (PMMA-ketten = Septopal).

Fast 20 Jahre hat es bedurft, um dieses Prinzip der lokalen Chemotherapie bei Verbrennungen der Körperoberfläche sinngemäß durchzusetzen, was zur signifikanten Senkung der Letalität führte.

Es bestehen wohl kaum Zweifel: Die große Zeit der systemischen Antibiotikagaben nähert sich, zumindest in der operativen Medizin – spezifische und tropische Infektionen ausgenommen – ihrem Ende. Neue Superantibiotika helfen hier nicht weiter, die Wundinfektionsforschung wird sich künftig bevorzugt auf dem Gebiet der Immunologie betätigen müssen, um bei Kontamination eine Wundinfektion überhaupt zu verhindern, sie muß sich ferner um verbesserte nichtantibiotische *antimikrobielle Antiseptika* bemühen, die Bakterientod erzielen, Gewebeschädigung aber vermeiden. Elementares Jod freisetzende Jodophore sind da ein vielversprechender Weg, während es um Formaldehyd abspaltend Stoffe wie Taurolin und Noxytyolin stiller geworden ist (Browne et al. 1978).

Sehr müssen wir uns auch hüten vor einer neuerlichen gedanklichen Überbewertung des Luftinfektionsproblems, sprich laminar air flow = Klimaanlage. Keine noch so ausgeklügelte Führung bakterienfreier Luft im Operationssaal vermag technische Fehler bei der Vorbereitung des Kranken, insuffiziente Händedesinfektion, defekte Handschuhe, Ansammlung von Blut und Sekret im Gewebe, Kontamination der Zugangswunde von der Haut oder von Hohlorganen her, zu viele, zu enge und zu feste Nähte ungeschehen zu machen. Das Schwergewicht im Operationssaal liegt nach wie vor auf der Verhütung der Kontaktinfektion: 10% *Luftinfektion* und 90% *Kontaktinfektion* beziffert die Allgöwersche Klinik in Basel (Hell et al. 1976) das Risiko. Deshalb kommt auch im klinischen Alltag der *hygienischen Händedesinfektion* vor und nach Verrichtungen am Kranken so große Bedeutung in der Krankenpflege zu. Eine komplizierte Situation besteht in dieser Beziehung auf Wach- und Intensivstationen, die ideale Brutstätten des infektiösen Hospitalismus sind, so daß dort sowohl ganz besonders gefährliche (tracheotomierte) als auch besonders gefährdete Kranke (organtransplantierte) isoliert untergebracht werden müssen.

Fazit

Die Sorge vor der Wundinfektion hat die gesamte aseptische Chirurgie bis heute nicht verlassen. Die Quote der *Wundheilungsstörungen* hat seit der

Jahrhundertwende eher zu- als abgenommen, wobei das nun überwiegend gramnegative Keimspektrum eine ungute Rolle spielt. Statt infektionsfreier Chirurgie haben wir heute weltweit über ‚modernen‘ *Hospitalismus* in unseren Krankenanstalten zu klagen, erleiden doch dort 5 bis 8% der Kranken zusätzliche Wundheilungsstörungen und Infektionen aller Art. Das ist keine schicksalsbedingte Entwicklung, sondern das Ergebnis jahrzehntelanger, unqualifiziert gehandhabter allgemeiner Antibiotikaanwendung, das ist ferner die Folge einer im Vertrauen auf die angebliche Vollkommenheit antibiotischer Wirkstoffe zunehmend laxer gewordenen Krankenhaus- und Operationssaalhygiene.

Der Kampf gegen die Infektionsseuche des modernen Hospitalismus ist primär kein bakteriologisches, sondern ein hygienisches Problem. Der Kampf beginnt nie in oder am Kranken, denn kein Mensch – weder Kranker, Arzt oder Pflegeperson – kann ohne Bakterien in seinem Verdauungstrakt leben; der Kampf beginnt stets in der Krankenhausumwelt des Patienten. Es kommt darauf an, in der Umgebung des Kranken so viele virulente Keime – gleich ob gegen Chemotherapeutika resistent oder emfpindlich – wie nur möglich durch Desinfektionsmaßnahmen zu vernichten, den Bakterientransfer zu unterbrechen und jede Möglichkeit der Kontaktinfektion bei offener Wunde zu verhindern. Diese Bemühungen unterscheiden sich nicht von denen eines Semmelweis, Pasteur und Koch.

Praktisch heißt Kampf gegen den modernen wie den klassischen Hospitalismus: kompromißlose Durchsetzung und ständige Kontrolle der *Antiseptik* auf den operativen Krankenstationen und der anti- und aseptischen Maßnahmen im Operationstrakt. Also Vorbeugung durch bedachte Technik. Wo das geschieht, ist das Risiko, zusätzlich eine Hospitalinfektion zu erleiden, aufs äußerste (permissible hazard) reduziert; es ganz auszuschalten wird wohl nie gelingen. Aber die Hälfte aller jetzt noch vorkommenden nosokomialen Infektionen ist sicher vermeidbar (Bennet und Brachman).

Von einer *Chirurgie ohne Infektion* sind wir heute so weit entfernt wie vor 100 Jahren. Ärztliches Fehlverhalten und leider auch Bequemlichkeit spielen dabei keine kleine Rolle. Gegenüber unseren chirurgischen Altvorderen haben wir dabei einen großen Vorteil, denn wir kennen die Ursachen der Wundinfektion.

Hellner hatte schon recht, als er in seiner Antrittsvorlesung über „*Die chirurgische Wundinfektion und ihre Bekämpfung*“ (1947) sagte: „Die Allgemeine Chirurgie ist die Mutter der Speziellen Chirurgie. Ein Chirurg ohne Kenntnisse auf dem Gebiete der Allgemeinen Chirurgie arbeitet wie ein Maulwurf im Dunkeln und das Ergebnis sind Hügel.“ Wir alle sollten Billroths Devise von der ‚Sauberkeit bis zur Ausschweifung‘ im übertragenen Sinne wieder zu der unseren machen. Biologisches Denken und hygienebewußtes Verhalten kann auch in Zukunft keine Maschine und kein Medikament dem Chirurgen abnehmen; er muß es selber tun.

Intensivbehandlung in der Chirurgie

J. KRAFT-KINZ

Vor 1950 hatten nur wenige Krankenhäuser Intensivbehandlungsstationen. Ende der 60er und vor allem in den 70er Jahren haben sich diese Einheiten in einem solchen Ausmaß vermehrt, daß heute jedes Akutkrankenhaus über eine oder mehrere Intensivstationen verfügt, wobei jede für ein unterschiedliches Patientengut bestimmt ist, z.B. für Herzerkrankungen, Verbrennungen oder Unfallverletzungen. Die Akuttherapie ist ohne Intensivstation undenkbar, da diese ein lebensrettendes Potential darstellt. In den Intensivstationen werden Patienten mit ernsten, oft lebensbedrohenden Verletzungen oder Erkrankungen behandelt, wobei gut ausgebildetes Personal und besonders technische Einrichtungen zur Verfügung stehen müssen.

Die Konzentration von Patienten mit besonders schweren Krankheitsbildern kann man weit zurückverfolgen, die Ursprünge verlieren sich in der Antike. Der Hauptgrund war anfangs die Isolierung von Patienten mit infektiösen Erkrankungen oder mit geistigen Störungen zum Schutz der übrigen Patienten. Viel später faßte man bestimmte Patientengruppen wegen therapeutischer Möglichkeiten zusammen, wie z.B. die Gasvergiftungsstationen im Ersten Weltkrieg und die Schockbehandlungszentren der späteren Kriege. Weitere Vorläufer der chirurgischen Intensivstationen waren dann die sogenannten Aufwachstationen in den chirurgischen Abteilungen. Es ist aus der Literatur nicht mehr klar festzustellen, ob diese Einrichtung wegen des operierten Patienten oder wegen der anderen Patienten errichtet wurde. Der Anstoß für diese Einrichtung kam von Chirurgen und Anästhesisten gemeinsam.

Sogar Florence Nightingale empfahl, die Patienten in einer Ecke bis zum völligen Erwachen zu belassen, bevor sie in die Station zurückverlegt werden. Ein weiterer Grund für die Notwendigkeit einer Aufwachbehandlung war die Weiterentwicklung der Narkosetechnik mit den Muskelrelaxantien und der damit notwendig werdenden Überwachung der respiratorischen Funktion in der Aufwachphase.

Der Aufwachraum hat dann allerdings seine Rolle gewechselt. Es war nicht überraschend, daß viele Chirurgen die Entdeckung machten, daß der Aufwachraum besser für eine Intensivüberwachung der Patienten als jeder andere Ort der Klinik geeignet war. Zunächst ließ man den zu überwachenden Patienten über Nacht und schließlich aber mehrere Tage in dem Intensivraum, womit die Entwicklung der Intensivstation praktisch abgeschlossen war.

In den letzten 20 Jahren ist nun die Intensivbehandlung in der Chirurgie konsequent ausgebaut worden, vor allem die künstliche Beatmung wurde perfektioniert, die Schwierigkeiten der Sauerstoffbehandlung gemeistert, die Ernährungsprobleme, sei es nun durch Sondenernährung oder hyperkalorische intravenöse Ernährung, gelöst, und die notwendige Ausrüstung sowie personelle Besetzung der Intensivstationen festgelegt.

Chirurgen und Anästhesisten haben diese Entwicklung vorangetrieben, und die extremen Chirurgiezweige wie Lunge-, Gefäß-, Herzchirurgie sowie die Behandlung der Mehrfach-Schwerstverletzten profitieren in erster Linie von der Intensivbehandlung.

Bereits Vesalius (1543) und Hooke (1667) demonstrierten am Tierexperiment die intermittierende Ventilation. Hundert Jahre später, mit der Entdeckung des Sauerstoffes und Kohlendioxyds, beginnt die aktive Behandlung der Atmung bei Menschen. Die Wiederbelebungsmethoden aus dem Jahre 1796 zeigten eine bemerkenswerte Kenntnis und praktische Erfahrungen einschließlich der Mund-zu-Mund und der Mund-zu-Nase-Beatmung.

Die endotracheale Intubation über den Mund wurde durch Mac Even 1879 eingeführt. Fortschritte der Thoraxchirurgie und die rekonstruktive plastische Chirurgie im Verlauf des Ersten Weltkrieges haben die therapeutische Ära der endotrachealen Intubation immer mehr in den Vordergrund gestellt.

Die Sauerstofftherapie kam nach 1960 zum Einsatz, nachdem Elektroden zur Messung des Sauerstoffpartialdruckes im arteriellen Blut auf den Markt gebracht wurden. Es war nämlich nicht möglich, eine Ateminsuffizienz zu beweisen, solange nicht Blutgasanalysen zur Verfügung standen.

Am Ende des letzten Jahrhunderts waren die physiologischen und mechanischen Prinzipien der künstlichen Beatmung bekannt. Die erste größere therapeutische Herausforderung, eine künstliche Beatmung durchzuführen, kam von der Tuberkulose und Poliomyelitis. Eine breite Anwendung des Respirators zur Versorgung und Behandlung chirurgischer Patienten trat aber erst zwischen 1950 und 1960 ein.

Während der 60er und Anfang der 70er Jahre starben auf einer Intensivstation die Patienten weniger an Ateminsuffizienz oder Nierenversagen; in diesem Zeitraum – ja bis heute – stehen die meisten Todesfälle mit einer Infektion bzw. Sepsis in Verbindung.

Die Probleme der Ventilation und Perfusion sind durch entsprechende Verfahren auf ein Minimum reduziert. Heute sollte bei effektiver prophylaktischer Behandlung kein Patient mehr an einer Verlegung der Luftwege und an einem Atemversagen sterben.

Die chirurgischen Operationen werden immer komplizierter und an Säuglingen, Kleinkindern und sehr alten Risikopatienten mit bereits präoperativen Komplikationen durchgeführt. Die postoperative Intensivpflege ist für das Überleben dieser Patienten bestimmend.

Es hat immer wieder Marksteine in der Weiterentwicklung der postoperativen Intensivpflege gegeben, so z. B. die klinische Einführung des Dopamin, das schon seit 1910 bekannt ist, aber erst seit einem Jahrzehnt klinisch zu Anwendung kommt. Von diesem Mittel war uns zu Beginn nur bekannt, daß es vor allem beim akuten Nierenversagen und beim Low-Cardiac-Output-Syndrom seine Wirkung entfalten soll. Es nimmt eine Zwischenstellung zwischen dem α-stimulierenden Noradrenalin und dem β-stimulierenden Isoproterenol bzw. Orciprenalin (Alupent) ein. Dopamin führt dosisabhängig zu β- und α-Stimulation. In den niedrigen Dosierungen von 2–10 μ/kg/min (150–500 μg/min) überwiegen die β-stimulierenden Wirkungen; über 8–10 μg/kg/min (über 100 μg/min) nehmen die adrenergen Wirkungen zu, da Dopamin Noradrenalin aus dem Nebennierenmark freisetzen kann.

Bei fast 68% aller kardiochirurgischen Eingriffe mit extrakorporalem Kreislauf werden positiv inotrope Substanzen (Katecholamine) zur Erhöhung des Schlagvolumens und des Herzminutenvolumens verabreicht. Wird mit Dopamindosen von über 10 μg/kg/min die gewünschte Erhöhung des Herzzeitvolumens nicht erreicht, so haben wir diese mit Dobutamin in der Dosierung von 3–10 μg=kg/0 min und/oder 0,06 μg/kg/min Adrenalin oder Isuprel kombiniert. Diese Kombination ist besonders bei kardiochirurgischen Patienten, z. B. Koronarpatienten, sinnvoll, wenn man z. B. den Effekt auf die periphere Vasodilatation verstärken will.

Bei der Frage der Dosierung ist es also nicht damit getan, die absoluten Werte zu betrachten, sondern auch die Situation des Patienten besonders zu berücksichtigen. So reagiert z. B. ein hypoxisch vorgeschädigtes Herz oft auf eine normale Katecholamindosis arrhythmogen.

Auch die Herz-Kreislaufforschung hat enorme Fortschritte gebracht. Wichtige hämodynamische Parameter des Herzkreislaufsystems in der perioperativen Phase bei kardiochirurgischen Eingriffen wurden definiert: 1. Preload, 2. Herzleistung, 3. Afterload.

Preload (Vorlast) ist ein Maß für die Volumenfüllung des Niederdrucksystems (Kapazitätgefäße, Lungengefäße). Afterload ist die Nachbelastung des Herzens und ein Maß für den peripheren Widerstand. Beide zusammen, also Preload und Afterload, beeinflussen die Herzleistung. Die Erkenntnisse haben ein hohes Maß dazu beigetragen, postoperative Herz- und Kreislaufschwierigkeiten beherrschen zu können.

Ein weiterer großer Schritt in der Entwicklung der postoperativen Nachsorge sind die Untersuchungen des Wasser- und Elektrolythaushaltes im menschlichen Organismus, wobei auch die Einführung des nunmehr weitgehend komplikationsfreien zentralvenösen Dauerkatheters eine überaus wertvolle Hilfe bedeutet. Da für die Klinik brauchbare und wiederholt anwendbare direkte Methoden zur Volumenbestimmung des extra- und intrazellulären Raumes, sowie des Gesamtkörperwassers derzeit noch fehlen, kann nur durch klinische und biochemische Parameter versucht werden, eine bestmögliche Schätzung des Hydrationszustandes eines Patienten zu erwirken. Dies wird aber zusätzlich dadurch erschwert, daß die Referenzwerte von gesunden Probanden stammen und daher zwangsläufig eine nur geringe Korrelation zu Intensivpatienten aufweisen.

Ein weiterer wichtiger Sektor in der postoperativen Phase ist die Verbrauchskoagulopathie. Darunter versteht man eine intravasale Aktivierung der Gerinnung durch Einschwemmen gerinnungsaktiver Substanzen (diffuse intravaskuläre Gerinnung, Verbrauch an Gerinnungsfaktoren und Thrombozyten). Als Beweis für die Verbrauchskoagulopathie gilt der Nachweis von Fibrinsubstanzen in den verschiedenen Organen (Niere, Haut, Lunge, Leber usw.). Da aber diese intravital nicht möglich ist, ist man auf indirekte Kriterien angewiesen, nämlich:

1. Thrombozytopenie, 2. Fibrinogenverminderung, 3. Verminderung von Faktor V, VIII, XIII, 4. Aktivierung der Fibrinolyse, 5. Verminderung der AT III in der akuten Phase.

Vor ca. 20 Jahren wurde die Diagnose „Verbrauchskoagulopathie" kaum gestellt. Der pathogenetische Mechanismus hat aber viele Ärzte so fasziniert, daß heute die Gefahr droht, in das andere Extrem zu verfallen und die Diagnose zu oft zu stellen. Die therapeutischen Maßnahmen sind keineswegs harmlos und können für die Patienten gefährlich werden, wenn die Diagnose einer Verbrauchskoagulopathie nicht zu Recht besteht.

Heute geht die Ansicht dahin, daß ein Akutkrankenhaus für Chirurgie ca. 4–5% der Gesamtbettenzahl für die Intensivpflege bereitstellen sollte.

Wir haben an der Klinik eine Herzwach-, eine Aseptische- und, völlig getrennt davon, eine Septische Wachstation, ferner eine Intensivpflege- bzw. Beatmungsstation. Die Aseptische Wachstation ist gleichzeitig als Aufnahmestation ausgelegt, so daß einerseits alle schwierigeren allgemeinchirurgischen Fälle nach der Operation über diese Station und alle Aufnahmepatienten mit problematischen Erkrankungen (Ösophagusvarizenblutung, Magenblutung, Embolie u.a.) auch über denselben Weg nach Beseitigung der Probleme auf die Normalstation kommen.

Besonders wichtig erscheint uns dabei, daß Chirurg und Anästhesist eng zusammenarbeiten, weil dies für den Patienten zweifellos das Optimale darstellt. Ohne Zweifel handelt es sich ja um chirurgische Patienten und es ist unerläßlich, daß der Operateur, ganz egal ob vor oder nach der Operation, sich intensiv mit den Patienten beschäftigen sollte. Ein Abschieben dieser wichtigen und auch sehr zeitraubenden Arbeit auf die Anästhesisten oder Intensivmediziner allein hat sich nirgendwo bewährt.

Die Entwicklung der Intensiv-, prae- und postoperativen Betreuung in enger Zusammenarbeit zwischen Chirurg und Anästhesist hat eine enorme Erhöhung der Sicherheitsfaktoren für unsere Patienten gebracht, ein Fortschritt, wie er vor 30 Jahren ganz einfach noch undenkbar gewesen ist.

Anästhesie

K. Horatz und M. Doehn

Die Bedeutung der Anästhesie für die Chirurgie war im europäischen und außereuropäischen Ausland frühzeitig erkannt und umgesetzt worden.

Nach dem II. Weltkrieg begann man auch in Deutschland, verstärkt über dieses Problem nachzudenken. Den Forderungen nach einer Spezialisierung der Anästhesie (Killian, Weese) folgte auf dem Münchener Kongreß der Deutschen Gesellschaft für Chirurgie *1952* die Gründung der Deutschen Gesellschaft für Anästhesie (Bark 1952).

Zu dieser Zeit waren die Vorteile der Kombinationsnarkose im Vergleich zur gefährlichen Mononarkose weitgehend erkannt worden. Drei primäre Ziele der Narkose, die Hypnose, die Analgesie und die Muskelrelaxation, sollten, um Dosierung und damit Nebeneffekte gering zu halten, nach Möglichkeit selektiv erreicht werden. Während Barbiturate und Äther für die Hypnose sowie Lachgas und ebenfalls Äther für die Analgesie als gut erforscht galten, konnte das Problem *Muskelrelaxation* erst *1942* mit der Einführung von Curare in klinisch praktikabler Form gelöst werden. Muskelrelaxation beinhaltet aber auch Lähmung der Atemmuskulatur und damit die Notwendigkeit zur Beatmung. Anfänglich benutzte man hierfür eine festschließende Gesichtsmaske.

Die Methode der *endotrachealen Intubation,* in einer Monographie von Kuhn *1911* ausführlich dargestellt, fand jedoch bald weitverbreitete Anwendung. Auch heute noch gilt der endotracheal eingelegte Tubus zu Recht als sicherstes Mittel zur Aufrechterhaltung einer ungestörten Belüftung der Lungen; eine absolute Sicherheit gegen die Aspiration von Mageninhalt kann trotz geblockter Manschette allerdings nicht erwartet werden. Als Methode schien die endotracheale Intubation lange Zeit ausschließlich dem Anästhesisten vorbehalten zu sein. Da sie jedoch relativ leicht erlernbar und zudem von großer Effizienz ist, sollte ihre breitgestreute Anwendung weiter vorangetrieben werden.

Die *künstliche Blutdrucksenkung* galt der Bestrebung, den operativ bedingten Blutverlust zu mildern. Zu diesem Thema hatten *1950* Zukschwerdt und *1953* Frey und Kern entscheidende Referate vorgelegt. Nach verschiedenen Irrwegen, z.B. der zum Schock führenden Entblutung mit anschließender Retransfusion und der schlecht steuerbaren totalen spinalen Blok-

kade, setzte sich die Ganglienblockade durch Azamethonium oder Trime-
taphan mit dem heute viel beachteten Vorteil einer gleichzeitigen neurovegetativen Hemmung durch. Dem gleichen Ziel diente die später entwik-
kelte tiefe Halothannarkose mit Hyperventilation, während heute vasople-
gischen Nitropräparaten der Vorzug gegeben wird.

Die erste gemeinsame Sitzung der österreichischen, schweizerischen
und deutschen Anästhesiegesellschaften fand *1954* statt. Frey, Kern sowie
Mayrhofer sind die Herausgeber der gemeinsamen Zeitschrift *Der Anaes-
thesist.* Zu dieser Zeit standen Probleme zur Narkosetiefe (Haid, Hügin,
Bark 1954) und – der Zunahme der Thoraxchirurgie Rechnung tragend –
Probleme der Lungenfunktion im Vordergrund des Interesses.

1955 setzte Zindler das Thema *Anästhesie beim ambulanten Patienten*
zum ersten Mal auf die gemeinsame Tagesordnung, ein auch heute noch
immer aktuelles Thema. Hutschenreuter (1955), hat auf die Möglichkeiten
und Gefahren hingewiesen. Müller-Osten, Hempel und Peter haben *1981*
in München auf dem 98. Kongreß der Deutschen Gesellschaft für Chirurgie
über ambulantes Operieren berichtet. Auf der gleichen gemeinsamen Sitzung, die am letzten Tage mit den Internisten durchgeführt wurde, be-
sprach man den sogenannten *künstlichen Winterschlaf* und die *potenzierte
Narkose.*

Das Zusammenwirken von *Tranquilizern* in der Prämedikation sowie
Relaxanzien während der Operation sowie postoperativ werden in diesem
Bericht besonders behandelt.

1956 unter dem Vorsitz von Brunner, Zürich, hat Maurer vor der Kurz-
ausbildung des sogenannten Chirurgo-Anästhesisten gewarnt. Er plädierte
vielmehr dafür, auch an kleineren Krankenhäusern die anästhesiologischen
Belange im Verbund mit dem Chirurgen durch einen Anästhesisten versorgen zu lassen. Zindler u. Just (1956) berichteten ihre Erfahrungen auf dem
Gebiet der *künstlichen Hypothermie* in der Herzchirurgie. Dieses Verfahren
wird heute, seit Entwicklung der Herz-Lungen-Maschine, nur noch in der
Kinderkardiochirurgie (Morbus coeruleus) angewandt. Dagegen findet die
lokale – also isolierte – Organunterkühlung in der Kardiochirurgie und der
Nephrologie weiterhin Anwendung. In der Intensivmedizin konnte sich die
künstliche Hypothermie mit dem wesentlichen Ziel der Hirndrucksenkung
nicht durchsetzen.

Seit Zindler 1955 über die *Anästhesie bei ambulanten Patienten* berichtet
hatte, hat sich viel verändert. Die Gerichtsmediziner forderten die Ver-
kehrssicherheit nach ambulanten Eingriffen. Es wurden aber auch hier
schon anästhesiologischer- und chirurgischerseits rechtliche Situationen besprochen. Horatz (1967) als Vorsitzender sagte, daß dieses Thema in der
Zukunft noch des öfteren diskutiert werden müsse, was sich bis heute auch
bewahrheitet hat. Es lohnt sich auch heute noch, diese Vorträge zu lesen,
um so mehr, als 1981 das gleiche Thema unter kassenärztlichen Perspekti-

ven betrachtet wurde unter dem Motto „Sparen" durch ambulantes Operieren.

1968 wurde unter Beers Leitung das Thema *des tödlichen Narkosezwischenfalls* diskutiert. Zukschwerdt und Horatz hatten *1967* auf dem Österreichischen Chirurgenkongreß in Innsbruck darüber berichtet. Auf die Frage: „Gibt es eine sogenannte sichere Narkose?" soll später bei der Besprechung der Apparate und Medikamente sowie der Überwachung eingegangen werden. Auch anästhesiologische, chirurgische und juristische Fragen wurden im Rundgespräch besprochen. Hier wie schon im vergangenen Jahr bei der ambulanten Anästhesie zeigte es sich, daß wir auf die Mitarbeit und Hilfe von Weissauer nicht verzichten konnten. Sie haben zu der Erkenntnis geführt, daß das *Aufklärungsgespräch* mit entsprechenden Belegen für Risikofälle (Lutz, Opderbecke, Weissauer 1967) zur Sicherung des Patienten und zur eigenen Sicherung unumgänglich ist.

Zunächst noch wenig beachtet, mehrten sich Berichte über tödlich verlaufende Narkosen. Betroffen waren häufig junge, sonst anscheinend gesunde Patienten, die während der Narkose unter den Zeichen der nahezu unbeeinflußbaren Hyperthermie verstarben. Dem Krankheitsbild liegt eine Störung des Kalziumstoffwechsels der Skelettmuskulatur zugrunde, welche durch fast alle Narkotika ausgelöst werden kann. Mit der Entwicklung von Dantrolene (Eberlein 1979) scheint inzwischen ein erfolgversprechender Behandlungsfortschritt erreicht worden zu sein.

Die 1970 während des Münchener Chirurgenkongresses abgehaltene Sondersitzung Anästhesie unter der Leitung von Lindenschmidt, Hutschenreuter und Henschel stand unter den besonderen Vorzeichen der *Noteingriffe,* die später (Gütgemann 1971) zum Thema *Intensivmedizin* führten. Intensivbehandlungseinheiten sind seither ständig auf dem Chirurgenkongreß im Gespräch. Es soll an dieser Stelle nicht vergessen werden, daß Sauerbruch und später Kirschner 1930 bereits derartige Stationen aufgebaut hatten. Durch die Zunahme von Noteingriffen war es nötig, sich in der Anästhesie vor allen Dingen mit *Schockbehandlung* zu beschäftigen. Weese, ein Ehrenmitglied unserer Gesellschaft, hat hier mit dem Beginn der Anwendung von Plasmaexpandern Hervorragendes geleistet. Unter Vorsitz von Maurer wurde *1977* von chirurgischen und anästhesiologischen Experten für die Anästhesiemethoden in Notfallsituationen folgende Resolution verfaßt:

1. Für den Verteidigungsfall gilt die Äthernarkose als überholt. Eine Bevorratung mit Äther ist deshalb nicht mehr angezeigt.
2. Anstelle mit Äther soll für Allgemeinbetäubungen eine Bevorratung mit Ketamine (Ketanest, Ketalar) erfolgen.
3. Die Verfahren der Lokal- und Leitungsanästhesie sind nach Möglichkeit zu bevorzugen.

4. Die Aus-, Weiter- und Fortbildung in den Methoden der Lokalanästhesie und der Ketanestanwendung sind gezielt zu fördern.
5. Sowohl bei Lokalanästhesien als auch bei Allgemeinnarkosen ist mit
   Komplikationen zu rechnen. Aus diesem Grund müssen die lebensrettenden Sofortmaßnahmen beherrscht werden.

Die Resolution zeigt deutlich, daß wir bestrebt sind, mit den einfachsten
Mitteln auch im Katastrophenfall Hilfe zu leisten.

Im folgenden sollen einige der in der Anästhesie verwandten Medikamente global abgehandelt werden.

Die *Prämedikation*. Als *1954* der Begriff der *potenzierten Narkose* geprägt wurde, zeichnete es sich ab, daß wir darauf nicht mehr würden verzichten können. Diese Erfahrung hatte man schon füher mit Dolantin und
Morphium gemacht. Das Bestreben, nach eingehender Prämedikationsvi-
site den Patienten zu beruhigen, stand zunächst im Vordergrund. Mit Hilfe
dieser Mittel weitere Narkotika einzusparen, war der weitere Schritt. Es
handelt sich vorwiegend um die Gruppe der Tranquilizer, die in der Prämedikation verwendet werden.

Narkose. Mit der Einführung der mehrfach halogenierten Kohlenwas-,
serstoffverbindung *Fluothane* begann *1956* ein großer Fortschritt auf dem
Gebiet der Inhalationsnarkosemittel. Wie beim Äther wird auch hier die
An- und Abflutung über die Lungenventilation gesteuert. Der Vorteil von
Fluothane liegt in seiner subjektiv besseren Verträglichkeit, seiner größeren
Potenz, seiner besseren Steuerbarkeit – und: Fluothane ist weder brennbar
noch explosibel. Entsprechend hat Fluothane eine weltweite Verbreitung
gefunden. Die hohe Biotransformationsrate hat nach besseren Mitteln su-
chen lassen, als deren Ergebnis *1974 Enflurane* eingeführt wurde.

Immer wieder ergaben sich Probleme aus der durch Narkose und Ope-
rationsstreß bedingten Beeinflussung des autonomen Nervensystems. Mit
dem Atropin hatte man eine – allerdings heute nicht unumstrittene –
Substanz gefunden, um parasympathisch bedingte Reflexe zu hemmen. Sympathisch bedingte Reflexe ohne störende Nebenwirkungen zu dämpfen,
war weitgehend mit der Entwicklung des Dehydrobenzperidols durch
Janssen gelungen. Dieses zugleich neuroleptisch wirkende Medikament
wurde mit dem 1958 ebenfalls von Janssen synthetisierten Analgetikum
Fentanyl Bestandteil der Neuroleptanalgesie.

Die Neuroleptanalgesie (De Castro und Mundeleer 1959) gilt auch in
ihren Variationen zu Recht als die schonendste Narkosemethode und hat
dazu geführt, daß heute nahezu keinem Patineten die Narkosefähigkeit ab-
gesprochen wird.

Narkosen für ambulante Patienten werden vorwiegend als Monoanäs-
thesie durchgeführt. Hier kommen selbstverständlich nur kurzwirkende
Mittel, meistens z.B. Lachgas-Halothan zur Anwendung. Die *Lokalanäs-*

thesie beherrscht hier das Feld. Seit einigen Jahren hat sich die *Leitungsanästhesie* allein oder in Kombination mit der potenzierten Narkose erneut ihr Feld erobert. Im Durchschnitt werden jetzt 20–30% der Eingriffe in Leitungsanästhesie ausgeführt. Sie wird aber auch in der Nachbehandlung zur Schmerzbekämpfung bevorzugt. Und damit kurz ein Wort zur *Schmerzbekämpfung*. Schmerzkliniken sind noch wenig vorhanden und müssen vor allen Dingen in Gemeinschaftsarbeit mit sehr vielen Disziplinen betrieben werden. Die *Akupunktur* ist als Mononarkose bereits nicht mehr im Gespräch, wird dagegen als Elektrostimulation in Verbindung mit anderen Narkotika bei langdauernden Operationen noch immer mit Erfolg angewandt.

Relaxanzien. Hier unterscheiden wir die großen Gruppen von polarisierenden und depolarisierenden Medikamenten. Auf sie näher einzugehen, wäre in dieser Arbeit fehl am Platz. Nur eines soll hier festgehalten werden, daß der Pharmakologe Böhm mit dem Chirurgen Läwen *1913* in Leipzig zum ersten Mal D-tubo-Curarinchlorid mit Intubation beim Patienten angewandt hat.

Narkosegeräte und Monitoring. Von Jahr zu Jahr werden unsere Narkosemaschinen äußerlich zwar komplizierter, aber für Patienten und für den Anästhesisten sicherer. Nur eines, und das habe ich *1977* in Saarbrücken betont, gilt nach wie vor: Trotz aller Maschinerie soll sich der Anästhesist auf seinen klinischen Blick verlassen, d. h., Blutdruck, Puls und Aussehen des Patienten auch selbst kontrollieren. Die Forderung nach technischen Überwachungsgeräten, wie sie zum Teil jetzt bei Gerichten verlangt werden, verführt zum Leichtsinn und im übrigen sind die Geräte noch lange nicht zuverlässig.

Bleibt nun noch ein Blick in die Zukunft. Gefordert werden muß unbedingt eine längere Ausbildungszeit, wenn möglich bis zu 6 Jahren. Sie wurde bisher von der Union Eurpéenne Médecines Spécialistes immer abgelehnt. Wenn man bedenkt, daß der Anästhesist im Hubschrauber oder im Notarztwagen als Notfallarzt mit eingesetzt werden soll, zum Teil sogar verantwortlich ist, muß allein schon für das Thema *Notfallmedizin* eine längere Ausbildungszeit gefordert werden. Was die *Intensivmedizin* anbetrifft, so muß auch hier eine längere Ausbildungszeit gefordert werden, denn neben einer soliden klinischen Allgemeinbildung wird zusätzlich die Beherrschung spezieller Techniken verlangt. Künstliche Beatmung, parenterale Flüssigkeits- und Ernährungsbehandlung usw. sind erlernbar; sie nützen dem Patienten aber nur dann, wenn sie peinlich genau gehandhabt werden. Auf dem Gebiet der *Forschung* sollten die Prämedikation, die Schmerzbekämpfung sowie die Notfallmedizin weiterhin einen breiten Raum einnehmen. Die individuelle Reaktionsweise des Patienten führt immer wieder zu überraschenden und ungewünschten Verläufen bei der Narkose und der Intensivbehandlung. Diese Tatsachen sollten ebenfalls Gegenstand einer intensiven Forschung werden.

Das junge Fach Anästhesiologie hat im Verlauf seiner Entwicklung sicher eine ganze Reihe durchgreifender Fortschritte hervorgebracht. Die chirurgische Versorgung auch schwerstkranker Patienten ist so möglich geworden. Schwerwiegende Zwischenfälle sind – gemessen an dieser Tatsache – in erfreulichem Maße zurückgegangen. Es kann jedoch kein Zweifel daran bestehen, daß gute Ergebnisse nur zu erzielen sind, wenn die Zusammenarbeit zwischen dem Anästhesisten und dem Chirurgen auf einem Miteinander basiert.

Organtransplantation

R. Pichlmayr

1943 führte der Niederländer Kolff bei einem verletzten Soldaten mit akutem Nierenversagen in den Niederlanden die erste Hämodialyse mit Hilfe eines selbst konstruierten, einfachsten Austauschgerätes durch. Im gleichen Jahr bewies der englische Biologe Medawar durch genial einfache tierexperimentelle Untersuchungen, die später mit dem Nobelpreis geehrt wurden, die immunologische Natur der Transplantatabstoßung. Diese beiden so verschiedenartigen Leistungen sind wohl gleichermaßen Eckpfeiler für die Entwicklung der Transplantationschirurgie, die international 7 Jahre später (1951) mit der ersten humanen Nierentransplantation durch Küss und Mitarbeiter in Paris sowie Murray und Mitarbeiter in Boston beginnt. In den folgenden 25 Jahren entwickelte sich die Organtransplantation zu einem neuen Gebiet der Chirurgie, das lange vorausgedachte, aber kaum für realisierbar gehaltene Wege erschlossen hat, das in hohem Maße forschungsintensiv ist und weit mehr als andere chirurgische Maßnahmen neue ethische, moralische und juristische Aspekte sowie eine neue Dimension menschlicher Hilfsmöglichkeit, aber auch ärztlicher Kooperationsbereitschaft und Kooperationsnotwendigkeit eröffnet hat.

Die deutsche Chirurgie hat das Gebiet der klinischen und experimentellen Transplantationschirurgie nicht sogleich und zunächst nicht mit der ihrer Bedeutung zukommenden Aktivität aufgegriffen. Auch hier waren es vor allem die USA, die nach dem 2. Weltkrieg gerade in den Forschungsinstituten – und damit wohl auch für die klinische Anwendung – einen großen Vorsprung hatten und bis heute weiter ausbauten. Auch benachbarte europäische Länder wandten sich diesem neuen Gebiet früher und intensiver zu als Deutschland. Dies steht in einem deutlichen Kontrast zu fundamentalen Leistungen, gerade deutschsprachiger Forscher auf den der Transplantationschirurgie zugrundeliegenden Gebieten. Die entscheidende immunologische Basis war von Ehrlich gelegt, die immunologische Kompatibilität der ersten Transplantation – der Bluttransfusion – erstmals 1900 von Landsteiner damals noch in Wien, später in den USA, erarbeitet. Dem Privatdozenten für Chirurgie, Ullmann, gelang in Wien 1902 die erste technisch erfolgreiche experimentelle Nierentransplantation und der Chirurg Schöne, ein Schüler Ehrlichs, formulierte 1912 das Konzept der immunologischen Natur der Transplantatabstoßung. Die systematischen Arbeiten Lexers um 1908 sowie die des Pathologen Borst und des Chirurgen Enderlen in den Jahren 1906–1912 sind Grundlagen für die Technik zahlreicher Organ- und Gewebetransplantationen und für die Erkenntnis der klinischen und morphologischen Erscheinungsbilder von Transplantatreaktionen.

Die erste klinische Nierentransplantation in Deutschland wurde von dem Urologen Brosig 1963 in Berlin, die erste Lebertransplantation 1969 von Gütgemann in Bonn und die erste Herztransplantation von Klinner mit dem herzchirurgischen Team Zenkers in München 1969 durchgeführt; über zwei Lungentransplantationen wurde 1970 von Bücherl aus Berlin berichtet.

Wenngleich es sich dabei jeweils um die Übernahme speziell in den USA entwickelten Techniken und Verfahren handelte, so stellten diese Transplantationen doch jeweils eine große Pionierleistung in der deutschen Chirurgie dar. Vor allem war auch das für die Organtransplantation so entscheidend wichtige „Umfeld" in Deutschland nicht günstig. Vielleicht ging man wegen der Ereignisse während des durch den Krieg überwundenen politischen Systems – bewußt oder unbewußt – nur sehr zögernd und mit großer Zurückhaltung an die ethisch-menschlichen Probleme der Organentnahme beim Toten bzw. beim lebenden freiwilligen Spender, an die juristischen Fragen der Berechtigung des Arztes hierzu und an die Feststellung des eingetretenen zerebralen Todes bei noch aufrechterhaltener Herz-Kreislauffunktion. So war etwa auch die erste klinische Herztransplantation durch Barnard in Kapstadt 1968 in Deutschland von einer insgesamt eher negativen Öffentlichkeitsdiskussion begleitet, die der damals sich eben langsam weiterentwickelnden klinischen Nierentransplantation abträglich war.

Die positive Seite dieser primären Zurückhaltung liegt in der – vielleicht auch typisch deutschen – Gründlichkeit und Fundiertheit der letztlich doch aufgegriffenen Bearbeitung allgemeiner ärztlich-menschlich-juristischer Fragen. Hervorstechend sind dabei die Ausführungen etwa von Wachsmuth auf der 84. Tagung der Deutschen Gesellschaft für Chirurgie 1967 und von Bauer auf der 85. Tagung 1968 über ethisch-moralische Grundsätzlichkeiten, die Kommissionsarbeit unter Vorsitz von Linder über die Bestimmung des Hirntodes 1968, die mehrfachen Ausführungen zu ethisch-rechtlichen Problemen von Zenker sowie die eindringlich mahnenden Worte Gütgemanns über die Not der auf ein Transplantat wartenden Patienten; hervorzuheben sind ebenso die fundamentalen Auseinandersetzungen mit diesem Gebiet von juristischer Seite, etwa durch Engisch, Bockelmann und Spann in München, Schreiber und Deutsch in Göttingen und Pribilla in Lübeck sowie aus moraltheologischer Sicht durch Böckle, Bonn, und Gründel, München. Ähnliches gilt auch für die intensiven Diskussionen in der Öffentlichkeit anläßlich einer geplanten Gesetzgebung zur Organtransplantation sowie für offizielle Stellungnahmen zu diesem Thema, etwa durch die Bundesärztekammer. Alle diese kompetenten Bearbeitungen der vielschichtigen Thematik aus ärztlicher, juristischer und theologischer Seite haben durchweg zu Stellungnahmen geführt, aus denen der hohe Wert – auch in allgemein menschlicher Hinsicht – und die Berechtigung, ja sogar die Verpflichtung zur Intensivierung der Transplantationstätigkeit hervorgeht. Dies stellt heute ein in ihrer Bedeutung nicht zu unterschätzendes Fundament der Transplantationschirurgie dar, in unserem Land und wohl auch darüber hinaus wirkend.

Seit Ende der sechziger Jahre, besonders aber seit Anfang und Mitte der siebziger Jahre gehört die Nierentransplantation zu den anerkannten klinischen Behandlungsmethoden; sie stellt keinesfalls mehr ein klinisches „Experiment" (was auch immer darunter zu verstehen ist) dar; zusammen mit den Dialyseverfahren ist die Nierentransplantation ein unumgängliches Behandlungsverfahren bei terminaler Niereninsuffizienz. Wie im gesamten Bereich der Alternative zwischen künstlichem Organersatz und Organtransplantation gilt auch für die Nierentransplantation gegenüber der Dialyse der Vorteil des potentiell hohen Rehabilitationsgrades durch den physiologischen „Ersatz" *aller,* auch bei der Niere komplexen Organleistungen. Die anfangs deutlich erhöhten Risiken der Transplantation konnten auch gerade in Deutschland in den letzten Jahren erheblich gesenkt werden, erfolgreiche Langzeitverläufe sind jetzt die Regel. Im Vergleich zur Nierentransplantation – und den immunologisch meist problemlosen Cornea- und Gehörknöchelchentransplantationen – stellt die Transplantation von Herz und Leber mehr den Rettungsversuch einzelner, sonst unbehandelbarer Patienten dar; schon zahlenmäßig wurden diese bislang in Deutschland seltener durchgeführt: Herztransplantationen wurden 1969–1975 ohne längerfristigen Erfolg zweimal in München, Lebertransplantationen ebenso ohne primäre Langzeiterfolge 1969–1971 sechsmal in Bonn und seit 1972 mit steigender Frequenz und steigenden Erfolgen bislang sechzigmal in Hannover vorgenommen. Die Lungentransplantation dürfte erst mit weiteren Fortschritten der Immunsuppression eine klinische Bedeutung erlangen, die Pankreas- bzw. Pankreasinseltransplantation, begonnen in Zürich durch Largiader und in München durch Land, kann bei noch unregelmäßigen Erfolgsaussichten und bislang sehr spätem Indikationszeitpunkt in ihrem therapeutischen Wert noch nicht beurteilt werden.

Die klinisch-chirurgischen Transplantationstätigkeiten und -aufgaben betreffen somit zur Zeit besonders die Nierentransplantation als eine klinische Versorgungsaufgabe. Bei einem kritischen Rückblick muß allerdings in diesem Zusammenhang festgestellt werden, daß diese Aufgabe lange Zeit und zum Teil auch heute noch in der Hand und in den individuellen Interessens- und Aktivitätsgebieten einzelner Kollegen und weniger der entsprechenden Kliniken liegt. Persönlichkeitsbezogene Erfolge, weitge-

hende Identifikation mit einer großen Aufgabe und hohes patientenbezoge-
nes Engagement sind hiervon ebenso Folge wie auch stark schwankende
und insgesamt zu niedrige Transplantationszahlen infolge der Begrenzung
des Wissens und des Könnens auf einzelne Kollegen. Eine durch die Transplantationstätigkeit ungerechterweise eingeschränkte Berufsaussicht und
Wettbewerbschance der besonders engagierten Kollegen führte zudem oft
zu Resignation oder Abkehr von diesem Gebiet. Nur einige der derzeit etwa 20 „Transplantationszentren" in Deutschland garantieren kontinuierlich eine Transplantationsaktivität mit Zahlen von 50 oder mehr Nierentransplantationen pro Jahr, so vor allem Heidelberg, Essen, München, Berlin und Hannover. Eine wesentliche organisatorische und über die Kosten-
träger finanzielle Unterstützung fand die Transplantationschirurgie dabei
durch das Kuratorium für Heimdialyse, einer gemeinnützigen Vereinigung,
die ihr Aufgabengebiet von der ursprünglich ausschließlichen Dialyseförde-
rung entsprechend erweitert hat.

Breiter war die experimentell-chirurgische Tätigkeit ausgelegt, wobei finanzielle Unterstützung durch die Deutsche Forschungsgemeinschaft und
die Stiftung Volkswagenwerk entscheidenden Anteil haben; besonders die
Institute von Brendel, München, Isselhard, Köln, und – auf dem biochemischen Sektor – von Bretschneider, Göttingen, haben die Fragen der Immunsuppression (Beispiel Antilymphozytenseren), der Konservierung (Beispiel maschinelle Perfusion, Organprotektion) und anderes weiterentwickelt.

Experimentelle Forschungen zur Organtransplantation und zum Organersatz sind Schwerpunkt auch mehrerer chirurgischer Kliniken; so konnte
etwa Bücherl das „Kunstherz" technisch bis zur klinischen Anwendbarkeit
weiterentwickeln, so wurden an mehreren Stellen Voraussetzungen zur Lebertransplantation geschaffen und so wurde etwa in Kiel die immunologische Situation der Darmtransplantation weiter geklärt.

Technisch können heute die meisten Bereiche der Transplantationschirurgie wohl als weitgehend gelöst betrachtet werden. Die sicher noch ausste-
henden entscheidenden immunologischen Fortschritte dürften auf dem Boden und im Rahmen immunologischer Grundlagenforschung geschehen.
Hier sind heute in Deutschland auch international führende Forschergrup-
pen speziell auf dem Transplantationssektor tätig, so besonders in Mainz,
Heidelberg, München, Kiel und Hannover. Dies stellt eine wesentliche Verbesserung der Situation gegenüber den ersten beiden Jahrzehnten nach
dem Kriege dar. Wenngleich komplizierte immunologische Einsichten den
meisten Chirurgen heute nicht zugänglich sind, so sind die für die Transplantationschirurgie wichtigen Kenntnisse über entscheidende Immunvor-
gänge auch heute noch auch für Chirurgen zu erarbeiten. Gemeinsame
chirurgisch-immunologische Forschungsarbeit und klinische Tätigkeit ist
somit weiterhin möglich und dürfte zukünftig noch stärkere Bedeutung erhalten.

Die Organtransplantation hat innerhalb der letzten 25 Jahre viele in der Mythologie vorgeahnte, in der wissenschaftlichen Medizin vorgedachte Möglichkeiten eröffnet und bereits heute faktisch erreichbar gemacht. Weitgehend normales Leben unter nur minimaler Immunsuppression mit Hilfe eines lebensnotwendigen Organs, gespendet und entnommen von einem Verstorbenen, ist nicht mehr länger medizinisches Wunschziel. Dennoch ist es eine oft nicht oder lange Zeit nicht erfüllte Hoffnung vieler Patienten. In diesem Auseinanderklaffen zwischen Möglichkeiten und Tatsachen, gerade auch in Deutschland, liegt vielleicht ein gewisses Versagen auch der deutschen Chirurgie in den letzten Jahren, ganz sicher aber eine entscheidende Aufgabe für die unmittelbare Gegenwart. Medizinische Versorgung stellt an sich selbst den Anspruch, das Mögliche zur Behandlung eines Patienten zu tun. Es ist ein Charakteristikum gerade der chirurgischen Versorgung, daß diese effektiv, möglichst zu gegebener Zeit und rasch – ohne „Wartezeit" – geschieht. Gerade auch in unserem Land scheint diese Forderung nach zeitgerechter chirurgischer Behandlung weithin erfüllt. Eine bedrückende Ausnahme davon machen derzeit zwei Gebiete: die herzchirurgische und die transplantationschirurgische Versorgung. Auf beiden Gebieten bestehen deutliche Engpässe mit Wartelisten in Größenordnungen von Monaten bis Jahren, hinter denen menschliche Tragik hohen Ausmaßes steht. Die Gründe für die zu geringe Kapazität sind in beiden Bereichen unterschiedlich; gleich ist, daß diese Engpässe prinzipiell lösbar sind und in vielen Ländern, auch Europas, heute weitgehend gelöst sind.

Für die Transplantationschirurgie bedeutet eine solche Lösung eine noch wesentlich breitere Einbeziehung der – *aller* – Chirurgen. Es ist ein noch weit verbreitetes Mißverständnis – man muß wohl allmählich sagen ein Versäumnis –, gerade auch der deutschen Chirurgenschaft, die Transplantationschirurgie für eine Spezialität einiger weniger Kollegen zu halten, die keine Auswirkungen auf das eigene Tun hat. Ein neuer Aspekt der Transplantationschirurgie ist aber gerade, daß Chirurgen auch Möglichkeiten der Hilfe – und damit Verantwortung – haben für Kranke, die nicht zum eigenen Patientenkreis gehören; ohne eine breite Zusammenarbeit auf dem Gebiet der Organspende und Organentnahme würde die Transplantationstätigkeit tatsächlich auf ein Stadium einer Spezialleistung für einzelne Patienten beschränkt bleiben bzw. werden und der allgemeine Behandlungsanspruch würde unerfüllt bleiben – ein von uns allen nicht zu verantwortender Gedanke. Glücklicherweise und besonders dankbar anerkannt wird diese Chance der Mitarbeit an einer großen gemeinsamen chirurgischen Aufgabe bereits in den letzten Jahren von mehreren Kollegen in den verschiedensten Kliniken und Krankenhäusern unter hohem persönlichen Einsatz wahrgenommen. Als eine gemeinsame chirurgische Aufgabe wurde die Transplantationschirurgie besonders auch in der Präsidentenrede von Spohn 1981 auf dem 98. Kongreß der Deutschen Gesellschaft für Chirurgie herausgestellt. Dieser Erkenntnis und dem darin liegenden Appell sowie dem Beispiel einzelner Kollegen in Kliniken und Krankenhäusern muß jedoch noch die breite praktische Umsetzung in allen geeigneten chirurgischen Institutionen – eben der deutschen Chirurgie – folgen.

Ein Rückblick über die bisherige Entwicklung der Transplantationschirurgie in Deutschland mag einerseits positiv zu sehen sein: der Chirurgie in Deutschland ist im wesentlichen der Anschluß an die führenden Länder und Zentren der Welt gelungen und sie hat in Teilbereichen an der Weiterentwicklung teilhaben können. Die Entwicklung der klinischen Transplantationschirurgie, speziell der Nieren- und Lebertransplantation, zeigte in den letzten Jahren einen stetigen Anstieg an Zahlen und Erfolgen. Besonders über die Eurotransplantzentrale van Roods in Leiden hat die deutsche Transplantationschirurgie zu einer intensiven internationalen Kooperation gefunden. Stärker aber als eine solche positive Bilanz muß sicher der im Transplantationsgebiet liegende, noch nicht voll erfüllte Anspruch an die Chirurgie zählen. Er betrifft vor allem die Realisierung der gegebenen Behandlungsmöglichkeiten für die darauf wartenden, angewiesenen und hoffenden Patienten. Er betrifft weiter die großen wissenschaftlichen Chancen, die im Transplantationsgebiet im weitesten Sinne liegen. Während viele Bereiche der Chirurgie durch hohen technischen und wissenschaftlichen Standard zu einem gewissen Abschluß gekommen scheinen, liegt auf dem Transplantationssektor ein weites Spektrum aktuell offener und chirurgisch wissenschaftlich bearbeitbarer Probleme mit sicher großer Reichweite, besonders auch in Richtung auf das Tumorgebiet. Es war ein Chirurg – der schon erwähnte, bei Ehrlich immunologisch geschulte Schöne –, der die Relation von Transplantationsimmunologie und Tumorimmunologie besonders klar herausstellte.

Möge uns Chirurgen in Deutschland auf dem Gebiet der Transplantationschirurgie in der nächsten Periode beides – die klinische Realisierung als *gemeinsame* Aufgabe und die wieder stärkere wissenschaftliche Ausrichtung – noch besser gelingen als im abgelaufenen Berichtszeitraum, dem ersten Vierteljahrhundert der Transplantationschirurgie.

Zelluläre Transplantation

H. WOLFF

Die Transplantation von avitalem und avital konserviertem Gewebe hat in den 50er und 60er Jahren unseres Jahrhunderts Eingang in die Medizin genommen. Anfänglich beschränkte sie sich ausschließlich auf Stützgewebe, wie kortikalen oder spongiosen Knochen, Dura, Faszien. Die Transplantate waren meist allogener, seltener xenogener Herkunft.

Mit avitalem bzw. avital konserviertem Gewebe könnten erkrankte bzw. in ihrer spezifischen Funktion verlustig gegangene Gewebe ersetzt, angeborene, im Gefolge von Traumen oder Krankheit erworbene Defekte überbrückt, artifizielle Verbindungen hergestellt und plastische oder kosmetische Effekte erzielt werden.

Als Lagerung dieser Gewebe kamen die Gefriertrocknung und Gefrierlagerung zur Anwendung. Die Immunogenität vitaler und avital konservierter Gewebe beschränkte sich im allgemeinen auf die Immunogenität löslicher und nichtlöslicher Eiweiße.

Seit den 60er Jahren ist eine rasche Entwicklung der Transplantation von vitalem bzw. vital konserviertem Gewebe festzustellen, die noch anhält. Diese Entwicklung setzte in den USA und Europa nahezu gleichzeitig ein.

Heute werden viele Gewebe in der Hämatologie, der Chirurgie, der Dermatologie und der Traumatologie eingesetzt.

Es kommen vor allem hämopoetische Gewebe (Knochenmark), endokrine Gewebe (Pankreasinseln, Nebenschilddrüsen u. a.), Spalthaut und Kornea zur Transplantation. Die Herkunft ist im allgemeinen allogen, nicht selten aber auch handelt es sich um autogene oder syngene Gewebe.

Durch die Transplantation allogener, vitaler Zellen oder Gewebe können anlagemäßige oder erworbene Defekte teilweise oder ganz ersetzt werden. Liegt keine immunologische Areaktivität des Empfängers vor, so ist auch hier wie bei der Organtransplantation eine immunsuppressive Therapie erforderlich.

Eine neue Therapieform, die sowohl in den USA, beginnend in den 70er Jahren, als auch im deutschsprachigen Raum aus den Erfahrungen der Transplantationschirurgie und der Zellisolierung hervorging, wurde entwickelt.

Autogenes Gewebe, das bei Resektionen oder vor aggresiver Chemo-
oder Strahlentherapie entnommen wurde, konnte unmittelbar nach dem
Eingriff oder nach entsprechender vitaler Konservierung bei späterem Bedarf reimplantiert werden.

Einzelne Zellverbände haben hier in den letzten 20 Jahren das Interesse
des Chirurgen geweckt.

Knochenmarktransplantation

Die Transplantation blutbildenden Gewebes bei einer gestörten oder malignen Blutbildung wurde im grundsätzlichen in den 50er Jahren entwickelt.

Nach 30 Jahren tierexperimenteller und klinischer Forschung liegen
jetzt beachtenswerte klinische Erfolge vor, die über die Leistungsbreite der
Behandlungsmethode Auskunft geben.

Die größten Erfahrungen besitzen Therapiegruppen in Seattle und Baltimore (USA). Im letzten Jahrzehnt ist die Knochenmarktransplantation
auch in beiden deutschen Staaten klinisch eingesetzt worden.

Die Gewinnung des Knochenmarks sowie die Transplantationstechnik
sind weitestgehend standardisiert. Als Markspender kommen im allgemeinen nur HLA- und MLC-identische Familienmitglieder in Frage. Anerkannte Indikationen sind heute die schwere Panmyelopathie und die akute
Leukämie.

Die Vorbehandlung des Empfängers besteht in hochdosierter Zytostati-
kagabe und Ganzkörperbestrahlung, wodurch eine maximale Immunsuppression und eine Elimination leukämischer Zellen erreicht wird. Diese
sonst letal verlaufende Behandlung kann durch die allogene Knochenmarktransplantation verhindert und die Prognose der Erkrankung wesentlich verbessert werden; besonders wenn die Transplantation in der Frühphase der Erkrankung vorgenommen wird, also nicht im leukämischen Rezidiv, sondern während der Vollremission.

Auch die autogene Knochenmarktransplantation scheint eine aussichtsreiche Behandlungsmöglichkeit zu bieten. So wird während einer Vollremission einer akuten Leukämie Knochenmark gewonnen und konserviert,
das bei Auftreten eines Rezidivs nach Knochenmarkablation replantiert
wird.

Im allgemeinen werden neben den Leukämierezidiven besonders Infekte, die in der aplastischen Phase eintreten können, und die graft-versus-host-
Reaktion als Komplikationen gefürchtet.

Über erfolgreiche Knochenmarktransplantationen in beiden deutschen
Staaten liegen Berichte von Helbig, Leipzig (1982) und Schaefer und Mitarbeiter, Essen (1979 u. 1982) vor. In diesen Arbeitsgruppen sind am wenigsten Chirurgen vertreten, die Knochenmarktransplantation wird vorrangig
von Hämatologen, Internisten und Onkologen getragen.

Inselzelltransplantation

Die Diabetesmorbidität und die mit der Zuckerkrankheit verbundenen Komplikationen stiegen nach dem Zweiten Weltkrieg rasch an. Mit der Anwendung des Insulins gelang es, die unmittelbare Lebensbedrohung abzuwenden und einen bedingt gesunden Zustand herzustellen. Es gelang jedoch nicht, durch exogen zugeführtes Insulin die Spätkomplikationen wie Angio-, Retino- und Nephropathie zu verhindern. Deshalb wurden und werden immer wieder neue therapeutische Möglichkeiten gesucht, zu denen das künstliche Pankreas, die Transplantation des Pankreas und die Verpflanzung von Langerhans-Inseln gehören.

Die Transplantation isolierter Langerhans-Inseln war erst möglich, als die technischen Voraussetzungen zur Isolation von intakten Inseln geschaffen waren. Hellerström (1963) in Schweden und Moskalewski (1965) sowie Lacy (1967) in den USA erarbeiteten die wesentlichsten experimentellen Voraussetzungen.

Zur Behandlung eines experimentellen Diabetes mellitus wurden 1968 von Strautz und 1972 von Lacy in den USA und im gleichen Jahr von Lorenz, Berlin, und Federlin, Gießen, erfolgreiche Inseltransplantationen bei Tieren vorgenommen, wobei von Kretschmer (1978) in Österreich und Helmke (1975) in Gießen die unterschiedlichsten Transplantationsorte und -arten getestet wurden. Im weiteren konnten Usadel (1974) in Frankfurt a. Main, Scharp (1975) und Sutherland (1976), beide USA, durch Verwendung von embryonalem, fötalem und neonatalem Gewebe experimentelle Transplantationserfolge erzielen.

Eine vielversprechende Möglichkeit schien der Einsatz von kultivierten isolierten Langerhans-Inseln zu sein. Erste erfolgreiche experimentelle Transplantationen nahm Hegre bereits 1976 in den USA vor. 1978 konnte auch Hahn, Karlsburg, 4 Tage kultivierte Inseln syngen transplantieren und erreichte bei diabetischen Ratten einen normalen Kohlenhydratmetabolismus. Über gleiche gute Ergebnisse berichtete Nakagawara (1978) aus Japan.

Untersuchungen zur längeren Aufbewahrung der Inselzellen mit Hilfe der Kryokonservierung führte Bretzel (1979) in Gießen durch und transplantierte im Experiment erstmals kryokonservierte Inseln erfolgreich.

Nachdem auch an großen Versuchstieren (Sutherland 1976 in Minneapolis, Lippert 1978 in Berlin) die Inseltransplantation erfolgreich war, schien die erste klinische Anwendung naheliegend. So führte Najarian (1977) in Minneapolis die erste Autotransplantation von Inselzellen nach einer Pankreatektomie beim Menschen durch.

Dobroschke in Gießen berichtete 1979 über vier autologe Inseltransplantationen beim Menschen, die vorübergehend eine ausreichende Funktion zeigten.

An der Charité in Berlin transplantierte Wolff seit 1979 bei 12 Patienten nach Duodenopankreatektomie Inselzellen und erreichte bei 5 Patienten einen ausgeglichenen Kohlenhydratstoffwechsel ohne exogene Insulinzufuhr.

Die Autotransplantation von Langerhans-Inseln, in USA und Kanada begonnen und auch in beiden deutschen Staaten fortgeführt, erbrachte den Beweis, daß die Transplantation von Langerhans-Inseln grundsätzlich erfolgreich sein kann und hierin die Möglichkeit einer erfolgreichen allogenen Transplantation endokrinen Pankreasgewebes zu liegen scheint. Die erste Allotransplantation von Inseln wurde 1978 von Sutherland in Minneapolis vorgenommen, jedoch blieb der angestrebte Erfolg aus. In der Folgezeit wurden verschiedene Formen der allogenen Transplantation durchgeführt.

Usadel in Frankfurt a. Main transplantierte 1979 Inseln aus fötalem Pankreas, wie auch Federlin und Bretzel (1981) in Gießen. Rumpf, Hannover, Dobroschke, Gießen (1979), verwendeten Fragmente von Beta-Zelladenomen bzw. kryokonserviertes adultes Inselgewebe, jedoch ohne bleibenden Erfolg. Largadier (Zürich) gelang es 1979, bei einem diabetischen Patienten nach der allogenen Inseltransplantation den Stoffwechsel über mehrere Monate insulinfrei zu führen. Auch die von Wolff, Berlin, (1982) in das portale System transplantierten allogenen humanen Inseln bei 6 Diabetikern unerlagen bereits nach 2 Monaten der Rejektion und waren damit funktionslos.

Die Inseltransplantation, die sich als eine risikoarme Methode anbietet, ist im allogenen System noch weitestgehend erfolglos. Die Überwindung bzw. Abschwächung der immunologischen Barriere nach Inseltransplantation würde für sehr viele Diabetiker eine echte gesundheitliche Hilfe darstellen.

Nebenschilddrüsentransplantation

Die ersten Mitteilungen über Autotransplantationen der Nebenschilddrüse gehen auf Halsted (1907) und Lahey (1926) in den USA zurück; aber erst 1973 gelang Wells und Mitarbeiter in den USA, durch Bestimmung des Parathormons, der Nachweis einer erfolgreichen Epithelkörperchentransplantation. Damit war die Grundlage für diese Gewebetransplantation geschaffen. Die totale und subtotale Parathyreoidektomie in der Behandlung des sekundären Hyperparathyreoidismus bei chronisch niereninsuffizienten Patienten wurde durch die Autotransplantation nach Entfernung aller 4 Drüsen abgelöst. Die Transplantationsorte waren die Arm- oder die Brustmuskulatur. Innerhalb von 3–5 Monaten setzte dann die Hormonproduktion ein und normalisierte den Kalzium- und Phosphathaushalt.

Klinisch kam diese Geweberverpflanzung in Deutschland als Autotransplantation seit 1976 zum Einsatz (Rothmund u. Kümmerle 1976). Klempa, Frankfurt a. Main, führte seit 1977 über 40 Autotransplantationen durch.

Der Allotransplantation von Nebenschilddrüsengewebe ohne Immunsuppression käme eine große klinische Bedeutung zu. Sie könnte beim idiopathischen Hypoparathyreoidismus und der postoperativen parathyreopri-
ven Tetanie zum Einsatz kommen. Tierexperimentelle Untersuchungen
zeigten jedoch, daß das Nebenschilddrüsengewebe keinesfalls immunologisch privilegiert ist. Erste klinische Erfahrungen mit der Allotransplantation von Epithelkörperchengewebe (Groth 1973; Ross 1979) bei Patienten
die vorher nierentransplantiert wurden, waren noch nicht sehr überzeugend. Die Patienten erhielten eine Immunsuppression und die längste
Funktionszeit betrug 30 Monate.

Nebenniere

Autotransplantation von Nebennierengewebe nahmen Drucker (1967), Kap-
lan (1972), Hardy (1978) und Prinz (1979) in den USA vor. Nach bilateraler
Adrenalektomie beim Cushing-Syndrom erfolgte die Replantation eines
kleinen Drüsenfragmentes in den Bauchmuskel. Klinisch hat diese Gewe-
beverpflanzung keine größere Bedeutung erlangt, da mit der medikamentösen Substitution gut steuerbar eine Kompensation erreicht wird.

Milzgewebetransplantation

Nach einer Splenektomie sind Veränderungen des Immunstatus zu erwarten. Das Risiko schwerer allgemeiner Infektion ist bei Patienten ohne Milz
höher als bei nicht splenektomierten Patienten. Diese Situation führte zu
Überlegungen, Milzzellen zu replantieren. Im Tierexperiment wurden von
Manley (1917) bereits Versuche zu dieser Problematik vorgenommen.

Der klinische Einsatz erfolgte jedoch erst in den letzten 5 Jahren; so waren es Mitarbeiter der Gießener Chirurgischen Klinik (Aigner et al. 1980),
die über eine erfolgreiche Reimplantation von Milzgewebe nach einem
Bauchtrauma bei einem Neugeborenen berichteten.

Die Indikation zur Reimplantation wäre dann gegeben, wenn bei jüngeren Patienten eine nicht reparable Milzzerstörung zur Splenektomie zwingt.
Das Milzgewebe kann dann in einer Netztasche verpackt in die Bauchhöhle
zurückverpflanzt werden.

Zelltransplantation in der Zukunft

Es gelingt offensichtlich, von jedem Organ Zellen zu isolieren und vital zu
erhalten.

Dort, wo ein Organverlust einen nicht reparablen Schaden oder sogar eine Lebensbedrohung hinterläßt, haben Zellverpflanzungen eine Chance. Versuche, Hautdefekte durch Zelltransplantationen zu verschließen, könnten erfolgreich sein. Auch eine Leberregeneration durch allogene Zellverpflanzung zu erreichen oder Enzymdefekte der Leber zu behandeln, sind zwar noch Zukunft, doch im Bereich des Möglichen.

Betrachtet man die Entwicklung der Zell- und Gewebetransplantation im Hinblick des Transplantationsgeschehens der Organe, so sind die Aktivitäten deutlich zugunsten der Organtransplantation verschoben. Die größte Entwicklung in den letzten Jahren hat die Nierentransplantation genommen, die praktisch als Routineoperation in die Klinik eingeführt wurde. Der Verdienst gebührt neben der Chirurgie auf weiten Strecken auch der urologischen Fachdisziplin.

Die anderen Organtransplantationen haben aus unterschiedlichen Gründen in beiden deutschen Staaten keine weite Verbreitung gefunden. Während die Herztransplantation in den USA eine grandiose Entwicklung genommen hat, ist sie in beiden deutschen Staaten wohl unterrepräsentiert. So sind nur wenige klinische Herztransplantationen, so von Zenker (München) schon 1969 und erst wieder 1982 weitere Transplantationen in der Klinik für Herz- und Gefäßchirurgie am Deutschen Herzzentrum München und im Klinikum Großhadern, vorgenommen worden. Dagegen hat die Lebertransplantation, nach der ersten Übertragung von Starzl, Denver (1963) eine günstigere Entwicklung erfahren. Gütgemann, Bonn, führte sie 1971 in die Klinik ein und schon wenige Jahre später erreichten Pichlmayr, Hannover, und Wolff, Berlin, sowohl bei nichtresezierbaren Lebertumoren, als auch bei Leberzirrhosen im Finalstadium Überlebenszeiten von mehreren Jahren. Jedoch ergeben sich gerade bei dieser Organtransplantation noch unübersehbare Schwierigkeiten, so daß die erreichten Einzelerfolge die Notwendigkeit weiterer chirurgischer und immunologischer Forschungen unterstreicht.

Im ganzen gesehen hat die Entwicklung der Transplantationschirurgie nach 1945 im wesentlichen außerhalb des deutschsprachigen Raums begonnen. Aus unterschiedlichen Gründen wurde ihr in beiden deutschen Staaten verspätet die notwendige Aufmerksamkeit geschenkt. Jedoch dürfte der Anschluß auf chirurgischem Gebiet durchaus erreicht worden sein, und die derzeit erbrachte Forschungsleistung ebenso wie die klinische Anwendung sind beachtenswert.

20 Jahre Kunstherzforschung in Berlin*

E. S. Bücherl und E. Hennig

Nach umfangreichen wissenschaftlichen Arbeiten mit dem extrakorporalen Kreislauf in den Jahren 1951 bis 1957 lag als Fortsetzung die Entwicklung eines künstlichen Herzens nahe, wenngleich die alternative Herztransplantation auch von wissenschaftlichem Interesse war.

Das künstliche Herz war in der Vorstellung relativ einfach. Die Funktion des natürlichen Organs sollte durch Pumpen, der Herzmuskel durch einen technischen Antrieb mit der notwendigen Energieversorgung und einer Regelung ersetzt werden. Der Antrieb konnte pneumatisch, elektromechanisch oder auch elektromagnetisch sein.

Im Jahre 1960 wurde dann zum erstenmal bei einem Versuchstier das Herz entfernt und eine doppelkammerige Blutpumpe aus Polyvinylchlorid implantiert. Der pneumatische Antrieb befand sich außerhalb des Körpers (Abb. 1). Es gelang damit, über einige Stunden den Kreislauf, gemessen am arteriellen Druck, suffizient aufrecht zu erhalten (Abb. 2).

Im Vordergrund stand zunächst die Pumpenform, die Entwicklung entsprechender Taschenventile und die pneumatische Energietransmission. Der begrenzte Raum im Brustkorb veranlaßte bald, zwei Konzepte zu verfolgen. Eines, bei dem die Pumpen nach Form und Größe eine Implantation in den Brustkorb zuließen, wobei von Anfang an der venöse Anschluß wegen der leicht kollabierbaren Venenwand problematisch war. Zum anderen sollte das Problem des begrenzten Raumes dadurch umgangen werden, daß die Pumpe intraabdominal oder parakorporal lokalisiert wurde. Der Nachteil dabei bestand in verlängerten, strömungsdynamisch ungünstigen, Zu- und Abflußwegen (Abb. 3).

Untersucht wurde unter anderem die Wirkung eines aktiven Vorhofs und gesteuerter Ventile. Hergestellt wurden die Pumpen aus Silikon, welches in Folien über einem entfernbaren Kern modelliert wurde.

---

* Die Arbeiten zur Entwicklung von Systemen zur Unterstützung und zum Ersatz des Herzens in der Chirurgischen Klinik und Poliklinik des Kinikums Charlottenburg der Freien Universität Berlin wurden von 1961–1969 seitens der DFG, von 1971 bis 1981 vom Bundesminister für Forschung und Technologie (BMFT) gefördert. Ab 1981 erfolgte erneut eine Förderung durch die Deutsche Forschungsgemeinschaft (DFG) im Rahmen des Sonderforschungsbereiches 139 „die künstliche Unterstützung und der Ersatz des Herzens".

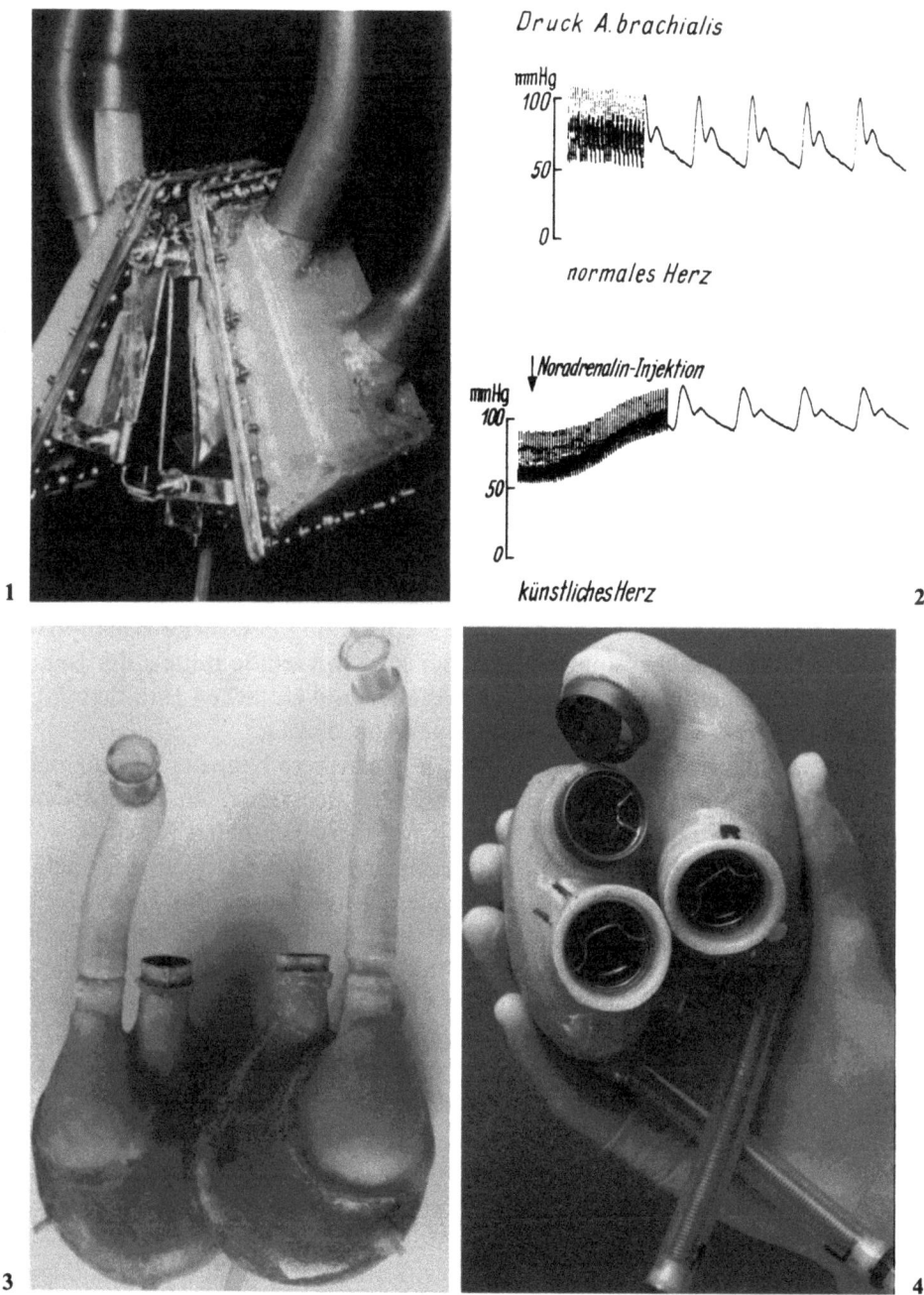

Abb. 1. Doppelkammrige Blutpumpe, Berlin, 1962
Abb. 2. Arterielle Druckkurve bei normaler Herzaktion und bei Funktion eines künstlichen inkorporierten Herzens, Berlin, 1962
Abb. 3. Blutpumpe zur Implantation im Bauchraum, 1971
Abb. 4. Blutpumpen aus verstärktem Silikonkautschuk zur Implantation im Brustkorb, 1976

Probleme ergaben sich dann bei der Auswahl der Versuchstiere. Hunde geeigneter Größe und Homogenität waren in hinreichender Zahl nicht erhältlich. Das führte zu Untersuchungen mit Schweinen, Schafen, Kälbern und Ziegen. Wichtig schien nicht nur die adäquate körperliche Größe, die Physiologie und Pathophysiologie, vorwiegend was die Hämodynamik und die Hämatologie betraf, sondern auch die Beschaffbarkeit und Laborhaltung. Da unter diesen Gesichtspunkten das Kalb beträchtliche Vorzüge hatte, erfolgten die Arbeiten ab 1969 mit dieser Tierart. Wegen der kurzen Überlebenszeiten spielte das Wachstum dieser Tiere keine Rolle.

Die zweite implantierbare Pumpengeneration, schon ziemlich nahe der vorläufig endgültigen anatomischen Vorstellung, wurde aus gewebeverstärktem Silikonkautschuk hergestellt. Eine möglichst dünne Membran trennte Blut- und Antriebskammer, aktiviert wurden die Pumpen ebenfalls durch einen pneumatischen Druckpuls. Es wurden die beim Menschen schon hinreichend erprobten Björk-Shiley-Klappen verwendet (Abb. 4).

Der zunächst vorwiegend durch Ligaturen vorgenommene Anschluß der Ein- und Auslaßstutzen der Pumpe an beide Vorhöfe und an die großen Gefäße wurde bald geändert. Spezielle Anschlußsegmente aus Kunststoff für die Vorhöfe wurden entwickelt. Die Verwendung bewährter Gefäßprothesen erlaubte die Anastomosierung der großen Gefäße mittels der üblichen chirurgischen Nahttechnik. Der schnellen und einfachen Handhabung dienten pumpenseitig Schnappverschlüsse (Abb. 5).

Mit verlängerter Überlebenszeit der Versuchstiere kam der perkutanen Durchführung der Antriebsschläuche größere Bedeutung zu. Es wurden spezielle Hautdurchleitungen entwickelt (Abb. 6). Schmetterlingsartig gestaltete subkutane Kunststoffimplantate mit der Möglichkeit des Einwachsens von Bindegewebe stellten einen guten Schutz gegen das Eindringen von Bakterien und damit gegen die Entwicklung tödlicher Infektionen dar.

Die anfänglich etwas primitiven extrakorporalen Antriebssysteme wurden deutlich verbessert, nachdem es durch Forschungsfinanzierung seitens des Bundesministeriums für Forschung und Technologie (BMFT) ab 1971 möglich war, mit Industriepartnern zusammen zu arbeiten. Die neuen aufwendigeren Antriebe, hergestellt von der Firma AEG, boten für die Erkenntnisgewinnung eine Vielzahl von Variationsmöglichkeiten der Antriebsparameter und erlaubten somit detaillierte Studien zu den unterschiedlichen Perfusionscharakteristika der rechten und linken Blutpumpe.

Der Anstieg der Überlebenszeiten in den Bereich von ein bis zwei Wochen machte jetzt die Problematik des Kontaktes des Blutes mit dem Kunststoff deutlich. Trotz Antikoagulantientherapie bildeten sich Gerinnsel in den Pumpenkammern, die einerseits die Funktion der Pumpen beeinträchtigten, andererseits zu Embolien führten.

Um das Problem des Blut-Kunststoff-Kontaktes zu lösen, wurden zwei Wege verfolgt. Zum einen sollten künstlich rauh gestaltete Oberflächen die

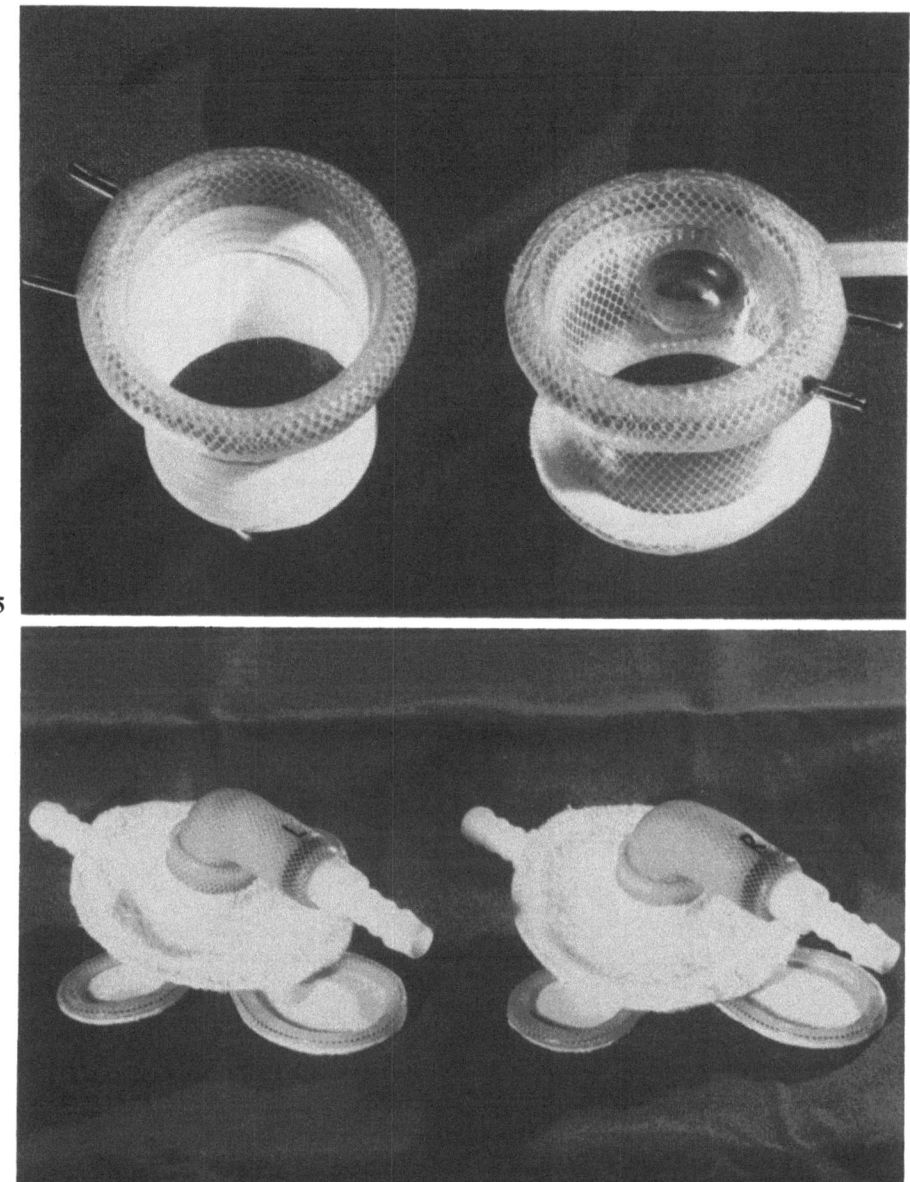

Abb. 5. Kunststoffadapter zur Verbindung der Blutpumpe mit den Gefäßen und den Vorhofen

Abb. 6. Hautdurchleitungen für die pneumatische Energiezufuhr

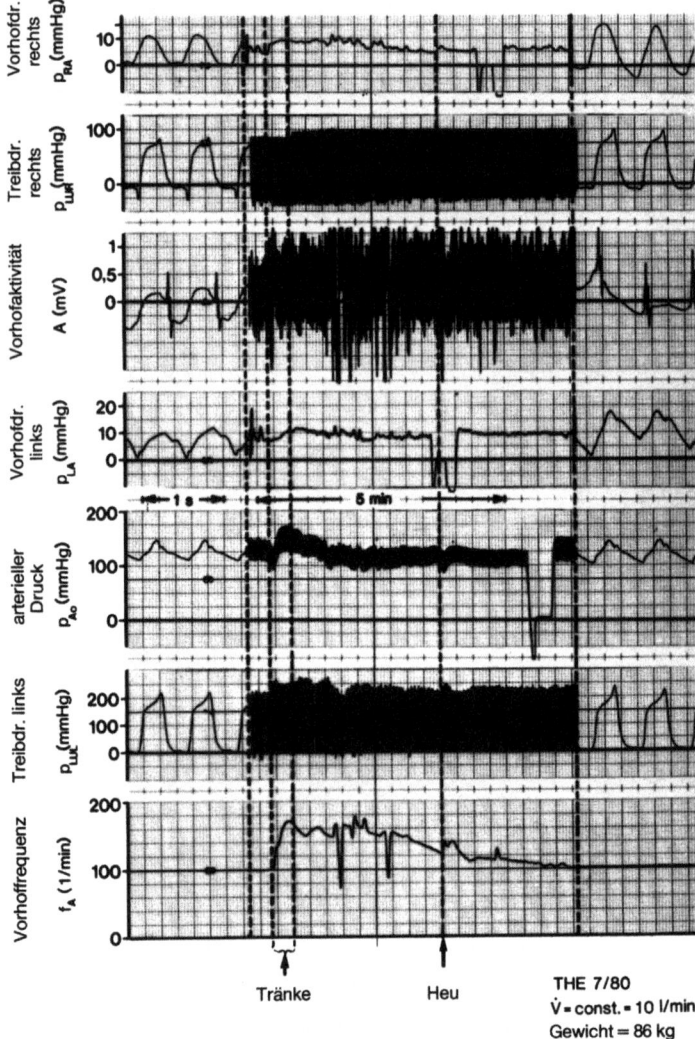

Abb. 7. Protokoll der hamodynamischen Werte wahrend der Futterung eines Versuchstieres
mit kunstlichem Herzen

Ansiedlung von Zellen auf dem Fremdmaterial ermöglichen, die als biologische Trennschicht das Blut von dem Kunststoff fernhalten sollte. Diese
Vorstellung war jedoch nicht zufriedenstellend, da die „Neointima" unkontrolliert wuchs und sich auch teilweise aus der Verankerung löste. Die
zweite Möglichkeit war die Schaffung einer absolut glatten Oberfläche, wobei es besonders wichtig war, daß das Pumpengehause mit der beweglichen
Membran nahtlos verbunden wurde. Unter Berücksichtigung der Innen-

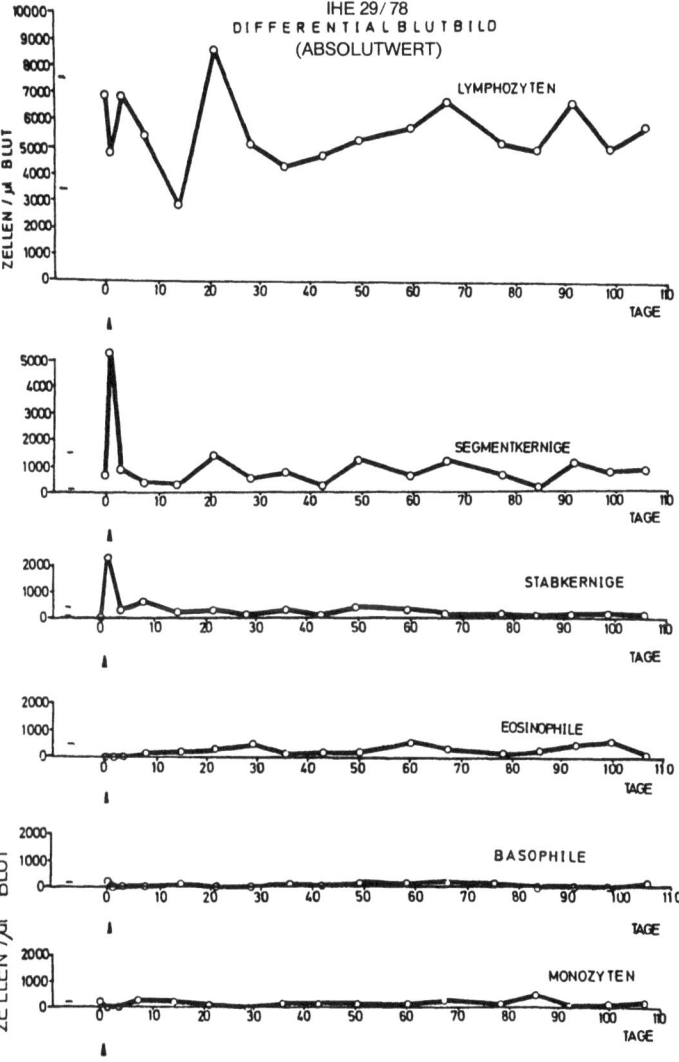

Abb. 8. Differentialblutbild nach Ersatz des Herzens

strömung in den Pumpen, insbesondere was die Ausbildung von Turbulenzen bzw. Stagnationszonen betraf, konnten so Blutpumpen gebaut werden, die weitgehend frei von Thromben blieben.

Zur Beurteilung und Abstimmung der Hämodynamik in beiden Kreisläufen war die invasive Messung des arteriellen und venösen Druckes wegen lokaler Thrombosen nur kurzfristig möglich. Fluß- und Druckmessungen im Antriebsluftstrom erlaubten später, permanent das Perfusionsvolumen zu errechnen. Luftdruckmessungen in den Antriebskammern der Pumpe gaben Informationen über die Zu- und Abflußbedingungen. Von großem Vorteil war es, als die blutigen Druckmessungen durch eine spezielle Methode mit Hilfe von inkorporierten Luftbläschen ersetzt werden konnten. Damit war nun ein fast komplettes Bild über die Hämodynamik zu gewinnen (Abb. 7).

Bei längeren ungestörten Funktionszeiten konnte untersucht werden, ob durch die künstliche Blutpumpe die Blutbestandteile geschädigt wurden. Es zeigte sich, daß insbesondere die Zellen, kaum ernsthaft gestört wurden (Abb. 8). Selbst die Funktion der so wichtigen Lymphozytenfraktionen war absolut normal und zeigte darüber hinaus, daß der Kontakt dieser Zellen mit Kunststoffmaterialien keineswegs zu einer Antigen-Antikörperreaktion, ähnlich wie bei der Transplantation führte (Abb. 9). Allerdings erforderte der Kontakt des Blutes mit dem Kunststoff eine, wenn auch nicht erhebliche, Antikoagulantienbehandlung.

Den breitesten Raum nahmen anschließend Untersuchungen zur Hämodynamik ein. Da die sogenannten Starling-Kurven der Blutpumpen we-

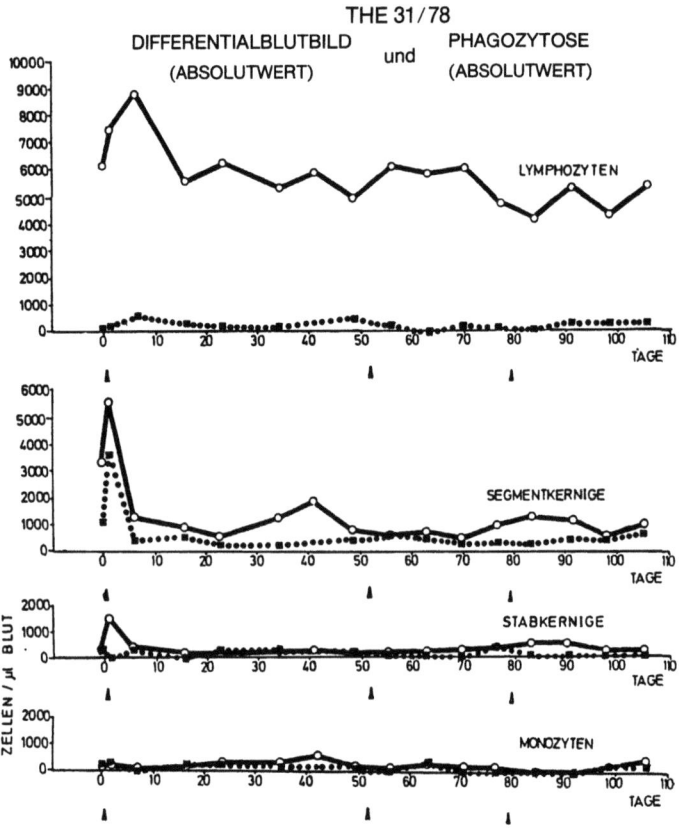

Abb. 9. Differentialblutbild und Phagozytose nach Ersatz des Herzens

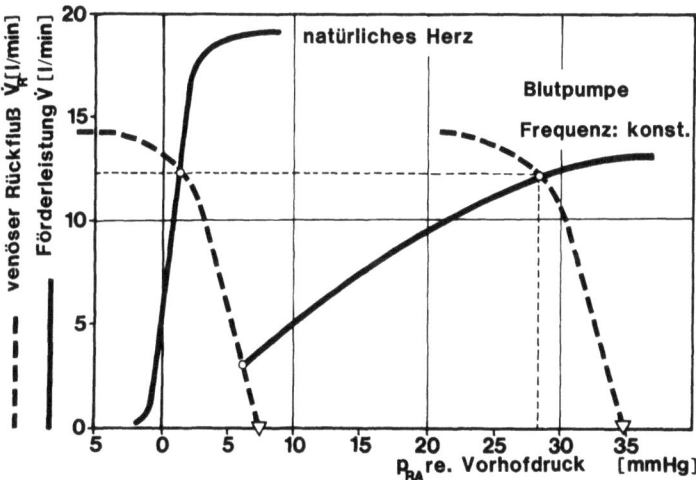

Abb. 10. Vergleich der Frank-Starling-Kurven und venösen Rückflußkurven bei einem Kalb mit natürlichem Herzen bzw. künstlichen Blutpumpen

sentlich flacher als die des natürlichen Herzens sind, konnte über diesen Mechanismus, d.h. den Füllungsdruck, eine dem Stoffwechsel entsprechende Perfusion nur mit unphysiologischen venösen Drucken erreicht werden (Abb. 10). Für einen Anstieg des Herzzeitvolumens von 5 auf 12 Liter/Minute muß beim natürlichen Herzen der rechte Vorhofdruck nur um 2 bis 3 mm/Hg ansteigen. Bei den künstlichen Blutpumpen ist dagegen ein Anstieg um 25 mm/Hg notwendig. Die Selbstregulation der Blutpumpen ohne Veränderung der Antriebsparameter war also ungenügend, das Herzzeitvolumen blieb, unabhängig vom venösen Zufluß, nahezu konstant. Mit längerer Überlebenszeit stieg dagegen der rechte Vorhofdruck kontinuierlich an, weil sich das Blutvolumen vergrößerte. Es mußte als Zeichen einer Mangelperfusion, also Herzinsuffizienz, aufgefaßt werden. Diese Annahme fand auch dadurch eine Bestätigung, daß eine Erhöhung des Perfusionsvolumens die sogenannten venösen Rückflußkurven, die zunächst weit nach rechts verlagert waren, wieder zu den normalen Werten führte (Abb. 11). Für den Ruhestoffwechsel bedeutete diese erhöhte Perfusion einen Luxus, für die körperliche Belastung reichte sie nicht aus. Damit trat die Regulation des Herzzeitvolumens in Zuordnung zum Bedarf des Organismus in den Vordergrund.

Ausgehend von der Tatsache, daß im Antrieb eine Reihe von Signalen zur Verfügung stand, ergab sich dann die Möglichkeit, unter Verwendung des venösen Druckes eine automatische Regelung zu realisieren. Bei Erhöhung des venösen Druckes erhöhte sich automatisch die Schlagfrequenz der Blutpumpe. Da immer das maximal mögliche Schlagvolumen genutzt wird, stieg damit das Herzzeitvolumen an.

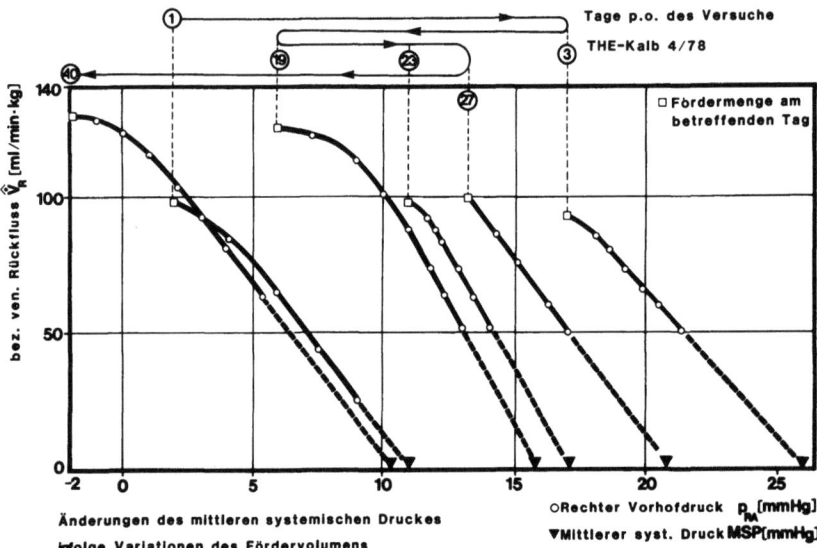

Abb. 11. Änderungen der venösen Rückflußkurven und des mittleren systemischen Druckes
bei längerfristiger Veränderung des konstant vorgegebenen Fördervolumens

Ohne diese Regelung ergaben sich bei einem Versuchstier infolge der
unterschiedlichen Belastungen charakteristische Tagesprofile des rechten
Vorhofdrucks, die abhängig waren von dem eingestellten Perfusionsvolumen
(Abb. 12). Bei geregeltem Betrieb wurde hingegen ein Tagesprofil des Perfusionsvolumens erreicht, das in etwa den Stoffwechselbedürfnissen angepaßt war, wobei der rechte Vorhofdruck konstant blieb (Abb. 13).

Wichtig erschien ferner eine zusätzliche protektive Regulation, die bei
unphysiologischem Anstieg des linken Vorhofdrucks mit der Gefahr eines
Lungenödems automatisch das Fördervolumen der rechten Blutpumpe reduzierte. Eine Rückregelung erfolgte dann, wenn sich der linke Vorhofdruck
normalisiert hatte und so eine Erhöhung des Perfusionsvolumens rechts
wieder zulässig war (Abb. 14).

Zur Herstellung der Pumpen mußten geeignete Materialien ausgewählt,
bzw. im eigenen Labor entwickelt werden. Entsprechend dem jeweiligen
Einsatzzweck wurden spezielle Eigenschaften gefordert, wie Blutverträg-
lichkeit, hohe mechanische Belastbarkeit, günstiges Einwachsverhalten in
das Bindegewebe und Beständigkeit im biologischen Milieu. Da nur die genaue Kenntnis aller Materialdaten die optimale Konstruktion und Herstellung der Blutpumpen und der sonstigen implantierbaren Systemkompo-
nenten zuläßt, nahmen in der Forschung die Biomaterialien einen breiten
Raum ein. Zunächst stand die Antithrombogenität des Kunststoffes im
Vordergrund. Hier erfolgten in vitro- und in vivo-Untersuchungen. Für eine relativ schnelle Aussage eignete sich die modifizierte Methode der

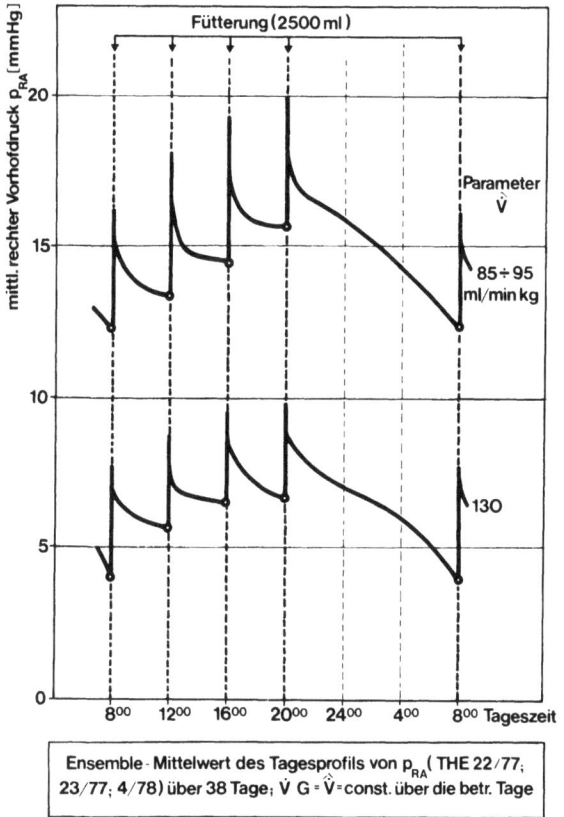

Abb. 12. Tagesprofil des rechten Vorhofdruckes bei unterschiedlichen, konstant vorgegebenen Fördervolumina

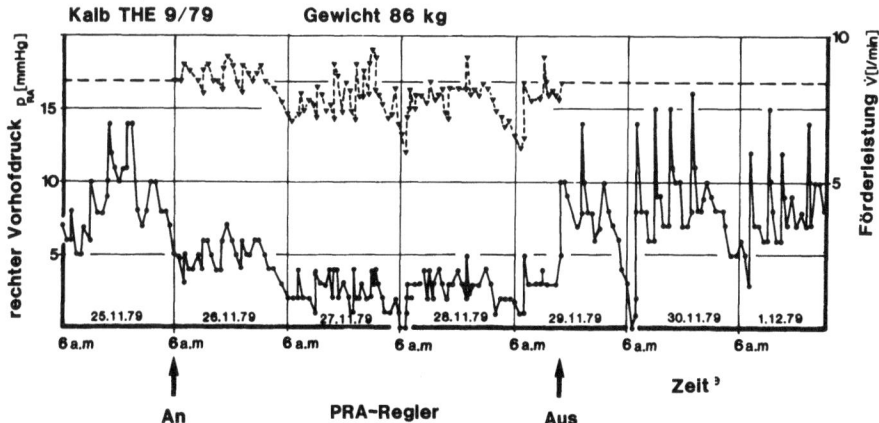

Abb. 13. Vergleich der Tagesprofile des rechten Vorhofdruckes und des Fördervolumens mit und ohne automatische Regelung. Das typische Profil des rechten Vorhofdruckes bei konstantem Fördervolumen (links) verändert sich zu dem natürlichen Profil des Herzzeitvolumens mit konstantem rechten Vorhofdruck zwei Tage nach Beginn der automatischen Regelung

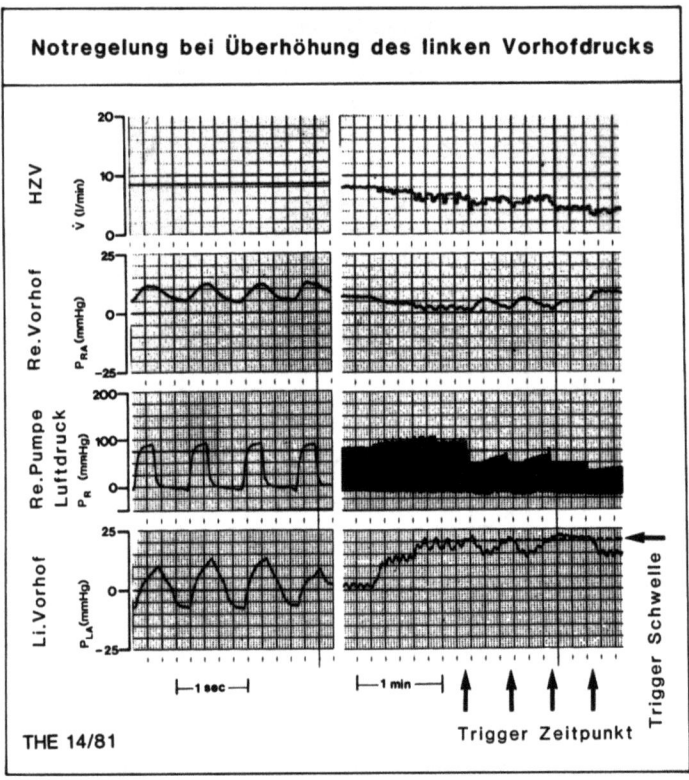

Abb. 14. Funktion der protektiven Regelung bei Überhöhung des linken Vorhofdruckes

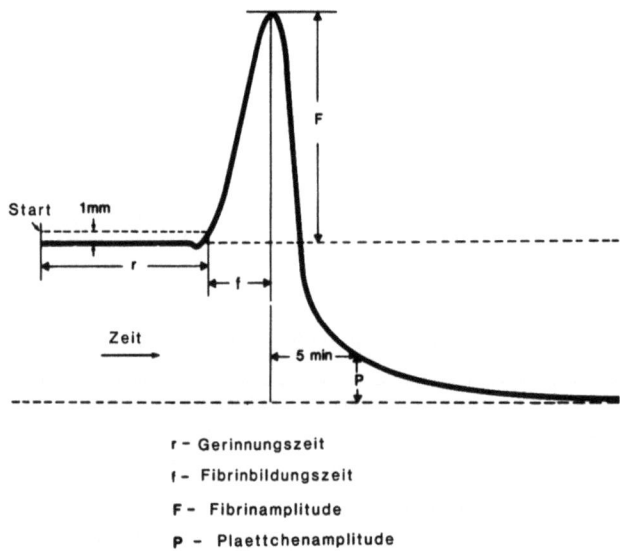

r – Gerinnungszeit

f – Fibrinbildungszeit

F – Fibrinamplitude

P – Plaettchenamplitude

Abb. 15. Parameter der Resonanzthrombographie

Thrombelastographie. Anstelle der sonst üblichen Metallkörper kommen unterschiedliche Biomaterialien in Kontakt mit dem Blut. Neuerdings bietet die Resonanzthrombographie noch differenziertere Aufschlüsse (Abb. 15). Die Messung der Adsorption von Albumin und Fibrinogen auf der Kunststoffoberfläche ergab zusätzliche Beurteilungskriterien (Abb. 16). Auch der Nosé-Kammertest fand Anwendung (Abb. 17). Die Biostabilität wurde anhand der Veränderung von Kunststoffen nach Lagerung in Enzymlösungen oder nach subkutanen Implantationen beurteilt (Abb. 18, 19).

Die vielfältigen Verbesserungen auf allen Teilgebieten des Kunstherzsystems führten zu Funktionszeiten von mehreren Monaten. Jetzt waren nicht mehr biologische Probleme, sondern die mechanische Belastbarkeit der Kunststoffe Ursache für die Terminierung der Versuche. Obwohl zur Herstellung der Blutpumpen im Gießtechnikverfahren jetzt Polyurethane verwendet wurden, kam es zu Ermüdungsbrüchen im Bereich der Membranbiegekanten. Daraus ergab sich die Notwendigkeit, die Blutpumpen in vitro langfristig zu testen (Abb. 20). Um schneller zu einem Ergebnis zu kommen, wurden die hochbelasteten Teile, wie z.B. die Membran, mit höherer Frequenz geprüft (Abb. 21).

Sicherlich war in der ersten Phase das Volumen und Gewicht des Antriebes von sekundärer Bedeutung, weil von vornherein eine Implantation dieser Einheit außer Frage stand. Bald aber war es notwendig, die Antriebe soweit zu verkleinern, daß sie zunächst transportabel wurden (Abb. 22). Als Luftkompressor hat sich hier das Wankelprinzip des Rotationskolbens als geeignet erwiesen. Zunächst wurden die beiden Blutpumpen mit einem ge-

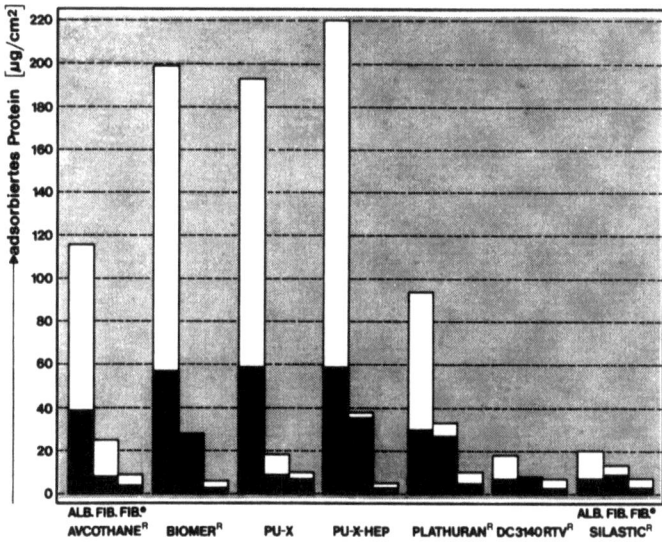

Abb. 16. Adsorption von Albumin und Fibrinogen an verschiedenen Kunststoffoberflächen in vitro

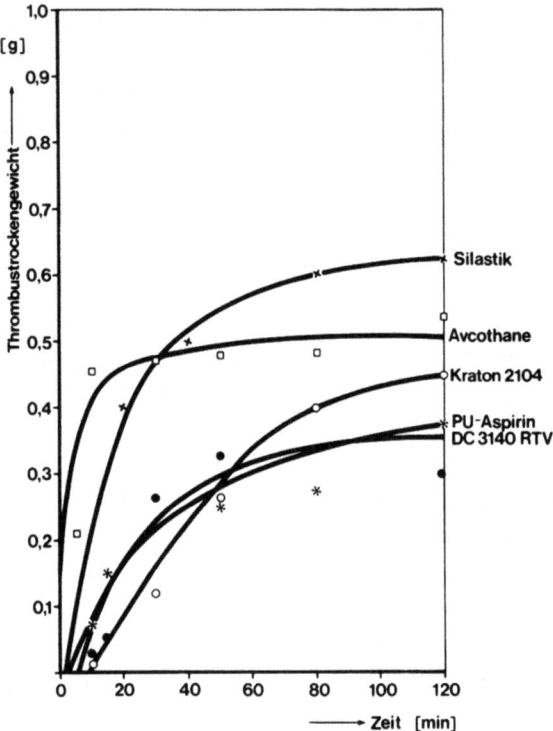

Abb. 17. Thrombustrockengewicht in Abhängigkeit von der Blutkontaktzeit bei verschiedenen Materialien (Nosé-Kammertest)

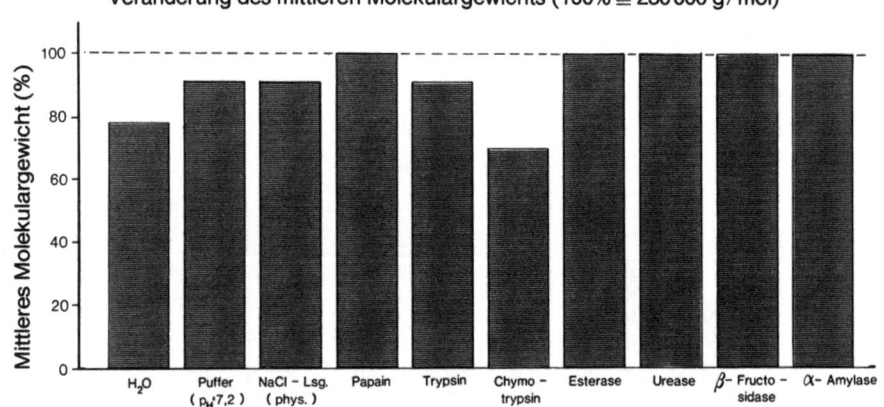

Abb. 18. Veränderungen des Molekulargewichts von Pellethane 2368-80A nach einjähriger Lagerzeit in verschiedenen Enzymlösungen (Biodegradation)

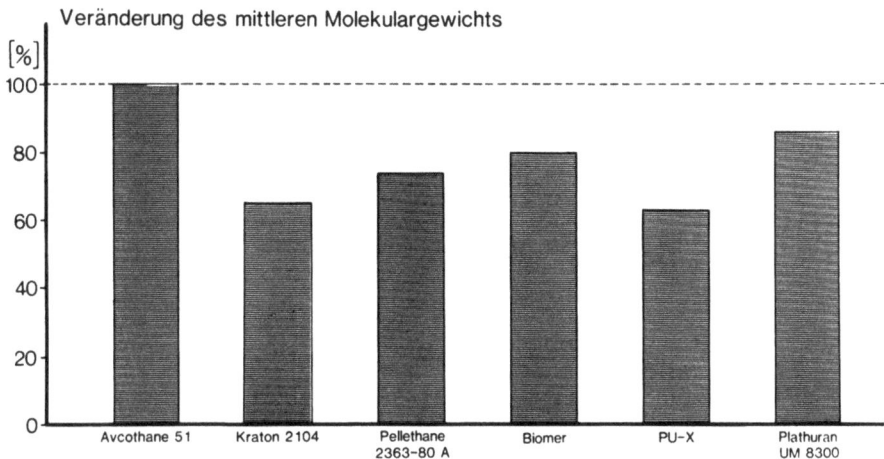

Abb. 19. Biodegradation einiger Kunststoffe nach sechsmonatiger subkutaner Implantation bei Ratten

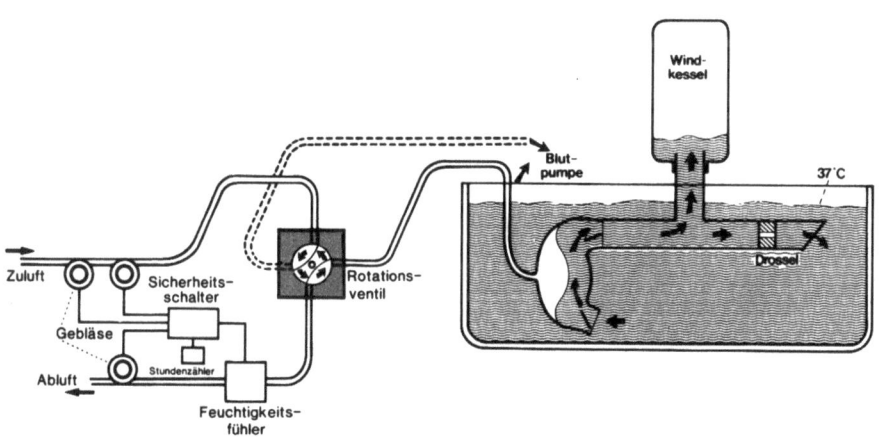

Abb. 20. Dauerfestigkeitsprüfstand für Blutpumpen

meinsamen Kompressor alternierend betrieben, später wurde für jede Pumpe ein Kompressor vorgesehen (Abb. 23). Damit konnte der Wirkungsgrad verbessert und so der Energiebedarf deutlich verringert werden, was für einen transportablen Antrieb mit Batterieversorgung von besonderer Bedeutung ist.

Die Implantation der Blutpumpen ist heute weitgehend standardisiert und einer Herztransplantation ähnlich. Der Zugang erfolgt allerdings über eine rechtsseitige Thorakotomie, der Anschluß der Herz-Lungen-Maschine über arterielle und venöse Halsgefäße bzw. über einen transatrial eingeführten Schlauch in die untere Hohlvene. Das Herz wird exzidiert unter

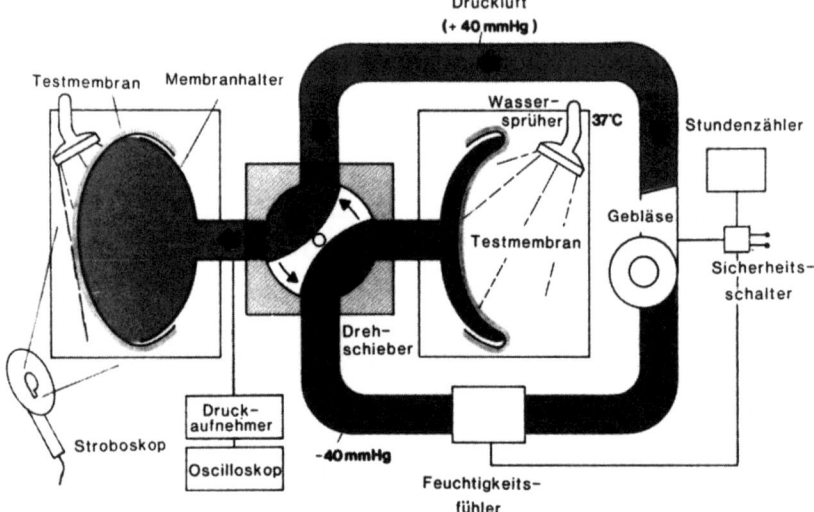

Abb. 21. Prüfstand zur beschleunigten Testung von Blutpumpenmembranen

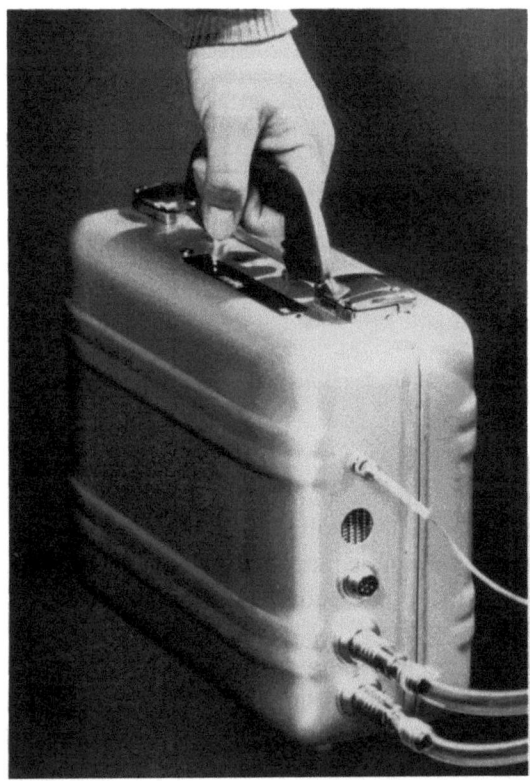

Abb. 22. Tragbarer pneumatischer Antrieb für Blutpumpen zum Ersatz des Herzens

TRAGBARE ANTRIEBE

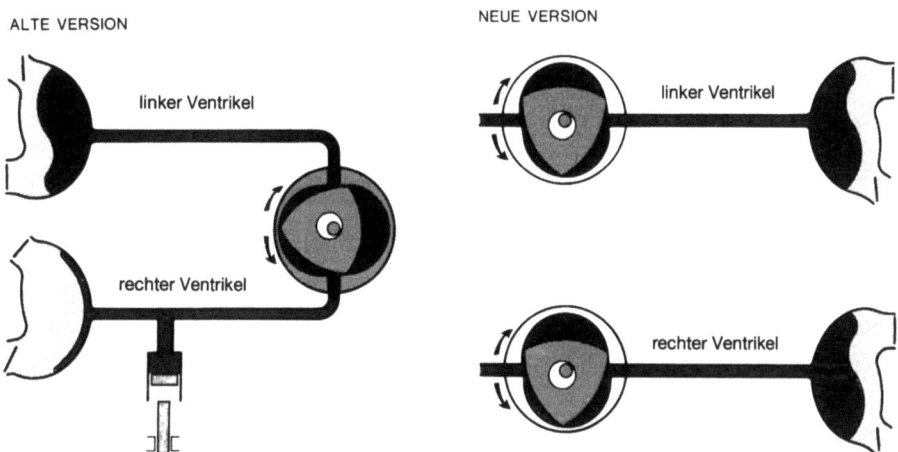

Abb. 23. Schema des Kofferantriebs mit einem bzw. zwei Wankel-Kompressoren

Belassung beider Vorhofsannuli und ausreichend langer Segmente der Pulmonalarterie und Aorta. Die Anschlußelemente werden an Pulmonalarterie, Aorta und beide Vorhöfe angenäht, die beiden Blutpumpen konnektiert und entlüftet. Kurzfristig arbeiten Herz-Lungen-Maschine und Blutpumpen zusammen, dann wird die Herz-Lungen-Maschine abgeschaltet. Die Operation dauert insgesamt 3–4 Stunden. Die Tiere sind kurzfristig künstlich beatmet, stehen meist drei Stunden später auf und zeigen normale Reaktionen.

Die maximalen Überlebenszeiten im guten Zustand liegen bei etwa einem halben Jahr. Das Wachstum der Tiere wird in keiner Weise behindert, sie verhalten sich so, daß man sie von Normaltieren kaum unterscheiden kann (Abb. 24). Die Organfunktionen sind im allgemeinen ungestört.

Gemessen an den Überlebenszeiten ist von 1972, wo Stunden bis Tage als Erfolg gewertet wurden, bis zum heutigen Zeitpunkt also ein großer Fortschritt zu verzeichnen. Im Laufe dieser Entwicklungszeit lagen die Hauptprobleme abwechselnd auf den Gebieten der Medizin oder der Technik. Verlängerte Überlebenszeiten deckten in der Regel neue Probleme bei der Technik auf, nach deren Bewältigung häufig wieder biologische Schwierigkeiten maßgebend wurden. Heute liegt der terminierende Faktor vorwiegend bei den ungenügenden mechanischen Eigenschaften der verwendeten Kunststoffe. Nach einigen Monaten Betriebszeit treten zunächst kleine Risse auf, die bis zur Leckage und damit abrupten Pumpeninsuffizienz führen können (Abb. 25). Schon als Mikrorisse an der Oberfläche bil-

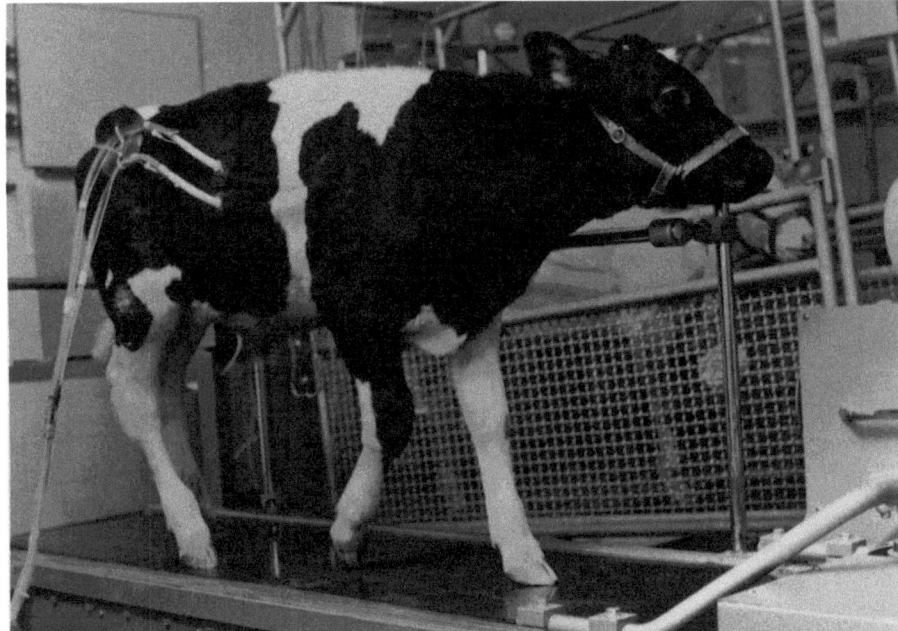

24

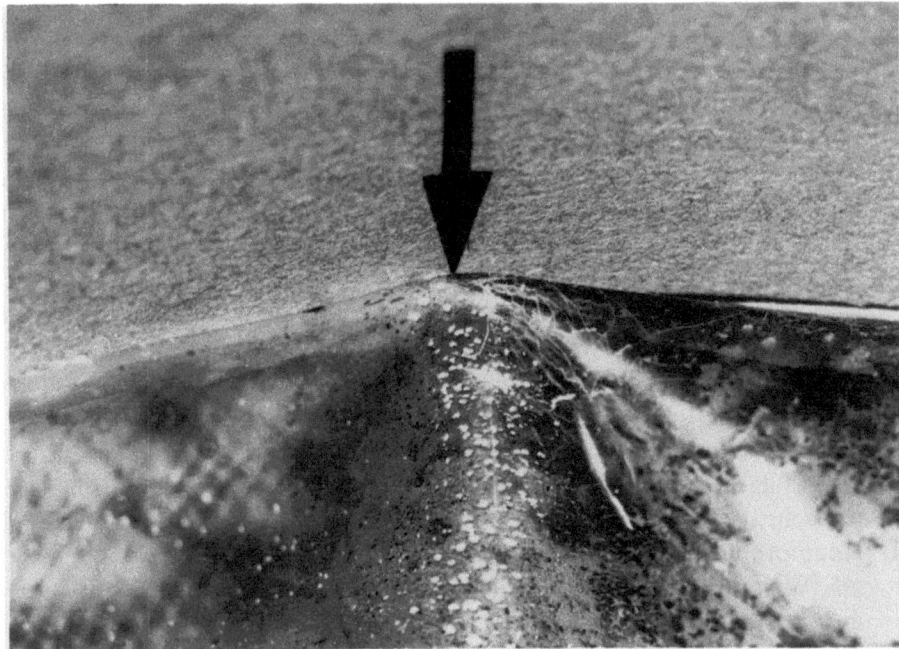

25

Abb. 24. Versuchstıer nach Ersatz des Herzens auf dem Laufband

Abb. 25. Membranleckage ım Bereıch mehrachsıger Faltung (Pfeıl)

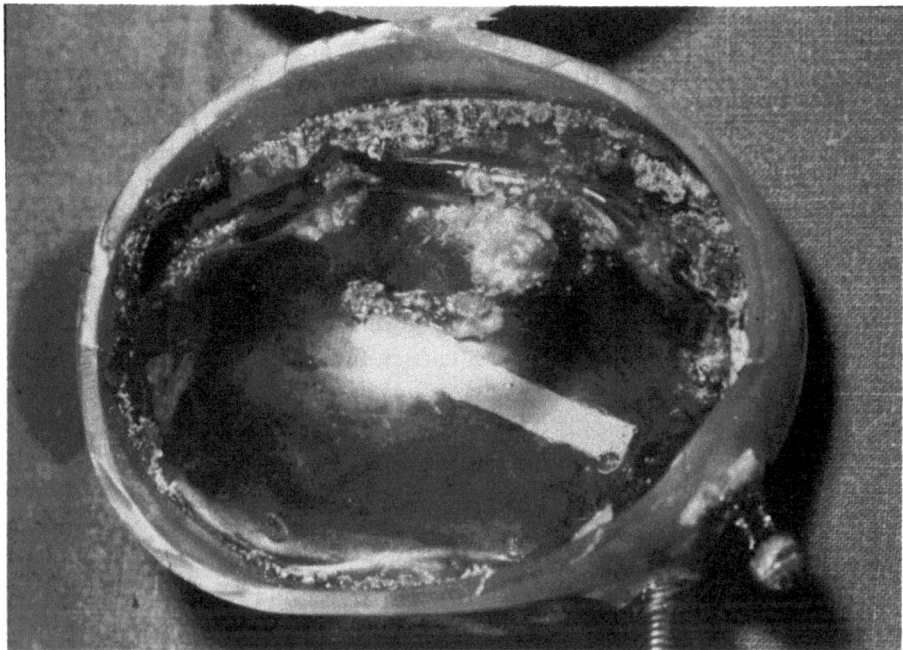

26

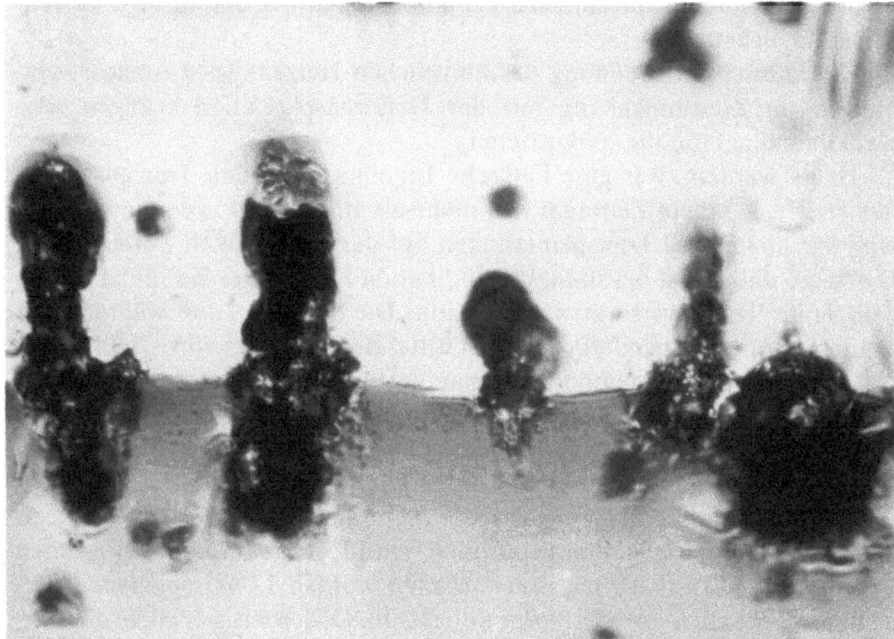

27

Abb. 26. Blutpumpe mit thrombotischen und kalzifizierten Ablagerungen im Bereich der Membranbiegekanten (Funktionszeit 154 Tage)

Abb. 27. Lichtmikroskopische Aufnahme der Blutkontaktoberfläche mit in Mikrorissen verankerten Kalziumphosphatkristallen

den sie Ansatzpunkte für Thrombosen mit nachfolgenden Embolien (Abb. 26). Im Laufe der Zeit verkalken diese Ablagerungen (Abb. 27).

Hinzu kommt die Tatsache, daß sich in manchen Rohmaterialien schon in flüssigem Zustand kleine Mikroblasen befinden können. Liegen sie nach der Fertigung später nahe der Oberfläche der Blutpumpenmembran, reißen sie unter der mechanischen Belastung auf, und es kommt zu mikroskopischen Oberflächenverletzungen und damit, wie auch klinisch bekannt, zu Thrombenbildung und Verkalkung (Abb. 28).

Noch nicht zufriedenstellend gelöst ist der Übergang von den Blutpumpen zu den Gefäßen. Hier kann es zu Gewebsneubildungen kommen, die nach längerer Zeit zu hochgradigen Stenosen führen (Abb. 29).

Da heute die Systeme längerfristig funktionsfähig bleiben, kann auch das Wachstum der Kälber für den Versuchsablauf kritisch werden. Die Tiere verdoppeln oder verdreifachen ihr Gewicht innerhalb eines halben Jahres und wachsen damit über die Leistungsfähigkeit des ursprünglich implantierten Systems hinaus (Abb. 30). Damit kommt es zum Erscheinungsbild der kardialen Insuffizienz mit allen bekannten Folgen. Experimente mit ausgewachsenen Versuchstieren, wie Schafen und Ziegen, sind deshalb begonnen worden. Sie werden die der Leistungsfähigkeit der heutigen technischen Systeme entsprechenden Funktionszeiten bei den in vivo-Testungen ermöglichen.

Die klinische Anwendung des künstlichen Herzens wird zunächst vermutlich im Zusammenhang mit der Herztransplantation erfolgen, also nicht unbedingt mit ihr konkurrieren.

Heute werden zwar gute klinische Ergebnisse bei den Transplantationen erzielt, in einem Zeitraum von mehr als 10 Jahren wurden jedoch bislang nur knapp 600 Transplantationen auf der ganzen Welt durchgeführt. Das zeigt, daß selbst bei strengster Indikation kaum jeder Kandidat mit einem Transplantat versorgt werden kann. Die Tatsache, daß während der Wartezeit auf ein Spenderorgan ein Drittel der Patienten stirbt, läßt es naheliegend erscheinen, temporär bis zur Verfügbarkeit eines Spenderorgans ein Pumpsystem zu implantieren. Es wäre zu erwarten, daß sich der Allgemeinzustand des Patienten damit bessert und somit das Risiko für die nachfolgende Transplantation gesenkt werden könnte (Abb. 31).

Da die Anatomie der Versuchstiere nicht der des Menschen entspricht, mußten die bisherigen Pumpenformen entsprechend modifiziert werden (Abb. 32). Im Brustkorb von Verstorbenen wurden 12 verschiedene Pumpentypen bezüglich ihrer Paßform untersucht. Gleichzeitig erfolgte die Entwicklung von Kreisventrikeln mit Mehrfachmembranen, die sowohl für die mechanische Belastung, die Blutströmung, den Energiebedarf und die Betriebssicherheit Vorteile bringen (Abb. 33, 34).

Inwieweit als denkbarer nächster Schritt ein Patient mit dem Handikap einverstanden ist, nur temporär, sei es mit transportablem Antrieb im Kof-

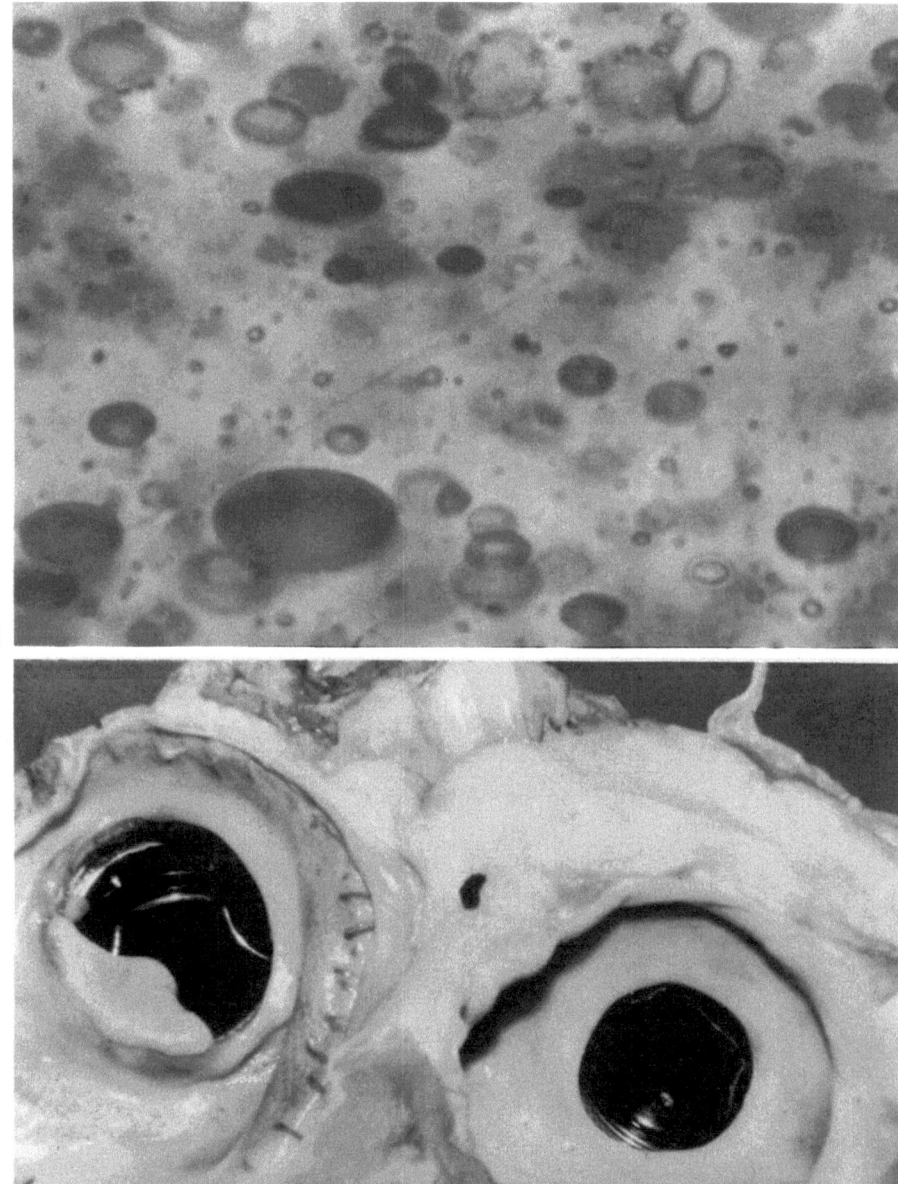

28

29

Abb. 28. Mikroskopische Aufnahme des Querschnittes einer Membran aus Polyurethan mit eingeschlossenen Mikroblasen (Vergroßerung 1600fach)

Abb. 29. Stenosierung des linken und rechten Vorhofanschlusses durch Gewebsneubildungen (Implantationsdauer 170 Tage)

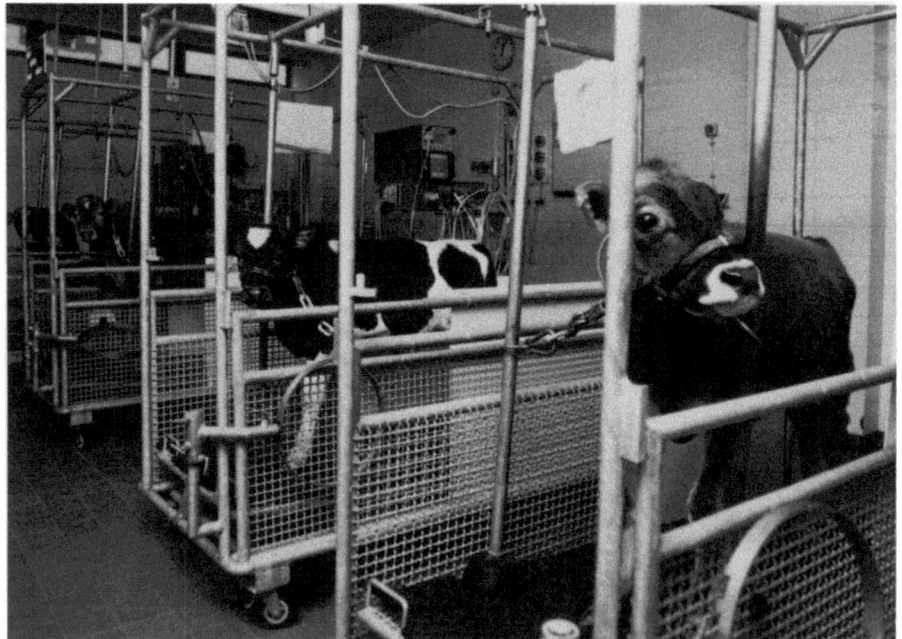

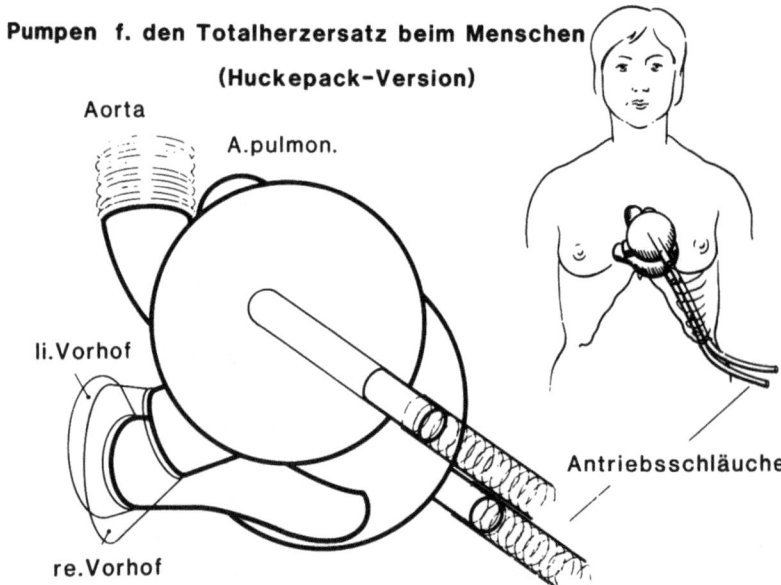

Abb. 30. Versuchstiere mit kunstlichem Herzen in der Nachsorgeeinheit der Experimentellen Chirurgie – Klinikum Charlottenburg

Abb. 31. Schematische Darstellung der Anpassung des kunstlichen Herzens für den klinischen Einsatz

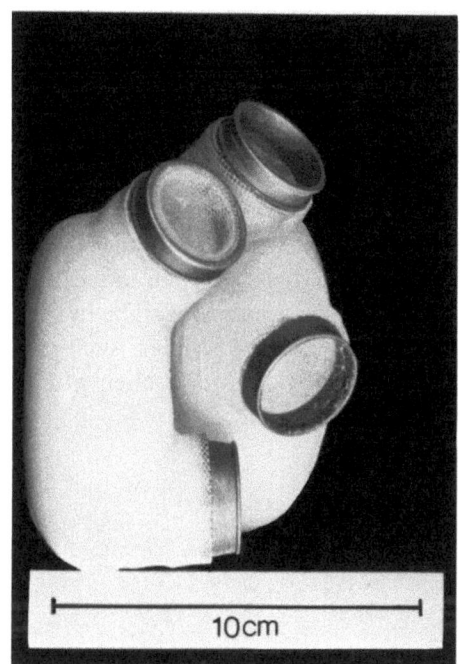

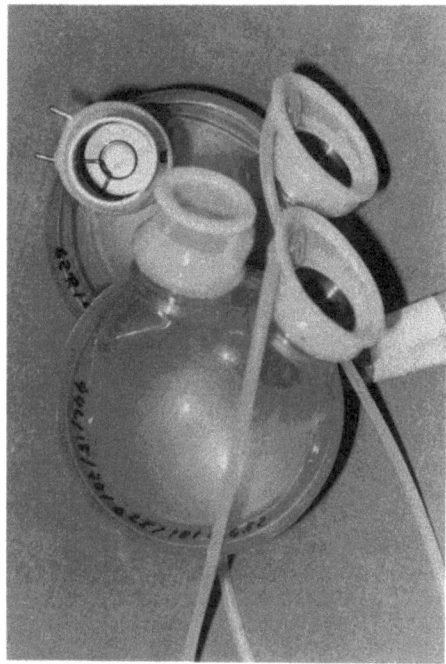

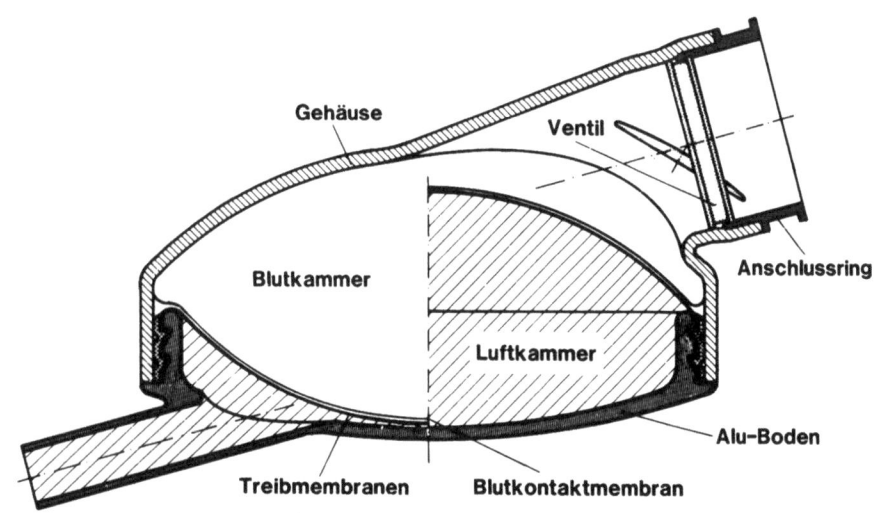

Abb. 32. Formmodell von Blutpumpen für die Implantation im Humanthorax

Abb. 33. Schnittzeichnung der Mehrmembranpumpe

Abb. 34. Mehrmembranpumpen zum Ersatz des Herzens

fer oder im Rollstuhl, mobil sein zu können und die übrige Zeit dann stationär an ein größeres Versorgungssystem angeschlossen leben müssen, bleibt offen.

Eine Reihe von Vorarbeiten spricht eindeutig dafür, daß eine Miniaturisierung der Antriebe in einer Form möglich sein wird, daß sie implantierbar werden. Auch die dafür benötigten Energiequellen liegen im Bereich des technisch Realisierbaren.

Wenn man sieht, was für die Entwicklung eines, wie es zunächst erschien, utopischen Kunstherzens von so wenigen Arbeitsgruppen in so kurzer Zeit getan und erreicht wurde, dann setzt dies fast neue Maßstäbe in der medizinischen und technischen Forschung. Im Interesse so vieler, auch jugendlicher Herzkranker gilt es, alles zu tun, um mit den gegebenen Möglichkeiten ein künstliches Herz als Heilmittel fertigzustellen.

Alloplastik in der Chirurgie – Gelenke

Schon im vergangenen Jahrhundert haben Chirurgen sich darum bemüht, durch Krankheit oder Unfall zerstörte Gelenke durch Einsetzen eines Gelenkersatzes wieder funktionsfähig zu machen. Erste Versuche auf diesem Gebiet führten der Berliner Chirurg Gluck durch, der 1890 eine Kniegelenksscharnierendoprothese aus Elfenbein einsetzte, sowie der Franzose Péan, der ein Schultergelenk durch eine Platinprothese in Kombination mit Gummi ersetzte (Gluck 1890). In beiden Fällen machte eine Infektion das erhoffte gute Ergebnis zunichte.

In der Folgezeit wurden mit den verschiedensten Gelenkinterponaten weitere zahlreiche Versuche unternommen. Am bekanntesten ist die Smith-Petersen-Kappe geworden (Smith-Petersen 1928), die in Amerika eine weite Verbreitung fand. Auch er war noch von dem Gedanken des Interponates ausgegangen und hatte eine aus Vitallium gefertigte, dem Azetabulum angepaßte Schale entwickelt, in der der Kopfstumpf gleiten konnte.

1946 wurde dann die Idee des Gelenkersatzes von den Brüdern Judet wieder aufgegriffen. Sie konstruierten einen Schenkelkopf aus Plexiglas und verankerten ihn mit einem Stift im Schenkelhals (Judet u. Judet 1950).

Die Anfangserfolge dieser neuen Methode waren sehr überzeugend, da die Patienten bei guter Beweglichkeit sofort schmerzfrei waren. Die Judet-Prothese wurde von 1946 bis Anfang der 50er Jahre in sehr vielen Kliniken eingesetzt, da man glaubte, eine wirklich brauchbare Methode des Gelenkersatzes gefunden zu haben. Die Nachuntersuchungen zeigten aber bald, daß diese Kopfprothese den mechanischen Belastungen des Hüftgelenkes nicht gewachsen war, und daß es schon nach wenigen Jahren zu Lockerungen und Brüchen der Verankerungsstifte und zum Abschliff des Plexiglaskopfes kam.

Der Rückschlag war so schwerwiegend und die Enttäuschung so groß, daß man sich besonders an den Kliniken, die in sehr großer Anzahl Judet-Prothesen eingesetzt hatten, ganz vom Gelenkersatz abwandte und sich wieder den Umstellungsosteotomien und anderen gelenkerhaltenden Methoden widmete.

Die Weiterentwicklung ging jetzt in Richtung Kopf-Hals-Prothese, die eine bessere Verankerung versprach. Außerdem war sie aus Metall gefertigt

und dadurch widerstandsfähiger als das Plexiglas. Diese Entwicklung spielte sich etwa 1950 in den Vereinigten Staaten ab. Die bekanntesten Vertreter
sind Moore, Thompson und Eichler. Diese drei Prothesenmodelle bestanden aus einer Kobalt-Chrom-Legierung.

Ein Pfannenersatz wurde noch nicht für notwendig gehalten, da man
glaubte, daß der Azetabulumknorpel durch den polierten Metallkopf nicht
beschädigt werden würde. Der stabile Sitz dieser Prothesen war tatsächlich
wesentlich größer als der der Plexiglaskopfprothese.

Zunehmende Pfannenzerstörung bei Verwendung dieser Kopf-Hals-En-
doprothesen führte dann 1956 dazu, daß McKee in England zu einer
Thompson-Prothese eine Metallpfanne aus Kobalt-Chrom-Legierung konstruierte und diese in das Azetabulum einsetzte (McKee et al. 1966). Leider
führte aber der hohe Reibungswiderstand zwischen den beiden Metallkom-
ponenten zum häufigen Ausbrechen dieser Pfanne.

Neben dieser Kopf-Hals-Prothesen-Entwicklung aus Kobalt-Chrom-
Legierungen lief in Europa eine Entwicklung von Kopf-Hals-Prothesen aus
Plexiglas parallel. Bekannt wurden die Modelle von Merle d'Aubigné, Gos-
set und Rettig (Merle d'Aubigné u. Dubousset 1966).

Diese Modelle konnten sich aber gegenüber den Metallprothesen nicht
durchsetzen.

Nun aber kam es zu einer bedeutsamen Weiterentwicklung, die richtungweisend sein sollte und zum Durchbruch des Gelenkersatzes führte –
die Totalendoprothese Metall gegen Kunststoff. 1958 war Charnley derjeni-
ge, der als erster eine Moore-Prothese mit einem Kopfdurchmesser von
41 mm mit einer Teflonpfanne kombinierte und der gleichzeitig als erster
diese Pfanne mit Polymethylmethacrylat als Knochenzement im Azetabulum befestigte (Charnley 1960).

Teflon erwies sich allerdings als Material für die Pfanne nicht abriebfest
genug, so daß Charnley 1963 auf die Verwendung von Polyäthylen über-
ging. Dieser Kunststoff hat sich als Material für die Pfanne durchgesetzt
und findet heute in der ganzen Welt Anwendung. Die gute Körperverträg-
lichkeit des Polyäthylen in Verbindung mit seiner hohen Verschleißfestig-
keit hat es zu einem fast idealen Werkstoff gemacht. Charnley kommt das
einmalige Verdienst zu, daß er die Einzementierung der totalen Hüftendoprothese mit Polymethylmethacrylat einführte und daß er nach seinen miß-
lungenen Versuchen mit Teflon Polyäthylen als Pfannenmaterial anwende-
te. Beide Maßnahmen machten den Weg frei für eine weltweite Ausbreitung der totalen Hüftendoprothese.

Bald wurde auch ein Weg gesucht, den Reibungswiderstand zwischen
Prothesenkopf und Pfanne zu verringern. Der erste, der eine sog. Rotations-
Kopf-Hals-Prothese entwickelte, war Christiansen, der 1969 ein solches
Modell vorstellte. Er wollte erreichen, daß die Bewegungen zwischen dem

Prothesenkopf und Pfannenknorpel deutlich verringert werden (Christiansen 1969).

Weber und Huggler entwickelten dieses Prinzip weiter dadurch, daß sie einen Polyesterkopf auf einem Schaft aus einer Kobalt-Chrom-Legierung rotieren ließen und gleichzeitig eine Metallpfanne verwendeten (Weber 1970).

Die Rotationsendoprothese konnte sich gegenüber der totalen Hüftendoprothese nach dem Grundprinzip von Charnley jedoch nicht durchsetzen, da der Polyesterkopf zu viele Probleme mit sich brachte und da wohl auch das Rotationsprinzip keine entscheidende Verbesserung für die Langzeitbelastung der totalen Hüftendoprothese darstellte.

Nachuntersuchungsergebnisse der totalen Hüftendoprothesen zeigten bald, daß zwei wichtige Probleme gelöst werden mußten. So wurde beobachtet, daß totale Hüftendoprothesen als großes Fremdkörperimplantat besonders infektionsgefährdet waren. Es gelang auch nicht, die Infektionsquote durch prophylaktische und postoperative systematische Antibiotikaanwendung zu senken. Hier handelt es sich um ein besonders schwerwiegendes Problem, da bei der tiefen Infektion die totale Hüftendoprothese fast immer entfernt werden mußte, und die Girdlestone-Plastik insgesamt gesehen unbefriedigend war. Durch Untermischung von antibiotischen Substanzen unter den Knochenzement gelang es, die Infektionsquote entscheidend zu senken (Buchholz u. H. Engelbrecht 1970). Die prophylaktische Anwendung antibiotikahaltigen Zementes ist heute weltweit üblich. Es konnte dadurch die Infektionsquote auf etwa 1% gesenkt werden. Bei eingetretener tiefer Infektion ist heute neben der Entfernung der totalen Hüftendoprothese und Anlegen einer sog. Girdlestone-Plastik die Austauschoperation unter Verwendung von einer therapeutischen Konzentration antibiotikahaltigen Knochenzementes eine zuverlässige Behandlungsmethode (Buchholz u. Gartmann 1972; Elson 1979; Josefsson et al. 1981).

Bei sehr fortgeschrittenen Zerstörungen des Azetabulum und des Femur durch die tiefe Infektion und durch Voroperationen findet seit etwa 2 Jahren eine Durchsteckprothese oder eine Sattelprothese Anwendung oder eine Kombination beider (Nieder u. E. Engelbrecht 1982).

Die Nachuntersuchungen deckten noch eine zweite Komplikation auf, die zu Konstruktionsänderungen zwang. Die ersten totalen Hüftendoprothesen waren fast ausnahmslos Kurzschaftprothesen mit einer Schaftlänge von ca. 10 cm. Nur wenige Modelle hatten einen längeren Schaft. Hier ist zu nennen das Modell Wittebol und das Modell St. Georg, das eine Schaftlänge von 17 cm hat. Dieses Modell findet seit 1965 Anwendung (Buchholz 1969). Es zeigte sich, daß die Kurzschaftprothesen eine wesentlich höhere Lockerungsrate haben als Langschaftprothesen (Carlsson 1980; Heinert 1982). Aufgrund dieser Beobachtungen ist die Entwicklungstendenz in den letzten Jahren deutlich zu den längerschaftigen Prothesen hingegangen. Zu nennen ist hier das Modell Brunswig, der Kobraschaft von Charnley und die Setzholzprothese von Müller.

Auch die Pfannenverankerung mußte abgewandelt werden nach den Nachuntersuchungsergebnissen, da auch hier eine hohe Lockerungsquote nachzuweisen war. Verankerung in der Belastungszone, Verwendung von nur wenig Knochenzement und geringer Reibungswiderstand zwischen Endoprothesenkopf und Pfanne sowie eine dem Azetabulum angepaßte Pfannengröße sind für eine Langzeitverankerung bedeutsame Faktoren (Buchholz u. Strickle 1972).

Die Verwendung des Polymethylmethacrylats als Knochenzement hat frühzeitig zu eingehenden Untersuchungen dieses Kunststoffes geführt, um toxische Nebenwirkungen auf den Knochen oder den menschlichen Organismus überhaupt auszuschließen. Dabei hat sich herausgestellt, daß ausgehärteter Knochenzement nur ganz geringe Fremdkörperreaktionen auslöst durch das austretende Restmonomer und daß auch nach 10 Jahren keine weitergehenden Gewebeveränderungen beobachtet werden können. Er kann deshalb auch mit hoher Wahrscheinlichkeit ohne Schaden für den Patienten über eine unbegrenzte Zeit im Knochen belassen werden (Hulliger 1962; Kutzner et al. 1974; Eggert et al. 1974, 1981).

Trotz dieser vielseitigen und positiven Untersuchungsergebnisse wurde parallellaufend schon sehr frühzeitig der Weg beschritten, totale Hüftendoprothesen zu entwickeln, die zementlos implantiert werden können. Erstmalig wurde 1955 eine zementlose totale Hüftendoprothese in der Sowjetunion von Sivash eingesetzt. Diese totale Hüftendoprothese, die aus einer Metallschaftendoprothese und einer Metallpfanne bestand, konnte sich aber nur kurzzeitig halten, da die Bewegungen des Kopfes in der Pfanne zu wenig leicht waren. Weiterentwickelt wurde die zementlos zu implantierende Prothese von dem Engländer Ring, der 1967 eine Prothese konstruierte, bei der er die Metallpfanne mit einer langen Schraube im Os ilium verankerte und auch die Langschaftendoprothese ohne Zement einsetzte. Wegen dieses hohen Reibungswiderstandes zwischen den beiden Metallaufflächen und der immer wieder beobachteten Metallose konnte sich auch dieses Modell nicht durchsetzen (Ring 1968). Judet vergrößerte 1973 die Endoprothesenschaftoberfläche ganz wesentlich durch Verwendung von sog. „Poro-Metall". Gleichzeitig verbesserte er die Gleitfähigkeit durch Verwendung eines Keramikkopfes bei einer Polyäthylenpfanne, die über eine Metallschale in das Azetabulum eingeschraubt wird (Judet 1975).

Einer seiner Schüler, Lord aus Paris, beschichtete eine Schaftendoprothese aus Chrom-Kobalt-Legierung mit kleinen Kugeln und nannte das Modell „Madreporisch". Es wird von ihm ein Metallkopf verwendet, der in einer Polyäthylenpfanne läuft, die entweder einzementiert oder aber über eine Metallschale eingeschraubt werden kann (Lord 1978).

Etwa zur gleichen Zeit konstruierte Mittelmeier eine Keramik-Metall-Verbundprothese mit Tragrippenschaft. Der Kopf ist aus Keramik und auch die Pfanne, die ebenfalls eingeschraubt wird, ist aus dem gleichen Material (Mittelmeier 1975). Langzeituntersuchungsergebnisse dieser drei Modelle liegen noch nicht vor. Die bisherigen Überprüfungen zeigen jedoch eine verhältnismäßig hohe Komplikationsrate.

Die Schalenprothese des Hüftgelenkes, die sog. Double-Cup-Endoprosthesis, wird insbesondere von Wagner und Tillmann vertreten. Sie findet bei jüngeren Patienten Anwendung, vorwiegend als Übergangsprothese, da hier der Schenkelhals noch erhalten bleibt (Wagner 1979; Tillmann 1979).

Für die Kniegelenksverschleißerkrankungen wurde ein Gelenkersatz erstmalig etwa zur gleichen Zeit konstruiert wie die ersten Hüftgelenksendoprothesen. Da der Bandapparat bei Kniegelenkserkrankungen häufig mit zerstört ist, kam es zunächst zur Entwicklung einer sog. totalen Knieendoprothese. Die drei Pioniere auf diesem Arbeitsgebiet sind Walldius, Shiers und Young, die Ende der 50er Jahre Scharnierprothesenmodelle entwickelten, bei denen Metall auf Metall lief. Bei diesen Modellen mußten allerdings die Oberschenkelkondylen mit geopfert werden. Eine Tatsache, die ganz wesentlich dazu beitrug, daß diese Modelle keine weite Verbreitung fanden (Shiers 1960; Walldius 1969; Young 1971).

Bei erhaltenem Bandapparat wurden Teilimplantate entwickelt, die auf Smith-Petersen zurückgehen. Aufranc, Turner und Platt entwickelten sog. Kondylenkappen, die heute noch Verwendung finden. McKeever und Mac Intosh setzten Anfang der 50er Jahre unilaterale freie Tibiaplateaus aus Vitallium ein und erzielten damit einen wesentlichen Fortschritt gegenüber den Kondylenkappen (Mac Intosh et al. 1972; Platt et al. 1969). Gunsten entwickelte dann die sog. Polyzentrik-Knie-Prothese, die 1969 von Engelbrecht entscheidend verbessert wurde und heute als Schlittenprothese bekannt ist (Gunsten 1971; E. Engelbrecht 1971).

Eine Weiterentwicklung der totalen Knieendoprothese ist die intrakondyläre totale Knieendoprothese, Modell St. Georg, bei der die Kondylen erhalten werden und die Metallachse in einem Polyäthylenlager läuft (E. Engelbrecht 1972).

Es wurde nun noch versucht, den physiologischen Bewegungsablauf im Kniegelenk weitgehend nachzuahmen. So hat die totale Kniegelenksendoprothese nach Attenborough eine Rotationsmöglichkeit, ebenso das „Spherocentric-Knee" und das „Shehan-Knee" (Attenborough 1978). Tillmann konstruierte eine totale Knieendoprothese mit wandernder Achse (Tillmann 1981). Eine Weiterentwicklung auf diesem Gebiet ist die intrakondyläre Kniegelenksendoprothese mit Rotationsmöglichkeit, die Engelbrecht mit seiner Arbeitsgruppe entwickelte und die eine Weiterentwicklung des Modells St. Georg darstellt (E. Engelbrecht et al. 1981).

Der Gelenkersatz für das Hüftgelenk und für das Kniegelenk sind in ihrer Bedeutung weit höher einzuschätzen als der Ersatz anderer Gelenke. Diese spielen zahlenmäßig keine besondere Rolle, da krankhafte Veränderungen hier nicht so häufig sind und da diese oft auch durch andere operative Maßnahmen erfolgreich behandelt werden können. Konstruiert wurde ein Gelenkersatz für das obere Sprunggelenk sowie für die Großzehe, ferner für das Schultergelenk, das Ellengelenk, das Handgelenk und die Fingergelenke. Diese sollen aber hier nur am Rande erwähnt werden. Der Wert des Gelenkersatzes zeigt sich in seiner vollen Bedeutung bei Erkrankungen des Hüftgelenkes und des Kniegelenkes. Hier hat sich schon seit 1946 eine Entwicklung abgespielt, deren Wert für gelenkerkrankte Patienten sehr hoch eingeschätzt werden darf.

Allgemeine onkologische Chirurgie

F. LINDER

In seinem Bericht über *die ersten 25 Jahre der Deutschen Gesellschaft für Chirurgie* kann Trendelenburg (1923) nur sehr wenig über die operative Behandlung von bösartigen Geschwülsten berichten. Ausnahmen betrafen lediglich äußere Krebse der Haut, der Mamma oder der Extremitäten und ganz selten Tumoren gastrointestinaler Hohlorgane an Magen, Dick- oder Mastdarm. Einen größeren Raum nahm dafür die klinische Beobachtung einer möglichen Prävention von Krebsen in der Haut infolge einer Teer- und Rußexposition oder durch Atherome, Lupusnarben und Beingeschwüre ein. Auch die Karzinomentstehung in der Mundschleimhaut nach langjährigem Genuß von Kautabak fand prophylaktische Berücksichtigung.

Gegenüber dieser Situation hat nach Ende des 2. Weltkrieges Bauer, zweimaliger Präsident unserer Gesellschaft und sicher einer der kompetentesten Kliniker auf dem Krebssektor, diese Erkrankung wiederholt als spezifische Seuche unserer Zeit bezeichnet. Der zahlenmäßige Beleg und Anlaß für diese Bezeichnung war, daß in Westdeutschland die bösartigen Geschwülste seit der Jahrhundertwende mit rund 150 000 Krebstodesopfern pro Jahr vom 7. auf den 2. Platz vorgerückt waren. Als Erklärung dürfte neben der Zunahme exogener Noxen (vorwiegend durch Inhalation von Tabakrauch!) und des Lebensalters auch die Annahme dienen, daß die Todesfälle in den dazwischengelegenen Krankheitsgruppen 3–6 (Tuberkulose, Pneumonien, gastrointestinale und renale Infektionen) durch die Erfolge der modernen Medizin wesentlich verringert werden konnten.

Die heutige Verteilung des karzinomatösen Organbefalls – immer dokumentiert an den Todesfällen – zeigt bei der Frau erstmals den Dickdarmkrebs an erster Stelle, während die früher führenden Mamma- und Genitalkarzinome – möglicherweise infolge besserer Früherkennung und Behandlung – als Nr. 2 und 3 rangieren. Beim Mann führt das Bronchialkarzinom vor dem Magen- und Dickdarmkrebs. Zusammen umfassen die vorgenannten Organkrebse bei beiden Geschlechtern (wenn man noch das weibliche, freilich stark rückläufige Magen-Ca hinzurechnet) allein zwei Drittel aller zum Tode führenden Karzinome. Zählt man weitere kleinere Gruppen von Krebstodesfällen (ausgehend von Harnorganen, Pankreas, Speiseröhre, Leber und Gallenwegen etc.) hinzu, ergeben sich insgesamt rund 80% aller

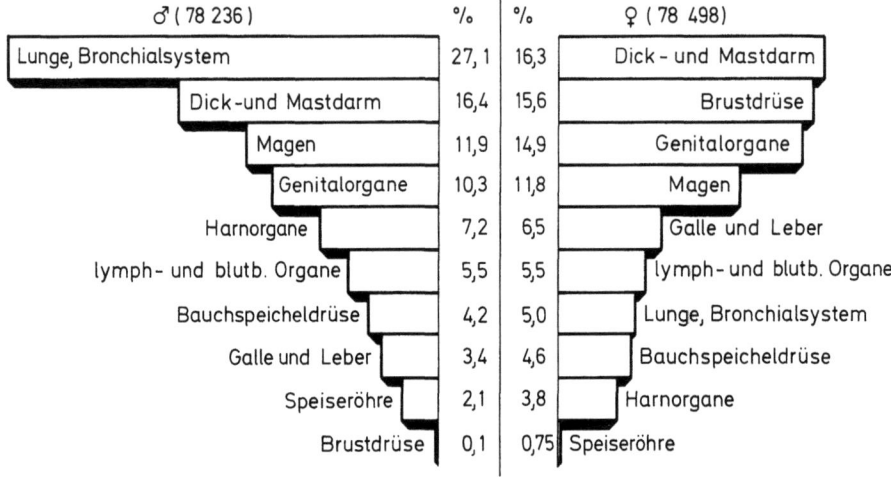

Gesamtzahl aller Todesfälle durch lokalisierte Neubildung 156 734

♂ (78 236)	%	%	♀ (78 498)
Lunge, Bronchialsystem	27,1	16,3	Dick - und Mastdarm
Dick -und Mastdarm	16,4	15,6	Brustdrüse
Magen	11,9	14,9	Genitalorgane
Genitalorgane	10,3	11,8	Magen
Harnorgane	7,2	6,5	Galle und Leber
lymph- und blutb. Organe	5,5	5,5	lymph- und blutb. Organe
Bauchspeicheldrüse	4,2	5,0	Lunge, Bronchialsystem
Galle und Leber	3,4	4,6	Bauchspeicheldrüse
Speiseröhre	2,1	3,8	Harnorgane
Brustdrüse	0,1	0,75	Speiseröhre

Abb. 1. Anteil der häufigsten Krebssterbefälle in der Bundesrepublik Deutschland nach Geschlecht und Organsitz (1980)

Krebslokalisationen, deren Operation heute technisch als gelöst und als Ziel einer chirurgischen Primärtherapie gelten kann. Klinisch dürfte aber die Rate der operablen Krebsfälle niedriger liegen, weil die anatomische Ausdehnung der Geschwulst einen bedeutsamen limitierenden Faktor darstellt.

Zur Klassifikation des Ausdehnungsgrades eines Organtumors wird man am häufigsten die Stadieneinteilung der UICC mit dem TNM-System (T = Tumor, N = Nodulus, M = Metastasis) benutzt, das von den Schweizern Schinz und Zuppinger sowie dem Franzosen Denoix zwischen 1940 und 1950 entwickelt und von dem deutschen TNM-Ausschuß der UICC

Tabelle 1. Schema der TNM-Klassifikation

T Beschreibung der Größe und Lagebeziehungen des Primärtumors
N Aussage über Tumorbefall der regionären Lymphknoten
M Aussage über Fehlen oder Nachweis einer Fernmetastasierung

Grundsätzlich ist zwischen präoperativer und postoperativer Klassifizierung zu unterscheiden. Die Diagnosesicherung (z. B. durch Histologie) wird im zusätzlichen C-Schlüssel festgehalten.

Beispiele einer präoperativen Stadieneinteilung beim Brustkrebs:

T_{1a}, N_0, M_0 — Tumorausdehnung bis zu 2 cm ohne Fixierung an Pectoralisfaszie und/oder Muskel; keine tastbaren homolateralen axillären Lymphknoten; keine nachweisbaren Fernmetastasen

T_{3b}, N_{1b}, M_1 — Tumorausdehnung mehr als 5 cm mit Fixierung an der Pectoralisfaszie und/oder Muskel; tastbare, bewegliche, homolaterale axilläre Lymphknoten, die als befallen betrachtet werden; Fernmetastasen vorhanden

(Springer-Verlag, 3. Auflage 1980) in sehr minutiöser Weise ausgearbeitet wurde. Folgende Ziele werden mit dieser Klassifikation beabsichtigt:

1. Stadiengerechte Festlegung klinischer Ausgangssituationen, die auf reproduzierbaren Meßwerten beruhen.
2. Hierauf basierende kontrollierte Studien, die prognostische Aussagen erlauben und verschiedene Behandlungsverfahren vergleichbar werden lassen.
3. Die Erstellung therapeutischer Empfehlungen, die auf einem multidisziplinären Fundament den bisherigen Behandlungskompromissen eine objektivere Grundlage zu geben versuchen.

Nun hängt die Biologie einer Krebsgeschwulst keineswegs allein vom anatomischen „Staging" ab. Neben Geschlecht, Alter, Dauer und Schnelligkeit des Tumorwachstums kommt auch der Histologie (Grading) eine Bedeutung zu. Differenzierte und weniger differenzierte Geschwülste unterscheiden sich im prognostisch bedeutsamen Grad ihrer Malignität. Besonders übersichtlich liegen die Verhältnisse beim Schilddrüsenkarzinom. Hierbei wurde zu Beginn der 60er Jahre durch die Amerikaner Woolner und Clark (1961) die bisher verwirrende histologische Vielfalt der malignen Strumen vereinfacht und auf den Zelltyp (5 Gruppen) feste Behandlungsrichtlinien justiert, die auch von den deutschen Pathologen, Endokrinologen und Chirurgen anerkannt und weiterentwickelt wurden.

Dieser noch immer gröbere Raster des „Staging und Grading" vermittelt zweifellos prognostische Anhaltspunkte für die globale Überlebenserwartung bestimmter Tumorgruppen. Trotzdem wird auch weiterhin jeder Krebspatient ein individuelles Problem bleiben.

Voraussetzung für den Erfolg einer chirurgischen Behandlung des Krebses ist also dessen lokale Begrenzung ohne Vorhandensein einer lymphogenen oder hämatogenen Metastasierung (z. B. $T_1N_0M_0$). Der Erfassung eines solchen zirkumskripten Tumorstadiums dient seine Früherkennung und Behandlung, die gerade in den letzten Jahren neben den traditionellen Untersuchungsmethoden durch ein ganzes Arsenal neuerer diagnostischer Verfahren verbessert werden konnte. Im einzelnen sind dies:

1. Die konventionellen Röntgen- und Röntgenkontrastverfahren
2. Die Sonographie
3. Die Computertomographie
4. Die ortho- und retrograde Endoskopie
5. Die endoskopische retrograde Cholangio-Pankreatiko-Graphie (ERCP) zur Darstellung von Gallen- und Pankreasgängen
6. Die Angiographie
7. Die Tumormarker (wie Kalzitonin bei medullären Schilddrüsenkarzinomen oder die karzino-embryonale Antigenbestimmung (CEA) bei Kolontumoren.

Die Chirurgie des Krebses, mit deren Hilfe in Indien schon vor 4000 Jahren (Ramajana) Geschwülste exstirpiert wurden, beginnt letztlich erst im vorigen Jahrhundert mit der Einführung von Narkose und Asepsis. Billroths 1881 gelungene Resektion eines Magenkarzinoms bei Theresa Heller war der erste planmäßige Beginn einer viszeralen Geschwulstchirurgie.

Wenn auch der Erfolg dieses Falles – letales Rezidiv nach wenigen Monaten – nur temporär war, so entspricht dies gleichartigen Erfahrungen bis auf den heutigen Tag. Möglich ist eben eine kurative Radikaloperation nur, sofern ein noch lokal begrenztes und metastasenfreies Tumorstadium vorliegt.

Wenn die Heilziffer in den vermeintlich radikalen Fällen so gut wie immer unter 100% liegt, so besagt die Differenz, daß ein beträchtlicher Anteil bei der Operation schon okkult weiter fortgeschritten war. Dies erklärt, daß die 5jährigen Überlebenschancen post.op. zwischen 10–20% beim Magenkarzinom, 50% beim Kolonkarzinom, 70% beim Mammakarzinom und 90% beim Schilddrüsenkarzinom in entsprechender Stadiensituation betragen. Nach Schätzungen kompetenter Onkologen werden jetzt noch immer bei über 60% der Krebskranken operative Behandlungsverfahren (Chirurgie, Gynäkologie, Orthopädie, Neurochirurgie, HNO etc.) als primäre Therapie angewandt, von denen wiederum 30–40%, zum Teil mit Unterstützung der Strahlentherapie, einer Fünfjahresheilung zugeführt werden können. Die Tabelle 2 zeigt eine Reihe von Möglichkeiten für die radikale Tumorchirurgie bei Fehlen metastatischer Herde.

Den Radikaloperationen stehen die palliativen Eingriffe gegenüber, mit denen zwar keine Heilung mehr erreicht werden kann, aber dafür wenigstens eine temporäre Erleichterung der Beschwerden.

Als Beispiel für die ethischen Schwierigkeiten, die bei palliativen Eingriffen auftreten können, sei hier nur auf den doppelseitigen Ureterverschluß bei inoperablem Beckentumor verwiesen. Die ärztliche Wahl liegt zwischen einer finalen stillen Uraemie, die in der Regel zum schmerzlosen Ende in Somnolenz führt, während die operative Harnableitung über eine Ureterostomie oder einen Conduit die „gnädige" Intoxikation aufhält und die Tumorsymptomatologie bald in alter Schwere wieder in den Vordergrund des Bewußtseins rückt.

Tabelle 2. Radikale Eingriffe bei Fehlen metastatischer Herde

a) Exstirpation abgegrenzter Tumoren
b) Entfernung eines krebstragenden Organs (Nephrektomie, Pneumonektomie, Gastrektomie etc)
c) Resektion krebstragender Hohlorgane (Ösophagus, Magen, Kolon)
d) Exstirpation eines tumortragenden Organs mit zugehörigem Lymphabflußgebiet (Monobloc, z. B. Mamma- oder Rektumkarzinom)
e) erweiterte Eingriffe (z. B. Gastrektomie mit Milz, Dickdarm, Pankreas etc.)
f) Amputationen und Exartikulationen bei Extremitätentumoren

Tabelle 3. Palliative Eingriffe bei inoperablem Primärtumor

a) Umleitungsanastomosen (Ösophagus, Magen und Darm)
b) bilaterale Ureterostomie (z. B. bei Beckentumor)
c) Umgehungsanastomose bei Gallengangverschluß (Leber-Pankreas-Ca)
d) Stabilisation bei pathologischer Fraktur
e) regionale Perfusion zur Chemotherapie
f) ablative endokrine Chirurgie (Ovarien, Testes, Hypophyse, Nebennieren)
g) Dekompressionslaminektomie
h) Schmerzchirurgie (Chordotomie etc.)

Daß auch Rezidive operativ noch mit einem gewissen Erfolg angegangen werden können, zeigen die Ergebnisse bei verschieden gelegenen Primärtumoren. Im allgemeinen sind die Ergebnisse günstiger, je länger das Intervall seit der Erstoperation ist. So können die Heilziffern (5 Jahre) der Rezidivoperationen nach primären Eingriffen an der Haut und der Mamma 25% (Schwaiger 1954), am Kolon 30%, am Magen und bei Sarkomen dagegen nur 5% betragen. Ähnlich liegen die Verhältnisse bei Fernmetastasen der Leber, der Lunge und des Gehirns.

„Nicht alle Patienten mit Lebermetastasen sind unheilbar." Diesen kritischen Satz von Stearns (1979) stellte Trede (1982) vor ein Referat über die chirurgische Behandlung dieser Absiedelungen, deren reichlich düstere Prognose nur im Vergleich mit ihrem Spontanverlauf (durchschnittliche Überlebenszeit 16 Monate bei Solitärmetastasen und 3 Monate bei diffusem Befall) bzw. anderen Therapieverfahren (wie arterielle chemotherapeutische Infusionen, Embolisationen etc.) gesehen werden muß. Zur Häufigkeit des Eingriffs ist zu sagen, daß eine Umfrage in der Bundesrepublik Deutschland 1981 nur 278 Metastasenentfernungen erbrachte. Die postoperativen Überlebenszeiten (5 Jahre) bei den günstigeren solitären Absiedlungen werden im allgemeinen mit bis zu 25% angegeben. Voraussetzung zum operativen Eingriff muß selbstverständlich sein, daß allgemeine Kontraindikationen fehlen und ein lokales Rezidiv bzw. anderweitige Metastasen ausgeschlossen sind. Die Lebertransplantation als letzter Ausweg bei diffuser Metastasierung hat gezeigt, daß in Einzelfällen mehrjährige Überlebenszeiten möglich sind (Pichlmayer u. Wolff 1981). Inwieweit technisch aufwendige Apparate zur regionalen Perfusion der diffus durchsetzten Leber (Aigner 1981) erfolgreich sein werden, hängt wohl sehr wesentlich von der Potenz eines erst noch zu entwickelnden Chemotherapeutikums ab.

Sehr ähnlich liegt die Problematik bei den Lungenmetastasen, deren Ausgangstumor meist in der Mamma, der Niere oder in einem Sarkom lokalisiert ist (Vogt-Moykopf, Toomes et al. 1982). Multiple Metastasen senken die operativen Aussichten erheblich, ausgenommen vielleicht bei kindlichen Patienten (z. B. nach Wilms-Tumoren), die gegenüber einer postoperativen adjuvanten Chemotherapie offenbar sensitiver sind. Zur Schonung der Atemreserve sind als Operationsverfahren Teilexzisionen, Enukleationen oder maximal Lobektomien zu bevorzugen. Bilaterale Thorakotomien bei beidseitigem Befall dürften nur im Vergleich mit der sonstigen Lebenserwartung zu rechtfertigen sein. Als transatlantisches Extrem findet sich ein Patient mit 7 Thorakotomien nach primärer Sarkomentfernung und mehrjähriger Überlebensdauer. Die Entfernung solitärer Hirnmetastasen – meist von Karzinomen der Lunge, Mamma oder Niere ausgehend – führt ebenfalls nur zu bescheidenen Ergebnissen. Immerhin erreichen 3–5% der operierten Patienten die Fünfjahresgrenze (Penzholz). Gemessen am Einzelschicksal muß dies im Vergleich zu den ohne Operation 100% verlorenen Kranken wohl doch als ein Erfolg angesehen werden.

Die Verbesserung der operativen Ergebnisse durch zusätzliche Maßnahmen war seit der Jahrhundertwende ein besonderes Anliegen der Chirurgen, wie z.B. von Czerny, dem Präsidenten des 1. internationalen Krebskongresses (1906). Als aussichtsreiche Möglichkeit bot sich damals die neue Radiotherapie von Freund (1896) wegen ihrer punktuellen Angriffsweise an, die in taktischer Hinsicht dem Skalpell in etwa glich. Das Karzinom der Zunge, des Larynx, der Haut oder der Zervix sind einige Hinweise auf den potentiell kurativen Effekt auch bei alleiniger Anwendung der Bestrahlung. Kombinierte operative und radiologische Behandlungspläne waren und sind seitdem Legion und ihre Ergebnisse nicht selten widerspruchsvoll, wobei die technischen Qualitäten der radiologischen Geräte im Laufe der Zeit sicher ebenfalls eine Rolle gespielt haben dürften. Für die Zukunft bedarf es auch hier randomisierter Studien, um Zweifel der Vergangenheit zu mindern.

Als dritte Behandlungsmodalität kam nach Ende des Zweiten Weltkrieges die Chemotherapie hinzu. Die „Bari-Katastrophe" (durch Bombardierung eines mit Kampfstoff beladenen Munitionstransporters) führte zum genaueren Studium der ausgedehnten Vergiftungserscheinungen durch Stickstoff-Lost und zur Entdeckung auch zytostatischer Wirkungen. In Deutschland griff Bauer (1946) den karzinolytischen Effekt schon sehr frühzeitig zur Behandlung von Krebspatienten auf. Ihm folgten später die experimentellen Untersuchungen von Druckrey und Schmähl (um 1950) am Seeigelei und schließlich die klinische Anwendung des synthetischen Endoxans durch Bock und Groß (1963, 1964). Die anfänglich monotherapeutische Behandlung wurde bis heute durch die polytherapeutische Anwendung mehrerer Stoffe ergänzt. Über 300 000 Verbindungen waren schließlich in der Zwischenzeit auf ihre zytostatische Wirkung geprüft worden, wobei sich nur eine Erfolgsquote von etwa 40 karzinolytischen Medikamenten ergab. Hiervon wiederum weisen nur etwa 7% (de Vita) aller malignen Erkrankungen (ALL, Hodgkin, Blutkrebse etc.) einen eindeutigen kurativen Effekt auf. Wegen ihrer systemischen Angriffsweise kann man jedoch auch eine Beeinflussung von ferneren Metastasen – besonders in Mikroform – erwarten. Diese internistische Behandlung des Krebsleidens bietet in Kombination mit der operativen und/oder radiologischen Therapie interdisziplinäre Wege an, die beim kleinzelligen Bronchial-Ca, einzelnen Knochensarkomen oder den Hodentumoren deutliche Ergebnisse erzielt haben. Leider sind dafür andere solide Geschwülste – wie z. B. die starke Gruppe der Gastro-Intestinal-Tumoren – weitgehend chemoresistent. Ihre größten Erfolge hat bislang die kombinierte Behandlung der drei genannten Therapieverfahren im Kindesalter erreicht, indem z. B. bei den Wilms-Tumoren die 5-Jahres-Heilungsrate bei gleichgebliebener Op-Technik und Strahlentherapie durch eine zusätzliche Chemotherapie von früher 10 auf heute bis zu 80% angehoben wurde.

In die gleiche Zeit nach dem Zweiten Weltkrieg fällt die hormonale Behandlung von Mamma- und Prostatakarzinomen, die entweder ablativ (schon von Schinzinger auf dem Deutschen Chirurgen-Kongreß 1889 empfohlen) durch Entfernung der jeweiligen Keimdrüsen oder durch Zufuhr des antiöstrogenen oder antiandrogenen Hormons durchgeführt wurde. Die Wirkung auf die Wiederverkalkung von schmerzhaften Knochenmetastasen beim Mammakarzinom mit Testosteron und auch mit Progesteron (Linder 1946) ist freilich recht passager (Exitus nach etwa 1–2 Jahren). Auf gleicher Ebene lagen beim Brustkrebs die palliativen Eingriffe mit der Ausschaltung der Hypophyse durch Koagulation bzw. Isotope (Bauer 1949, 1955) oder der Nebennieren (Ehlers 1956). Demgegenüber konnten beim Prostatakarzinom Schmerzfreiheit und Überlebenszeiten von vielen Jahren erzielt werden. Diese hormonale Therapie ist ein beispielhaftes Modell für die Möglichkeit, durch Tierexperimente Rückschlüsse auf vergleichbare Erkrankungen beim Menschen zu ziehen. Nicht umsonst hat Huggins als dritter Chirurg für diese bahnbrechende Leistung 1966 den Nobelpreis erhalten.

Lassen interdisziplinäre Kombinationen der operativen Krebsbehandlung mit Radio- und Chemotherapie (ein weiterer Durchbruch mit Hilfe der Immunotherapie steht bisher noch aus) Verbesserungen einiger Heilergebnisse feststellen, so haben in den letzten 30 Jahren auch rein chirurgische Verfahren die postoperative Überlebenszeit bei Krebsen der Mamma, des Kolon und Rektum, der Prostata, der Schilddrüse etc. erheblich verlängert. Verantwortlich hierfür dürfte die Verfeinerung der Operationstechnik zusammen mit den Fortschritten der Gefäß-, Transplantations- und Mikrochirurgie sein. Ebenso wichtig waren mindestens aber die prä- und postoperative Anwendung des Blutersatzes, der Antikoagulantien, der Antibiotika, der Hyperalimentation sowie der Physiotherapie.

Im Fluß befinden sich weitere chirurgische oder halbchirurgische Methoden zur Bekämpfung des Krebses. Hierzu gehören:

1. Die arterielle regionale Perfusion, die Creech 1957 mit Hilfe einer Herz-Lungen-Maschine initiierte. Durch die Isolation der Tumorregion ge-

genüber dem übrigen Organismus wurden toxische Schädigungen des hä-
mopoetischen Systems durch die benutzten Chemotherapeutika vermieden.
Neuerdings wird die Methode mit der Hyperthermie gekoppelt. Dem Ausspruch von Creech: „we have the technique, but not yet the right drug" ist
wohl zuzustimmen. Derselbe Eindruck hat wohl die Zurückhaltung in der
BRD lange Zeit bestimmt, bis erst in den 70er Jahren in Erlangen, Gießen
und Heidelberg das Verfahren aufgenommen wurde.

2. In der Behandlung des Nierenkarzinoms stellt die Katheterembolisa-
tion eine palliative Bereicherung dar. Im Jahre 1973 hatte erstmals Alm-
gard menschliche Nierentumoren mit Muskelhomogenisat embolisiert und
danach eine Verminderung des Tumorwachstums infolge der Gefäßverle-
gung festgestellt. Die Indikation zur Embolisation wird vorwiegend bei inoperablen und/oder metastasierenden Tumoren zur Bekämpfung von Blutungen gestellt. Die Erfahrungen konnten von einer Reihe deutscher Urologen bestätigt werden (Klosterhalfen, Schmiedt, Rothauge et al. 1976) mit
der wesentlichen Unterstützung „terrainkundiger" Radiologen. Auch vas-
kularisierte Tumoren andernorts (Gastrointestinaltrakt, Lunge, Nasopha-
rynx, Retroperitoneum etc.) haben sich als lohnendes Ziel erwiesen.

3. Als weitere Möglichkeiten für eine Entwicklung in der Zukunft bietet
sich der Ausbau der Krebsbehandlung mit Isotopen (Implantation – Penzholz u. Sturm 1981), mit der Kryochirurgie, dem Laser oder der alten Elek-
trokoagulation (z. B. durch Verkleinerung des operativen Eingriffes beim
Rektumkrebs in hohem Alter). Auch die Immundiagnostik und -therapie
verdient prinzipielle Beachtung (Herfarth et al. 1979). Auf das letztere Ar-
mamentarium – mit dem Namen „Krebsserum" belegt – setzte schon Czerny unter dem Eindruck der Erfolge von Ehrlich und Behring um die Jahrhundertwende seine Hoffnung, nachdem die Kombination von Chirurgie
und Radiotherapie seine Erwartungen ebenfalls so wenig erfüllt hatte.

Auf die primäre Krebsbehandlung folgt die langfristige Nachsorge, die
in bestimmten Zeitintervallen die Patienten zur Kontrolluntersuchung
bringt. Hauptanliegen ist einmal die Feststellung einer spezifischen Folge

Tabelle 4. Postoperative Nachsorge nach Radikaloperation eines kolorektalen Karzinoms in
3–6monatlichen Intervallen (modifiziert nach Winkler)

I	postoperative Anamnese klinische Untersuchung Rektoskopie CEA, BSG, Blutbild	III	Sonogramm und CT der Leber je nach Indikation Skelettszintigramm, Angiogramm
II	Keatinin, Elektrolyte Thoraxaufnahme Röntgen gastro-intestinal Koloskopie Pyelogramm Harnstrommessung	IV	Anstieg des CEA → second look

durch die Operation (Narbenhernie, Stomaprolaps etc.) und zum anderen die frühzeitige Entdeckung von Rezidiven und Metastasen, um diese gegebenenfalls noch einmal operativ oder radiotherapeutisch anzugehen. Als Beispiel das Überwachungsschema für einen Patienten mit einem operierten Kolonkarzinom. Interessant ist dabei ein neuer Aspekt der weitgehend aufgegebenen „second look-operation" von Wangensteen, der 1 bis 2 Jahre nach der primären Operation eine erneute Laparotomie zur Suche nach asymptomatischen Rezidiven durchführte. Die Versagerquote war dabei natürlich groß. Diese Situation vermag sich jetzt aber zu ändern, wenn ein Anstieg des Tumor-Markers CEA eine zeitgerechte Indikation zu einem Zweiteingriff abgibt (Herfarth 1980).

Neben der medizinisch-somatischen Nachbehandlung erscheint auch die soziale und berufliche Rehabilitation von großer Bedeutung, um den Lebenswert des Krebskranken ebenso wie seiner Familie zu erhöhen. Für ihn bedeutet ja der Aufenthalt im Krankenhaus ebenso wie in der ambulanten Nachsorge häufig eine erhebliche Milieuveränderung, deren wesentlichstes Merkmal in einem Gefühl der weitgehenden Überantwortung an die technisch-apparative Medizin bestehen kann. Vordringlich ist daher, daß die Umwelt des Kranken so menschlich wie möglich beibehalten wird. Hierfür dürfte zusätzlich zu dem behandelnden humanitären Arzt auch für den begabten und erfahrenen Psychosomatiker oder Psychologen ein das somatische Behandlungsziel sinnvoll ergänzendes Aufgabenfeld vorhanden sein. Die Einrichtung einer solchen speziellen psychosozialen Einheit für Krebskranke, wie sie an der Heidelberger Chirurgie unter Sellschopp 1978 eröffnet wurde, bietet eine wichtige Beurteilungsmöglichkeit für den Modellcharakter einer wertvollen Zusatzform in der Krebsbehandlung.

Zur Zeit vermag die operative Chirurgie bei den soliden Tumoren gegenüber anderen Disziplinen bei weitem die höchste Heilchance zu erzielen. Die moderne Tumorbehandlung verlangt jedoch eine interdisziplinäre Zusammenarbeit mit den konservativen Fächern, um einen optimalen Heilplan zu erstellen. Aus diesem Grund haben sich an Universitäten und Großkrankenhäusern in zunehmendem Maße onkologische Arbeitskreise (in Heidelberg seit 1966) entwickelt, die unter Einbeziehung der niedergelassenen Ärzte als nächste Stufe die Realisation einer Reihe von Tumorzentren abgegeben haben. Eine wesentliche Aufgabe ist die erstrebenswerte Präzision einer multidisziplinären Krebstherapie, wie sie durch die einschlägigen Spezialisten für das karzinomatöse Organ aufgrund ihrer Erfahrung und randomisierter Studien zu erstellen sind.

Zur Vertiefung des fachbezogenen Wissens um den Krebs besteht in der Deutschen Gesellschaft für Chirurgie seit 1976 eine chirurgische onkologische Arbeitsgemeinschaft. Symposien und Richtlinien zur standardisierten Diagnostik und Therapie sind wesentliche Instrumente in diesem Aufgabenbereich. In den USA sind sogar Bestrebungen im Gange, einen onkologischen Chirurgen als eigenen Facharzt zu etablieren. Diese Frage ist jedoch drüben noch nicht endgültig beschlossen und wird auch bei uns vorerst noch zurückhaltend beurteilt. Der Allgeméinchirurg soll vielmehr der Krebschirurg schlechthin bleiben, sofern der Tumor nicht ein Organ betrifft, dessen routinemäßige Fürsorge bei einem anderen Spezialchirurgen (Neurochirurg, Urologe u. a.) liegt. Trotzdem erscheint es nützlich, auch in Deutschland den Allgemeinchirurgen eine spezielle onkologische Abrundung zu ermöglichen. Gedacht wird an eine 1 bis 2jährige Zusatzausbildung, in der einmal Kenntnisse in der operativen Technik der häufigsten

Tabelle 5. Weiterbildung in chirurgischer Onkologie

1. Epidemiologie und Tumorpathologie
2. Tumorklassifikation (TNM, DUKES etc.)
3. Multidisziplinäre Therapieplanung
4. Diagnostik und Differentialdiagnose
5. Organbezogene, stadiengerechte Chirurgie
6. Beurteilung adjuvanter Radio- und Chemotherapie
7. Rezidiv- und Metastasenchirurgie
8. Nachsorge und Rehabilitation
9. Statistik und Dokumentation
10. Onkologischer Arbeitskreis

Organtumoren vermittelt und weiterhin interdisziplinäre Erfahrungen entsprechend dem Katalog auf Tabelle 5 vermittelt werden. Ziel dieser onkologischen Weiterbildung für eine interessierte Zahl von Allgemeinchirurgen ist die Verbesserung der gesamten Krebstherapie, die selbst keineswegs monopolisiert werden soll.

Hinsichtlich der anzustrebenden interdisziplinären Krebstherapie steht es zu erwarten, daß Chirurgen mit speziellen onkologischen Kenntnissen besonders geeignet sind, mit den Kollegen anderer Fachgebiete zu kooperieren. Es kann daher nur begrüßt werden, daß auch Radiologen, Internisten, Gynäkologen und Vertreter anderer Disziplinen (HNO, Pädiater und Grundlagenforscher) ebenfalls ihre eigenen Arbeitsgemeinschaften gegründet haben, um die intra- und interdisziplinäre Arbeit zu fördern. Die Rückkopplung mit den Chirurgen muß dann in der täglichen Arbeit im Krankenhaus ebenso wie im wissenschaftlichen Austausch in Konferenzen etc. erfolgen. So würde die optimale Anwendung des vorhandenen Wissens dem Krebskranken am ehesten zugute kommen, weil zusammen mit der hohen operativen Erfolgsquote noch eine zusätzliche Verbesserung durch die kombinierte Therapie der 3 Behandlungsmodalitäten erreicht werden dürften.

Mund-, Kiefer-, Gesichtschirurgie

G. Pfeifer

Geschichtlicher Rückblick

Die historischen Wurzeln der Mund-Kiefer-Gesichtschirurgie liegen in der allgemeinen Chirurgie sowie in der Zahn-, Mund- und Kieferheilkunde mit ihren beiden über 100 Jahre alten wissenschaftlichen Gesellschaften. Bis zum Ende des 2. Weltkrieges haben drei Strömungen die Entwicklung unseres Fachgebietes unterhalten und gefördert: die zunehmende Spezialisierung in der allgemeinen Chirurgie, die traumatologischen Anforderungen im Mund-Kiefer-Gesichtsbereich in und nach zwei Weltkriegen sowie der Anspruch der Zahnärzte als zahlenmäßig größte Gruppe der Heilberufe auf eine facheigene leistungsfähige klinisch-operative Disziplin.

Dieser Anspruch ergab sich aus neuen Aufgaben einer besseren Krankenversorgung in enger Zusammenarbeit mit anderen zahnmedizinischen Fächern (Kieferorthopädie, Zahnersatzkunde, Zahnerhaltungskunde), aus der Bereitstellung von entsprechenden Patienten für die Lehre und aus der Notwendigkeit, Studenten schon vor der Approbation chirurgische Grundkenntnisse und chirurgisch-handwerkliches Können mitzugeben, da anders als in der Medizin für Zahnärzte keine chirurgische Weiterbildungszeit vorgeschrieben ist. Für diese Zwecke entstanden vor und zwischen den beiden Weltkriegen die ersten Bettenabteilungen in Zahn-, Mund- und Kieferkliniken.

Diese historische Entwicklung kommt auch in der Traditionspflege der deutschen Mund-Kiefer-Gesichtschirurgie zum Ausdruck, in der die Pionierleistungen von unterschiedlichen beruflichen Vorfahren gewürdigt werden:

1. Chirurgen mit besonderen Verdiensten um operative Fortschritte am Kopf, in der Unfallchirurgie und in der plastischen und rekonstruktiven Gesichtschirurgie (v. Graefe, Dieffenbach, v. Langenbeck, v. Eiselsberg, Esser, Klapp, Joseph, König, Lexer, Kirschner);

2. erfahrene Chirurgen nach ihrem Fachwechsel in Zahn-, Mund- und Kieferkliniken mit der Aufgabe, ihr chirurgisches Können und Wissen diesem damals jungen Fach nutzbar zu machen (Partsch, Williger). Man-

che von ihnen haben noch als Hochschullehrer eine zahnärztliche Ausbildung nachgeholt (Lindemann, Axhausen, Rosenthal, Schmidhuber, Brosch);

3. Zahnärzte, die als chirurgische Autodidakten infolge besonderer Zeit- oder Ortsverhältnisse über ihr Fachgebiet hinausgewachsen sind (Ganzer: Einführung der Rundstiellappenplastik im 1. Weltkrieg; Ernst: Lippen-Kiefer-Gaumenspaltchirurgie; Bruhn: Kieferorthopädische Chirurgie);

4. Fachärzte für Zahn-, Mund- und Kieferkrankheiten, die Zahnmedizin und Medizin entweder gleichzeitig oder nacheinander studiert und eine chirurgische Weiterbildung erworben haben (Reinmöller, Pichler, Wassmund, Hofer, Schuchardt, Trauner, Reichenbach, Ritter, Rehrmann u. a.);

5. Ärzte und/oder Zahnärzte, die teil- oder zeitweise chirurgisch tätig waren und großen Einfluß auf die Entwicklung unseres Fachgebietes hatten (Euler, Häupl, Pflüger, Hoffmann-Axthelm, Wolf, Kranz, Fröhlich u. a.).

Diese heterogene Entwicklung hat dazu geführt, daß heute ein angehender Mund-Kiefer-Gesichtschirurg sowohl in den klassischen allgemeinchirurgischen Arbeitsgebieten (Traumatologie, embryonale Fehlbildungen, Onkologie, Nerven- und Gefäßchirurgie, septische Chirurgie, regionale plastische und Wiederherstellungschirurgie) als auch in den fachspezifischen Aufgaben geschult wird (dento-alveoläre Operationen, kieferorthopädische Chirurgie, Kiefergelenkchirurgie, präprothetische Chirurgie, Implantologie).

Nachkriegsentwicklung

1951 wurde die Deutsche Gesellschaft für Mund-, Kiefer- und Gesichtschirurgie als wissenschaftliche Vereinigung für Deutschland, Österreich und die Schweiz von Fachärzten für Zahn-, Mund- und Kieferkrankheiten gegründet, die sich 1950 zu einem Berufsverband der Mund-Kiefer-Gesichtschirurgen für das Gebiet der Bundesrepublik Deutschland zusammengeschlossen hatten. Mitglieder aus der Deutschen Demokratischen Republik sind vor 15 Jahren leider ausgeschieden. 1982 hatte der Berufsverband 300, die wissenschaftliche Gesellschaft der drei westlichen deutschsprachigen Länder 500 Mitglieder.

Nach der Weiterbildungsordnung umfaßt Mund-Kiefer-Gesichtschirurgie die Behandlung von Fehlbildungen, Erkrankungen, Verletzungen, Funktionsstörungen und allen Anomalien der Form im Bereich des Gesichts, des Kauschädels und der Mundhöhle sowie ihre wissenschaftlichen Grundlagen. Voraussetzung dafür ist die Doppelapprobation als Arzt und Zahnarzt, eine vierjährige Weiterbildungszeit mit Anrechnung von Teilzeiten in Chirurgie, Hals-Nasen-Ohrenheilkunde oder Anästhesiologie/Intensivmedizin. Bei Eignung kann die Zusatzbezeichnung „Plastische Operationen" in einer mindestens zweijährigen Weiterbildung erworben werden.

Die große ästhetische Bedeutung und Verantwortung sowie funktionelles Verständnis bei Eingriffen im Gesicht bringen es mit sich, daß die regionale plastische und rekonstruktive Chirurgie von Anfang an zum Weiterbildungsprogramm gehört. Die Operationsgruppen beider Programme sind identisch, sie unterscheiden sich allerdings in den Anforderungen und im Schwierigkeitsgrad.

International haben sich die Mund-Kiefer-Gesichtschirurgen 1970 zur "Euopean Association for Maxillo-Facial Surgery" zusammengeschlossen (E.A.M.F.S.). Der europäische Fachkongreß findet dreisprachig alle 2 Jahre statt (englisch, französich, deutsch), zuletzt 1982 in Hamburg, 1984 in Paris, 1986 in Madrid, 1988 in Athen, 1990 in Brüssel. Offizielles Publikationsorgan der Europäischen Gesellschaft ist das 1972 von Obwegeser gegründete *Journal of Maxillo-Facial Surgery*.

Die Vorträge der Jahrestagungen der Deutschen Gesellschaft für Mund-, Kiefer- und Gesichtschirurgie sind seit 1954 in der Jahrbuchreihe *Fortschritte der Kiefer- und Gesichtschirurgie* enthalten. Unter ihrem Mitgründer und jahrzehntelangem Herausgeber Schuchardt repräsentieren diese Jahrbücher die Grundlagen, Entwickung und Fortschritte auf diesem Gebiet in den deutschprachigen Ländern.

Seit 1977 erscheint als Periodikum die von Becker gegründete und fortgeführte *Deutsche Zeitschrift für Mund-, Kiefer- und Gesichtschirurgie*.

Wesentlichen Anteil an den großen Fortschritten der Mund-Kiefer-Gesichtschirurgie in den vergangenen 30 Jahren hat die Entwicklung der Anästhesiologie. Mit Einführung der Intubationsnarkose sind frühere Nachteile und Risiken verringert oder ausgeschaltet und damit günstigere Operationsbedingungen geschaffen worden, die sich im Zusammenhang mit anderen medizinischen und technischen Fortschritten auf folgenden Gebieten besonders deutlich ausgewirkt haben.

Traumatologie

Bei unkomplizierten Kieferbrüchen und Zahnverletzungen hat die konservative Sofortversorgung mit dentalen Schienenverbänden ihre Bedeutung behalten. Eine bessere Schienenstabilität und Sicherung des Abstandes vom Zahnfleisch – Nachteile der früher üblichen Sauer-Schienen – wurde durch die Versteifung mit selbsthärtendem Kunststoff erreicht (Drahtbogenkunststoffschiene, Schuchardt 1954).

Aber auch bei schweren Verletzungen ohne zerebrale Komplikationen ist die Sofortversorgung infolge der Verbesserung der Röntgendiagnostik (Schichtaufnahmen, Computertomographie), der Anästhesiologie und des Infektionsschutzes (Antibiotika) mit dem Ziel einer primären Knochenbruchheilung zur Methode der Wahl geworden. Dazu trugen auch die Häufigkeitszunahme und die Verschiebung des Schweregrades bei, denn Unterkieferbrüche haben um das Dreifache, Mittelgesichtsbrüche um das Fünffache und kombinierte Mittelgesichts-Unterkieferbrüche um das zehnfache in den letzten 30 Jahren zugenommen.

Die operative Frakturversorgung wurde um eine Systematik der Drahtosteosynthesen (Schwenzer 1967) und die Einführung von Plattenosteosynthesen bereichert. Luhr hat 1970 im Tierversuch die primäre Ossifikation von Fragmenten ohne Umweg über Kallus und Faserknochen nachgewiesen (Sequenzmarkierung) und ein Plattensystem für die funktionsstabile Kompressionsosteosynthese bei Unterkieferfrakturen entwickelt. Auch andere Systeme haben sich klinisch bewährt (Spiessl u. Schroll 1972; Schilli u. Niederdellmann 1973; Becker u. Machtens 1975).

Für die lagestabile Osteosynthese von Mittelgesichtsfrakturen sind Miniplatten eingeführt (Härle u. Düker 1976; Schilli et al. 1977) und inzwischen von den meisten MKG-Kliniken übernommen worden. Kopfgipsverbände (Gipshüte) mit Gestängen (Hirschgeweih) zur extraoralen Fixierung gebrochener Oberkiefer sind im Verlaufe der letzten 20 Jahre überflüssig geworden; die stationäre Behandlungszeit wurde damit stark verringert. Als neuer Frakturtyp in der Nachkriegszeit wurde die Stanzfraktur des Augenbodens (blow-out-Fraktur) bei intaktem Orbitalrand nach isoliertem Schlag auf den Augapfel und seinem Ausweichen in Richtung Kieferhöhle erkannt. Die Therapie besteht in der Reposition und Wiederherstellung des Augenbodens, ggf. mit Hilfe von allo-, homo- oder autologem Material.

Fortschritte der Behandlung von Zahnverletzungen betreffen Wurzelfrakturen und Totalluxationen. Bei Schräg- und Querfrakturen in der Wurzelmitte von Frontzähnen werden die Fragmente nach Aufklappung unter Sicht komprimiert und verschraubt. Die über die Wurzelspitze hinausragende Schraube gibt als Wurzelverlängerung einen zusätzlichen Halt im Knochen. Bei mehrwurzligen Zähnen kann die nicht im Bruchspalt stehende Wurzel durch Hemisektion (Zahnteilung) erhalten werden. Ausgedehnte Untersuchungen über replantierte Zähne haben in Abhängigkeit vom vital gebliebenen Parodontium nur eine begrenzte Verweildauer erkennen lassen. Devitale Wurzelteile werden vom Kieferknochen resorbiert. Als Alternative werden deshalb seit 5 Jahren von vielen deutschen Kliniken in einem Großversuch bei intakten Zahnalveolen Keramikwurzeln aus Aluminiumhydroxyd eingesetzt (Tübinger Sofortimplantat, Schulte 1980). Nach Einheilung wird die Zahnkrone in die Keramikwurzel eingeschraubt. Die Fünfjahreserfolgsquote wird mit 80% angegeben.

Für D-Arztverfahren ist die Kenntnis der seit 1970 international gültigen EDV-gerechten neuen zweistelligen Bezifferung der bleibenden Zähne und der Milchzähne nützlich.

Weichteilwunden im Gesicht werden nach Möglichkeit wegen der guten Durchblutung ohne Wundrandexzision primär versorgt. Bei Verletzungen von Ästen des N. fazialis ohne Substanzverlust erfolgt durch mikrochirurgische Faszikelnähte die Wiedervereinigung der Nervenstümpfe, Defekte werden auf die gleiche Weise mit einem freien autologen Nerventransplantat überbrückt. Amputierte Gesichtsweichteile können bei günstigen Voraussetzungen ebenfalls mikrochirurgisch wieder replaziert werden.

Korrekturen von Unfallnarben im Gesicht führen mit Hilfe unterschiedlicher Schnittmuster unter Orientierung an Spannungs- und Faltenlinien zu ästhetisch unauffälligen Resultaten. Bei flächenhaften Verbrennungsnarben im Gesicht läßt farbgleiches Rundstiellappengewebe vom seitlichen hinteren Hals der mimischen Muskulatur größeren Spielraum als die mit Schrumpfung einheilenden freien Spalthaut- oder Vollhauttransplantate.

Über das Fachgebiet hinausgehende Fortschritte in der Traumatologie sind die viel enger gewordene Teamarbeit chirurgischer Nachbardisziplinen und die Für- und Nachsorge von Patienten in Intensiv- bzw. Überwachungseinheiten.

Onkologie

Die Behandlung des Plattenepithelkarzinoms der Mundschleimhaut ist das onkologische Hauptproblem der Mund-Kiefer-Gesichtschirurgie. Nach dem Kriege wurde diese Geschwulst operiert und/oder röntgenbestrahlt. Da die interdisziplinäre Zusammenarbeit und der Erfahrungsstand in unserem jungen Fach unterschiedlich waren, wurde von unseren wissenschaftlichen Gesellschaften 1968 ein deutsch-österreichisch-schweizerischer Arbeitskreis (DÖSAK) für Tumorprobleme gegründet (Spiessl, Fries). Er zog Bilanz und bemüht sich seitdem auch auf jährlichen Tagungen um eine Koordinierung der Grundlagenforschung, der Dokumentation, der Früherkennung und der Therapie mit dem Übergang von retrospektiven zu prospektiven Untersuchungen.

Bei der Beurteilung der Leukoplakie als Präkanzerose der Mundhöhle herrschte lange Zeit eine therapeutische Unsicherheit; heute werden klinisch drei Formen unterschieden: die *einfache* oder *homogene* Leukoplakie rechtfertigt Abwarten und konservative Behandlung; die *gefleckt-verruköse* Form erfordert eine baldige histologische Klärung, die *gefleckt-erosive* Leukoplakie ist sogar oft schon ein beginnendes Karzinom. Entscheidend für das therapeutische Vorgehen ist der histologisch ermittelte Dysplasiegrad als Maß der malignen Entartung (geringe oder keine – mittelgradige – hochgradige Dysplasie; Burkhardt u. Maerker 1981).

Für die prätherapeutische Klassifikation bereits manifester Tumoren (TNM) wurden bis 1973 4 Stadien verwendet. Seitdem gilt vor allem aus therapeutisch-prognostischen Gründen in unserem Fachgebiet eine 3-Stadien-Einteilung: T_1 = Durchmesser 0–2 cm, T_2 = Durchmesser 2–4 cm, T_3 = Durchmesser über 4 cm.

Das Therapiekonzept besteht bei T_1-Tumoren nach intraoperativer Schnellschnittdiagnostik in der Radikaloperation, bei Risikolokalisation sowie bereits vergrößerten Lymphknoten mit Ausräumung der regionären Lymphabflußwege im Sinne einer En bloc-Resektion. Bei histologischem Nachweis von Metastasen im Bereich der Lymphabflußwege folgt dem Eingriff eine Strahlentherapie (Rehrmann 1954; Spiesst 1966; Scheunemann 1974).

Für T_2- und T_3-Stadien werden prinzipiell zwei Behandlungsarten angewendet: Chirurgie/Bestrahlung bzw. Chemotherapie/Chirurgie oder als Alternative z. B. bei Operationsverweigerung Chemotherapie/Bestrahlung.

Wegen der Sensibilität von verhornenden Plattenepithelkarzinomen auf Bleomycin und der günstigen Gefäßanatomie am Kopfe erfolgte bis 1977 die Chemotherapie intraarteriell. Da aber nach szintigraphischen Untersuchungen dieselbe Anreicherung des Zytostatikums im Tumor auch auf intravenösem Wege zu erreichen ist, werden in den letzten 4 Jahren Bleomycin sowie Methotrexat und Vincristin in 3 Zyklen mit einigen Tagen Pause dazwischen durch einen zentralen Venenkatheter appliziert. Nach Normalisierung der Leukozytendepression kann dann etwa 2 Wochen später eine Radikaloperation angeschlossen werden.

Die Prognose der Therapie des Mundhöhlenkarzinoms wird von vorn (Lippen) nach hinten (Mundboden, Zungengrund) schlechter. Im Durchschnitt lag die Überlebensquote bei über 1300 Patienten aus den drei westlichen deutschsprachigen Ländern nach 5 Jahren für T_1-Stadien bei über 70%, für T_2-Stadien bei 30–40% und bei T_3-Tumoren unter 30%. Das Randomisierungsschema wird mit Rücksicht auf individuelle Faktoren elastisch gehandhabt.

Die Wiederherstellung von Form und Funktion bei Tumordefekten erfolgt nach Möglichkeit sofort mit Gefäßstiellappen vom Kopf oder vom Stamm (Myokutanlappen). Knochendefekte werden im Oberkiefer zunächst belassen, mit Spalthaut ausgekleidet und epi- bzw. prothetisch versorgt, meistens in Verbindung mit einer an den Zähnen verankerten Kunststoffplatte. Im Unterkiefer werden Resektionslücken mit Metallplatten überbrückt und später mit autologem Knochen aufgefüllt. Beim Zungenkarzinom wird nach der Resektion eine Restzunge geformt. Wenn motorische Nerven reseziert werden müssen, erfolgt im Bereich der Nn. fazialis und accessorius die mikrochirurgische Rekonstruktion. Als Transplantate werden sensible Nerven aus dem Kopf-Halsbereich oder vom Bein verwerdet.

Bei gutartigen und den sogenannten semimalignen Tumoren (Basaliom, Ameloblastom) wird im Falle klarer Verhältnisse die Sofortrekonstruktion bevorzugt. Bei zweifelhaftem Befund wird der Defekt zur besseren Beobachtung für mindestens 3 Jahre belassen. Wenn er auffällig ist, wird er durch eine Epithese abgedeckt, die so haut- und formähnlich aus Kunststoff gestaltet werden kann, daß der Unterschied zur gesunden Umgebung nur bei genauer Betrachtung auffällt.

Teratologie

Lippen-Kiefer-Gaumenspalten. Die Ausgangslage in der Spaltchirurgie nach dem 2. Weltkrieg war ein 100jähriges chirurgisches Erfahrungswissen mit der Erwartung guter Resultate. Systematische Langzeituntersuchungen fehlten. Deren Notwendigkeit nach Eingriffen im Vorschulalter wurde deutlich, nachdem vor mehr als 30 Jahren Ritter und Rosenthal über unbefriedigende und erschreckende Spätergebnisse bei Jugendlichen berichtet hatten. Damit kamen auch die Grundlagenforschung, die kritische Überprüfung der Therapiekonzepte und die Befunddokumentation in Bewegung. Drei internationale Hamburger Symposien über die Gruppe der zweithäufigsten Fehlbildungen des Menschen in den Jahren 1954, 1964 und 1979 reflektieren diese Entwicklung (Pfeifer 1981).

Die großen chirurgischen Fortschritte in dieser Zeit sind das Ergebnis einer systematischen Dokumentation vom präoperativen Befund bis zum Ende des Wachstums nach 20 Jahren (Klassifikation, Morphologie der Spaltumgebung, Kiefermodelle, Fotos, Röntgenbilder, Tonbänder der Sprachresultate) im Rahmen einer regelmäßigen nachgehenden Fürsorge mindestens im 4., 8., 12. und 16. Lebensjahr, besser noch in kürzeren Zeitabständen.

Die Ergebnisse von präoperativen morphologisch vergleichenden Untersuchungen haben die vor 1945 geführte Diskussion beendet, ob Spalten primär durch Ausbleiben der Nasenbodenbildung oder sekundär durch Einriß entstehen (Veau, Axhausen). Beides ist möglich. An jedem Säugling weisen Merkmale an den Spalträndern darauf hin (Unterschiede des Lippenrot- und Muskulaturverlaufes, der Spaltbreite, der Zahnanlagen, der Kieferstümpfe, des Septums und der Velumhälften). Diese Unterschiede im Zusammenhang mit Spaltformen finden in morphologischen Reihen Platz (Aplasie – Hypoplasie – Normoplasie – Hyperplasie und Dysplasien); sie sind die morphologischen Grundlagen der Spaltchirurgie geworden (Pfeifer 1963). Wir wissen heute bei jedem Kind, ob an den Spalträndern extrem sparsam umgegangen werden muß (Primärspalten) oder ob, wieviel und wo an den Spalträndern Gewebe wegzunehmen ist (Sekundärspalten).

Auch andere Entwicklungsstörungen als Spalten kommen mit einem Gewebedefizit oder -überschuß vor – leider im Gesicht nicht so gut erkennbar wie die Unter- oder Überzahl von Fingern und Zehen. Die chirurgische Konsequenz daraus ist eine Individualisierung der Behandlungszeiten und

-methoden mit großer Variationsbreite unter Berücksichtigung bewährter Prinzipien. Mit Spätergebnissen als Maßstab ist die Prognose in der Spaltchirurgie nun kalkulierbar geworden.

Erstoperationen. Die Primärtherapie erfolgt unter diesen Aspekten im Vorschulalter nicht schematisch, sondern in Abhängigkeit von Nachuntersuchungsbefunden im Jahresabstand. Lippenspalten ohne/mit Kieferspalten werden im 4. bis 6. Lebensmonat verschlossen, Velumspalten ebenfalls im 1. Lebensjahr. Totale Gaumenspalten werden der Breite und Umgebung entsprechend später operiert. Zum Schulbeginn sollte die Primärbehandlung mit gutem ästhetischen und funktionellen Resultat abgeschlossen sein.

Eine systematische präoperative kieferorthopädische Plattenbehandlung mit Beginn wenige Tage oder Wochen nach der Geburt führt zu einer Verschmälerung der Spalte und zu einer günstigeren Position der Kieferstümpfe bis zur Erstoperation (Hotz 1973).

Für die Lippenplastik konkurrieren drei Verfahren: lineare Schnitte, Winkelschnitte und Wellenschnitte. Da bei 5000 dokumentierten Patienten der Nordwestdeutschen Kieferklinik alle wichtigen Handschriften europäischer Spaltchirurgen dieses Jahrhunderts vertreten sind, läßt sich aus den Spätresultaten ableiten, daß Wellenschnitte den Differenzen der Spaltumgebung am besten gerecht werden und mit Abstand am häufigsten zu einer symmetrischen, unauffälligen Oberlippe geführt haben, bei doppelseitigen Lippenspalten unter der Voraussetzung, daß sie einzeitig verschlossen worden sind (Schmitz 1979).

Kieferspalten sind erst in den letzten 50 Jahren erkannt und therapeutisch berücksichtigt worden. Das definitive Behandlungsziel nach dem Durchbruch der bleibenden Zähne ist ein Alveolarkamm, dem die Knochenspalte nicht mehr angesehen werden kann. Dieses Ziel wird heute in enger chirurgisch-kieferorthopädischer Zusammenarbeit mit festsitzenden Geräten an den Zähnen (Multibandapparatur) oder – seltener – herausnehmbaren Platten und einer Auffüllung der Kieferspalte(n) mit autologem Knochen (Beckenkammspongiosa) erreicht. Es wird noch diskutiert, ob dafür bei der Primäroperation im 1. Lebensjahr das Offenlassen der Kieferspalte, der ein- oder zweischichtige Weichteilverschluß oder die Überbrückung mit Knochen (primäre Osteoplastik) die beste Vorbereitung ist. Die vor 25 Jahren mit von Deutschland ausgegangene primäre Osteoplastik (Schmid, Schrudde und Stellmach, Schuchardt und Pfeifer) hat nicht das gehalten, was wir uns anfangs versprochen hatten, denn der Knochen wächst nicht mit und ist am Ende des Wachstums zu einer dünnen Lamelle geworden, in die nicht – wie ursprünglich erhofft – Zahnkeime einwandern. Andererseits ist bei doppelseitigen Spalten eine frühzeitige Abstützung des mobilen Zwischenkiefers kaufunktionell von großem Nutzen. Auch Zwischenlösungen wie die Knochenimplantation im 5. Lebensjahr oder im

Wechselgebiß lassen noch kein endgültiges Urteil zu. Die sekundäre Osteoplastik nach Durchbruch der bleibenden Zähne ist zu einem Routine[ver]ver-
fahren der Spaltchirurgie geworden.

Auch die Velum- und Gaumenplastik hat seit dem Ende des Krieges
methodische Veränderungen erfahren. Prinzipiell sind sowohl mit der
Brückenlappenmethode (v. Langenbeck, Ernst, Veau) als auch mit den
Stiellappenmethoden (Veau, Wardill, Widmaier) oder einer Kombination
von beiden (Wassmund, Rosenthal) gute Voraussetzungen für eine Normal-
sprache bei entsprechend langen Velumhälften zu schaffen.

Fortschritte sind die Erkennung der Unterschiede der Spaltumgebung im
Zusammenhang einer morphologischen Reihe, die frühe Velumplastik mit
spätem Hartgaumenverschluß (H. u. W. Schweckendiek 1955, 1972), die in-
travelare Velumplastik mit dem Ziel einer physiologischen Anordnung der
Gaumensegelmuskulatur (Kriens 1969) sowie die Frühbehandlung des Mu-
koserotympanons, das früher kaum bekannt war, tatsächlich aber bei etwa
50% aller Gaumenspalten bestehen soll. Damit findet auch die große Anzahl von Hörschäden älterer Spaltpatienten ihre Erklärung. Der Aspekt einer besseren Belüftung des Mittelohres ist auch eine wesentliche Indikation
einer möglichst frühen Veloplastik. Manche Kinder lernen danach spontan
normal sprechen, die meisten – insbesondere bei der Gaumenplastik nach
dem 3. Lebensjahr – bedürfen der postoperativen Behandlung durch Logo-
päden oder Sprachheilpädagogen.

Korrekturoperationen. Vor 35 Jahren bestand das Repertoire aus Velopharyngoplastik, Methoden für den Verschluß von Gaumenrestlöchern, Nasen-
stegverlängerung, Abbe-Neuber-Plastik sowie Pseudoprogenieoperationen.
Fast jedem Kind oder Erwachsenen sah und/oder hörte man seine Krankengeschichte an. Unauffälligkeit war die Ausnahme, heute könnte sie
dank gewaltiger Fortschritte die Regel sein.

Den Einstieg brachte wie für Erstoperationen wieder die systematische
Dokumentation der Spätresultate (Pfeifer 1963; Koberg 1971). Bei jedem
Patienten kann festgestellt werden, welche Deformitäten und Funktionsstörungen zu Lasten der Embryonalzeit gehen und welche therapiebedingt
sind. Daraus ergaben sich Zeitplan, Reihenfolge und Methodik der Korrekturoperationen, die im Gaumen beginnen und an Lippe und Nase enden.

Bei der häufigsten sprachverbessernden Operation – der funktionsgerechten Velopharyngoplastik – werden zunächst nach Auftrennung der
Spaltnarbe die Velumreste replaziert; erst dann folgt die nasale Defektdek-
kung mit einem oben gestielten Pharynxlappen (Schönborn, Sanvenero-
Rosselli). Das frühere Verfahren des Aufsteppens eines unten gestielten
Pharynxlappens aus der Mundseite des Gaumens (Schönborn, Rosenthal)
läßt die Replazierung, Defektdeckung und Hebung des Velums bei frei-
schwingendem Rand nicht zu und ist deshalb im Gegensatz zur Kriegs-

und Vorkriegszeit von den meisten Kliniken verlassen worden (Grimm 1959).

Bei Jugendlichen mit schwerer Oberkieferkompression und Pseudoprogenie wird seit 20 Jahren nicht mehr der Unterkiefer zurückgesetzt, sondern das Zentrum des Schadens angegangen und der Oberkiefer entweder im Ganzen (Le Fort-Osteotomie, Obwegeser 1969) oder in Teilen (Pfeifer 1969) vorgelagert, okklusionsgerecht eingestellt und mit autologem Knochen versteift.

Nach der Eingliederung von hochwertigem Zahnersatz erfolgt die definitive Oberlippenkorrektur mit dem Ziel des Narbenverlaufes als Philtrumkante, auch bei der Verwendung von Abbe-Schwenklappen aus der Unterlippe. Den Abschluß bildet die vor 10 Jahren eingeführte Nasen-Trichterplastik (Pfeifer 1976) mit Begradigung des Septums und ggf. unter Verwendung von Stütz-Winkelspänen aus Palacos, die nach 1 Jahr entfernt oder durch Knorpel ersetzt werden.

Eine optimale Behandlung von Patienten mit angeborenen Fehlbildungen ist heute nur noch unter den Voraussetzungen einer regelmäßigen Befunddokumentation und nachgehender Fürsorge sowie einer gut funktionierenden Teamarbeit mit den wichtigsten Partnern Sprachtherapeut – Hals- Nasen-Ohrenarzt – Kieferorthopäde möglich. Diese Entwicklung hat eine Zentralisierung nicht nur der Spalttherapie, sondern auch anderer Fehlbildungen im Kopf-Gesichtsbereich zur Folge gehabt (Gundlach 1982).

Kranio-faziale Anomalien. Die Entwicklung der kranio-fazialen Chirurgie in den letzten 15 Jahren ist das Verdienst des französischen Neurochirurgen Tessier. Er hat die Methoden zur Normalisierung der Stirn- und Gesichtsschädelkonturen bei Morbus Crouzon, Morbus Apert und anderen Hypertelorismus-Syndromen ausgearbeitet. Auch bei Zephalozelen und mandibulofazialen Dysostosen sowie Haemangiomen und Lymphangiomen, Pigmentnaevi und Naevi flammei sind Ergebnisse zu erreichen, die man früher für unmöglich gehalten hätte. Die chirurgischen Anforderungen dieser Eingriffe waren jedoch nur durch eine Erweiterung des Behandlungsteams zu bewältigen, dem im Hamburger Zentrum für kranio-faziale Anomalien und Gesichtsfehlbildungen auch Neuropädiater, Neurochirurg und Augenarzt angehören.

Trotz dieser chirurgischen Fortschritte gilt als Fernziel die Verhütung von embryonalen Fehlbildungen (Gabka 1976). Ein erster Schritt in unserem Team ist deshalb mit einer Arbeitsgruppe für experimentelle Teratologie erfolgt, die seit 6 Jahren 1300 Risikoschwangerschaften betreut hat (v. Kreybig 1982) und mit Hilfe eines Prophylaxeprogrammes vom Beginn einer gewünschten Schwangerschaft an die statistisch zu erwartende Fehlbildungsrate drastisch senken konnte.

Septische Chirurgie

Mit weitem Abstand sind odontogene Weichteilentzündungen die häufigsten septischen Erkrankungen in Kliniken für Mund-Kiefer-Gesichtschirurgie geblieben. Die Diagnose der 28 Ausbreitungsmöglichkeiten im Molarengebiet ist mit Einführung der Antibiotika und Resistenzzunahme der Erreger erschwert, die chirurgische Therapie unverändert, die Prognose besser als im Kriege, die Letalität ist praktisch auf Null gesunken. Echte Phlegmonen sind extrem selten; die meisten mit dieser Diagnose überwiesenen Patienten haben peri-sub-para-pterygomandibuläre oder sublinguale Abszesse.

Die Pathogenese der Kieferosteomyelitis ist histomorphologisch geklärt worden (Brosch 1954). Fortschritte in der Behandlung der seltener gewordenen odontogenen chronischen Kieferosteomyelitis bei Therapieresistenz sind Dekortikation und autologe Spongiosatransplantationen (Obwegeser, 1960; Becker 1968).

Die Nosologie der zerviko-fazialen Aktinomykose hat sich gegenüber der Kriegs- und Nachkriegszeit völlig gewandelt und allmählich ihren Schrecken verloren. Sie wird bereits bei klinischem Verdacht antibiotisch behandelt, da oft der Erregernachweis nicht gelingt (Schuchardt 1954).

In der Kieferhöhlenchirurgie ist in den letzten 20 Jahren das Prinzip der Radikaloperation (Caldwell-Luc) wegen der starken Narbenkontrakturen immer mehr zu Gunsten der Erhaltung der Schleimhaut verlassen worden. Der faziale Zugang vernarbt nicht mehr flächenhaft (häufige Ursache von neuralgiformen Beschwerden), sondern wird mit einem gestielten Knochendeckel verschlossen. Für die Behandlung von Mund-Antrum-Verbindungen nach Zahnextraktionen ist die methodische Auswahl größer geworden.

Dento-alveoläre Chirurgie

Große Verbreitung hat die Parodontalchirurgie bei Abbau der entzündlich veränderten Zahnfächer gefunden. Dem chirurgischen Programm muß eine konsequente mundhygienische *Dauer*behandlung folgen, damit der Status quo erhalten bleibt.

Große odontogene Kieferzysten werden je nach Lage mit Kaumuskulatur (Brosch 1954) oder auch osteoplastisch mit Beckenspongiosa (Schuchardt 1963) ausgefüllt, kleinere mit Eigenblut und Gelantineschwamm als Stützgerüst (Schulte 1964).

Seit 10 Jahren spielen bei Zahnverlust alloplastische Implantate eine immer größere Rolle (Metallverbindungen, Keramik). Sie kommen vorwiegend für den kompakteren Unterkiefer in Betracht, nachdem die beiden größten Probleme gelöst zu sein scheinen, die Stabilisierung im Knochen und die Verhinderung des Mundhöhlen-Epithelwachstums an den offenen Durchtrittsstellen in die Tiefe. Die Haltedauer hängt entscheidend von der Art der Suprastruktur (Zahnersatz) und der konsequenten Mundhygiene ab.

Weitere Fortschritte konnten in den letzten Dezennien bei autologen Zahnkeimtransplantationen erzielt werden. Die Verpflanzung von entbehrlichen Weisheitszahnkeimen oder verlagerten Eckzahnkeimen bei beginnendem Wurzelwachstum in Lücken frühzeitig verloren gegangener Zähne ist im Ausland schon ein Routineverfahren (Skandinavien, USA, Österreich). In unserem Lande sind wir dabei, den Rückstand aufzuholen, nachdem die experimentellen Grundlagen hier erarbeitet worden sind (Pflüger 1950). Die Zukunftsentwicklung liegt nach Berichten aus Dänemark in der Einrichtung von „Zahnbanken" nach Typisierung des HLA-Antigens.

Präprothetische Chirurgie

Diese Arbeitsrichtung entstand schon vor dem Kriege (Pichler u. Trauner 1930) und hat die chirurgische Verbesserung des Lagers von Zahnprothesen zum Ziel (Schuchardt u. Fröhnlich, 1954). Steigende Lebenserwartung und zivilisationsbegünstigter vorzeitiger Zahnverlust haben einen zunehmend größeren Bedarf an präprothetisch-chirurgischen Maßnahmen mit sich gebracht.

Häufige Indikationen sind die Beseitigung von Falten und Bändern in den Mundvorhöfen sowie die Korrektur von Bindegewebshyperplasien (Lappenfibrosen, Schlotterkamm) nach chronischem Prothesenreiz. Die relative Erhöhung des Alveolarkammes erfolgt durch Vertiefung des Mundvorhofes als submuköse, offene oder mit Spalthaut gedeckte Vestibulumplastik (Rehrmann 1953; Trauner 1959; Obwegeser 1965), im Unterkiefer ggf. kombiniert mit einer Senkung des Mundbodens. Ein besserer Prothesenhalt kann auch mit einer bilateralen Tuberplastik erreicht werden (Vertiefung hinter beiden Enden des Alveolarkammes).

Die absolute Erhöhung des Alveolarkammes ist bei völliger Atrophie angezeigt. Der Aufbau auf den dünnen Kieferkörper erfolgt durch autologen Knochen und/oder Knorpel (Krüger 1964), dem nach der Inkorporation des Hartgewebes eine Mundvorhofplastik angeschlossen werden muß. Manche deutschen Kliniken verwenden auch lyophilisierte oder zialitkonservierte Hartgewebe. Weitere Fortschritte der absoluten Erhöhung des Alveolarkammes sind die Horizontaldurchtrennung des Kieferknochens und die Zwischenlagerung einer Knochenscheibe (Sandwich-Plastik, Schettler 1976), die Vertikalverschiebung zum Zwecke der Alveolarkammerhöhung (Härle 1982) oder der Aufbau mit Hydroxylapatitkeramik (Osborn 1982), die allmählich knöchern substituiert wird.

Nach dem Kriege wurden subperiostale Gerüstimplantate auf den Alveolarkamm gelagert. Die Durchtrittsstellen der für den Prothesenhalt notwendigen Pfeiler haben jedoch über Jahre zu einer allmählichen Epithelumscheidung des Implantates und seinem Verlust geführt (Hoppe 1964). Nur wenige Implantate sind lange Zeit stabil geblieben (Reichenbach 1970; Ritter 1980). Die beste Prophylaxe der präprothetischen Chirurgie ist die gewebeschonende Extraktion mit Erhaltung der Zahnalveolen.

Kiefergelenkchirurgie und kieferorthopädische Chirurgie

Zur chirurgischen Behandlung der habituellen Kiefergelenkluxation haben sich als indirekt wirksames Verfahren manchmal die Bildung von bilateralen Schleimhaut-Muskelnarben vor den aufsteigenden Unterkieferästen (Keilexzision, Herrmann 1956) und die direkte osteoplastische Verriegelung am Gelenkhöcker (Rehrmann 1956) bewährt. Bei Ankylosen ist die Durchtrennung unterhalb der Verwachsung und die breite Interposition von mehreren Schichten Silastik erfolgsicher, wenn eine konsequente Nachbehandlung erfolgt (Spreize, Sperrklotz, Aktivator). Für den Gelenkersatz sind autologer Knorpel, Metallersatzgelenke (Spiessl, Luhr) sowie Keramik (Frenkel) in der klinischen Erprobung.

Die *kieferorthopädische Chirurgie* der Nachkriegszeit ist gekennzeichnet durch eine immer enger gewordene gemeinsame Planung mit Fachzahnärzten für Kieferorthopädie, durch Verfeinerung bekannter Behandlungsmethoden bei klassischen Dysgnathien wie Progenie und Prognathie sowie durch neue Verfahren.

Das Prinzip der kieferorthopädischen Operationen ist die Normalisierung der Zahn- und Kieferstellung zueinander, die Sicherung der Okklusion und als Nebeneffekt – aber oft im Hauptinteresse des Patienten – die ästhetische Verbesserung des Gesichtes.

Die Planung erfolgt an Fotos, Fernröntgenbildern und nach Modelloperationen. Wesentliche Fortschritte sind die Osteotomien beider aufsteigenden Unterkieferäste (Obwegeser 1957; Schuchardt 1954), die Beseitigung des offenen Bisses durch Mobilisierung von Seitenzahnfragmenten im Oberkiefer mit Verlagerung in Richtung Kieferhöhle (Schuchardt 1955), Kortikotomien zur besseren orthopädischen Zahnbewegung (Köle 1957), Segmentosteotomien zur Bewegung von Zahn-Knochenblöcken (Pfeifer 1968) und Mittelgesichtsosteotomien (Obwegeser 1965; Steinhäuser 1982).

Die Stabilisierung erfolgte früher mit zahngetragenen Schienen und Drahtnähten. Im Zusammenhang mit modernen Osteosyntheseverfahren werden heute vorwiegend Miniplatten eingeschraubt. Anstelle von Drahtschienenverbänden eignen sich besser Multibänder oder Klebeschienen, die anschließend kieferorthopädisch weiterverwendet werden können. Optimale Ergebnisse werden durch Feineinstellung der Zähne, ggf. Einschleifen und durch profilverbessernde Maßnahmen an Kinn und Nase erreicht. Auf diesem Gebiet liegt ein wesentlicher Beitrag der Mund-Kiefer-Gesichtschirurgie zur ästhetischen Chirurgie. Jede Dysgnathie ist in heutiger Zeit chirurgisch korrigierbar, wenn konservative kieferorthopädische Behandlungsmaßnahmen nicht zum Ziele geführt haben.

Die ständige Beschäftigung mit funktionell-aesthetisch indizierten Korrekturmaßnahmen bewirkt Impulse auf die gesamte ästhetische Chirurgie des Gesichtes, die deshalb in alle Planungen zu integrieren ist.

Rekonstruktive Chirurgie, Mikrochirurgie, regionale plastische Chirurgie

Der hohe Stand der Wiederherstellungschirurgie im Kriege und danach (Schuchardt, Schmid, Wassmund) hat sich vorteilhaft auf die Traumatologie im zivilen Bereich und für die Versorgung von Defekten anderer Art ausgewirkt. Die Rundstiellappenplastik ist heute zugunsten gestielter Lappentransplantate deutlich zurückgetreten, aber dennoch insbesondere nach Erarbeitung der histo-morphologischen Grundlagen (Lentrodt 1962) .für bestimmte Indikationen eine bewährte Methode geblieben. Einen sehr breiten Ausbau hat jedoch die freie Transplantation von Spalthaut oder Vollhaut erfahren. Mit dem Aufkommen der Antibiotika konnte die Implantation von Hartgewebe vom Munde aus gewagt werden. Inzwischen sind intraorale Knochen- und Knorpeleinpflanzungen Routineverfahren geworden (Obwegeser 1968).

Für die Wiederherstellungschirurgie im Munde, an der Nase, bei Augen- und bei Ohrmuschelverlust hat sich die Verfügung über klinikeigene zahntechnische Laboratorien in der Mund-Kiefer-Gesichtschirurgie vorzüglich bewährt. Mit Hilfe von Stützgerüsten, Pelotten und anderen technischen Hilfsmitteln können Epithesen und Prothesen über Defekten zuverlässig gesichert werden und die Patienten bis zum Beginn der Wiederherstellungsmaßnahmen gesellschaftsfähig bleiben. Anstelle des mühevollen und nur selten voll befriedigenden chirurgischen Ohrmuschelersatzes ist die Bildung von Hautschlaufen zur Befestigung einer Kunststoffmuschel das einfachere Verfahren. Für die einzeitige Wiederherstellung der Nasenform bei Defekten haben sich nach dem uralten indischen Prinzip und Pionierleistungen von Dieffenbach paramediane Stirnlappen am Stiel der Supratrochleargefäße bewährt, die präoperativ mit der Doppler-Sonographie aufgesucht und markiert werden (Pfeifer 1982). Diese Gefäßdarstellung ist auch für andere Nahlappenplastiken im Gesicht von großem Vorteil, weil Gefäßstiellappen mit schmaler Basis besser beweglich werden.

In den letzten 10 Jahren haben Haut-Fettlappen und auch Haut-Fett-Muskellappen (Myokutanlappen) für die Defektdeckung große Bedeutung bekommen, die entweder bei erhaltener Kontinuität von Arterien und Venen als Schwenklappen und Insellappen verlagert oder auch frei transplantiert und mikrovaskulär angeschlossen werden können. Für die Deckung von großen Hals-, Unterkiefer- und Mundbodendefekten haben sich Deltopektorallappen und Latissimus-dorsi-Lappen besonders bewährt. Starke Beachtung für die plastische Mund-Kiefer-Gesichtschirurgie hat auch der frei transplantierte Haut-Fettlappen von der Leiste gefunden (Austermann 1977; Bitter u. Stellmach 1980; Riediger u. Schwenzer 1980). Die einzeitige Durchführung dieses Eingriffes ist ein großer Vorteil. Für die Gesichtsoberfläche besteht jedoch bei Gewebe vom Stamm derselbe Nachteil wie bei Rundstiellappen, die deutliche Farbdifferenz der Haut. Fast alle mikrovaskulär verpflanzten Lappen bedürfen später außerdem noch einer Feinkorrektur.

Über die inzwischen weit verbreiteten frei transplantierten Haut-Fett- und Myokutanlappen hinaus ist auch Fettgewebe frei transplantiert und mikrovaskulär angeschlossen worden (Höltje 1978). Von besonderem Interesse für unser Fachgebiet sind schließlich die intraorale Deckung von Tumordefekten mit gefäßgestielten Dünndarmtransplantaten (Reuther u. Steinau 1980) und mit ebenfalls frei transplantierten gefäßgestielten Beckenknochen-Hauttransplantaten zur sofortigen Versorgung von Haut-Unterkieferdefekten (Bitter 1982).

Nerven-Mikrochirurgie. Die mikrochirurgischen Techniken sind auch der Rekonstruktion von sensiblen und motorischen Nerven im Gesicht zugute gekommen. In der Fazialischirurgie können die wichtigen Äste durch frei transplantierte entbehrliche Hautnerven ergänzt werden, wenn Teile durch Unfall oder Tumorresektion verloren gegangen sind. Dabei erfolgt die Nervenvereinigung durch Faszikelnähte (Hausamen 1972; Bitter 1978). Da bei Tumor-Radikaloperationen im Mundbodenbereich die Halslymphknoten und damit der N. asccessorius entfernt werden müssen, ist auch die Wiederherstellung dieses Nerven inzwischen in das Behandlungskonzept einbezogen worden. Bei 70 Akzessorius-Rekonstruktionen trat lediglich in 2 Fällen nicht die gewünschte volle Funktionsfähigkeit des Schultergürtels ein (Höltje 1982).

Nicht selten kommt es bei der Extraktion oder operativen Entfernung von unteren Weisheitszähnen zu Läsionen des N. mandibularis und/oder N. lingualis. Auch diese Nerven sind inzwischen rekonstruktionsfähig geworden. Die Prognose hängt von der Zeitdauer zwischen Verletzung und Nerventransplantation ab. Sie ist günstiger für den N. mandibularis als für den die Geschmacksfasern führenden N. lingualis. An Stelle von Faszikelnähten wird auch über erfolgreiche Verbindungen von Nervenfasern mit Fibrinklebern berichtet (Matras 1982).

In der rekonstruktiven Chirurgie des Mund-Kiefer-Gesichtsbereiches wird in Zukunft die Mikrochirurgie eine immer größere Rolle spielen. Viele Kliniken halten deshalb ein mikrochirurgisches Team im Training, das im Bedarfsfall sofort einspringen kann, wenn z.B. durch Unfälle Gesichtsweichteile amputiert, aber erhalten und replantationsfähig geblieben sind. Der sofortige mikrochirurgische Gefäßanschuß bei einem totalen Oberlippenamputat hat nach 1 Jahr zu einer voll funktionstüchtigen Oberlippe ohne Notwendigkeit von äußeren Narbenkorrekturen geführt (Höltje 1982).

Ausblick

Die Fortschritte der deutschen Mund-Kiefer-Gesichtschirurgie seit Ende des 2. Weltkrieges lassen erkennen, daß die Erbteile aus der allgemeinen Chirurgie gepflegt, vermehrt und international in hohem Ansehen gehalten worden sind. Wesentlichen Anteil an dieser Entwicklung hatten in der Vergangenheit die freie Entfaltungsmöglichkeit des Faches in einer Bedarfslücke, die liberalen Bedingungen des Erwerbes der Doppelapprobation und die Auslese schon während des Studiums. Bewerber für unser Fachgebiet haben mit ihrem Doppelstudium einen überdurchschnittlichen Leistungswillen bewiesen und sind bereits handwerklich hervorragend geschult. Nach der Präzisionsarbeit an Zähnen für Füllungen oder für festen Zahnersatz, nach ihrer Übung in der Verarbeitung von Zementen, Kunststoffen und Metallen sowie ihren Fertigkeiten in der Bohr-, Fräs- und Schleiftechnik folgt auch noch eine operative Schulung, denn angehende Zahnärzte führen bereits während des Studiums selbständig unter Assistenz in Extraktions- und Operationskursen introrale Eingriffe durch. Von der handwerkliche Seite der Chirurgie her sind deshalb unangenehme Überraschungen in der Weiterbildung nicht zu befürchten.

Vor 30 Jahren hat mein Lehrer und Vorgänger im Amt, Karl Schuchardt, die Richtung in die Zukunft gewiesen, nachdem er noch während meiner Assistenzzeit Kriegsverletzungen und andere Defekte am gesamten Körper plastisch versorgt hatte: Beschränkung auf die Kopf- und Halsregion, Stabilisierung der Selbständigkeit und optimale Zusammenarbeit mit Chirurgen und Zahnärzten. Diese Saat hat inzwischen Früchte getragen, denn mit der Konzentration unserer Kräfte ist ein großer wissenschaftlicher Aufschwung und eine Fülle von operativen Fortschritten zustande gekommen.

Heute ist die Mund-Kiefer-Gesichtschirurgie eine operative Spezialdisziplin und zugleich die klinisch-chirurgische Disziplin der Zahn-, Mund- und Kieferheilkunde; beides gehört wie die zwei Seiten einer Münze zusammen. Diese Situation erfordert enge Verbindungen zu den beiden großen wissenschaftlichen Gesellschaften unserer Abstammungsfächer: In der

Deutschen Gesellschaft für Zahn-, Mund- und Kieferheilkunde besteht schon seit 30 Jahren eine Arbeitsgemeinschaft für Kieferchirurgie. In ähnlicher Weise wünschen sich die aus unserem Fachgebiet stammenden Mitglieder der Deutschen Gesellschaft für Chirurgie eine Arbeitsgemeinschaft vielleicht zusammen mit anderen kopfchirurgischen Fächern, um gegenseitig von Erfahrungen und neuen Erkenntnissen lernen zu können. Es ist nach Bewährung in der Selbständigkeit erforderlich, die Aufgaben der Zukunft gemeinsam zu lösen, ohne das inzwischen gewachsene Eigenleben zu vernachlässigen.

Ein bewährtes Modell dafür ist die über zwanzigjährige Entwicklung der interdisziplinären Deutschen Gesellschaft für Plastische und Wiederherstellungschirurgie, die von Bürkle de la Camp und Schuchardt gegründet wurde und in der alle operativen Disziplinen vertreten sind, die sich regional intensiv mit plastischer und rekonstruktiver Chirurgie beschäftigen. Die Tagungsberichte lassen oft große Ähnlichkeiten von wissenschaftlichen oder klinischen Problemen mit fachübergreifendem Nutzen erkennen.

Zu einer stärkeren Besinnung auf die gemeinsame Geschichte verpflichtet uns auch die internationale Entwicklung, denn eine wichtige Vereinbarung von Vertretern operativer Fächer aller Länder der Europäischen Gemeinschaft hat zur Harmonisierung der Weiterbildung 1974 empfohlen, daß für die Ausübung der Mund-Kiefer-Gesichtschirurgie außer dem Medizin- und Zahnmedizinstudium vor der Spezialisierung eine chirurgische Grundausbildung erfolgen soll. Mit Unterstützung von Chirurgen haben dazu die Mund-Kiefer-Gesichtschirurgen unseres Landes in der neuen Weiterbildungsordnung bereits den ersten Schritt getan.

Schilddrüsenchirurgie

H. STEINER

Die Schilddrüsenchirurgie war in den Jahrzehnten vor und in den Jahren nach 1945 durch die enorme Verkropfung der Bevölkerung geprägt. Vor allem aus den klassischen alpinen Endemiegebieten, wie der Schweiz, Österreich und großen Teilen der Bundesrepublik liegen aus dieser Zeit Statistiken vor, die von 50 bis 80% Schilddrüsenvergrößerungen, besonders im Jugendalter sprechen – Hunziker 1920, Breitner 1928, Bircher 1925, Aschoff 1940, Pfaundler 1924, Wagner-Jauregg 1923, Kopf 1948 u. a. –, um nur einige Autoren aus diesen drei Ländern zu nennen. Als Hauptursache für diese Situation wurde damals schon der lange bekannte und exakt nachweisbare Jodmangel in der Nahrung und die Rolle des Jods bei der Hormonsynthese angesehen: Jodmangel, daß heißt verminderte Schilddrüsenhormonbildung, dadurch ausgelöst thyreotrope Stimulation der Schilddrüse, kompensatorische Hypertrophie und somit Kropfbildung (Wegelin 1926). Aufgrund dieser Erkenntnisse führte zuerst die Schweiz 1920, dann 1923 Österreich die Beimengung von 5 bzw. 10 mg Jodkali/kg Kochsalz ein, mit einer Unterbrechung in Österreich zwischen 1938 und 1963: mit dem Erfolg eines eindrucksvollen Rückganges der Verkropfung, vor allem bei Jugendlichen, so daß heute in der Schweiz und in Österreich nur mehr bis zu 3% Schilddrüsenvergrößerung im Schulalter, aber auch bei den Stellungspflichtigen etwa im 18. Lebensjahr festzustellen sind (Statistiken des Österreichischen Bundesministeriums für Gesundheit und Umweltschutz und des Österreichischen Bundesministeriums für Landesverteidigung). In der Bundesrepublik bestehen seit langem, vor allem von seiten der Endokrinologen (Horster 1967; Scriba 1977; Sektion der Deutschen Gesellschaft für Endokrinologie 1975) sehr intensive, doch bisher vergebliche Bemühungen, die Jodsalzprophylaxe gesetzlich einzuführen. Aktuelle Untersuchungen (Horster 1975) zeigen, daß bei den 18jährigen Wehrpflichtigen, z. B. in Bayern bei 32%, in Nordrhein-Westfalen bei 15% Schilddrüsenvergrößerungen vorliegen. Um so überraschender ist die Tatsache, daß trotz des enormen Rückganges der Verkropfung der Jugendlichen durch die Jodsalzprophylaxe bei den Erwachsenen in der Schweiz immer noch bei etwa einem Drittel der Bevölkerung Kropfbildungen festzustellen sind (Berchtold 1977; Taterka 1975, 1976); in Österreich ist die Situation ähnlich (Steiner 1980). Man nimmt an, daß entweder die Jodbeimengung zum Kochsalz zu gering ist oder im späteren Lebensalter trotz genügend Jodzufuhr die von Stanbury u. Hedge 1950 nachgewiesene endogen-genetisch bedingte Hormonsynthesestörung, die sogenannte Jodfehlverwertung, als Ursache für die Kropfbildung immer mehr in den Vordergrund tritt. Jedenfalls ist die Struma mit und ohne Funktionsstörung auch heute noch ein akutes medizinisches Problem geblieben.

In Hinblick auf die 1945 noch relativ beschränkten Möglichkeiten der Diagnostik und vor allem der konservativen Therapie der Schilddrüsenerkrankungen, besonders mit begleitender Strumabildung, waren es vorwiegend die Chirurgen, die primär mit dem Kropfproblem konfrontiert waren, die Indikation zur Operation weit stellten bzw. weit stellen mußten, z.B. auch bei Hyperthyreosen. Es bildeten sich im deutschsprachigen Raum Kropfzentren, wie in München bei Schindler und Scheicher, in Innsbruck bei Breitner, in Linz bei Urban, in Wien bei Kaspar, in Wien und Innsbruck bei Huber, in Hamburg bei Zukschwerdt und Bay, in Salzburg bei Steiner u.a. Inzwischen begann 1930 zuerst im angloamerikanischen Bereich eine fast als stürmisch zu bezeichnende Entwicklung der *Diagnostik* und in den *Methoden der konservativen „unblutigen" Therapie*. Es können hier nur einzelne Schwerpunkte stichwortartig hervorgehoben werden: Einführung der Radiojoddiagnostik durch Hertz und Mitarbeiter 1938, der Radiojodtherapie bei Hyperthyreosen 1943, der Radiojodtherapie der Struma maligna 1944 durch Hamilton und Mitarbeiter, der Szintigraphie durch Libby und Mitarbeiter 1951, der Behandlung des Morbus Basedow mit Harnstoffderivaten, also Thyreostatika, durch Astwood 1943, die Entdeckung des Trijodthyronins durch Gross und Mitarbeiter 1953, die radioimmunologische Bestimmung des TSH zur Schilddrüsenfunktion durch Odall und Mitarbeiter 1965, die Entwicklung des TRH-Testes 1971 durch Anderson und Mitarbeiter, die Entdeckung von Autoimmunprozessen bei Morbus Basedow 1967 durch Horster und andere nuklearmedizinische und endokrinologische Erkenntnisse mehr. Die Feinnadelpunktionszytodiagnostik, vor allem kalter Gewebsbezirke (Söderström 1952; Galvan 1970; Junginger 1972; Ziegler 1972) hat heute ihren festen Platz in der Diagnostik. Die Sonographie und Computertomographie auch zur gezielten Punktionszytologie gewinnen immer mehr an Bedeutung. Diese Wege zur Feindiagnostik und konservativen Therapie haben zur Folge, daß heute einerseits der Chirurg bei der Behandlung vieler Schilddrüsenerkrankungen nicht mehr dominiert, andererseits eine gezielte Operationstechnik möglich geworden ist.

Zur *Operationstechnik* selbst: Die beidseitige Resektion nach Kocher, modifiziert nach Mikulicz, ist an sich auch heute noch bei gutartigen, vor allem euthyreoten Strumen, die Standardmethode geblieben. Der Begriff des „funktionsgerechten und selektiven" Eingriffes steht jedoch im Raum (Gemsjäger 1973; Röher 1974 u. a.). Es soll damit zum Ausdruck kommen, daß die grundsätzliche „subtotale" beidseitige Resektion nicht sinnvoll ist, sondern gezielt kalte oder heiße Gewebsbezirke oder Einzeladenome entfernt werden und möglichst viel „gesundes" Gewebe belassen werden soll. Sicherlich muß selektiv vorgegangen werden. Es scheint nur, daß die zu konservative Chirurgie vergißt, daß ein Zuviel an Belassen von Schilddrüsengewebe, das heißt einer diffusen Struma, die Gefahr eines Übersehens von kleinen Adenomen, überdies die Basis für eine erneute knotige Degeneration und somit letztlich die Bildung von Rezidiven in sich birgt. Die „funktionsgerechte" Resektion wurde allerdings schon 1927 von Breitner „gepredigt", der vor allzu ausgedehnten Resektionen, vor allem in den Endemiegebieten gewarnt hatte: Huber spricht 1963 von einer standardisierten Operation, die einerseits Rücksicht auf die präoperative Diagnostik nimmt, andererseits eine technische Polypragmasie ablehnt. Resümee: unseres Erachtens bedeutet eine „funktionsgerechte" Operationstechnik die Resektion gutartiger Strumen bis auf etwa normale Schilddrüsengröße!

Ein Wandel im Rahmen der Operationstechnik sei hervorgehoben: Noch 1959 mußte man am Bayerischen Chirurgenkongreß hören, daß·die Eingriffe an der Schilddrüse noch vielfach in Lokalanästhesie vorgenommen wurden. Kaspar operierte schon ab 1935 in Vollnarkose und durch die Entwicklung der modernen Anästhesie dürfte sich wohl heute die Intubationsnarkose (Bergmann 1954) durchgesetzt haben. Jedenfalls ist sicherlich eine Abwanderung des Krankengutes in Zentren, die in Vollnarkose operieren, zu beobachten! Der Vorteil, der durch die Lokalanästhesie möglichen ständigen intraoperativen Stimmprüfung zur Vermeidung von Rekurrensläsionen dürfte durch die Vorteile der Intubationsnarkose in Ruhe und ohne Asphyxiesituationen die Struma zu entwickeln und dabei den N. reccurens zu orten oder freizupräparieren, kompensiert werden.

Während man vor der Radiojoddiagnostik der *Hyperthyreosen* eigentlich nur zwischen zwei Formen, und zwar der diffusen Basedow-Strumen und der toxischen Knotenstrumen unterschieden hat, ist heute ein Krankheitsbild sehr aktuell, das von Plummer schon 1913 beschrieben wurde, und zwar das toxische Adenom. Dieses autonome, das heißt von der Hypophyse unabhängige Adenom mit und ohne Dekompensationszeichen (Studer 1969 u. a.), hat zahlenmäßig enorm zugenommen: in unserem operativen Krankengut an operierten Hyperthyreosen über 50%. Diese Zunahme wird unter anderem auf die Jodsalzprophylaxe zurückgeführt (Riccabona 1972). Das toxische Adenom ist ein typischer Fall einer Situation, wo sowohl die unblutige Behandlung mit radioaktivem Jod, als auch die Operation zur Heilung führt; der chirurgische Eingriff beseitigt rascher die toxischen Symptome, ist aber mit einer entsprechenden operativen Komplikationsrate belastet. Bei der Radiojodtherapie muß mit einer mehr oder weniger großen Rate von früher oder später auftretenden Hypothyreosen gerechnet werden, überdies sind hier funktionelle Rezidive nicht selten.

Eine überaus erfreuliche Entwicklung hat sich im Zusammenhang mit der operativen Behandlung der Hyperthyreose angebahnt. Die früher so gefürchtete und mit einer nicht geringen Mortalität belastete postoperative thyreotoxische Krise ist heue im chirurgischen Krankengut eine Seltenheit geworden: als Ursache ist die moderne präoperative Vorbereitung der Hyperthyreosen mit Thyreostatika anzusehen. Sollte trotzdem eine thyreotoxische Krise auftreten, so stehen uns heute im Gegensatz zu früher z. B. mit Betablockern und ähnlichen Medikamenten Behandlungsverfahren zur Verfügung, mit denen es gelingt, diese früher so gefürchtete Komplikation zu beherrschen.

Ein spezielles chirurgisches Problem ist nach wie vor das gutartige *Strumarezidiv:* In großen Statistiken etwa mit 10 bis 15% angegeben. Da die Strumaresektion nur eine symptomatische Maßnahme ist, die Ursache der Kropfbildung dadurch nicht beseitigt wird und der Patient im allgemeinen im gleichen Milieu weiterlebt, müssen wir in einem Krankengut, bei dem keine Rezidivprophylaxe durchgeführt wird, mit Rezidiven rechnen, die uns vor schwierige therapeutische Probleme stellen. Im Vordergrund steht hier das technisch schwierigste Faktum einer möglichen Läsion der Nn. rekurrentes, da bei der anatomisch meist völlig unübersichtlichen Situation dieses dünne Gebilde des N. rekurrens fast nie geortet oder freipräpariert werden kann. Im allgemeinen muß man bei operativen Eingriffen bei Rezidivstrumen mit einer Rekurrensläsionsquote von etwa 15 bis 20% rechnen (Steiner 1960; Huber 1965; Weber 1981). Es ist daher verständlich, daß man mit allen Mitteln versuchen wird, gutartige Rezidivstrumen möglichst konservativ zu behandeln, entweder mit Schilddrüsenhormonen oder mit Radiojod, vorausgesetzt, daß noch genügend funktionstüchtiges Gewebe vorhanden ist. Die Radiojodtherapie auch euthyreoter Rezidive rückt in den Vordergrund, da Horst schon 1948 zeigen konnte, daß euthyreotes Gewebe auf Radiojod im Sinne einer Verkleinerung anspricht. Jedenfalls ist die Zahl der Rezidivoperationen in unserem Krankengut von etwa 160 pro Jahr bis 1955 auf 20 Rezidiveingriffe im Jahre 1980 zurückgegangen. Führt man sich diese therapeutischen Probleme bei Rezidivstrumen vor Augen, so ist es selbstverständlich, daß man durch eine *Rezidivprophylaxe* versuchen muß, das Entstehen eines Rezidives von vornherein zu verhindern. Die pathophysiologischen Ursachen der Rezidiventstehung wurden bereits erwähnt. Schon Breitner hat in den Jahren um 1920, 1930 darauf hingewiesen, daß eine Rezidivprophylaxe eigentlich nach jeder Strumaresektion notwendig ist. Huber hat seit 1945 grundsätzlich diese postoperative Prophylaxe befürwortet und wir haben mit allen organisatorischen Mitteln unter Anpassung an neue endokrinologische Erkenntnisse seit dieser Zeit die Rezidivprophylaxe ausgebaut, um die Operationserfolge durch Vermeidung des Auftretens von Rezidiven zu erhalten (Steiner 1960; Riccabona u. Steiner 1962; Galvan u. Steiner 1980 u. a.). In einem größeren Krankengut wird nur die generelle lebenslange TSH-kontrollierte Rezidivprophylaxe mit Schilddrüsenhormonen gelingen: eine gezielte intermittierende Prophylaxe (Horster 1977) ist sicherlich bei einem kleineren Krankengut möglich. Das Hauptproblem der Nachkontrolle und Nachbehandlung liegt jedoch auf psychologischem Gebiet, da, wie Wespi-Eggenberger (1950) es ausdrückt „nur ein Neurotiker dazu zu bringen ist, wenn er sich gesund fühlt, regelmäßig Medikamente einzunehmen". Gerade in Hinblick auf diese sicher richtige Aussage muß es ein dringendes Anliegen des Operateurs in Zusammenarbeit mit dem Endokrinologen und dem Hausarzt bleiben, die Rezidivprophylaxe bei der Entlassung des Patienten sofort einzuleiten und für die laufenden Kontrollen zu sorgen. Dieses Problem wird sich voraussichtlich nie 100%ig lösen lassen.

Wohl die entscheidensten Fortschritte in der Schilddrüsenchirurgie haben wir seit 1945 in der Behandlung der *Schilddrüsenmalignome* zu verzeichnen, wobei hier in jedem Fall ein Teamwork bzw. kombinierte Behandlung Operation, Jod 131, externe Hochvolttherapie und Schilddrüsenhormonnachbehandlung entscheidend ist. Noch 1938 mußte Urban feststellen, daß ein Dauererfolg bei einer Struma maligna ein seltener Glücksfall sei und Richard berichtete 1949, daß unter seinem Krankgut an malignen Strumen kein einziger Patient 5 Jahre überlebte. Die Schwierigkeit in der chirurgischen Behandlung der malignen Struma bestand vor allem in den enormen Diskrepanzen der histologischen Klassifizierung der Schilddrüsenmalignome durch die Pathologen im angloamerikanischen Raum und in Europa. In Zusammenarbeit zwischen diesen beiden Gruppen (1969 Union Internationale Contre le Cancer und im Auftrage der Weltgesundheitsorganisation Hedinger 1974) gelang es, hier eine weitgehende Annäherung zu finden und damit der Chirurgie eine Basis für eine pathophysiologisch optimale Operationstechnik bei den einzelnen Formen der Struma maligna zu geben. Mit mehr oder weniger nicht gravierenden Abweichungen werden Schilddrüsenmalignome heute histologisch in differenzierte Formen (follikuläre, papilläre und gemischt papillär-follikuläre = die früher sogenannte Langhans-Struma), in das medulläre Karzinom (1958 von Crile erstmals beschrieben, solitär und hereditär auftretend, Kalzitonin bildend), in undifferenzierte Formen und letztlich in sehr maligne Sarkome, Hämangioendotheliome oder ähnliche Tumoren eingeteilt. Die differenzierten Karzinome, die signifikant vor allem bei jüngeren Patienten, das heißt etwa vor dem 40. Lebensjahr auftreten, haben bei entsprechend radikalem chirurgischen Vorgehen (Röher 1977; Mazaferri 1977; Riccabona 1977; Becker 1980; Steiner 1981) eine gute Prognose, und es werden heute Fünfjahresheilungen z. B. beim papillären Karzinom zwischen 70 und 90% erreicht. Die Nach- und Zusatzbehandlung mit Radiojod, sowie die moderne externe Hochvolttherapie sind dabei entscheidende therapeutische Faktoren, wobei beide Bestrahlungsmethoden gezielt bei verschiedenen histologischen Typen eingesetzt werden müssen. Die Erfolge bei undifferenzierten Malignomen sind erheblich schlechter, bei Sarkomen oder ähnlichen Tumoren sind bis jetzt kaum Dauererfolge zu erzielen. Die früher sehr weitgestellte Indikation zur "radical neck dissection" wird in zunehmendem Maße eingeschränkt und die selektive Halslymphknotenausräumung bevorzugt, da die Heilungsergebnisse durch ein radikales Vorgehen nicht verbessert werden (Röher 1977; Mazaferri 1977 u.a.). Von ganz besonderer Wichtigkeit ist die Erkenntnis, daß auch Tumorgewebe durch thyreotropes Vorderlappenhormon stimuliert, daß heißt zum Wachstum angeregt werden kann, so daß nach Operation aller malignen Strumen eine hochdosierte Schilddrüsenhormontherapie, und zwar lebenslang, von großer Bedeutung ist.

Die anfänglich mit Skepsis betrachtete Chemotherapie bei Schilddrüsenmalignomen gewinnt bei besonders bösartigen Formen oder bei Metastasierung an Boden und palliative Erfolge sind zu verzeichnen (Zechmann u. Riccabona 1975; Benker et al. 1978).

Eine interessante Entwicklung mit erfreulichem Akzent ist die vielfach beobachtete Veränderung der histologischen Bilder, offensichtlich durch die Jodsalzprophylaxe bedingt: die Zahl der differenzierten Karzinome nimmt auf Kosten der undifferenzierten zu, eine Veränderung, die in Hinblick auf die doch relativ guten Heilungschancen der differenzierten Formen zu begrüßen ist (Bubenhofer u. Hedinger 1977).

Ein Blick in die Zukunft: auch der Chirurg muß daran interessiert sein, daß die epidemiologischen Probleme im Sinne eines Rückganges der Verkropfung der Bevölkerung weiter Beachtung finden; daß vor allem die Frage, warum trotz Jodsalzprophylaxe im späteren Lebensalter es wieder zur Kropfbildung kommt, geklärt wird. Es ist nicht Sache des Chirurgen zu trachten, möglichst hohe Operationszahlen zu erreichen. Es bleiben noch genügend Fälle, bei denen die konservative Therapie entweder nicht möglich ist, oder erfolglos bleibt, so daß ein „funktionsgerechter" operativer Eingriff notwendig ist. Ein sicherlich noch nicht gelöstes chirurgisches Problem ist die nicht unbeträchtliche Zahl der Rekurrensläsionen bei Erst- und vor allem bei Rezidiveingriffen: hier müßte versucht werden, die Ergebnisse zu bessern.

Neurochirurgie

P. Röttgen

An der stürmischen Entwicklung der Medizin in den letzten 50 Jahren hat sich vor allem auch die Neurochirurgie beteiligt. Richtiger wäre es zu sagen, daß sie in dieser Zeit eigentlich in Deutschland erst entstanden ist. Gewiß hat es vorher hervorragende Chirurgen gegeben, die sich auch mit Operationen am Nervensystem beschäftigten. Vor allem wäre Krause (1908) zu nennen, dessen 2-bändiges Werk über *Die Chirurgie am Gehirn und Rückenmark nach eigenen Erfahrungen* auch heute noch lesenswert ist. Sein „frontaler Lappen" kam Jahrzehnte später als „Dandy-Lappen" aus Amerika zu uns zurück. Er war der erste, der durch Exstirpation des Ganglion Gasseri die Trigeminusneuralgie heilte. Er hat auch als erster einen lumbalen Bandscheibenvorfall operiert, wenn er ihn auch als Enchondrom verkannte. Nach dem 1. Weltkrieg hat dann der Neurologe Foerster seine am Nervensystem diagnostizierten Veränderungen operativ als Selfmade-Chirurg angegangen. Seine Eingriffe am Rückenmark, seinen Wurzeln, den sympathischen Bahnen und den peripheren Nerven machten ihn weltberühmt. Die wichtigste neurochirurgische Aufgabe, die Hirntumorchirurgie, litt an den großen neurologischen diagnostischen Schwierigkeiten, die mit dem Scherzwort des Prager Nervenarztes Gamper am besten umschrieben sind: Die Hirntumoren sind viel zu grobe Gebilde, als daß sie mit den feinen neurologischen Methoden erfaßt werden könnten. Es kam hinzu, daß Erfahrungen nur sehr vereinzelt gesammelt wurden und Hirntumoren überhaupt als seltene Gebilde angesehen wurden. Erst Cushing hat in den zwanziger Jahren in Amerika das erste größere Krankengut zusammenstellen können. Die Wende kam mit der Ende der zwanziger Jahre entdeckten Kontrastmitteldiagnostik. Vielleicht besteht der noch größere Fortschritt darin, daß alles so schnell Routine wurde. Der Operateur hatte nun gelernt, seine Diagnose selbst zu stellen und benötigte nicht mehr den Neurologen, der ihm am Operationstisch die Stelle zeigen mußte, wo der Tumor saß oder sitzen sollte. Ich höre heute noch, wie einer der Großen der klinischen Hirnpathologie den ihm von Tönnis am Operationstisch gezeigten Balkentumor mit den Worten ablehnte: Das kann er nicht sein, er hat nicht die Symptomatologie dafür. So entstand die moderne Neurochirurgie in Deutschland erst, als Tönnis 1933 die erste neurochirurgische Abteilung (in Würzburg) gründete. 1937 übernahm er, nicht ohne Widerstand der (horribile dictu) Allgemeinchirurgen, den ersten und für lange Jahre einzigen neurochirurgischen Lehrstuhl. Den Elan des nun beginnenden Aufbaues unterbrach der unselige Krieg, der nur auf dem Gebiete der traumatischen Schädigungen des Nervensystems Fortschritte brachte. Der allmähliche Wiederaufbau nach 1946 ließ dann immer mehr neurochirurgische Kliniken und Abteilungen entstehen. Dank der Freundschaft mit den ausländischen Neurochirurgen wurde der Weltstandard schnell erreicht.

Nun wurde erst erkannt, welch ungeheures Krankengut in neurochirurgische Hände gehörte, wieviele Hirntumoren es überhaupt gab. Wer hatte vorher schon ein intrakranielles Aneurysma gesehen, das zu den apoplektischen Hirnblutungen im Jugendalter führt. Wer hätte je gedacht, daß die gelegentlich von den Pathologen beschriebenen Angiome so häufig zu Anfällen und Hirnleistungsabbau führen würden. Eine unabsehbare Zahl von Neuralgiekranken konnte durch Bandscheibenoperationen geheilt werden. Voraussetzung für diese Erfolge war der dauernde Ausbau der Kontrastmitteltechnik. Zu den schon bekannten Enzephalographien und Ventrikulographien kam zunehmend die Angiographie. Die fortlaufende Verbesserung der Apparaturen erlaubte es in den fünfziger Jahren, zunächst mit schnellem Kassettenwechsel, dann mit fortlaufenden Filmaufnahmen den Kontrastmitteldurchfluß durch das Hirn mit seinen arteriellen, kapillären und venösen Phasen aufzuzeichnen. Dadurch wurde besonders die präoperative Artdiagnose der Tumoren immer sicherer und Gefäßveränderungen, Angiome, Aneurysmen, Gefäßverschlüsse und Gefäßeinengungen erkannt. Die Gegenstromtechnik erleichterte die Vertebralisangiographie. Die Krönung der Kontrastmitteltechnik brachte in den letzten Jahren der Gebrauch feiner Katheter, die in einzelne Gefäßabschnitte vorgeschoben, sogar in einzelne Hirnabschnitte eingeschwemmt werden konnten. Erstmalig wurden auf diese Weie auch die Angiome des Rückenmarkes sichtbar gemacht.

Zur unentbehrlichen Routinediagnostik gehörte seit Ende der vierziger Jahre die Elektroenzephalographie, um in den letzten Jahren ihre große Bedeutung, jedenfalls für die Neurochirurgie, wieder zu verlieren. Heute beschränkt sie sich 1. auf die Epilepsie und Stereotaxiefragen, 2. auf umschriebene Hirndurchblutungsstörungen, insbesondere auf die Klärung, ob sie nur im funktionalen Bereich liegen und evt. damit einem örtlichen Bypass zugänglich sind (EEG-Besserung im Sauerstoffüberdruck), 3. auf die Beurteilung eines Hirntodes mit Nullinien-EEG. Das Elektromyogramm und das Messen der Nervenleitgeschwindigkeit haben für die Beurteilung der peripheren Nervenschädigung die früheren Reizmethoden völlig verdrängt. Viele Jahre spielte in der Hirndiagnostik auch die Untersuchung mit Isotopen eine große Rolle. Ihre Bedeutung beschränkt sich heute auf Hirndurchblutungsmessungen. Praktisch bedeutungslos ist auch die unsichere Ultraschallmessung am Schädel geworden. Den zweifellos größten, geradezu revolutionierenden Fortschritt in der Diagnostik brachte seit den siebziger Jahren die Computertomographie. Die ambulante, gefahrlose und schmerzlose Untersuchung ist in ihren Resultaten so sicher, daß eine Therapieentscheidung meist sofort möglich ist. Die Hirnwasserräume sind ohne die belastende Luftfüllung erkennbar. Die Angiographie beschränkt sich nun auf die Gefäßprozesse, bei Hirntumoren nur auf gelegentlich sinnvolle Kontrastverstärkungen und komplizierende extrazerebrale Gefäßversorgungen, etwa an der Schädelbasis. Auch in der Rückenmarksdiagnostik hat die Computertomographie schon erhebliche Erfolge aufzuweisen. Die ständige Verbesserung der Apparaturen oder schon in Erprobung befindliche neue Methoden können hoffentlich ermöglichen, Aneurysmen vor der ersten Blutung mit ihrer hohen Mortalität erkennbar zu machen.

Der wichtigste Fortschritt auf der operativen Seite der Neurochirurgie war zweifellos die Abkehr von der durch die Diathermie notwendigen Lokalanästhesie und die Entwicklung der Anästhesiologie. Welche Wohltat dies für Patient wie Operateur war, ist für den heutigen Neurochirurgen kaum noch einfühlbar. Blut- und Flüssigkeitsersatz waren schon immer in der Neurochirurgie vorbildlich. Prinzipiell wurde bei allen größeren Eingriffen eine Kanüle eingebunden und vor dem Operationssaal warteten je nach Bedarf mehrere Blutspender der betreffenden Blutgruppe zur direkten Bluttransfusion. An die Erleichterung, die die Blutkonserven brachten, wird heute noch kaum jemand denken. Die Möglichkeit, den Blutdruck gefahrlos zu senken, zunächst durch den „Winterschlaf", dann die Unterkühlungsmethoden und die blutdrucksenkenden Medikamente ermöglichten erst das gefahrlose Verklippen der Aneurysmen, die beim normalen Blutdruck allein durch die Wegnahme des äußeren Gegendrucks nach Eröffnen des Schädels platzten, meist bevor der Operatur sie erreicht hatte. Die Neurochirurgen hatten schon immer eine Art Intensivstation in der Nähe des Operationssaales, in der Hirnoperierte unter ständiger Beobachtung blieben, um die gefürchteten postoperativen Komplikationen, die Nachblutung, das Ödem u. a. m. rechtzeitig behandeln zu können. Die Instrumente für die Trepanation brauchten nur unwesentlich verbessert zu werden, das Instrumentarium für die Arbeit am Hirn dagegen sehr: bipolare Diathermie, Clips verschiedenster Formen, feinste Faß- und Schneideinstrumente, Gewebekleber u. a. m. Die binokulare Lupe und das Operationsmikroskop erlauben minutiöses Arbeiten an den feinsten Strukturen bis hin zur Naht feiner Gefäßanastomosen und feiner Nerven. Immer bessere Stereotaxiegeräte ließen alle anvisierten Punkte im Hirn oder auch Rückenmark exakt erreichen.

Wenden wir uns den Fortschritten in der Behandlung einzelner Krankheitsbilder zu. Das traurigste Kapitel ist zweifellos die Verletzung geblieben. Aus einer Klinik, die bis zu 150 Verkehrstote im Jahr zu verkraften hat, kann nie entschieden genug auf die Prophylaxe hingewiesen werden. Die Behandlungen lassen außerdem an nicht wenigen Fällen „aus Wohltat Plage werden". Verbesserungen betreffen insbesondere das systematische Freihalten der Atemwege (der Bewußtlose bläst sich ein Hirnödem an), kreislaufverbessernde, entwässernde Medikamente u.a.m. Daß die Kenntnis über die Pathogenese und Notwendigkeit schnellster Behandlung des epiduralen Hämatoms auch außerhalb der Neurochirurgie langsam zunimmt, gehört ebenfalls zu den wichtigsten Fortschritten. Ob Tod oder Leben, ob Leben mit oder ohne geistige Fähigkeiten wird vom aufnehmenden Chirurgen entschieden. Der Weg zum weit entfernten Neurochirurgen ist immer zu weit.

Die Behandlung der offenen Hirnverletzungen verlangt den erfahrenen Neurochirurgen. Eine in den ersten Stunden nach der Verletzung erfolgte Operation unter ungünstigen personellen und materiellen Bedingungen ist immer schlechter als ein steriler Verband und eine spätere Operation. In den Hirnwunden gehen im Gegensatz zur Haut die Infektionen wesentlich langsamer an. Die Erfahrungen aus dem Kriege ergaben bei vergleichbaren Hirnschußwunden (ohne Antibiotika) eine Infektionsmortalität von 10%, wenn nach 12 Std. die Hirnwunde exakt ausgeräumt, die Dura liquordicht verschlossen, aber die Hautwunde offengelassen wurde. 23% starben dagegen an der Hirninfektion, wenn die Haut verschlossen wurde, 62% bei völlig offen behandelten Hirnwunden. Aber besonders wichtig erwiesen sich die angioarchitektonischen Erkenntnisse am Hirn. Die Gefäßversorgung über die Rinde bedingt immer eine keilförmige Nekrose bis an die Ventrikelwand. Schließlich entfaltet die ausgedehnte Liquorentnahme die Wunde am besten zur ausreichenden Übersicht. Die „geheimen" offenen Verletzungen (Basisbrüche mit Beteiligung der Nebenhöhlen) verloren ihren Schrecken durch baldigsten operativen Verschluß der an der Basis immer zerrissenen Dura. Die Erfahrung bei Basisverletzungen mit arteriellem Nasenbluten lehrte, daß die Blutung auch aus der Karotis interna kommen kann (Blutung über die Keilbeinhöhle). Das subdurale traumatische Hämatom bietet keine chirurgischen Probleme. Meist beobachtet man es nach Bagatellunfällen (Alkoholismus). Der bei diesem Hämatom bestehende Hirnunterdruck wurde der therapeutisch wichtigste Faktor.

Neurochirurgische Hauptarbeitsgebiete waren und sind die Hirntumoren. Ihre größte Gruppe sind die Gliome. Die in den letzten Jahrzehnten behandelten Tumorkranken haben gezeigt, daß von einer exakten Trennung von malignen und benignen Gliomen keine Rede sein kann. Man kann nur verschiedene Malignitätsgrade aufstellen. Die Operation kann deshalb auch heute nur eine mehr oder weniger langanhaltende Besserung erreichen. Wirklich gutartig und für ein Leben lang heilbar ist eigentlich nur das Kleinhirn-Spongioblastom des Kindesalters. Bei den übrigen können auch heute noch nur mehr oder weniger dauerhafte Besserungen erzielt werden. Eine endgültige Heilung ist auch nicht gelungen, wenn man in stummen Regionen „weit im Gesunden" reseziert hatte. Röntgenbestrahlungen, Isotopenbehandlungen und was auch immer haben keine wesentliche zusätzliche Besserung erbringen können. Bei manchen relativ gutartigen Gliomen kann die Besserung allerdings viele Jahre anhalten. Mehr als 5 Jahre überleben aber auch die früher für gutartig angesehenen Astrozytome und Oligodendrogliome nur in 20%. Bei den sehr malignen Glioblastomen des Erwachsenenalters und den Medulloblastomen des kindlichen Kleinhirns sind Überlebenszeiten von 1–2 Jahren schon sehr selten. Postoperativ bestrahlen sollte man erst, wenn ein manifestes Rezidiv aufgetreten ist. Man verdirbt sonst dem Kranken nur die wenigen guten postoperativen Monate. Monolokuläre Hirnmetatasen, die gar nicht so selten sind, lassen sich dagegen meist leicht ohne Gefahr eines Rezidives entfernen, falls der Zustand durch den Ursprungstumor dies überhaupt erlaubt.

Die Behandlung der gutartigen Hirntumoren, der Meningeome, Akustikusneurinome, Hypophysenadenome, Angioblastome (Lindau-Tumoren) und der Mißbildungstumoren (Kraniopharyngeome, Epidermoide) hat von allen Fortschritten mit am meisten gewonnen. Ohne die Triumphe in der operativen Behandlung dieser gutartigen Tumoren wäre die Neurochirurgie wahrscheinlich kein Spezialfach geworden. Damit es nicht zu triumphal wird, können gerade diese Tumoren erhebliche operative Schwierigkeiten bereiten durch ihre versteckte Lage, durch langsames Einwachsen in Spalten und Knochen, durch Gefäßverbindungen zum Externakreislauf u.a.m. Letzteres kann heute durch Einschwemmen von Koagulationsmaterial durch Sonden verbessert werden. Große Fortschritte hat die Behandlung der Hypophysentumoren gemacht, bei der die Endokrinologen mitgewirkt haben. Neben dem früher üblichen transfrontalen Zugang hat der schon in den zwanziger Jahren eingeführte Weg durch die Nase und Nebenhöhlen mit Verbesserung des Instrumentariums, vor allem mit dem Operationsmikroskop und seiner vorzüglichen Beleuchtung, Wiederaufstehung gefeiert und sich große Verdienste erworben.

Ungeahnte Fortschritte sind in der operativen Behandlung der Gefäßerkrankungen des Zentralnervensystems erzielt worden. Es begann mit den arteriovenösen Rankenangiomen, angeborenen Gefäßknäueln ohne Kapillarnetz, die durch diesen Shunt im Laufe der Jahre zu einer immer stärkeren und ausgedehnteren Mangeldurchblutung der betroffenen Hirngebiete führen. Ihre Größe schwankt vom Befall großer Teile einer Hemisphäre bis zu sog. Mikroangiomen, die oft erst bei der Resektion von Schläfenlappenanteilen zur Bekämpfung der Schläfenlappenepilepsie entdeckt wurden, da sie meist dem angiographischen Nachweis entgehen. Mit künstlichen Embolisationen können versteckt liegende und schwer zugängliche Rankenangiome zum Teil mit Erfolg angegangen werden.

Besonders auffallende Erfolge wurden durch den operativen Verschluß der sackförmigen Aneurysmen erzielt. Sie sitzen im wesentlichen an den großen Arterien der Basis, insbesondere an der vorderen Kommunikansarterie, blähen sich an einer Gefäßmuskellücke immer mehr auf, um, häufig nach Blutdrucksteigerung bei körperlicher Belastung, zu platzen. Ein operatives Angehen in der Blutung hat sich nicht bewährt, die primäre Mortalität beträgt 20–30%. Mit einer Wiederholung der Blutung kann fast mit Sicherheit gerechnet werden. Deshalb muß die angiographische Klärung so bald als möglich erfolgen. Der operative Verschluß durch Verklippen des Sackhalses wurde erst durch die schon erwähnte kontrollierte Hypotension bei Hypothermie zu einer Routineoperation. In der Zwischenzeit sind Tausende Aneurysmenträger endgültig geheilt worden. Das paralytisch verlaufende sog. supraklinoidale Aneurysma mit einer Okulomotoriuslähmung hatte naturgemäß von vornherein bessere Chancen. Das unfallbedingte Karotis-Kavernosusaneurysma (pulsierender Exophthalmus) wurde früher meist durch eine Ligatur der Karotis interna, falls der Kollateralkreislauf ausreichend war, versorgt, schon während des Krieges wurde der wirklich bessere Verschluß durch ein von der Karotis am Halse empor geschicktes Muskelstück, heute auch durch einen aufblähbaren Ballon, geheilt und die Fistel verschlossen.

Längere Zeit wurden apoplektische Massenblutungen im Striatum operativ abgesaugt. Die Erfolge waren nicht überzeugend. Dagegen können Massenblutungen mehr in der Hirnperipherie, insbesondere auch die nach Antikoagulanzientherapie, mit Erfolg operiert werden.

Manche Neurochirurgen hatten schon immer Stenosen der A. karotis interna im Bereich der Bifurkation angegangen. Neuland wurde aber in den letzten Jahren durch intrakranielle Bypassoperationen betreten. Die Operation an den intrakraniellen Gefäßen hat zwei Voraussetzungen: 1. die Nahttechnik feiner Gefäße mit dem Mikroskop, 2. die diagnostische Möglichkeit, funktionelle von strukturellen Schädigungen zu unterscheiden. Nur bei funktionellen Störungen können naturgemäß Verbesserungen durch einen Bypass erwartet werden. Der Nachweis einer reversiblen Schädigung kann am sichersten in der hyperbaren Sauerstoffkammer erkannt werden, eine Methode, die sich ausgezeichnet bewährt hat. In diesen Fällen haben die Bypassoperationen noch viele Monate nach dem apoplektischen Geschehen neurologische Verbesserungen erbracht.

Zweifellos sind große Fortschritte nicht nur in der Kenntnis der Hirnfunktionen, sondern auch für die Behandlung bestimmter Erkrankungen durch die sog. stereotaktischen Operationen erzielt worden. Der Wert und die Anerkennung dieser Eingriffe blieb immer etwas von der „Parteien Gunst und Haß verwirrt", die ein Urteil erschwerten und immer noch erschweren. Der Beginn mit den schrecklich groben transorbitalen Leukotomien bei schweren psychotischen Zuständen wurde abgelöst durch dosierte

Rindenunterschneidungen, besonders bei schwer Zwangskranken, um sich schließlich heute ausschließlich auf kleine Koagulationen in den Kerngebieten der tiefen Hirnzentren zu beschränken. Hauptindikationen sind extrapyramidale Bewegungsstörungen, wenn sie medikamentös nicht beherrschbar sind, schwere pathologische Emotionszustände und schließlich Schmerzzustände, bei denen die psychisch-emotionale Seite im Vordergrund steht.

Auch die Rückenmarkschirurgie hat erhebliche Fortschritte zu verzeichnen, nachdem der hochmütige Satz: „Mehr Neurologie und weniger Kontrastmittel" überwunden und bei allen ungeklärten Krankheitsfällen eine Myelographie den Tumor frühzeitig erkennen ließ. Zum Glück sind die meisten Rückenmarkstumoren gutartige Neurinome oder Meningeome. Es ist immer wieder erstaunlich, wie schnell und gut sich auch lange und ausgedehnt verdrängtes Rückenmark schließlich erholt. Durch den Gebrauch des Operationsmikroskops ließen sich auch die intramedullären Tumoren, meist gutartige Ependymome, von einem Mittellinienschnitt ins Rückenmark aus oft radikal und ohne zusätzliche Schädigung exstirpieren. Neue Operationsobjekte wurden die durch die Sondentechnik, wie schon erwähnt, nachweisbaren Angiome des Rückenmarkes.

Leider sind für die Behandlung von Verletzungen des Rückenmarks, offen oder gedeckt, keine biologischen Voraussetzungen gegeben. Dagegen spielen die sog. Nervenwurzelkompressionssyndrome lumbal wie zervikal auch in der Neurochirurgie zur Beseitigung radikulärer Schmerzen, aber auch von Lähmungen und Durchblutungsstörungen (A. vertebralis) eine große Rolle. Die Erkenntnis, daß ein neuralgischer Schmerz immer durch Kompression eines Nerven oder seiner Wurzel entsteht und fast nie durch eine Neuritis, hat die Neurochirurgen sich früh diesem Arbeitsgebiet zuwenden lassen.

Die Behandlung unbeeinflußbarer Schmerzen gehörte schon immer zu den Aufgaben eines Neurochirurgen. Die isolierte Schmerzbahn im Rückenmark war durch Foerster bekannt und vielfach mit bestem Erfolg durchschnitten worden. Anstatt der offenen Vorderseitenstrangdurchtrennung, für den Geübten ein kleiner Eingriff, wird der Strang heute meist stereotaktisch am Halsmark unterbrochen. Bei der Trigeminusneuralgie sind in der Zwischenzeit viele Operateure wieder auf das alte Kirschner-Verfahren, mit dosierten Wärmeapplikationen etwas modifiziert, zurückgekommen. In vielen Fällen muß man jedoch weiterhin die retroganglionäre Wurzeldurchschneidung, m. E. bevorzugt die Operation im Brückenwinkel nach Dandy, oder auch bei den seltenen Fällen einer Neuralgie des 1. Astes (besonders beim Einäugigen) die Traktotomie in der Medulla, die einer Chordotomie entspricht, vorziehen. Von den seltenen Schmerzformen können hier nur noch die Anästhesia dolorosa und der Phantomschmerz erwähnt werden. Bei beiden steht ein psychopathologisches Schmerzerlebnis im

Vordergrund, bei der ersteren die zentrale Fixierung parästhetischer Miß-empfindungen, beim letzteren das Nichtüberwindenkönnen des Gliedver-lustes. Falls psychotherapeutische Behandlungsversuche mißlingen, kann chirurgisch *nur* eine stereotaktische Operation an den thalamischen Kernen eine Heilung oder Besserung erzielen.

Die Sympathikuschirurgie schien in den vierziger und fünfziger Jahren eine größere Bedeutung zu erlangen. Die verschiedenen Eingriffe am Grenzstrang oder den Gefäßbahnen im Rückenmark bei Hochdruck verlo-ren aber jede Bedeutung durch die modernen Hochdruckmedikamente. Praktisch ist die präganglionäre Durchtrennung des Grenzstranges nur ge-blieben bei der essentiellen Hyperhydrosis, bei der Raynaud-Erkrankung und der Kausalgie.

Die Kinderneurochirurgie ist neben dem allgemeinen Fortschritt spe-ziell für die Behandlung der Mißbildungen durch die Shuntoperationen zur Ableitung des Liquors ins Herz oder Peritoneum bereichert worden.

Die Neurochirurgie der vergangenen 50 Jahre hat sich sicherlich be-müht, das Beste aus den Möglichkeiten der jeweiligen Jahre zu erzielen. Sie hat dabei die eigentlich chirurgischen Probleme ihres Faches erfreulich weitgehend gelöst. Die ihr im besonderen verbliebene Crux, der bösartige Tumor, ist mit ihren Mitteln sicher nicht zu heilen. Möge die Tatkraft zum weiteren Fortschritt nicht erlahmen, aber auch nicht die Ehrfurcht vor dem Organ, dessen fortwährende Entwicklung den Menschen zum Menschen gemacht hat und ausmacht. Es ist deshalb auch wohl verständlich, daß sich Neurochirurgen schon früh mit den Fragen der ärztlichen Ethik beschäftigt haben – Est spiritus qui vivificat –.

Endokrine Chirurgie

H.-J. Peiper

Bis in die 40er Jahre hinein war festzustellen, daß das Gebiet der Hormone mit ihrer Organgebundenheit wesentliche Anregungen durch chirurgische Erfahrungen erfuhr (Schneider 1942). Insbesondere Überfunktionszustände, zumeist ausgelöst durch hormonaktive Tumoren, waren es, die auf Grund empirischer Erkenntnisse eine Reihe unterschiedlicher klinischer Syndrome bekanntwerden ließen. Diesbezügliche Erfahrungen beschränkten sich aber auf Einzelfälle oder kleine Serien. In den letzten Jahrzehnten hat insbesondere die biochemisch ausgerichtete Grundlagenforschung revolutionäre Fortschritte erzielt, die die Endokrinologie zu einem wesentlichen Bestandteil der Lehre von den Stoffwechselvorgängen und -krankheiten werden ließ. Als Regulatoren des Stoffwechsels wirken die Hormone in alle Organsysteme ein. Dabei gibt es *Unterfunktionszustände,* wie beim Diabetes mellitus oder der Addison-Krankheit, die durch Zufuhr heute bekannter und synthetisierter Hormone ausgeglichen werden können oder, wie im Falle des juvenilen Diabetes mit Niereninsuffizienz, chirurgische Bemühungen zu einer dauerhaften therapeutischen Lösung durch Transplantation, wie im Beispiel der Pankreas- bzw. isolierten Inseltransplantation, aktuell werden ließen. Diese chirurgischen Ansätze der letzten Jahre scheiterten im Falle der Pankreasorgantransplantation bisher überwiegend an Komplikationen seitens der exokrinen Funktion des Gangsystems (Largiadèr 1980). Kürzlich unternommene Versuche, das Gangsystem mit schnellhärtenden Substanzen auszugießen (Dubernard et al. 1978) oder aber einen freien intraperitonealen Sekretabfluß zu schaffen (Sutherland et al. 1979), lassen noch auf Langzeitergebnisse warten, die zugleich die Frage fortbestehender Funktionsfähigkeit der Inseln beantworten müssen. Eine prinzipiell andersartige Methode bahnt sich seit 15 Jahren an, nachdem entdeckt wurde, daß sich Langerhans-Inseln fermentativ aus der Bauchspeicheldrüse isolieren ließen (Lacy u. Kostianovsky 1967). Bis zu 300 000 Inseln sind in Form von Mikrofragmenten zu gewinnen, die am günstigsten in die Milz eingeschwemmt werden. Aus noch ungeklärten Gründen kam es bisher aber fast immer zu einer frühen Abstoßung, so daß Langzeiterfolge ausstehen. Für die Zukunft gilt es, die Immunogenität der Inseln zu verringern bzw. eine Toleranz herzustellen. In die Ferne weisen

Bemühungen um eine künstliche Zellhyperplasie zum Zwecke der Zelltransplantation und die bakterielle Produktion von Hormonen, wie dem Insulin.

Erfolgversprechend entwickelte sich die Chirurgie *endokriner Überfunktionszustände,* die heute als *hyperplastische Endokrinopathien* bezeichnet werden. Hierbei ist die neurohumorale Homöostase gestört, indem die Störung an der endokrinen Zellfunktion oder an der Reaktion des Zielorganes, bzw. der Rezeptorzellen angreifen kann. Die Ursachen hierzu sind noch weitgehend unbekannt.

Die klinische Forschung hat bereits seit Jahrzehnten unterschiedliche pathologisch-anatomische Erscheinungsformen aufgezeigt, so die Hyperplasien mit oder ohne Tumor, solitäre bzw. multiple Adenome, Mikroadenomatose und Karzinome, u.U. mit endokrin-aktiven Metastasen.

In das Tätigkeitsfeld des Allgemeinchirurgen fallen folgende klinische Syndrome:
im Falle von Aminen: Hyperthyreoidismus, Nebennierenmarksyndrom (Phäochromozytom) und Karzinoidsyndrom;
bei Polypetpidhormonen: Hyperinsulinismus, Hyperglykämie bei pankreatischem Glukagonom, Zollinger-Ellison-Syndrom, Verner-Morrison-Syndrom, Hyperparathyreoidismus, Hypophysensyndrome u. a.:
bei Steroiden: Hyperkortisolismus (Cushing-Syndrom), primärer Aldosteronismus (Conn-Syndrom), adrenogenitales Syndrom.

Begrenzte chirurgische Erfahrungen lagen aus der Vorkriegsära mit dem Phäochromozytom (19 Fälle-Uebelhör 1942) und den Rindengeschwülsten mit gesteigerter Tätigkeit (damals als Interrenalismus bezeichnet – 53 Fälle; Uebelhör 1942) vor. Unklarheiten bestanden noch hinsichtlich der Abgrenzung eines Morbus Cushing vom Interrenalismus, bei dem vorzugsweise über Symptome des adrenogenitalen Syndroms berichtet wurde. Basophile Hypophysenvorderlappenadenome brachte man bereits mit einer glandulären Überfunktion der Nebennierenrinde in Verbindung.

Zahlreicher erschienen Mitteilungen, die seit Mandls (1925) erster operativer Entfernung eines Epithelkörperchentumors bei v. Recklinghausen-Krankheit über erfolgreiche Besserung eines dabei vorliegenden Hyperparathyreoidismus berichteten.

Durch Beseitigung eines Inselzelladenoms waren damals auch erst in 25 Fällen (Bernhard 1942) die Folgen der hierdurch ausgelösten, gefährlichen Hypoglykämien ausgeheilt worden.

Nicht zuletzt sind es diese ersten chirurgischen Erfahrungen mit endokrinen Krankheitsbildern gewesen, die die Forschung zur Aufklärung der pathophysiologischen Zusammenhänge beflügelten. Viele Nachbardisziplinen waren daran beteiligt. Die Isolierung und Synthese zahlreicher Hormone stellte den Ausgangspunkt quantitativer Analysen zum Zwecke der Diagnostik dar. Erwiesen sich biologische Methoden (Bioassays) für eine Bestimmung der Aktivität eiweißgebundener Hormone in Organen und im Urin als ausreichend empfindlich, so wurde eine Konzentrationsmessung im Serum erst auf immunologischem Wege, und zwar durch die geniale Entwicklung des Radioimmunoassays durch Berson und Yalow (1966) möglich. Diese Erfindung, zuerst am Insulin entwickelt, hat die Diagnostik und die Verlaufskontrolle im Rahmen der endokrinen Chirurgie revolutioniert und wurde 1979 mit dem Nobelpreis ausgezeichnet. Direkte Messungen der Hormonkonzentration im Serum oder in Gewebeextrakten ermöglichten zunehmende Aufklärung der Regulationsmechanismen.

Radioimmunologische Hormonbestimmungen spielen heute auch im Rahmen verschiedener Funktionsteste (Stimulations- und Suppressionsteste) eine wichtige Rolle, z. B. Hungerversuch, Kalzium- Glukose-Infusionstest und Insulinsuppressionstest mit C-Peptid-Messung beim Insulinomverdacht; Sekretin- oder Kalziuminfusionstest bei Gastrinomverdacht.

Auch die quantitative Bestimmung von Hormonmetaboliten (Katecholamine, Vanillinmandelsäure, Kortisolmetabolite) hat die Diagnostik von hormonellen Überfunktionszuständen ermöglicht. Bei bestimmten Krankheitsbildern wurden chemische Bestimmungen von Veränderungen im Mineral- und Elektrolythaushalt verläßlich diagnostische Kriterien, die bis heute ihren Wert behalten haben, z. B. Hyperkalzämie und Hyperphosphatämie mit Hyperkalziurie und Hyperphosphaturie beim primären Hyperparathyreoidismus, Hypokaliämie beim Conn-Syndrom.

Von großer Bedeutung für die Bestätigung der Verdachtsdiagnose und die Lokalisation des morphologischen Substrates erwies sich die Einführung neuer bildgebender Verfahren, so der selektiven Arteriographie bzw. Venographie, der Sonographie und der Computertomographie.

Ein weiteres Feld wissenschaftlicher Bemühungen der letzten Jahrzehnte galt der Identifikation endokriner Zellen. Hierzu wurden neue Methoden der morphologischen und biochemischen Gewebeaufarbeitung entwickelt. Die immunhistochemische Lokalisation von Hormonen erlaubt durch histologische, histochemische und elektronenmikroskopische Untersuchungstechniken die nähere Charakterisierung sowie eine Bestimmung von Gehalt und Umsatz in den Zellen. Die Entwicklung geht heute soweit, daß auf Grund solcher Befunde Krankheitsbilder zu erwarten sind, die bisher in der Praxis noch nicht angetroffen werden konnten, z. B. ausgelöst durch Tumoren mit Überproduktion von Motilin, GIP, Sekretin oder CCK.

Hormone entfalten ihre Wirkung an den Effektorzellen über sogenannte Rezeptoren. Solche wurden bisher für mindestens 12 Polypeptidhormone identifiziert. Die praktische Bedeutung dieser Entwicklung geht aus der Tatsache hervor, daß die Blockade solcher Rezeptoren gelungen ist (Histamin-2-Blockade der Gastrinrezeptoren) – ein völlig neuer therapeutischer Weg, der z. B. im Falle des Zollinger-Ellison-Syndroms auch die chirurgischen Indikationen gewandelt hat.

Beschränkte sich die endokrine Chirurgie zwischen den Weltkriegen auf erste Beobachtungen bis dahin unbekannter Krankheitsbilder, so führten die erwähnten Fortschritte in der Diagnostik dazu, daß einzelne Kliniken auch in Deutschland über zunehmend größere Erfahrungen berichteten.

Für die Erfassung des primären Hyperparathyreoidismus infolge eines Epithelkörperchenadenoms bzw. der diffusen Hyperplasie waren die Arbeiten von Albright und seiner Schule in Boston entscheidend gewesen, die das Augenmerk auf die so häufige (>80%) renale Form lenkten. Nicht von ungefähr fiel Schwaiger und damit der Marburger Klinik auf dem Deutschen Chirurgenkongreß 1967 die Aufgabe zu, eine Schilderung der „Chirurgie der Epithelkörperchen" zu geben. Es hatten sich in Marburg Erfahrungen bei 64 renalen Fällen mit HPT (78 Operationen) angesammelt. Unvergessen bleibt mir der Initialfunke: Zenker war während seiner Marburger Zeit in die Vereinigten Staaten gereist und wurde durch eine Vortragsveranstaltung in der Mayo-Clinic von dem großen dortigen Krankengut beeindruckt. Fast gegen ungläubigen Widerstand seiner Mitarbeiter drängte er auf eine Intensivierung der Diagnostik beim Harnsteinleiden. Nicht zuletzt dank der Bemühungen der urologischen Forschungsstelle in Bad Wildungen gelang es zunehmend, Fälle von renalem primären Hyperparathyreoidismus zu diagnostizieren. Es erwies sich als Tatsache, daß rund 3% aller Nierensteinerkrankungen und nicht weniger als 10% aller Rezidivsteinerkrankungen durch einen prim. HPT bedingt sind (Schwaiger 1967). Auf der gleichen Tagung beeindruckten Romanus und Mitarbeiter aus Göteborg durch *Chirurgische Erfahrungen an 130 Fällen mit Hyperparathyreoidismus,* während Bay und Mitarbeiter auf die Formen des sekundären und tertiären Hyperparathyreoidismus hinwiesen. 30 Fälle aus München (Hamelmann), 22 Rezidiveingriffe aus Wien (Keminger) und 98 Beobachtungen aus Zürich (Mayor) unterstrichen bei dieser Gelegenheit die praktische Bedeutung der gar nicht so seltenen endokrinen Erkrankung.

Die Erfassung von Kranken mit HPT nahm insbesondere seit Ende der 60er Jahre beträchtlich zu, da Serumkalziumbestimmungen infolge Einsatzes automatischer Multianalyzer nunmehr routinemäßig erfolgten und deshalb Hyperkalzämien immer häufiger aufgedeckt wurden. Die chirurgische Technik allerdings geriet zunehmend in eine Kontroverse. 1958 hatte Cope die primäre Hyperplasie der Epithelkörperchen und deren subtotale Resektion beschrieben. Offensichtliche Diskrepanzen zwischen histologischem Bild und klinischem Befund sowie Schwierigkeiten in der Interpretation der histologischen Befunde an Biopsien veranlaßten einige Chirurgen zur Taktik der routinemäßigen subtotalen Parathyreoidektomie (Block 1967; Poloyan 1969; Edis 1977). Diese radikale Einstellung wurde inzwischen wieder eingeschränkt, da eine höhere Rate von dauerhaftem Hypoparathyreoidismus als von rezidivierender bzw. permanenter Hyperkalzämie nach selektiver Exstirpation abnormaler Epithelkörperchen zu beobachten war. Heute ist weitgehende Übereinstimmung erreicht: wenn möglich, sollten alle vier Drüsen freigelegt werden (bioptische Absicherung wünschenswert). Liegt *ein* vergrößertes EK vor, wird nur dieses entfernt. Finden sich mehr als ein vergrößertes EK infolge primärer oder familiärer Hyperplasie, eine multiple endokrine Adenomatose oder liegen mehrere Adenome vor, ist eine subtotale Parathyreoidektomie angezeigt (Block 1974; Bruining 1971; Edis 1977; Poloyan 1977). Das Risiko der postoperativen Hypokalzämie nach subtotaler Resektion kann durch Autotransplantation bzw. Kryokonservierung für eventuelle spätere Verwendung verringert werden (Wells 1974, 1979). Diese Technik hat sich insbesondere beim sekundären Hyperparathyreoidismus, bei der primären Hyperplasie und im Falle bereits erfolglos voroperierter Patienten bewährt.

Die größten Fortschritte beim Phäochromozytom lagen zunächst in der zunehmend sicherer werdenden Diagnostik. Durch Entwicklung von Nachweismethoden für Adrenalin und Noradrenalin bzw. ihre Abbaustufen im Urin (v. Euler 1951) und klinische Stimulationsteste (die heute weitgehend verlassen sind) kann die Diagnose gesichert werden, durch retrograde Arteriographie, Pneumoperitoneum und Katheterisierung der V. cava inf. mit Bestimmung des Katecholamingehaltes des Blutes in verschiedenen Höhen, neuerdings aber vornehmlich durch die nicht invasiven Methoden der Sonographie und Computertomographie läßt sich die Lokalisation nachweisen.

Der zweite große Fortschritt mit drastischer Senkung des Operationsrisikos stellte sich durch Vorbehandlung mit Alpharezeptorenblockade (Dibenzylin) und Volumenausgleich sowie intraoperatives Abfangen von extremen RR-Spitzen mit Phentolamin (Regitin) ein. Waren es in den früheren Jahrzehnten nur Einzelfälle, die damals mit einer noch relativ hohen Letalität operiert werden mußten, so konnte in den letzten Jahren von einzelnen Kliniken über größere Serien mit einer Letalität unter 3% berichtet werden (Sach u. Shega 1968; Remine et al. 1974; 138 Fälle der Mayo-Klinik von 1926–70; Kümmerle 1967, 1983; Spelsberg u. Heberer 1980; Scott 1980).

Bezüglich der Überfunktionszustände der Nebennierenrinde und der zugrundeliegenden Krankheitsbilder gelang die Klarstellung verschiedener Syndrome (Cushing-Syndrom, Conn-Syndrom, Adrenogenitales Syndrom und Mischformen), ihre Diagnostik durch den Nachweis diesbezüglicher Hormonübersekretion (Kortisol, Aldosteron, Östrogen, Androgen) bzw. entsprechende Stimulations- und Suppressionsteste (Dexamethasontest, Metopirontest, ACTH-Stimulationstest). Die Mehrzahl der Cushing-Fälle betrifft eine bilaterale NNR-Hyperplasie und nur 20–25% einen NNR-Tumor. Entgegen früherer Auffassung einer hypothalamischen Störung beim zentral bedingten Cushing-Syndrom wurde während der letzten Jahre nachgewiesen, daß fast immer Adenome oder Mikroadenome der Hypophyse vorliegen (Salasso et al. 1978; Tyrrell et al. 1978; Hunt u. Trell 1980). Hatte man zunächst die subtotale Adrenalektomie als Verfahren praktiziert und in späteren Jahren wegen häufiger Rezidive eine totale Nebennierenentfernung vorgezogen, so wird neuerdings fast ausschließlich eine transsphenoidale mikrochirurgische Entfernung des Hypophysenadenomes angestrebt. Dies soll in etwa 95% der Fälle gelingen und das Krankheitsbild ausheilen.

Neu war in den 50er Jahren die Beschreibung des primären Aldosteronismus durch Conn. Zwar überschätzte man anfänglich seine Häufigkeit im Zusammenhang mit der Hypertonie, doch wurden neben Einzelfällen eine Reihe kleinerer Serien veröffentlicht (Silen et al. 1966; Kümmerle 1981, 1983; Zimmermann u. Moran 1980). Es fanden sich solitäre und multiple Adenome, Karzinome und Hyperplasien.

Die Chirurgie des endokrinen Pankreas betraf zunächst das Insulinom. Nachdem seine Diagnostik mit großer Sicherheit möglich geworden war, konnten auch in Deutschland größere Beobachtungsreihen mitgeteilt werden (Peiper u. Creutzfeldt 1979). Die Schwierigkeiten in der Auffindung des Adenoms waren nur zum Teil durch die verbesserte Lokalisationsdiagnostik zu beseitigen. Während der letzten Jahre hat die Methode einer transhepatischen Venenkatheterisierung mit selektiver Bestimmung der Insulinspiegel unter röntgenologischer Lokalisation der Katheterlage neue Hoffnungen zur Auffindung verborgener Adenome geweckt. Man ist deshalb von der in früheren Jahren bei sogenanntem okkultem Insulinom üblichen „blinden" Linksresektionen mehr und mehr abgerückt, wobei vereinzelt die Insulinspiegelbestimmung schon intraoperativ als Schnelltest (Teichmann u. Heberer 1980) angewandt wird. Enukleation bzw. Pankreasteilresektion stehen als chirurgische Methoden zur Verfügung. Zur Operationsvorbereitung, aber auch bei metastasierendem Inselzellkarzinom haben wir mit dem Streptozotozin heute eine wirksame Substanz zur Verfügung.

Pankreas und gastrointestinale Hormone wurde als Thema mit vielen neuen Aspekten auf dem Deutschen Chirurgen Kongreß 1979 vorgestellt (Pichlmayr u. Rumpf; Arnold; Becker; Federlin et al.).

Seit 1955 z. B. hatte das von Zollinger und Ellison beschriebene ulzerogene Syndrom zunehmende klinische Bedeutung erlangt. Innerhalb von 20 Jahren wurden in einem amerikanischen ZE-Tumor-Register bereits über 800 Gastrinomfälle gesammelt (Fox et al. 1975). 3–5% aller Rezidivulzera, die nach adäquater chirurgischer Therapie auftreten, dürften Folge einer Hypergastrinämie sein. Wichtig für Prognose und Therapie war die zunehmende Erkenntnis, daß die Gastrinome des Pankreas in über 60% der Fälle bereits metastasiert sind, eine kausale Behandlung durch Resektion also kaum noch möglich ist. Lange Jahre war die totale Gastrektomie Methode der Wahl. In den letzten Jahren brachte die Einführung der Histamin-H_2-Rezeptor-Antagonisten eine ganz entscheidende Möglichkeit, die Säuresekretion auch auf medikamentösem Wege praktisch zu unterbrechen und damit die Geschwüre und ihre Komplikationen auszuheilen. Wegen möglicher Nebenwirkungen, aber auch der eventuell noch nicht eingetretenen malignen Entartung, wird man sich im Einzelfalle immer noch zur Operation und dann zur Pankreasteilresektion bzw. totalen Gastrektomie entschließen müssen.

Priest und Alexander (1957) sowie Verner und Morrison (1958) wiesen als erste auf ein anderes, durch einen nichtinsulinproduzierenden Pankreastumor erzeugtes Krankheitsbild hin, das in der Folge auch als pankreatische Cholera bzw. WDHH oder WDHA-Syndrom bezeichnet wurde. Es wird durch Sekretion von vasoaktivem intestinalem Polypeptid (VIP), pankreatischem Polypeptid (PP) bzw. Prostaglandinen hervorgerufen. Die Heilungschance durch Tumorexstirpation liegt bei 50%, rund die Hälfte ist bereits maligne und metastasiert. Zenker (1966) operierte den ersten Fall in Deutschland erfolgreich, nachdem Martini und Mitarbeiter (1964) an Hand einer Beobachtung auf dieses Syndrom aufmerksam gemacht hatten. Heute ist die Diagnose durch radioimmunologische VIP-Bestimmung möglich.

Eine weitere, sehr seltene, durch ein gastrointestinales Hormon verursachte Erkrankung bietet das pankreatische Glukagonom, das zu Diabetes mellitus und migratorischem Exanthem führt. Erst 1966 haben Mc Gavran und Mitarbeiter den ersten sicheren Nachweis eines glukagonhaltigen A-Zelltumors mit hohen Glukagonwerten im Serum erbringen können. Weitere Fälle wurden aber erst erkannt, nachdem das gleichzeitige Vorkommen eines Hautsyndroms festgestellt wurde (Mallinson et al. 1973). Auch im Rahmen pluriglandulärer Syndrome fanden sich glukagonproduzierende Tumoren (Creutzfeldt 1977).

Die zunehmende Kenntnis einer Vielfalt klinischer Erscheinungen infolge endokriner Hypersekretion hat die biochemische Forschung gerade auf dem Gebiet der gastroenterologischen Endokrinologie in faszinierender Weise stimuliert. Immer neue klinische Syndrome, Hormone und endokrine Zelltypen, nicht selten deren Kombination im Rahmen pluriglandulärer Organmanifestationen führten zur Wiederentdeckung bzw. zum Ausbau des genialen Konzeptes eines neuroendokrinen Systems. Das zugrundeliegende Zellsystem ist durch gemeinsame zytochemische und ultrastrukturelle Charakteristika sowie die Produktion von Polypeptidhormonen ausgezeichnet, weshalb es von Perse (1967) als APUD-Zellsystem benannt wurde (Definition: *A*mino-*P*recursor-*U*ptake and *D*ecarboxylation = Fähigkeit zur Aufnahme von Aminovorstufen und ihre Umwandlung durch Decarboxylierung in biogene Amine). Für entsprechende Geschwülste wurde der Begriff „Apudom" (Sziji 1968). Basierend auf dem Vorkommen einer peripheren neuroendokrinen Gruppe dieser Zellen wird heute ein gastroenteropankreatisches (GEP) neuroendokrines System postuliert (Fujita und Kobayashi, 1974), das sich auf das „Helle-Zellen-System" (diffuses endokrines System) von Feyrter, Göttingen, (1938) zurückführen läßt. Die These einer Herkunft dieser Zellen von der Neuralleiste wurde zuerst von Sunder-Plasmann (1939) aufgestellt. Der später geführte Nachweis von gleichartigen Peptiden sowohl im zentralen und peripheren Nervensystem (Neurotransmitter), wie auch im gastropankreatischen System (Hormone), wird heute als Beweis für die gemeinsame Abstammung aus der Neuralleiste angesehen. Von großer wissenschaftlicher Bedeutung für Endokrinologen und Gastroenterologen sind die schon länger vermuteten, heute aber recht gut zu messenden Wechselwirkungen zwischen Pankreas und Gastrointestinaltrakt, der sogenannten „enteroinsulinären Achse" (Unger 1969; Creutzfeldt 1980). Noch lange nicht abzuschätzen sind die möglichen Auswirkungen diesbezüglicher Erkenntnisse auf die Chirurgie.

Das Apud-Konzept mit seinen zentralen intrakraniellen, gastroenteropankreatischen und im übrigen Körper verteilten Apud-Zellen bietet eine umfassende Hypothese, das so vielfältige Bild der Endokrinologie in ein logisches, umfassendes System einzuordnen.

Sie ermöglicht auch eine Erklärung für das Vorkommen multipler endokriner Neoplasien (Wermer 1974), deren Ätiologie letztlich aber noch unbekannt sind. Diese kombinierten endokrinen Krankheitsbilder stellen große Anforderungen an die Diagnostik und das chirurgische Vorgehen (MEN I = Wermer-Syndrom: multiple Adenome mit unterschiedlicher Lokalisation in Hypophyse, Pankreas und Nebenschilddrüse; MEN II = Sipple-Syndrom: C-Zellkarzinom der Schilddrüse und Phäochromozytome).

Die Vielfalt der Erscheinungsformen operativ therapierbarer endokriner Krankheitsbilder erfordert eine kenntnisreiche, anspruchsvolle Chirurgie in enger Anlehnung an diesbezügliche ausgerichtete und erfahrene Nachbardisziplinen. Dies hat dazu geführt, daß sich Interessengemeinschaften endokriner Chirurgen gebildet haben, so 1979 die International Association of Endocrine Surgeons (IAES) (Heimann, Schweden) und in unserem Lande 1981 eine Arbeitsgemeinschaft für endokrinologische Chirurgie in der Deutschen Gesellschaft für Chirurgie (Röher).

Chirurgie des Mammakarzinoms

M. Schwaiger und C. Herfarth

In der Diagnose und Therapie des Mammakarzinoms hat sich in den letzten 30 Jahren ein eindrucksvoller Wandel vollzogen. Die Auffassung über die diagnostischen Verfahren hat sich grundsätzlich geändert, ebenso die Ansicht über die Ausdehnung des chirurgischen Eingriffs und seiner Möglichkeiten. In der Zusatztherapie sind neue Verfahren hinzugekommen. Die schon alte Konzeption der Hormonellen Behandlung erlebt jetzt wieder eine Renaissance.

Diese Entwicklung spiegelt sicht nicht ohne weiteres in den Berichten der Deutschen Gesellschaft für Chirurgie wider. Allerdings wurden Schwerpunkte gesetzt. Bauer stellte die endokrine Therapie mit Adrenalektomie und Hypophysektomie beim fortgeschrittenen Mammakarzinom Anfang der 50er Jahre heraus. Dick (1955) diskutierte das Problem der Rezidivrate in Verbindung mit der chirurgischen Traumatisierung und betonte den Wert der Mikrozirkulation. Er bestätigte damit indirekt die Beobachtung, daß bei gleichem Tumorstadium und gleicher Operationsart der Operateur durchaus die Rezidivrate durch seine Technik beeinflussen kann. Während nahezu unumstritten in den 50er und 60er Jahren die radikale Mastektomie als das Verfahren der Wahl galt, setzte sich in den 70er Jahren das modifizierte eingeschränkte Verfahren der Mastektomie mit Axillaausräumung durch – die modifiziert radikale Mastektomie. Schwaiger (1972) stellte das modifiziert radikale Vorgehen als das Regelverfahren heraus. Eine Übersicht von Linder schildert die Situation über die Wahl der Operationsmethoden im vergangenen Jahrzehnt (Tabelle 1).

Tabelle 1. Operationsmethoden (%) beim Mammakarzinom in Kliniken verschiedener Länder

Land	UK	USA	AU	CH	D
Superradikale Op.	>1	1	1	>1	2
Klassische Radikal-Op.	21	77	31	6	23
Modifiz. Radikal-Op.	33	17	59	77,5	64
Einfache Mastektomie	41	5	1	11	7
Enukleation	5	–	4,5	–	1,5
n (Kliniken)	415	92	84	80	418

(aus F. Linder, Langenbecks Arch. Chir. 345, 1977, 35)

Allgemeines zur Geschichte der Mammakarzinom-Chirurgie

Während über 100 Jahre die radikale Mastektomie als das Verfahren der Wahl für das chirurgisch kurable Mammakarzinom galt, hat sich die Meinung darüber in den letzten Jahrzehnten grundsätzlich geändert. Die Therapieempfehlungen reichen jetzt von einer ausgedehnten radikalen Mastektomie mit Entfernung der parasternalen Lymphknoten bis zur einfachen Knotenentfernung (Lumpektomie). Die meisten Entscheidungen über das operative Verfahren bauten sich auf retrospektiven Analysen von heterogenen Behandlungsgruppen auf. Seit Ende der 60er Jahre wurden jedoch eine Reihe von prospektiven Studien durchgeführt, die jetzt die Basis für das neue chirurgische Vorgehen liefern.

Das tumorbiologische Konzept des Mammakarzinoms ist von Fisher in Frage gestellt worden (Fisher et al. 1980). Während die klassische Mammakarzinom-Chirurgie auf der Ansicht basiert, daß es sich bei dem Karzinom um eine lokale Erkrankung handelt, die langsam über die regionalen Lymphbahnen und Lymphknoten metastasiert, um dann zu disseminieren, steht jetzt eine neue tumorbiologische Theorie zur Debatte. Virchow beschrieb 1860 die Lymphknoten als effektive Barrieren gegen die Passage von Tumorzellen. Auf dieser Ansicht aufbauend war es logisch, in der perfekten, ausgedehnten Monobloc-Operation der Mamma unter Mitnahme der axillären Lymphknoten die beste kurative Methode zu sehen. Gerade Halsted betonte die lymphogene Ausbreitung der Mammakarzinommetastasen. Er ging mit seiner Meinung so weit, daß er annahm, daß Knochenmetastasen meist in Gebieten mit subkutanen Metastasen auftreten. Der Tumor wächst über die Lymphbahnen zum Knochen entlang den Muskelhäuten. Er kam schließlich zu der Folgerung, daß eine mehr oder weniger ununterbrochene Tumorlinie zwischen primärem Tumor und Metastase besteht. So träten Lebermetastasen durch Ausbreitung entlang der tiefen Faszie der Linea alba und dem Ligamentum hepato-umbilicale auf, Hirnmetastasen durch Lymphbahnen entlang den Meningikagefäßen. So absurd einem heute die Theorie von Halsted erscheint, so sehr hat sie doch das ganze chirurgische Denken und Handeln über nahezu ein Jahrhundert beeinflußt. Erst durch Fisher wurde endgültig diese Theorie in Zweifel gestellt, indem er diesen Thesen eine neue tumorbiologische Konzeption gegenüberstellte (Tabelle 2). Seiner Ansicht nach ist der Lymphknotenbefall nur ein Indikator für die Tumor-Wirt-Beziehung und nicht für die Tumorausbreitung. Es kommt daher der hämatogenen Disseminierung eine entscheidende Bedeutung zu, so daß das Ausmaß der Operation bzw. die lokoregionäre Therapievariation keine wesentliche Bedeutung für den Gesamtkrankheitsverlauf hat.

Das Problem der Pathophysiologie des Mammakarzinoms läßt sich besonders gut an einem Ergebnis der NSABP (National Surgical Adjuvant

Tabelle 2. Mammakarzinom – Hypothesen über Tumorbiologie [a]

Halsted-Prinzip	Alternatives Prinzip
geordnete Tumorausbreitung nach mech. Vorstellungen	*ungeordnete* Tumorzelldissemination
Tumorzellinvasion in Lymphknoten durch *direktes Tumorwachstum* über Lymphgefäße → ‚en bloc dissection‘	Lymphogene Tumorzellinvasion mit *Embolisierung* der Lymphgefäße → ‚en bloc dissection‘?
Positiver Lymphknotenbefall = Zeichen einer Tumoraussaat = *Ausgangspunkt* für Tumorgeneralisierung	Positiver Lymphknotenbefall = Ausdruck einer Wirts-Tumor-Beziehung, welche das Auftreten von Metastasen erlaubt = *sicherer* Ausgangspunkt für Tumorgeneralisierung
regionale Lymphknoten (reg. LK) = *Barriere* für Tumorzellen	regionale Lymphknoten (reg. LK) = *ineffektive Barriere* für Tumorzellen
reg. LK = *anatom.* Bedeutung	reg. LK = *biolog.* Bedeutung
hämat. Disseminierung = *geringe* Bedeutung	hämat. Disseminierung = *entscheidende* Bedeutung
Tumor ist ‚*wirtsautonom*‘	*komplexe Wirts-Tumor-Beziehung*
Operables Karzinom = *lokoreg.* Erkrankung	Operables Karzinom = *system.* Erkrankung
Ausmaß der Operation = *entscheidender* Faktor für Krankheitsverlauf (Überleben)	lokoreg. Therapievariationen = *unwesentlicher* Faktor für Krankheitsverlauf (Überleben)

[a] modifiziert nach Fischer et al., Cancer 46, 1009, 1980

Breast Cancer Project) zeigen. Drei Behandlungsformen wurden bei Patientinnen mit klinisch nicht tastbaren axillären Lymphknoten bei Mammakarzinom T_1 T_2 verglichen.

1. Die modifizierte radikale Mastektomie:
   Trotz negativem klinischen Befund ergab sich in 40% der Patientinnen ein mikroskopisch metastatischer Befund der Lymphknoten.
2. Die Ablatio mammae mit anschließender Bestrahlung:
   Hier wurde durch die Strahlentherapie die regionäre Sanierung der Axilla angestrebt, die chirurgisch nicht berührt wurde.
3. Die Ablatio mammae mit anschließender Nachbeobachtung:
   Axilläre Lymphknoten wurden nur dann exstirpiert, wenn sie klinisch sich vergrößerten und suspekt waren. Nur bei 15% traten im weiteren Verlauf palpable Lymphknoten auf, obwohl doch in 40% dies zu erwarten gewesen wäre.

Das Ergebnis des Vergleichs ist jedoch noch erstaunlicher. Alle drei Therapiegruppen ergaben die gleiche Überlebenswahrscheinlichkeit. Man muß daraus folgern, daß bei nachgewiesenem Mammakarzinom mit nicht klinisch tastbaren Lymphknoten die Form der lokalen Therapie der Lymphknoten keinen Einfluß auf das Überleben hat. Fisher folgerte, daß belassene histologisch befallene Lymphknoten die Heilungsaussichten nicht verändert. Diese Beobachtung relativiert die traditionelle chirurgische Therapieauffassung.

Prognosekriterien des Mammakarzinoms

Während vor 20 bis 30 Jahren als Prognosekriterien des Mammakarzinoms allein Tumorgröße und Lymphknotenstatus bekannt waren, kann man jetzt den Menopausenstatus, Rezeptorbefunde und möglicherweise Zytostatikasensitivität mit heranziehen. es gibt noch eine Vielzahl von anderen vermuteten Prognosekriterien, wie histologischer Typ, Sinushistiozytose, histologisches Grading, Tumorlokalisation u.a. Deren Wert ist jedoch bisher noch nicht ausreichend erwiesen.

Der Einfluß der Rezeptoranalyse auf die Überlebenszeit, mit einer deutlich ungünstigeren Prognose bei rezeptorarmem Befund, hat der Konzeption der hormonellen Therapie eine neue Basis gegeben. Es scheint hier attraktiv, die Zytostatikasensitivität anhand verschiedener Teste (VOLM-Test, SALMON-Test) mit in die Behandlungsplanung einzubeziehen (Schlag 1982).

Bei allen prognostischen Überlegungen muß berücksichtigt bleiben, daß sich die Aggressivität eines Mammakarzinoms schwer beurteilen läßt, da die Überlebenswahrscheinlichkeit nach potentiell kurativer Therapie sich erst nach 15–20 Jahren angleicht.

Das Problem der Frühdiagnostik

Die Ansicht über die Frühdiagnostik des Mammakarzinoms hat sich grundsätzlich geändert. Man muß von der These ausgehen, daß ein Mammakarzinom vor seiner klinischen Nachweisbarkeit bereits 5–8 Jahre nicht erkennbar wächst und möglicherweise auch hämatogen streut. Der klinische Befund eines Tumors von 1–2 cm Durchmesser ist dann nicht mehr eine Frühdiagnose. Trotzdem sprechen die Statistiken dafür, daß nach chirurgischer Therapie eines Tumors in diesem Stadium bei fehlender Lymphknotenmetastasierung ca. 80% der Patientinnen auf Dauer geheilt werden. Man muß folgern, daß in der subklinischen, mehrjährigen Wachstumsphase hämatogene Mikrometastasen durch den „Wirt" zerstört werden.

Die Mammographie hat sich als diagnostisches Verfahren durchgesetzt. Während noch vor 20 Jahren allein der klinische Befund als wesentlich angesehen wurde, besteht jetzt kein Zweifel darüber, daß mammographisch nichttastbare, sogenannte okkulte Karzinome der Brust nachgewiesen werden können. Der entscheidende Wert der Mammographie liegt somit heute in dem präklinischen Auffinden von kleinen Karzinomen. Sie ist damit zum diagnostischen Verfahren der Wahl bei Risikopatientinnen geworden. Ihr Wert zur Dokumentation des Befundes, Ausschluß der Multizentrizität oder eines Zweitkarzinoms ist unbestritten. Eine zusätzliche Aufgabe hat sich mit der Präparatemammographie im Rahmen der Operationstaktik des okkulten Karzinoms ergeben.

Während die Mammographie nicht mehr aus dem diagnostischen und therapeutischen Gesamtkonzept wegzudenken ist, hat sich für die verschiedenen Formen der Thermographie nach einer vorübergehenden diagnostischen Euphorie kein überzeugender Ansatz für die tägliche Praxis ergeben, nimmt man die thermographische Diagnostik von Narben im Bereich der Mamma aus.

Die Punktionszytologie hat im letzten Jahrzehnt zunehmend an Geltung gewonnen. Voraussetzung ist ein erfahrener Zytologe. Durch die Hand des Geübten kann bei klinisch nachweisbaren Knoten dann eine Beweissicherung von 93% und mehr erreicht werden. Mit Hilfe der Dreifachdiagnostik (Tripeldiagnostik – klinischer Befund, Mammographie, Zytologie) kann eindeutige diagnostische Sicherung erreicht werden, so daß unter Einhaltung strenger Kriterien bei positiver Tripeldiagnostik auf eine intraoperative Schnellschnittdiagnostik verzichtet werden kann.Die anfänglichen Besorgnisse einer vermehrten Tumorzellstreuung durch die Punktion haben sich nicht bestätigt. Die Punktionszytologie hat einen direkttherapeutischen Effekt bei Mammazysten, da durch die Punktion, anschließende Pneumozystographie und kombinierte zytologische Untersuchung die Diagnose der benignen Erkrankung gesichert und die Zyste durch den diagnostischen Eingriff beeitigt werden kann.

Der Wert der Sonographie der Mamma als diagnostisches Verfahren wird noch überprüft. Es bietet sich hier möglicherweise ein Zukunftsaspekt.

Chirurgische Therapie

Aufgrund der These, daß der Tumor sich zentrifugal von einem Primärherd entwickelt, galt die möglichst radikale örtliche Therapie als das Verfahren der Wahl. Es gibt in der Zwischenzeit eine Vielzahl von Operationsverfahren unterschiedlicher Ausdehnung, die von dem supraradikalen Verfahren bis zur Lumpektomie reichen.

Die radikale Mastektomie nach Halsted, Meyer und Rotter liefert Überlebensquoten, die vielfach anhand der unterschiedlichsten Statistiken dokumentiert wurden. Interessant ist in diesem Zusammenhang eine Gegenüberstellung der unbehandelten Fälle von Bloom aus dem Middlesex-Hospital (1805–1933) und den Patienten nach einer radikalen Mastektomie im

John Hopkins-Hospital, Baltimore (behandelt von 1889–1931; Henderson 1980). Es fanden sich nahezu identische Überlebensquoten. Es läßt sich daraus aber nicht ableiten, daß die Chirurgie keinen Überlebensgewinn bringt, sondern nur, daß in der chirurgisch behandelten Serie sich fast ausschließlich weit fortgeschrittene Fälle fanden, die durch die Operation nicht mehr beeinflußt wurden.

Bessere, exaktere Analysen waren notwendig. Es ist das Verdienst von Haagensen, die Zeichen der örtlichen Inoperabilität definiert zu haben. Liegen diese vor, so wird der operative Eingriff nur palliativ sein und die Überlebensrate nicht beeinflussen. Hierzu gehören: ausgedehntes Ödem der Brust, Hautabsiedlungen, inflammatorisches Karzinom, parasternale Lymphknotenvergrößerungen, supraklavikuläre Metastasen, Narbenödem, Fernmetastasen oder zwei der Zeichen des fortgeschrittenen Wachstums, die Hautulkeration, geringes Hautödem, fixierte Lymphknoten, große Lymphknoten und Fixation des Tumors an die Thoraxwand.

Haagensen hat jedoch anhand seines eigenen großen Krankengutes genaue retrospektive Analysen durchgeführt. Sein Krankengut von 1935–1973 war die Basis für den Vergleich mit anderen Serien, die ebenfalls durch radikale Mastektomie therapiert wurden. Die Resultate bei Haagensen waren günstiger. Es ließ sich jedoch daraus nicht folgern, daß Haagensen der geschicktere Operateur war, sondern nur, daß er ein besser selektioniertes Krankengut behandelte. Seine Serie war praktisch nicht vergleichbar.

Mit Ende der 60iger Jahre erfolgten prospektive randomisierte Studien mit Vergleich der einzelnen therapeutischen Verfahren, die weitgehend ähnliche Ergebnisse nach den jetzt vorliegenden 5- bis 10-Jahresüberlebensraten erbrachten (Übersicht: Herfarth 1982)

a) Die radikale Mastektomie zeigt in ihrem Ergebnis keine Differenzen zur erweiterten Brustdrüsenkörperentfernung.

b) Die modifizierte radikale Mastektomie, das Patey-Verfahren, die modifizierte Mastektomie nach Auchincloss oder die simple Mastektomie ergaben ebenfalls ein gleiches Resultat. Der Einfluß der Strahlentherapie bei diesen Studien mit einer schlechteren Überlebenszeit bei den bestrahlten Patientinnen bleibt ungeklärt. Die negativen Schlußfolgerungen von Stjernswärd (1977) für die Auswirkung der Strahlentherapie auf die Prognose wurden jedoch generell nicht akzeptiert.

c) Eine logische Fortentwicklung der Einschränkung der Radikalität waren prospektive randomisierte Untersuchungen über die einfache Mastektomie mit und ohne Nachbestrahlung. Die präliminären Ergebnisse dieser Studien, die 1970/1971 begannen, zeigten keine statistischen Differenzen zwischen den einzelnen Verfahren. Trotz unterschiedlicher Frequenz der örtlichen Rezidive waren Überlebensrate und Inzidenz der Fernmetastasen gleich.

d) Nahezu parallel zu den Studien über die einfache Mastektomie mit
oder ohne Nachbestrahlung nahmen die Intentionen zu, das Mammakarzinom allein durch segmentale Mastektomie oder lokale Tumorentfernung –
Lumpektomie – zu behandeln. Vor allem französische Schulen propagierten diese Verfahren. Die älteste prospektive Untersuchung zu diesem Thema ist von Atkins 1972. Es zeigte sich, daß bei der Gegenüberstellung zur
radikalen Mastektomie mit Strahlentherapie die Lumpektomie mit Strahlentherapie im Stadium I keine differenten Ergebnisse brachte. Das radikale Vorgehen fiel im Stadium II jedoch günstiger aus. Interessant ist in diesem Zusammenhang, daß die Zahl der örtlichen Rezidive nicht mit der
Überlebensrate korrelierte. Die Ergebnisse von Rissanen passen zu der Studie von Atkins.

Eine weitere prospektive Studie aus jüngster Zeit von Veronesi liegt vor.
Prospektiv randomisiert geplant wurde radikales Vorgehen mit einer Qua-
drantenresektion unter zusätzlicher Strahlentherapie verglichen. Die Ergebnisse für krankheitsfreies Intervall und Überleben waren für beide
Gruppen nahezu identisch (Veranesi et al. 1981). Trotz erheblicher methodischer und statistischer Einwände gegen die Studien von Atkins und Veronesi müssen diese Resultate beachtet werden. In einer Literatursammel-
statistik über 5314 Fälle mit lokaler Tumorexstirpation und Strahlentherapie beim Mammakarzinom wurden ähnlich günstige Therapieergebnisse
geschildert wie beim klassischen chirurgischen Vorgehen (Bluming 1982).
Es sollte nicht unerwähnt bleiben, daß ein Deutscher (Hirsch) 1927 als Erster über seine Erfahrungen mit der lokalen Behandlung des Mammakarzinoms durch Tumorexstirpation und Radiumimplantation berichtete. Erst
die Arbeiten von McWhirter (1967) fanden jedoch im deutschen Sprach-
raum Beachtung. Sie erweckten Interesse an dem Problem der Einschränkung des chirurgischen Vorgehens unter gleichzeitiger Nutzung der Strahlentherapie.

Staging und Nachsorge

Die neue tumorbiologische Auffassung des Mammakarzinoms hat zu der
Forderung geführt, neben der lokalen Diagnostik und Therapie eine einge-
hende Metastasensuche bei jeder Patientin durchzuführen. Der Begriff des
„Staging" wurde geschaffen. Hier haben die apparativen Untersuchungen
der Sonographie, Knochenszintigraphie und eventuelle Computertomographie ihre Bedeutung gewonnen. Anfängliche euphorische Berichte über eine hohe Sensitivität der Verfahren zum frühen Nachweis von Fernmetastasen haben sich jedoch nicht ohne weiteres bestätigt.

Da aufgrund der Stadieneinteilung der operative Eingriff nur bedingt
zu einer prognostischen Aussage führen kann, hat sich allgemein die Nachsorge in Form eines intensiven Follow-up in den ersten 2 Jahren im viertel-

jährlichen Abstand, in weiteren Intervallen von ½ Jahr bis zum 5. Jahr und jährlich anschließenden Untersuchungen durchgesetzt. Die „Frühdiagnose" des lokoregionären Rezidivs der Fernmetastase und des Zweitkarzinoms kann eine frühzeitige lokale und Zusatztherapie einleiten. Über eine Verbesserung einer Prognose durch die intensive Nachsorge liegen bisher jedoch nur wenige Daten vor.

Zusatzverfahren

Die Basis für die Planung einer onkologischen Zusatztherapie beim Mammakarzinom ist wiederum die tumorbiologische Erkenntnis, daß frühzeitig eine generalisierte Erkrankung mit systemischen Mikrometastasen vorliegen kann (Fisher 1980).

Die Konzeption der zytostatischen Therapie in Kombination mit der Chirurgie ist nicht neu. Eine intensive Phase dieser Therapie in den 50er und 60er Jahren ebbte ab, da durch offensichtliche Dosisprobleme und noch geringere Zytostatikaauswahl die Begleiterscheinungen besonders schwer waren. In den 70er Jahren hat sich die Zusatztherapie als adjuvante Therapiemaßnahme in Kombination mit der Chirurgie erneut durchgesetzt. Seit den ersten Publikationen vor 6- bis 7 Jahren sind eine Vielzahl von Veröffentlichungen über dieses Thema erschienen, die einen positiven Therapieeffekt beim potentiell kurativ operierten Mammakarzinom schildern. Es ergaben sich positive Effekte bei bestimmten Patientinnengruppen (Prämenopause). Durch die Erstellung einer „Natural history Data Bank" (NHDB) war es möglich, die Adjuvanstherapieergebnisse mit Basisdaten zu vergleichen. Dabei ergab sich der aktuelle Stand, daß eine kombinierte Chemotherapie günstiger ausfällt als eine Monochemotherapie. Man konnte folgern, daß auch eine kurze Behandlungszeit (z. B. über 6 Monate CMF) die gleichen Therapieergebnisse bringt wie 12 Stöße CMF. Trotz dieser positiven Anzeichen ist man sich bisher darüber einig, daß die adjuvante Chemotherapie beim Mammakarzinom klinisch-experimentellen Charakter besitzt. Sie sollte nicht „blind", sondern nur in Zusammenarbeit mit einem Referenzpartner durchgeführt werden. Hauptproblem ist, daß bei einer Adjuvanstherapie ein großer Teil der Patientinnen mit einer eingreifenden Therapie unnötig belastet wird. Durch die Hormonrezeptoranalyse bietet sich eine Therapie mit Antiöstrogen (Tamoxifen) an. Ebenso gewinnt die Ovariektomie wieder eine neue Bedeutung. Es liegen positive Zwischenergebnisse über eine Tamoxifen-Adjuvanstherapie vor.

Auch die Strahlentherapie gilt als Zusatzmaßnahme. Wahrscheinlich könnten Untergruppen durch eine derartige Therapie profitieren. Die Zahl der lokalen Rezidive läßt sich reduzieren, ohne daß die Überlebenszeit wahrscheinlich verlängert werden kann. Gegenüber einer allgemeinen Anwendung der Strahlentherapie haben sich zur Zeit besondere Indikationen bei der Lymphangiosis carcinomatosa des Brustdrüsengewebes, bei Resttumorgewebe im Mastektomiepräparat nach vorausgegangener diagnostischer Exstirpation, bei unzureichenden Resektionsgrenzen zum Primärtumor und bei multizentrischem oder diskontinuierlichem Wachstum durchgesetzt. Schließlich besteht die allgemeine Folgerung, daß bei lokal eingeschränkten, operativem Eingriff vermehrte lokale Strahlentherapie durchgeführt werden sollte.

Übereinstimmung besteht darüber, daß eine adjuvante Therapiemaßnahme beim kurativ operierten Mammakarzinom nur in auswertbarer Form erfolgen sollte, d.h. nicht unbedingt als prospektiv randomisierte Studie, aber in enger Kooperation mit einem Referenzpartner (z.B. Tumorzentrum). Bei sorgfältiger Indikationsstellung und klarer Therapiewahl sollte vor allen Dingen ein einmal festgelegtes Therapiekonzept konsequent durchgeführt werden.

Ausblick

Auf kaum einem Gebiet der onkologischen Chirurgie hat sich die Grundauffassung und die Therapie aus dem Blickfeld des Chirurgen so geändert wie beim Brustkrebs. Diese Tumorform führte zu einem neuen tumorchirurgischen Verständnis. Ausgehend gerade von den Erfahrungen beim Mammakarzinom hat sich die Meinung durchgesetzt, daß der Chirurg sich intensiv nicht nur mit einem Karzinomeingriff, sondern auch mit den onkologischen Fragen der Nachbardisziplinen beschäftigen muß, um *neue* Therapiewege zu finden.

Plastische Chirurgie

U. SCHMIDT–TINTEMANN

Wenn ein Wissensgebiet für begrenzte Zeit hinter der internationalen Entwicklung zurückbleibt, um nach einer Periode des Innehaltens und der Bestandsaufnahme einen neuen Anlauf zu nehmen, dann muß das nicht nur ein Nachteil sein. Die Plastische Chirurgie in Deutschland hat dieses Schicksal gehabt.

Nach einer Blütezeit, die durch den Namen Lexers und seiner Schule bestimmt war, hatte es die plastische Chirurgie bei uns schwer, mit der Entwicklung in anderen Ländern Schritt zu halten. Dann aber konnte sie unbelastet von Vorurteilen ihre Prinzipien und Ziele neu formulieren. Heute ist sie in vielen Bereich wieder Avantgarde.

Nach dem Ende des zweiten Weltkrieges kam die Zäsur. Die ausgeklügelte Raffinesse moderner Kriegswaffen hatte an allen Fronten Verletzungen von einer bis dahin unbekannten Vielzahl verursacht. Anders als bei uns, wurden besonders in den angelsächsischen Ländern die Folgen ausgedehnter Verletzungen auch da als Herausforderung verstanden, wo es nur um die Beseitigung äußerlich sichtbarer Entstellungen ging und nicht um einen lebensrettenden Eingriff oder eine wiederherstellende Chirurgie im traditionellen Sinn. Dort schossen plastisch-chirurgische Behandlungszentren aus dem Boden. In unserem Land widmeten Chirurgen ihre Kraft dem Patienten vor allem zur Erhaltung des Lebens und der physischen Funktion. Ihnen zur Seite standen Kieferchirurgen und Dermatologen, mit denen sie Außerordentliches leisteten durch spezielle Kenntnisse und besondere Techniken. Selbständige Behandlungszentren für Plastische Chirurgie haben sich in dieser Zeit bei uns nicht entwickelt.

Das hatte nicht so sehr mit einer anderen Einstellung gegenüber den Opfern des Krieges zu tun, als mit dem Argwohn unserer Chirurgen gegenüber einer Indikationsstellung, die sich weniger auf die körperliche und mehr auf die psychische Lage eines Patienten bezog. Veröffentlichungen in den USA und in Großbritannien zeigen, daß man sich in diesen Ländern schon sehr früh über die „Funktion der äußeren Erscheinung"im klaren war. Es war keine lebenswichtige Funktion, aber dennoch eine Voraussetzung der Gesundheit, wenn man bereit war, als Gesundheit störungsfreie

soziale Kontakte und ein Leben frei von gravierenden emotionalen Belastungen zu definieren (Schmidt-Tintemann 1972).

In Deutschland hatte man vergessen, daß Ärzte wie v. Graefe und Dieffenbach derartiges schon in der Mitte des 19. Jahrhunderts ausgesprochen
hatten. Man kann darüber streiten, ob Lexer (1867–1937) durch seine un-
beugsame Forderung nach der Einheit der Chirurgie die Emanzipation unseres Fachs gehemmt hat oder nicht. Fest steht, daß er die plastische Chirurgie um keinen Preis aus der Chirurgie entlassen wollte. Heute wissen wir,
daß dies der Orientierung nur genützt hat.

Wenn die plastische Chirurgie in unserem Land eine gewisse Entartung
zur kosmetischen Dienstleistung nicht mitgemacht hat, wenn sie sich bei
der Indikationsstellung, beim Abwägen von Risiken und bei der kritischen
Selbstbetrachtung nach den Prinzipien ärztlichen Handelns richtet, dann
hängt das damit zusammen, daß sie nicht nur handwerklich, sondern auch
ethisch Chirurgie geblieben ist.

Die ersten Chirurgenkongresse nach dem zweiten Weltkrieg zeigen in
ihren wissenschaftlichen Programmen nur wenig plastisch-chirurgische Beiträge, die vor allem von Kollegen aus dem Ausland vorgetragen werden.
Erst 1954, bei der einundsiebzigsten Tagung der Deutschen Gesellschaft für
Chirurgie unter der Präsidentschaft von Götze, Erlangen, wird ein größeres
Thema aus dem Gebiet der plastischen und wiederherstellenden Chirurgie
geschlossen behandelt: Homoio-Hetero-Alloplastik.

Ein Jahr später entsteht unter der Präsidentschaft von Bürkle de la
Camp die „Arbeitsgemeinschaft für Plastische und Wiederherstellungschirurgie". Das Interesse an einem Zusammenschluß aller in der Wiederherstellungschirurgie beteiligten Chirurgen wird in den folgenden Jahren größer, so daß Präsidium und Beirat der Deutschen Gesellschaft für Chirurgie
eine Umwandlung und Erweiterung der Organisation vorschlagen.

V. Seemen gibt 1961 die neue Bezeichnung „Sektion für Plastische und
Wiederherstellungschirurgie" in der Deutschen Gesellschaft für Chirurgie
bekannt, aus der 1962 die „Deutsche Gesellschaft für Plastische und Wiederherstellungschirurgie" hervorgeht.

Bei den wissenschaftlichen Parallel- und Sondersitzungen mit der Deutschen Gesellschaft für Chirurgie wurde in diesen Jahren viel plastisch-chirurgische Philosophie angeboten, die vor allem einen neuen Elan demon-
strierte. Nur wenige wußten damals, wie hellsichtig die Festellung war,
„daß kaum ein chirurgisches Fach so geeignet ist wie die Plastische Chirurgie, den Arbeitsstil zu bilden, die Gewebsbehandlung zu lehren und die
Freiheit chirurgischen Handelns zu fördern" (Rehn 1955). Zu den wenigen
gehörte sicher v. Seemen, ebenso wie Bürkle de la Camp, ein Lexer-Schü-
ler. Als Definition unseres Faches schlug er vor: Die Beseitigung von angeborenen oder erworbenen Gewebslücken und die Behandlung von Störungen der Funktion des Bewegungsapparates. Außerdem bestätigte er den

Wert sogenannter ästhetischer Eingriffe (v. Seeman 1955). Im Überschwang neu erworbener Autonomie nahm sich die neue Gesellschaft nichts geringeres vor als „alle Zweige der Medizin wieder miteinander ins Gespräch zu bringen, die sich mit plastischer oder wiederherstellender Chirurgie befassen" (Bürkle de la Camp 1963). Da die Abgrenzung dessen, was unter „plastischen Eingriffen" eingeordnet werden konnte, selbst unter Chirurgen dehnbar war, und sich im Grunde jedes operierende Fach als „wiederherstellend" betrachten durfte, fühlten sich dadurch auch Spezialisten angesprochen, die von der eigentlichen plastischen Chirurgie weit entfernt waren. Die Gesellschaft hatte ein volles Haus. Zu voll, um die Interessen aller logisch zu strukturieren. Die plastische Chirurgie reichte von der Augenheilkunde, der Kinderchirurgie und der Orthopädie bis weit in die Urologie hinein.

Der Versuch der plastischen Chirurgie, sich und ihre Aufgaben endlich zu definieren, litt einerseits unter diesem Zuspruch. Andererseits entstand daraus auch der Zwang, sich abzugrenzen. Es ist kein Zufall, daß gerade damals jene Chirurgen, die sich ausschließlich mit Plastischer Chirurgie befaßten, formulierten, wo die Aufgaben und Grenzen unseres Faches zu sehen sind. Nach einer jahrhundertelangen Geschichte von Mißverständnissen schälte sich heraus, was plastische Chirurgie sein soll und was sie nicht sein soll:

1. rekonstruktive plastische Chirurgie, die sich mit der Wiederherstellung der durch Krankheit oder Verletzung entstandenen Störung der sichtbaren Körperform oder Funktion befaßt;
2. konstruktive plastische Chirurgie, die von Geburt an vorhandene Mängel der sichtbaren Form und Funktion beseitigt;
3. anaplastische Chirurgie, oft auch ästhetische Chirurgie genannt, die sich primär um eine Verbesserung der äußeren Erscheinung bemüht und dabei subjektive psychische Voraussetzungen bei der Indikationsstellung miteinbezieht.

Bei konstruktiven und rekonstruktiven Maßnahmen bedurfte der operative Eingriff keiner Begründung, die außerhalb des organischen Zustands gelegen hätte. In der anaplastischen und ästhetischen Chirurgie konnten Notwendigkeit und Richtigkeit von operativen Maßnahmen nur zutreffend beurteilt werden, wenn man bereit war, unabhängig vom organischen Befund auch psychologische und sozialpsychologische Kriterien gelten zu lassen (Schmidt-Tintemann 1970).

Es waren nicht nur unsachliche Publikationen, die den plastischen Chirurgen bei einem breiten Publikum als eine Art Schnellbehandler für kosmetische Bedürfnisse verfälschten, auch eine ganze Reihe von plastisch-chirurgischen Behandlungsbetrieben und offenkundiger Scharlatanerie im Bereich der sogenannten „Schönheitschirurgie" bedrohten die Entwicklung unseres Faches. Zum Schutz der Patienten und auch zum Schutz der Profession wurde 1969 eine Vereinigung gegründet, in der sich Chirurgen zusammenfanden, die ausschließlich plastisch-chirurgisch arbeiten. Sie verlangte und unterstützte eine Ausbildungsordnung, nach der sich „Plastischer Chirurg" nur noch der Arzt nennen durfte, der in der allgemeinen Chirurgie einen fachlichen Abschluß hatte, darüber hinaus eine zweijährige Weiterbildung in plastischer Chirurgie vorwies. 1969 wurde diese „Vereinigung der Deutschen Plastischen Chirurgen" als korporatives Mitglied in der Deutschen Gesellschaft für Chirurgie aufgenommen.

Nachdem der professionelle Standort bestimmt war, konnten sich die plastischen Chirurgen ihren Aufgaben innerhalb eines klaren Rahmens widmen. Klinische Arbeiten und Forschungsaufgaben wurden intensiviert. An mehreren Orten entstanden gemeinsame Programme für experimentell-chirurgische Untersuchungen. Die erweiterten Kenntnisse in der Pathophysiologie und Bakteriologie, die besseren diagnostischen Möglichkeiten in der Radiologie und Nuklearmedizin erschlossen neue Operationsindikationen.

Der plastischen Chirurgie stand ein ganzes Arsenal von neuen Instrumenten, Techniken und Kenntnissen zur Verfügung. Die Anästhesie war schonender und konnte den individuellen Erfordernissen angepaßt werden. Im Operationssaal waren die Lupenbrille, das Operationsmikroskop, die verschiedensten Hautschneidegeräte, verfeinerte Nahtmaterialien, die Klebetechnik und der Laserstrahl eingeführt. Die Kontrolle der Immunreaktion stand vor der Tür.

Ergebnisse dieses Einsatzes sind:
- die Überbrückung von Nervendefektstrecken mit freien Nerventransplantaten als interfaszikuläre Kabel (Millesi 1972),
- verschiedene operative Verfahren als Ersatz für gestörte Funktionen der Hand, wie die Pollizisation des Zeigefingers bei Aplasie oder Hypoplasie des Daumens bei der Häufung von Dysmeliefällen (Buck-Gramcko 1967),
- die Replantation von peripheren amputierten Körperabschnitten durch Mikrogefäß- und -nervennähte. Das Wiederannähen abgetrennter Finger gelang und wurde zur Routineoperation (Buck-Gramcko 1974; Biemer 1977),
- das Angebot einer Vielzahl von Gewebelappen, die je nach Bedarf aus Haut, Unterhautfettgewebe, Muskulatur und Knochen bestehen und als gestielte Muskellappen, oder als freie Lappen mit Mikrogefäß- und Nervenanschluß bei ausgedehnten Defekten verlagert werden (Mühlbauer 1978; Biemer 1975/76),
- verbesserte operative Verfahren zur Rekonstruktion der weiblichen Brust nach Amputation (Höhler 1977). Jährlich erkranken in der Bundesrepublik Deutschland etwa 15 000 Frauen an einem Mammakarzinom. Bis-

lang konnte den Patientinnen zur Behebung ihrer Thoraxasymmetrie nur eine Änderung ihrer Kleidungsgewohnheiten empfohlen werden.

- Beobachtungen, neue Erkenntnisse und therapeutische Richtlinien bei der Behandlung von Verbrennungen. Das „Verbrennungszentrum" (beispielhaft sind die berufsgenossenschaftlichen Unfall-Krankenhäuser Ludwigshafen und Bochum) sichert durch Erfahrungen in Organisation und Einrichtung den bestmöglichen Erfolg. In der lokalen Therapie setzen sich die etappenförmige Entfernung von Hautnekrosen mit nachfolgender temporärer Defektdeckung durch homologe und vor allem durch heterologe Transplantate (Bohmert 1971; Müller 1979) ebenso wie die tangentielle Frühexzision durch,
- individuelle Verfahren bei der Behandlung der Fazialisparese. Oftmals kann das Erscheinungsbild nicht durch eine einzige Operation, sondern nur durch eine Kombination verschiedener Maßnahmen zufriedenstellend gebessert werden (Olivari 1979), z. B. Lidmagnete (Mühlbauer 1973), oder cross-face-Nerven-Transplantate (Anderl 1973),
- ferner die Einbeziehung von psycho-sozialen Indikationen zur Operation beim Down-Syndrom, das in Deutschland in einer Häufigkeit von 1 : 700 auftritt (Olbrisch 1980) und bei den kranio-fazialen Anomalien mit ihren extrem auffälligen Gesichtsschädelveränderungen (Schmidt 1971; Anderl, Mühlbauer 1981).

Die Flaute unmittelbar nach dem 2. Weltkrieg ist nicht nur überwunden, sondern von einer neuen Blüte der plastischen Chirurgie abgelöst worden. Wahrscheinlich ist dieser Erfolg nicht allein durch die Energie der daran beteiligten Ärzte erreicht worden, sondern sie ist auch die Folge eines klaren Konzeptes.

Der plastischen Chirurgie sind dadurch Umwege und Fehlentwicklungen erspart geblieben. Sie degenerierte nicht zum Konsumgut für Leute, die nicht wirklich krank sind, wie in vielen anderen Ländern. Sie blieb vorsichtig gegenüber falschen Hoffnungen und peinlich darauf bedacht, nicht eine operative Behandlung für emotionale Probleme anzubieten, die durch eine solche Behandlung nicht zu lösen sind. Mit einem Wort, sie blieb ärztliches Handeln.

Wie wird es dieser speziellen Chirurgie in Zukunft ergehen? Man kann darüber nur Vermutungen anstellen. Die schonende Operationstechnik, die Kenntnis vom Geweberverhalten und die Erfahrung mit einem großen Teil des Instrumentariums wird sie an die allgemeine Chirurgie zurückgeben. Die Zeit ist nicht mehr ferne, in der die Verfahrensweisen der plastischen Chirurgie zum selbstverständlichen Handwerk eines jeden Chirurgen gehören werden. Sicher gilt das auch in besonderem Maße für die mikrochirurgische Technik. Das wird der plastischen Chirurgie nicht schaden. Sie wird auch dann, wenn sie vieles abgibt, da bleiben, wo sie seit Tagliacozzi immer war: auf der Suche nach Lösungen für die Probleme der ganzen Chirurgie.

Chirurgie von Brusthöhle, Lunge, Mittelfell etc.

K. VOSSSCHULTE

Die Thoraxchirurgie verharrte in Deutschland bei Kriegsende etwa auf dem Stand der Jahre 1937–39. Die meisten Zentren waren durch Kriegseinwirkungen schwer beschädigt oder zerstört worden, Krankenunterkünfte und notwendige Operationsabteilungen waren außerhalb der Städte untergebracht. Als die Waffen ruhten, wurden alle Kräfte durch die erforderlichen Aufbauarbeiten und organisatorischen Maßnahmen in Anspruch genommen. Für eine Weiterentwicklung der Thoraxchirurgie fehlte zunächst auch ein Kontakt mit dem fortschrittlichen westlichen Ausland. Diese Isolation wurde im Frühjahr 1947 beendet, als eine Gruppe amerikanischer Chirurgen deutsche Kliniken besuchte und dabei eine uns alle überraschende, geradezu freundschaftliche Verbundenheit an den Tag legte. Im Rahmen der thoraxchirurgischen Themen fanden die Vorträge der Gäste über intratracheale Narkose besonderes Interesse, aber an die praktische Anwendung dieser und anderer neuer Erkenntnisse und Entwicklungen war mangels operativer, instrumenteller, personeller und finanzieller Voraussetzungen überhaupt nicht zu denken.

Ich war damals Oberarzt der Münchener Chirurgischen Klinik und habe erlebt, wie die amerikanischen Kollegen pietätvoll einen Blick in die von Sauerbruch 1918 eingebaute Unterdruckkammer taten. Die historische Bedeutung des Sauerbruch-Druckdifferenzverfahrens für die Entwicklung der Thoraxchirurgie fand in den Vorträgen auch volle Würdigung.

In Deutschland vergingen bis zur Einführung der modernen Narkoseformen noch zwei weitere Jahre. Die wesentlichen chirurgisch-technischen Standardmethoden der Lungenresektion bei offenem Pneumothorax waren bekannt und wurden, meist bei gutartigen Prozessen (Bronchiektasie, chronische Pneumonie, Lungenabszeß, Zysten, Hamartome u. a.), unter Überdrucknarkose nach Sauerbruch-Brauer angewandt. Das Bronchialkarzinom war bei den meisten der eingewiesenen Kranken inoperabel, die Diagnostik stützte sich hauptsächlich auf die Bronchographie.

Als um die Wende der 40er zu den 50er Jahren die Resektionstherapie bei der Lungentuberkulose Anwendung fand, wurde der Weg in Erinnerung an die desolaten Ergebnisse der Jahrhundertwende mehr mit Zweifeln als mit Hoffnungen begleitet. Der Gedanke, Kavernen, Käseherde oder fibrozirrhotische Prozesse operativ zu entfernen, stieß besonders bei uns unter konservativen Therapeuten zum Teil auf heftigen Widerspruch mit der an sich richtigen Begründung, daß die Tuberkulose keine örtlich begrenzte Erkrankung ist und daher nicht mit dem Skalpell geheilt werden könne. Die Erkenntnis, daß durch die verfügbaren Tuberkulostatika die Voraussetzungen für eine Resektionsbehandlung erheblich verbessert worden waren, setzte sich erst zögernd durch. In der Tat fehlte den Ergebnissen anfangs der statistische Glanz, weil vorwiegend Kranke mit chronischen, weit fortgeschrittenen Parenchymzerstörungen in reduziertem Allgemeinzustand nach jahrelang erfolglos durchgeführter konservativer Behandlung zur Resektion geschickt wurden. Die Erwartungen, solche Patients vor einem hoffnungslosen Siechtum zu retten, erfüllten sich nicht immer.

Um die Mitte der 50er Jahre begannen organisatorische Maßnahmen sich überzeugend auszuwirken. Im Schirmbildverfahren oder durch Reihenuntersuchungen anderer Art wurden latente Tuberkulosen in größerer Zahl entdeckt. Durch sofortige tuberkulostatische Heilstättenbehandlung gelang es, floride Herde einzudämmen und den Prozeß zu stabilisieren. Kleine Restkavernen und umgrenzte Käseherde wurden anschließend operativ eliminiert, dazu genügte nicht selten eine sparsame Segmentresektion. Eine nachfolgende Heilstättenbehandlung diente zur Sicherung des Ergebnisses. Wenige Jahre genügten, um die Richtigkeit dieser 3-Stufen-Therapie zu bestätigen. Die Thorakoplastik war ebenso wie andere Kollapsmethoden bis zum Ende des Jahrzehnts aus dem Behandlungsplan der Tuberkulose vom Resektionsverfahren vollständig verdrängt worden. Dem sollte schon bald – in den frühen 60er Jahren – ein weiterer bedeutender Fortschritt folgen. Die laufend verbesserte tuberkulostatische Therapie war bei der Lungentuberkulose so erfolgreich, daß chirurgische Maßnahmen bei schwindender Indikation schließlich fast überflüssig wurden und Neuerkrankungen eine beträchtliche quantitative Minderung erfuhren. Was folgte, war eine zwangsläufige Entwicklung: Die Zahl der traditionellen Heilstätten für Lungentuberkulose überstieg den Bedarf; dem fiel in Hessen 1962/63 die erste Anstalt dieser Art zum Opfer; heute genügt den gleichen Aufgaben *eine* Heilstätte von einst 27. Ein wahrhaft triumphaler Erfolg der naturwissenschaftlichen Medizin im Kampf gegen die Tuberkulose.

Bei den unspezifischen Lungenerkrankungen sind der antibiotischen Therapie ähnliche Erfolge zu verdanken. Bronchiektasie und Lungenabszeß kommen erheblich seltener zur Entwicklung als früher und bedürfen heute nur noch vereinzelt einer Resektionstherapie.

Dagegen ist das Bronchialkarzinom stärker in den Vordergrund des chirurgischen Interesses gerückt. Seit den frühen 60er Jahren sind Forschung und Klinik gekennzeichnet durch Bemühungen, die Diagnostik auch in prognostischer Hinsicht zu bereichern und zu vervollkommnen, die Grenzen der chirurgischen Indikation zu prüfen, das Operationsrisiko zu

senken und zuverlässiger zu beurteilen und die operative Technik auszu-
bauen und zu ergänzen. Entsprechen diesen weltweiten Anstrengungen die
heute erreichbaren Ergebnisse? Aus der umfangreichen Problematik seien
einige Gedanken akzentuiert.

Bei einem durch Reihenuntersuchung zufällig im Frühstadium entdeckten oder sonst frühzeitig diagnostizierten Bronchialkarzinom ist mit einer
Resektionsquote bis zu 70% und mit einer Fünfjahresüberlebenszeit bei
50–60% und mehr dieser Frühoperierten zu rechnen (Salzer 1960, Zutz
1971). Das gilt hauptsächlich für kleine Rundherde im Lungenmantel. Er-
staunlicherweise hat sich herausgestellt, daß symptomlose karzinomatöse
oder sarkomatöse solitäre Lungenmetastasen mit annähernd gleichen Erfolgen reseziert werden können, besonders wenn die Tochtergeschwulst erst in
einem Intervall von zwei und mehr Jahren nach Entfernung des Primärtumors auftritt. Selbst bei multiplen oder doppelseitigen Metastasen muß
eine Resektion nicht als völlig aussichtslos gelten.

Was die statistischen Ergebnisse der Behandlung des Bronchialkarzinoms so sehr belastet, ist die nach wie vor hohe primäre Inoperabilitätsquo-
te mit durchschnittlich 60–65%. Das entspricht allgemeiner Erfahrung und
muß zum Teil auf Verschleppungszeiten zurückgeführt werden: Dittrich
(1971) fand, daß von Kranken mit Symptomen nur knapp die Hälfte innerhalb einer 4-Monatsfrist zur Operation geschickt wurde, bei anderen vergingen darüber weitere Monate bis zu einem Jahr und mehr. So zuverlässig
die Diagnostik durch Bronchoskopie, transtracheale, transbronchiale oder
direkte perkutane Tumorpunktion, Zytologie, Histologie, Szintigraphie geworden ist, so wenig sind diese Fortschritte zu nutzen, wenn das Tumor-
wachstum die Operabilitätsgrenze überschritten hat. Was die Mediastinoskopie (Carlens 1959) zur Beurteilung dieser Situation leisten kann, wird
unterschiedlich bewertet. In der Tat muß nicht jede homolateral entdeckte
metastatische Absiedlung eine radikale Tumorbeseitigung ausschließen,
aber zweifelsohne ist bei nachgewiesenen paratrachealen Metastasen auf
der Gegenseite an einen radikalen Eingriff nicht mehr zu denken. Unstrei-
tig hat die Mediastinoskopie in der Hand erfahrener Untersucher die Quote
der Probethorakotomien gesenkt und insofern eine nicht zu leugnende Bedeutung für die Indikationsstellung gewonnen, ähnlich wie neuerdings die
Computertomographie, die den Nachweis größerer mediastinaler Metastasen ohne Patientenbelästigung ermöglicht. Verbesserte und bereicherte
Lungenfunktionsprüfungen (Ganzkörperplethysmographie, szintigraphi-
sche Untersuchungen der Ventilation und Perfusion, Prüfung der kardio-
pulmonalen Leistung unter ergometrischen Bedingungen, Blutgasanalyse)
gestatten, das Operationsrisiko zuverlässiger abzuschätzen und die besondere Gefährdung mancher Kranken oberhalb des fünften Lebensjahrzehn-
tes durch präexistente obstruktive und restriktive Atemeinschränkungen zu
erkennen und gegebenenfalls durch Vorbehandlung zu bessern.

An dem Zusammenhang zwischen histologischem Tumortyp und Prognose – ein delikater Beitrag stammt von Salzer (1967) – ist nicht zu zweifeln, ebensowenig wie an der seit mindestens 20 Jahren bekannten Tatsache, daß die kleinzelligen und entdifferenzierten Formen besonders ungünstige Aussichten bieten; aber sie grundsätzlich von der Resektionstherapie auszuschließen, geht über das Ziel hinaus. Wichtiger ist nämlich, daß die individuelle postoperative Lebenserwartung in höherem Maße von der örtlichen oder metastatischen Ausdehnung eines Bronchialkarzinoms zum Zeitpunkt der Operation abhängt. Um hier einheitliche Voraussetzungen für die Vergleichbarkeit therapeutischer Ergebnisse verschiedener Behandlungszentren und Behandlungsmethoden zu schaffen, wurde für die Stadieneinteilung nach einer ersten Mitteilung von Anacker 1958 das TNM-System entwickelt. Ob sein Offenbarungswert mit der zunehmenden Differenzierung der Gliederung wächst, muß sich herausstellen. Jedenfalls entstehen für statistische Bearbeitungen Dokumente – zweifellos respektablen Umfanges –, die gewisse Merkmale von Fragebogenfächern enthalten, und diese „lehren uns selten etwas, was man nicht ohnehin schon weiß" (Marquard 1981). Am offenen Thorax wird die Entscheidung über Operabilität aufgrund des individuellen Befundes getroffen. Statistiken können dazu kaum beitragen.

Zu einer wichtigen fortschrittlichen operativen Methode ist die manschettenförmige Resektion (sleeve resection; Dàbreu u. Mac Hale 1952) entwickelt worden. Das parenchymsparende Verfahren stellt eine aussichtsreiche Alternativmaßnahme dar bei Kranken, deren Lungenfunktion eine Pneumonektomie nicht gestattet. Operationsletalität und Ergebnisse entsprechen denen einer klassischen Lobektomie. Ob die erweiterten Resektionen (Pneumonektomie mit Ausdehnung auf Perikard, Vorhofswand, Bifurkation, Trachea, Brustwand, Pulmonalgefäße oder Hohlvenen) gleiche praktische Bedeutung gewinnen werden, bedarf noch der Prüfung. Denck (1979) erzielte bei 265 erweiterten Resektionen bei einer Operationsletalität von 15% eine Fünfjahresüberlebensfrist von 6,5%; im Krankengut von Kutschera (1971) lebten von 98 Operierten bei einer Operationsletalität von 29% nach 3–5 Jahren noch 2, und Dittrich (1971) ermittelte eine Überlebensfrist, die 2 Jahre nicht überschritt. Ordnet man zwischen diesen Extremen Beobachtungen geringeren Umfanges ein, entsteht ein kaleidoskopartiges Bild, dem zu entnehmen ist, daß diese umfangreichen Eingriffe vorwiegend palliativer Art sind, und daß jeder dritte bis vierte (Kutschera) oder jeder siebte Kranke (Denck) postoperativ stirbt. Eine nicht zu leugnende Unsicherheit ergibt sich aus der Frage, ob nach einer erweiterten Resektion wenigstens eine Besserung im Befinden der Kranken, mindestens aber keine Verschlechterung zu erwarten ist. Diese Erfahrungen und Überlegungen im Behandlungsplan gegen das Operationsrisiko und die Aussichten auf Radikalität abzuwägen, ist bei der Indikationsstellung zur erweiterten Lungenresektion eine besonders schwierige Aufgabe.

Was von den radiologischen und zytostatischen Behandlungen bei isolierter oder kombinierter – meistens adjuvanter – Anwendung zu erwarten ist, findet in partiellen Erfolgen beim kleinzelligen Bronchialkarzinom einen empirischen Ausdruck. Bei anderen histologischen Formen sind die Ergebnisse weit weniger überzeugend, wenn nicht gar von störenden oder bedenklichen Nebenwirkungen (Erbrechen, Haarausfall, Leukopenie) begleitet, deren Gewicht gegen fragwürdige therapeutische Aktivität abzuwägen ist. Soweit während der letzten 30 Jahre im Kampf gegen das Bronchialkarzinom Fortschritte erzielt werden konnten, sind sie hauptsächlich bei der Diagnostik und der operativen Methodik und Technik zu finden. Diese Fortschritte können nur in beschränktem Umfang genutzt werden, weil von den diagnostizierten Bronchialkarzinomen nur ein Drittel operabel ist und zum Teil nur palliativ wie vor 30 Jahren (Denck 1979; Vogt-Moykopf 1979). Das statistische Bild der Gesamtergebnisse ist daher kaum anders als damals. Ob hier die mit beträchtlichem Aufwand gegründeten und tätigen interdisziplinären onkologischen Einheiten bei der Behandlung des Bronchialkarzinoms eine entscheidende Wende herbeiführen können, erscheint ungewiß. Dagegen ist erwiesen, daß Operabilitätsquote und Erfolge beim zufällig entdeckten oder frühzeitig diagnostizierten Bronchialkarzinom weit günstiger sind als dem Durchschnitt entspricht. Zur Förderung der Frühdiagnose müßte daher mehr geschehen, auch für den Abbau der Verschleppungszeiten. Für die Durchführung von Reihenuntersuchungen nach modernen Kriterien und für die Steigerung der Effizienz existieren Vorschläge und Richtlinien (Steinbrück 1971; Zutz 1971; Lukas 1978; Wilde 1978). Mit beharrlicher Propaganda und organisatorischer Aktivität sollte bei den am meisten gefährdeten Männern oberhalb des fünften Lebensjahrzehnts durch regelmäßige Röntgenuntersuchung – auch an zytologische Sputumuntersuchung ist zu denken – konsequenter begonnen werden und zu erreichen sein, was in der Gynäkologie seit Jahren mit eindrucksvollen Ergebnissen gelungen ist. Gegebenenfalls wäre aber durchaus auch an eine sanfte, demokratischen Vorstellungen nicht widersprechende Pression zu denken. Alle bisherigen Erfahrungen sprechen überzeugend dafür, daß die Therapie des Bronchialkarzinoms durch nichts so entscheidend gefördert werden kann wie durch die frühzeitige Entdeckung. Hier sollte entschlossener angesetzt werden. Dem müssen nicht beharrliche Hinweise auf die Gefahr des Rauchens geopfert werden, besonders wenn diese Warnungen, wie empfohlen, in den Schulunterricht aufgenommen werden.

Einen unerwarteten Anstoß erhielt die Chirurgie der Trachea durch Narbenstrikturen als Folge des Manschettendruckes vom Intratrachealtubus bei Langzeitbeatmung oder infolge Tracheotomie und Kanülement. Versuche, eine Narbenstenose unter Verwendung eines Kutislappens (Gebauer 1951) oder eines Periost-Kortikalis-Lappens aus dem Sternum (Sperling 1968) plastisch zu erweitern, brachten z.T. unbefriedigende Ergebnisse. Es stellte sich bald heraus, daß eine Kontinuitätsresektion (Bikfalvi u. Kassay 1955; Grillo 1968; Naef 1972; Petrowski u. Perelman 1968; Huzly 1972) mit direkter Nahtvereinigung zu besseren Dauererfolgen führt und bei Defekten bis zu einer Länge von 6–7 cm anwendbar ist. Spezielle operativ-technische Wege sind entwickelt worden für die Bifurkationsresektion zur Entfernung lokaler oder übergreifender Tumoren. Die Eingriffe bieten auch bei malignen Prozessen Aussichten, wenn die Radikalität des Eingriffs zu gewährleisten ist. An Bemühungen um einen Ersatz für die Trachea hat es nicht gefehlt, aber den Versuchen war bisher ein überzeugender Erfolg nicht beschieden.

Durch Herzog wurde 1954 die Aufmerksamkeit der Chirurgen auf die exspiratorische Stenose der Trachea gelenkt, der ein Prolaps der erschlafften Pars membranacea in das Lumen zugrunde liegt. Bei ausgeprägter Symptomatik mit quälenden asthmatischen Anfällen hat sich die Versteifung durch einen implantierten Knochenspan (Nissen u. Herzog 1954) als wirkungsvoll erwiesen.

Unter den Eingriffen am Mediastinum ist der Wirkungsmechanismus der Thymektomie bei Myasthenie nicht völlig entschleiert, ihr empirischer Stellenwert aber unbestritten. Die Differentialdiagnostik des hinteren Mediastinums ist durch den Nachweis der endothorakalen Struma mittels Radiojod 131 bereichert worden. Für die Beurteilung der Ausdehnung und Operabilität maligner Mediastinaltumoren wurde die Kontrastdarstellung des Cava-Anonyma-Azygos-Systems zu einem aufschlußreichen Verfahren entwickelt.

In der Chirurgie der Pleuraresthöhlen nach verschlepptem Hämatothorax und nach unspezifischen oder spezifischen Eiterungen wurde die Dekortikation zu einer technisch perfektionierten Methode entwickelt (Churchill 1944, Samson u. Burford 1947, Zukschwerdt 1949). Durch die Entfernung der starren und manchmal sehr dicken Schwarten kann die Lunge ihre Ausdehnungsfähigkeit und die Thoraxwand eine ventilatorische Funktion wiedergewinnen. Diese Eingriffe von zum Teil erheblichem Umfang konnten aus zweierlei Gründen quantitativ und qualitativ reduziert werden. Unter dem Einfluß der antibiotischen und tuberkulostatischen Therapie kam es seltener zur Entwicklung von Resthöhlen. Vor allem aber wurde strenger gefordert und konsequenter beachtet, was im Grunde keine neue Erkenntnis war: die frühzeitige und möglichst vollständige Entleerung von Pleuraergüssen aller Art durch Dauersaugverfahren, um die Punktionsbehandlung höchstens auf kurzfristige Anwendung bei Kleinkindern zu beschränken. Sofern es unter diesen Bedingungen überhaupt zur Entstehung einer residualen Höhle kommt, ist eine baldige Dekortikation indiziert, die auf das viszerale Blatt der Pleura beschränkt werden kann. Die Thorakoplastik hat bei diesen Kranken keine Berechtigung mehr; nur bei der infizierten Pneumonektomieresthöhle wird man auf diese entstellende Maßnahme nicht immer verzichten können.

Unter den Pleuratumoren hat die Thorakoskopie mit zytologischen und histologischen Untersuchungsmöglichkeiten das diffuse Mesotheliom in den chirurgischen Indikationsbereich gerückt. Durch Pleuropneumektomie, die beide Brustfellblätter umfaßt und nicht selten durch Perikard- und Zwerchfellresektion ergänzt werden muß, konnten in kleinen Serien bei 10 bis über 20% der Operierten Fünfjahresüberlebensfristen erzielt werden (Salzer 1959; Maassen u. Bamler 1974; Wörn 1974; Schuster u. Huzly 1974). Aber eine Operationsletalität, die teils 40–50% erreicht, fordert eine strenge Indikationsstellung und Überlegung, ob einem Kranken bei hohem Operationsrisiko durch eine konservativ herbeigeführte Pleurodese nicht mehr gedient ist. Soweit Erfahrungen vorliegen, hat sich die Radiokolloidinstillation zur Bekämpfung der Ergußbildungen als leistungsfähig erwiesen und bei der Hälfte bis zwei Drittel der Behandelten zum Erfolg geführt. Ferner widerspricht es nicht chirurgischem Mut, wenn ein Operateur bei offenem Situs die großen Gefahren eines radikalen Eingriffs erkennt und sich bei hartnäckig rezidivierenden Ergüssen auf eine palliative isolierte Pleurektomie beschränkt.

Zahlreich waren die Versuche einer operativen Korrektur der Trichterbrust, bis nach dem Kriege durch strenge Beachtung und Anwendung technischer Prinzipien bessere Erfolge erzielt werden konnten. Der operative Akt erfordert eine Osteotomie der beteiligten Rippen am Trichterrand und parasternal am Trichterboden mit Ergänzung durch adäquate Sternumosteotomie und formgerechte Modellierung der mobilisierten Fragmente in der gewünschten Ebene. Dieses Repositionsergebnis wird durch langdauernde (ca. ein Jahr), zuverlässige Retention – etwa Suspension durch starke Kirschnerdrähte – gesichert, um Rezidive zu verhüten. Mit der Indikationsstellung wird nicht erst bis zum Abschluß des Schulalters gewartet.

Als die ersten Nachkriegsjahre überwunden und in der deutschen Thoraxchirurgie in dem Bemühen um Anpassung an internationalen Standard Erfolge erkennbar waren, wurde als Mangel empfunden, daß ein deutschsprachiges Publikationsorgan für die Aufnahme von Arbeiten fehlte, die nicht nur praktischen Fragen der intrathorakalen Eingriffe gewidmet waren, sondern auch aus anderen Disziplinen, vor allem der Anästhesiologie und der Intensivmedizin, mit neuen Erkenntnissen beisteuerten. Dem trug die 1953 gegründete Zeitschrift *Thoraxchirurgie* (Lezius, Nissen, Vossschulte) Rechnung. Drei Jahre später folgte als Forum für einen Erfahrungsaustausch eine „Thoraxchirurgische Arbeitstagung" (Krauss, Nissen, Vossschulte), aus der ein jährlich wiederholtes Symposion wurde. Thematisch rückten die faszinierenden Fortschritte der Herz- und Gefäßchirurgie mehr und mehr in den Vordergrund. Dem entsprach im klinischen Bereich die

Entwicklung dieses Sektors zu einem speziellen Arbeitsgebiet, das im Lauf der sechziger Jahre de facto die quantitativen und qualitativen Merkmale einer Eigenständigkeit erreichte. Mit der daraus erwachsenen Präponderanz wurden die Aufgaben der „Thoraxchirurgischen Arbeitstagungen" durch die 1971 gegründete „Deutsche Gesellschaft für Thorax-, Herz- und Gefäßchirurgie" übernommen.

Die traditionelle Thoraxchirurgie hatte in der Tat durch den weitgehenden Fortfall entzündlicher Prozesse eine quantitative Einengung erfahren. Um so größer wurden bei Erkrankungen anderer Art die operativ-technischen Ansprüche, vor allem in der Chirurgie der Luftwege und der Lunge. Beides hat dazu geführt, daß Eingriffe dieser Kategorie heute zur Aufgabe einer beschränkten Zahl thoraxchirurgischer Zentren geworden sind, die zum Teil zum Bestand selbständiger Kliniken für Thorax-, Herz- und Gefäßchirurgie gehören, zum Teil als Abteilungen im Rahmen allgemeinchirurgischer Kliniken geführt werden und sich zu einem weiteren Teil an Heilstätten entwickelten, die früher ausschließlich der Tuberkulosebehandlung gedient haben.

Was in der Thoraxchirurgie seit Kriegsende geleistet wurde, ist ein eindrucksvolles Beispiel, um zu erkennen, daß es ein Irrtum ist, die in den letzten 30 Jahren fortgeschrittene und oft lebhaft beklagte Spezialisierung in den klinischen Disziplinen als Ausdruck des Zerfalls, der Zersplitterung und der Auflösung einer „Einheit der Medizin" zu werten. Solche Befürchtungen haben übrigens nicht nur die Entwicklung der Chirurgie schon seit 100 Jahren begleitet und, wie zahlreiche Beispiele lehren, dadurch ihr Schicksal gefunden, daß sie von der Wirklichkeit überzeugend besiegt worden sind (Vossschulte 1965).

Was in den vergangenen 30 Jahren zu Fortschritten der thoraxchirurgischen Praxis gedeihen konnte, ist ein Ergebnis aus vielen Komponenten, die teils im Rahmen des Mutterfaches Allgemeinchirurgie erarbeitet und teils aus spezialisierten Gebieten eingebracht wurden. Wer hätte bei Kriegsende ahnen können, welche Früchte aus diesem Zusammenwirken innerhalb einer Frist von nur 3 Jahrzehnten erwachsen würden, und alles spricht durchaus für eine weitere gedeihliche Entwicklung. Aber soviel ist gewiß, daß der Chirurg beim Bronchialkarzinom bis zu Grenzen vorgestoßen ist, die mit operativen Maßnahmen nicht zu überwinden sind. Hier kann nur ein neuer therapeutischer Ansatz mit anderen Mitteln entscheidend weiterhelfen.

Herzchirurgie

G. Rodewald, R. Zenker und W. Bircks

Im folgenden soll die Entwicklung der Herzchirurgie in Deutschland nach 1945 beschrieben werden. Dazu sind einige *Vorbemerkungen* notwendig. Die Autoren haben zwar ganz oder teilweise diese Entwicklung miterlebt und auch an ihr mitgewirkt, aber Vorgespräche zeigten, daß unsere Kenntnisse vor allem über die ersten Jahre nach dem Krieg, aber auch über die Entwicklung in den 50er Jahren lückenhaft waren. Aus diesem Grund wurden die Leiter der derzeit bestehenden 21 Zentren für Thorax- und Kardiovaskularchirurgie und weitere Kollegen, die inzwischen chirurgisch anders tätig oder emeritiert sind, gebeten, einen Fragebogen auszufüllen. Wir sind sehr dankbar dafür, daß dieser beantwortet wurde, denn nur dadurch wurde es uns überhaupt möglich, den *zeitlichen Ablauf* zu beschreiben. Wir haben aber gleichzeitig erkennen müssen, daß weit umfangreichere Vorarbeiten vor allem an Quellenstudium notwendig wären, um die eigentlichen Grundlagen dieser Entwicklung, nämlich die wissenschaftlichen Leistungen der daran Beteiligten, darzustellen. In dieser Hinsicht sind die mit den Fragebögen erhaltenen Informationen zu unterschiedlich und zu lückenhaft, um als zuverlässige, allen gerecht werdende Grundlage dienen zu können.

Die Beschreibung des zeitlichen Ablaufs beruht auf den Angaben in den Fragebögen. Diwald schreibt zwar in anderem Zusammenhang, aber auch hier zutreffend: „Der Miterlebende und Zeitgenosse ist von der bekannten Dunstschicht des Unhistorischen umgeben, sie hebt sich aber auch für den Nachfahrenden und Zurückblickenden nur beiläufig und in Flekken." Dies möge für uns als Entschuldigung für Unterlassungen und Fehler in diesem Abriß gelten.

Den Anweisungen der Herausgeber entsprechend veröffentlichen wir kein Literaturverzeichnis. Dies kann beim Erstautor angefordert werden und liegt in der Bibliothek der Deutschen Gesellschaft für Chirurgie vor.

In seiner aus heutiger Sicht erstaunlichen Monographie *Die Chirurgie der Blutgefäße und des Herzens*, die der 29 Jahre alte Chirurg Jeger 1913 in Berlin veröffentlichte und deren Nachdruck wir Vaubel und dem Springer Verlag zu verdanken haben, heißt es: „Der Gedanke, daß es mit der Zeit gelingen könnte, kongenitale Mißbildungen des Herzens, Herzklappenfehler und dergleichen einer operativen Behandlung zugänglich zu machen, wird bislang von den meisten Autoren als Phantasterei betrachtet. Es wäre selbstverständlich durchaus unwissenschaftlich, heute schon in dieser Beziehung bestimmte Hoffnungen auszusprechen... Genauso unwissenschaftlich aber wäre es, ... heute der Herzchirurgie bereits jede Zukunft abzusprechen."

Intrakardiale Eingriffe unter Sicht waren auch 1950 noch nicht möglich, doch waren bis dahin wichtige Vorarbeiten geleistet worden, so z. B. die Klassifizierung kongenitaler Herzfehler durch Maude Abbot 1946 und die Wiederaufnahme der Herzkatheteruntersuchung zu diagnostischen Zwecken 13 Jahre nach Forssmanns Selbstversuchen durch Cournand und Ranges 1941 sowie Richards 1945. An Operationsverfahren hatten Gross und Hubbard 1939 die Ligatur des Ductus Botalli mitgeteilt. 1944 hatte Blalock auf Anregung von Helen B. Taussig zum ersten Mal die nach beiden benannte Anastomose zwischen Schlüsselbeinarterie und Lungenschlagader bei drei zyanotischen Kindern erfolgreich durchgeführt. 1945 berichteten Crafoord und Nylin über die Resektionsbehandlung der Aortenisthmusstenose. Wenn man von den ihrer Zeit weit vorauseilenden Pionieren der chirurgischen Behandlung der Mitralstenose u. a. Cutler und Levine sowie vor allem Souttar hier absieht, dann wurde dieser Eingriff 1948 von Bailey, von Brock und von Harken zu einem Verfahren entwickelt, das weithin Anwendung finden sollte. Die transventrikuläre Valvulotomie der Pulmonalklappenstenose hatten Holmes-Sellors 1947 und Brock 1948 eingeführt.

An diesen Entwicklungen hatten wir in Deutschland keinen Anteil, ja kaum Kenntnisse davon. Das lag zwar auch an dem zuerst politisch gewollten und während des Krieges unvermeidlich gewordenen Abbruch internationaler Beziehungen, mehr aber noch daran, daß die Entwicklung in Nordamerika, England und Skandinavien von uns im Glauben an den Fortbestand der von 1840 – 1930 führenden Rolle der deutschsprachigen Medizin übersehen worden war, wie Lichtenthaeler dies treffend beschrieben hat und auch die Gründe für diese Entwicklung, nämlich eine neue Art von Kooperation zwischen medizinischen Grundwissenschaften und der Technik, die zur Einrichtung von Laboratorien für experimentelle Chirurgie führte. Nissen sprach in diesem Zusammenhang von einem „trüben Erwachen" bei uns nach 1945.

Besondere Beispiele für versäumte Gelegenheiten sind nicht nur Forssmanns Schicksal, sondern auch die Entwicklung der Intratrachealnarkose, die hier nicht zu beschreiben ist, für die Thoraxchirurgie aber unabdingbare Voraussetzung werden sollte. Es wird heute nicht mehr bezweifelt, daß u. a. Kuhn für die Einführung der „peroralen Intubation" vor dem ersten Weltkrieg eine bedeutende Rolle gespielt hat[1]. Derra konnte noch 1951

---

1 Einen nach Luftröhrenschnitt einzuführenden intratrachealen Metalltubus mit aufblasbarem Gummiballon hatte Trendelenburg bereits 1870 angegeben und in der Klinik verwendet. Bei Trendelenburg wie bei Kuhn ergab sich das Verfahren vor allem aus Problemen der Kiefer-, Mund- und Gesichtschirurgie. Kuhn führte zwar mit Brauer thoraxchirurgische Tierversuche durch, ging jedoch auf deren klinische Anwendungsmöglichkeiten nicht ein.

feststellen, daß diese Verfahren lange ohne Widerhall blieben. Nissen hat eine Konjekturalbetrachtung über die bei ihrer rechtzeitigen Einführung mögliche Entwicklung der Thoraxchirurgie in Deutschland angestellt.

An die Aufnahme von Eingriffen an den herznahen Gefäßen war unmittelbar nach Beendigung des Krieges überhaupt nicht zu denken. Zerstörte oder beschädigte, zumindest kaum noch funktionsfähige Kliniken und Krankenhäuser, oft genug ohne geordnete Personalstrukturen, Massen von Flüchtlingen, Verwundeten, Kranken und Krüppeln sowie die Not jedes Einzelnen, überhaupt zu überleben, schufen ganz andere Sorgen.

Es ist erstaunlich, daß um die Währungsreform herum, also unter immer noch sehr schwierigen Bedingungen, die auch das Krankenhauswesen betrafen, mit den damals möglichen Eingriffen am Herzen und den thorakalen Gefäßen begonnen wurde.

Man muß sich vergegenwärtigen, daß die kardiologische Diagnostik bei diesen Anfängen auf Anamnese, Auskultation, allenfalls Phonokardiographie, auf Elektrokardiographie und Röntgenbefunde angewiesen war. Herzkatheteruntersuchungen erfaßten nur das rechte Herz, wobei Gasanalysen und Druckmessungen und deshalb auch Stromvolumen- und Widerstandsberechnungen methodisch noch sehr schwierig waren. Die Angiokardiographie, für deren Entwicklung in Deutschland Arbeitsgruppen in Bonn und Düsseldorf (Grosse-Brockhoff, Janker, Schaede, Thurn, Vieten) besondere Verdienste haben, steckte noch in ihren Anfängen.

Es ist heute nicht mehr möglich festzustellen, wer damals in Deutschland mit der Eröffnung der *Mitralstenose* begonnen hat. Es ist auch unwichtig, weil diese Chirurgen in jedem Fall auf sich allein gestellt waren. Nach den vorliegenden Unterlagen ist sicher, daß 1950 Derra in Düsseldorf sowie Lezius in Hamburg damit den Anfang gemacht haben. Es ist durchaus möglich, daß auch an anderen Kliniken zu jener Zeit solche Eingriffe vorgenommen wurden. In den Jahren 1951 bis 1954 folgten dann Zenker, Diebold, Gütgemann, Linder, Niedner, Vossschulte, Bauer, Krauss, Koncz und Sunder-Plasmann.

Die transventrikuläre Eröffnung der *Pulmonalstenose* führten Löweneck 1950, Derra, Lezius und Zenker 1951, zwischen 1952 und 1954 Linder, Koncz und Vossschulte durch.

E. K. Frey operierte schon 1938 bei einem 14jährigen Jungen einen *Ductus Botalli*. Dazu teilte Vossschulte uns mit, daß die Thorakotomie, unter einer Fehldiagnose durchgeführt, den unerwarteten Befund eines palpablen Schwirrens ergab, dessen Ursachen ein Ductus Botalli war, der ligiert wurde. Dies Ereignis, so Vossschulte, ging „für lange Zeit völlig unter", weil es nicht publiziert wurde. Es folgten 1947 Löweneck, 1949 Derra und Lezius, 1952 Linder und 1953 Koncz.

Die erste Resektion einer *Aortenisthmusstenose* mit End-zu-End-Anastomose hat Bernhard 1949 erfolgreich vorgenommen. Es ist bemerkenswert, daß er in diesem Fall mangels Intratrachealnarkose einige Tage vor der Operation einen linksseitigen Pneumothorax anlegte. Nach *Rathcke* wurden bis 1950 in Gießen sieben Patienten operiert, darunter drei weitere von Bernhard, einer davon nach Blalock, ein anderer unter Verwendung eines vorbereiteten Homoiotransplantates. Danach folgten Loeweneck, Derra, Lezius, Rathcke, Zenker, Linder, Schwaiger, Gütgemann, Rehbein, Krauss und Vossschulte.

Blalock-Taussig-Anastomosen wurden bereits 1948/49 von Zenker, Bernhard, Derra und Lezius angelegt, zwischen 1950 und 1954 von Linder, Gütgemann und Rehbein.

Lezius, Derra, Linder und Loeweneck führten 1953/54 transventrikuläre Sprengungen der Aortenklappenstenose durch.

Es ist fast in Vergessenheit geraten, daß Lezius sein 1937 tierexperimentell entwickeltes Verfahren der Kardiopneumopexie im Jahre 1950 bei zwei Kranken mit schwerer koronarer Herzkrankheit anwandte, der er selbst 1953 im Alter von nur 50 Jahren erliegen sollte. Neben seinem eigenen Verfahren der Kardioomentopexie hat O'Shaugnessy Lezius' Methode 1937 klinisch zum ersten Mal verwandt. 1958 berichtete Smith über zufriedenstellende tierexperimentelle und klinische Erfahrungen damit.

Die zunehmende Erfassung und genauere Diagnostik von Kranken mit angeborenen Herzfehlern, damals vor allem Vorhof- und Ventrikelseptumdefekten sowie Fallotscher Tetralogie, machten die Grenzen der geschlossenen Herzchirurgie deutlich, zumal Versuche blinder Korrekturverfahren von Vorhofseptumdefekten von Bailey, Groß, Glenn, Murray und Soendergaard zwar genial erdacht waren, bezüglich ihrer Anwendbarkeit im allgemeinen jedoch unbefriedigend blieben.

Bigelow schrieb 1950, daß intrakardiale Operationen unter Sicht noch nicht möglich wären, Shuntoperationen sekundäre, wenn auch weniger schwere Defekte setzten und heroische Techniken für Mitralstenoseoperationen und den Verschluß des Vorhofseptumdefektes entwickelt worden seien. Nissen sagte noch 1953, daß die Chirurgie des Herzens mehr Hoffnungen als Erfüllungen enthielte und fragte sich, ob es eines Tages möglich sein würde, den Blutstrom während einer intrakardialen Operation umzuleiten oder das Herz durch Hypothermie auszuschalten.

Das Für und Wider von *Hypothermie* und *extrakorporaler Zirkulation* wurde schon vor deren Einführung in die Klinik diskutiert, so z.B. von Lutz. Beide Verfahren wurden fast gleichzeitig, nämlich 1953 und 1954, am Menschen angewandt. In Anbetracht der experimentellen Vorarbeiten auf diesen Gebieten und der späteren Entwicklung ist es heute schwer verständlich, warum die isolierte Hypothermie als Hilfsmittel der offenen Herzchirurgie damals so rasche und weite Verbreitung fand. Sie wies gegenüber der extrakorporalen Zirkulation den Nachteil der sehr kurzen Ischämietoleranz auf, und sie läßt auch heute noch eine Reihe pathophysiologischer Probleme offen, die in ihrer derzeit üblichen Kombination mit der Herz-Lungen-Maschine durch letztere gewissermaßen überspielt werden. Die klinische Anwendung der Hypothermie schien damals jedoch einfacher, auch „physiologischer", weil sie den Warmblüter in den phylogenetisch sowie individuell durchlaufenen Zustand der Poikolothermie zurückversetzte, als die Anwendung der unzureichend entwickelten und von manchen mit Skepsis betrachteten Herz-Lungen-Maschine.

Für den späteren Leser sei hier am Rande vermerkt, daß die Herzchirurgen sich auch 1982 der Tatsache wohl bewußt waren, daß die extrakorporale Zirkulation noch ungelöste Probleme aufwies, wie z. B. solche der Verteilung des Stromvolumens im perfundierten Organismus oder der Mikroembolien verschiedenster Genese. Effler sprach in diesem Zusammenhang von einem „Endurance-Test" für die Patienten.

Die Einführung der Unterkühlung des Warmblüters als Hilfsmittel der offenen Herzchirurgie ist den experimentellen Arbeiten von Bigelow zu verdanken, die dieser 1946 am Banting-Institut in Toronto aufnahm und deren Ergebnisse 1950 in drei Arbeiten veröffentlicht wurden[2]. Danach konnte der Kreislauf von Hunden bei einer Körpertemperatur von 28 °C durch Abklemmen der Hohlvenen für 6 bis 8 min ohne das Risiko einer Hirnschädigung unterbrochen werden.

In diesem Zusammenhang muß darauf hingewiesen werden, daß sich deutsche Physiologen während des Krieges intensiv mit Problemen der Hypothermie beschäftigt haben. Der Anlaß dazu war zwar das Studium der Pathophysiologie und Therapie der Unterkühlung von Seeleuten und Fliegern, die Untersuchungen erbrachten jedoch weit umfassendere Kenntnisse. Im Vordergrund des Interesses standen damals die Fragen nach den Ursachen des Kältetodes und einer adäquaten Therapie Unterkühlter. 1943 stellte v. Werz die später nicht haltbare Theorie der „Sauerstoffschere" als Todesursache auf. Grosse-Brockhoff und Schoedel fanden ebenfalls 1943, daß die Unterkühlung leicht narkotisierter Hunde zu einer teilweise erheblichen Steigerung des Energiestoffwechsels führte, die durch tiefe Anästhe-

---

2 Mit der Unterkühlung hatten sich Physiologen und Kliniker schon seit dem 19. Jahrhundert intensiv beschäftigt, entweder zum Studium der Temperaturregulation und deren Auswirkungen auf ZNS, Stoffwechsel und Kreislauf oder in der Klinik zur Behandlung akzidentell Unterkühlter, Karzinomkranker und Schizophrener, zur Fiebertherapie und lokalen Anästhesie. Troedsson kam 1939 nach den Ergebnissen seiner Tierversuche u.a. zu dem Schluß, daß Unterkühlung „give a rest to the heart", was wörtlich übersetzt heißt: „das Herz ausruhen lassen" und fügte im nächsten Satz hinzu: „operations might be performed as there is loss of consciousness at low temperatures", aber Zindler interpretierte dies zu weitgehend, wenn er sagt, Troedsson habe als erster auf „die Möglichkeiten der tiefen Unterkühlung für Herzoperationen hingewiesen". Diese Idee hatte zuerst Bigelow: „Then one night (1947) I awoke with a simple solution, cool the whole body, reduce oxygen requirements, interrupt the circulation, and open the heart. This idea is undoubtedly sprung from my five year interest in frost-bite and local cooling of the body. This was simply applying the concept of reduced metabolism in local hypothermia to total body cooling."

sie vermieden werden konnte, ein Befund, der später für die klinische Anwendung der Hypothermie besondere Bedeutung erlangen sollte. Als Todesursachen sahen sie die Abnahme der Erregbarkeit der medullären Zentren und der Erregungsbildner des Herzens an. Kramer und Reichel stellten 1944 fest, daß der Gipfel des Energiestoffwechsels, d. h. die maximale Wärmeproduktion, durch die Auswurfleistung des Herzens bestimmt wird. Thauer kam 1956 zu dem Schluß, daß „die durch die Kälte selbstbewirkte Hemmung der Erregungsbildung in Verbindung mit einer Verzögerung der Erregungsleitung, einer relativen Steigerung der Erregbarkeit der Kammermuskulatur und einer extremen Überempfindlichkeit des Herzens gegen Vagusreizung der Herztätigkeit ein Ende setzte." Japanische Autoren zeigten später, daß dieses Problem durch tiefe Äthernarkose überwunden werden konnte.

Heute muß man, wie Swan als erster festgestellt hat, annehmen, daß Unterkühlung zu einer Änderung des schmelzpunktabhängigen Aggregationszustands der Phospholipide führt, die wesentlicher Bestandteil der Funktion von Zellmembranen und Mitochondrien sind.

Abgesehen von Bigelow hat die wissenschaftliche Welt von den Arbeiten Grosse-Brockhoffs und Schoedels kaum Notiz genommen. Das erklärt sich u. a. auch daraus, daß diese während des Krieges, ohnehin in geringen Auflagen veröffentlicht, international nicht bekannt wurden und darüber hinaus infolge der Kriegszerstörung nur an wenigen Stellen erhalten geblieben sind.

Bigelows tierexperimentelle Resultate wurden 1952 von Lewis und Taufic und 1953 von Swan durch den erfolgreichen Verschluß von Vorhofseptumdefekten unter Oberflächenkühlung am Menschen bestätigt.

In Anbetracht dieser neuen Möglichkeit begann ab 1952/53 eine Reihe deutscher Autoren mit experimentellen Untersuchungen über Hypothermie, deren Thematik hier nur im Überblick wiedergegeben werden kann. Dabei handelte es sich um Anästhesieverfahren, intravasale oder Oberflächenkühlungstechniken, apparative Hilfen zur Abkühlung und Wiedererwärmung, tiefe Hypothermie um 20 °C, das Problem der Temperatursteuerung nach der Abkühlphase, die Wiedererwärmungsperiode, Kreislauf- und Stoffwechselreaktionen und Blutgerinnungsstörungen. Hinsichtlich des Herzens selbst standen Rhythmusstörungen, Defibrillation und Wiederbelebung sowie Eröffnung und Verschluß des rechten Vorhofs und der rechten Kammer im Mittelpunkt der Bemühungen. An diesen Untersuchungen waren von chirurgischer Seite u. a. mit Mitarbeitern beteiligt: Bücherl, Barthel, Dietmann, Gütgemann, Harms, Heberer, Heinrich, Horatz, Just, L'Allemand, Loehr, Rodewald, Schiessle, Spohn, Ulmer und Zindler. Von besonderer Bedeutung für das Verständnis der Pathophysiologie der Unterkühlung des Warmblüters wurden die von Brendel 1955 am Kerckhoff-Institut der Max-Planck-Gesellschaft begonnenen, später in München fortgesetzten tierexperimentellen Untersuchungen, die 1962 von Thauer und Brendel und 1965 von Thauer zusammenfassend dargestellt worden sind. Die Untersuchungen der Arbeitsgruppe von Brendel räumte übrigens mit der Vorstellung von Laborit und Huguenard auf, daß der Cocktail lytique, dessen Wirkung Juvenelle 1954 bestritten hatte, den Sauerstoffverbrauch des Warmblüters ohne Wärmeentzug senken könnte. Das hatte übrigens Dundee schon 1953 festgestellt. Die Körpertemperatur des Warmblüters medikamentös zu senken, bleibt bis heute ebenso ein Traum, wie die Lösung des Rätsels, aus ihm einen Winterschläfer zu machen,

1953 begann Linder mit der Anwendung der Hypothermie bei geschlossenen Herzoperationen und thorakalen Gefäßeingriffen.

Derra verschloß im Februar 1955 etwa gleichzeitig mit Craafoord und Senning zum ersten Mal in Europa einen Vorhofseptumdefekt vom Sekundumtyp mit Hilfe von Oberflächenkühlung unter Sicht. Brock und Ross hatten 1954 in London die gleiche Operation, mit Hilfe *veno-venöser Blutstromkühlung,* vorgenommen. Dogliotti hatte 1954 mit Hilfe von Oberflächenkühlung eine Mitralstenose unter Sicht eröffnet.

Es ist ohne Zweifel das Verdienst Derras und seiner Mitarbeiter, die Chirurgie des Vorhofseptumdefektes und der Pulmonalklappenstenose mit Hilfe der Hypothermie zu Standardverfahren entwickelt zu haben, die eine hohe Sicherheit für die Patienten aufwiesen. Zindler hat 1966 über eine Serie von 1219 Herzoperationen in Hypothermie berichtet, wobei die Hospitalmortalität nach Verschluß des Vorhofseptumdefekt von anfangs 6% (11 von 180) auf 2,7% (8 von 300) gesenkt werden konnte, ein für damalige Verhältnisse sehr geringes Operationsrisiko. Für die Valvulotomie der Pulmonalklappenstenose betrug es sogar nur 1,4% (4 von 278). Bis 1982 sind in Düsseldorf mit Hilfe der isolierten Hypothermie 1800 herzchirurgische Eingriffe durchgeführt worden, laut Bircks und Zindler die größte Serie einer Klinik in der Welt. Auch heute noch wird das Verfahren dort gelegentlich angewandt.

Die Mitteilungen von Derra und von Zindler auf dem 72. Kongreß der Deutschen Gesellschaft für Chirurgie 1955 und die Veröffentlichung von Derra, Bayer und Grosse-Brockhoff in demselben Jahr markieren den Beginn der offenen Herzchirurgie mit Hilfe der Hypothermie in Deutschland. Mit dem Verschluß von Vorhofseptumdefekten vom Sekundumtyp und Valvulotomien der verengten Pulmonalklappe folgten 1956 Koncz, Linder und Vossschulte, 1957 Gütgemann, Krauss und Zukschwerdt. Linder führte ab 1956 elf transaortale Operationen bei meist kongenitalen Aortenklappenstenosen ohne Todesfall durch. Insgesamt wurde die offene Herzchirurgie mit Hilfe der Hypothermie bis 1957 an acht deutschen Universitätskliniken aufgenommen.

Die Perfusion isolierter Organe war seit Ende des 19. Jahrhunderts ein in der Physiologie übliches Verfahren. Gibbon hatte 1934 damit begonnen, einen Pumpoxygenator als Hilfsmittel zur Behandlung der Lungenembolie zu entwickeln. 1937 veröffentlichte er seine erste Arbeit über die künstliche Aufrechterhaltung des Kreislaufs während experimentellen Verschlusses der Pulmonalarterie. Schwiegk hat übrigens 1940 in Deutschland mit Hilfe von Gibbons Apparatur Hunde perfundiert und konnte zeigen, daß diese nach sonst tödlichem hypovolämischen Schock mit Hilfe extrakorporaler Zirkulation wiederbelebt werden konnten, worüber er 1946 berichtete.

Die mögliche Bedeutung der extrakorporalen Zirkulation für die Herzchirurgie wurde in Deutschland früh erkannt. Die Tatsache, daß es damals im Handel keine Herz-Lungen-Maschinen gab, erklärt die Bemühungen, eigene Systeme zu entwickeln.

Experimentelle Untersuchungen mit dem von Jongbloed entwickelten System begann Dietmann bereits 1949 in Bonn mit Hilfe der Deutschen Forschungsgemeinschaft unter dem Titel „Coronarkreislauf". Zwischen 1952 und 1954 entwickelte er eine eigene Herz-Lungen-Maschine, über deren Anwendung im Tierversuch er 1954 und 1955 berichtete. Bücherl habilitierte sich 1956 in Göttingen aufgrund der 1952 von ihm begonnenen Entwicklung einer Herz-Lungen-Maschine und veröffentlichte bis 1961 weitere 12 Arbeiten, die sich mit der Rolle eines Dispersionsoxygenators für Gasaustausch, Säurebasenhaushalt, Blutveränderungen und Hämolyse sowie mit hämodynamischen Problemen und Lungenkomplikationen befaßten. Griesser begann 1954 mit Hilfe von Rollerpumpen und einem modifizierten Drahtgitteroxygenator unter Einschaltung von Oxymeter und pH-Elektrode eine Herz-Lungen-Maschine aufzubauen, über die er 1958 berichtete.

Mehrere Arbeitsgruppen in Deutschland konzentrierten sich auf bereits für die extrakorporale Zirkulation verfügbare Systeme und strebten für den klinischen Einsatz ihre Verbesserung in Tierversuchen an.

Zenker und seine Mitarbeiter in Marburg hatten, beeindruckt von den experimentellen Ergebnissen Jongbloeds und Sennings von vornherein auf die Anwendung isolierter Hypothermie verzichtet. Nach unbefriedigenden Resultaten mit dem Dispersionsoxygenator von Lillehei und De Wall wurde unter Verwendung des Drahtgitteroxygenators von Kay und Gaertner, dessen Leistungsfähigkeit von Borst in Zusammenarbeit mit dem Physikalischen Institut der Universität Marburg (Prof. Walcher) gesteigert werden konnte, sowie durch Studien über die Bedeutung unterschiedlicher Perfusionsstromvolumina in Normo- und Hypothermie für Gasaustausch und Säurebasenhaushalt schließlich ein Pumpoxygenator entwickelt, der den Anforderungen an eine adäquate Ganzkörperperfusion genügte. Dafür erhielt Borst 1964 den „Von-Langenbeck-Preis".

Die Arbeitsgruppe um Derra in Düsseldorf erkannte aufgrund ihrer mit der Hypothermie gewonnenen Erfahrung, insbesondere beim Ostium-primum-Defekt, bald deren Grenzen. 1957 begannen auf Initiative von Loehr Versuche mit extrakorporaler Zirkulation, die sich ab 1958 auf die Mayo-

Gibbon-Apparatur konzentrierten und eine genaue Reproduktion des Vorgehens von Kirklin zum Ziel hatten.

Linder und Mitarbeiter begannen 1957 in Berlin mit Untersuchungen über verschiedene Oxygenatorformen und verwendeten schließlich Longmires Modifikation des Gitteroxygenators von Kay und Gaertner.

Experimentelle Untersuchungen über extrakorporale Zirkulation führten in jenen Jahren auch Arbeitsgruppen in Erlangen, Frankfurt, Freiburg, Gießen, Göttingen, Hamburg, Heidelberg und Münster durch.

Knapp zwei Jahre nach dem die isolierte Hypothermie als Hilfsmittel der offenen Herzchirurgie 1953 in Amerika in die Klinik eingeführt worden war, hatte Derra damit in Deutschland begonnen. Nach dem ersten erfolgreichen Einsatz extrakorporaler Zirkulation in Amerika durch Gibbon vergingen fast drei Jahre bis zur klinischen Anwendung der Herz-Lungen-Maschine in Deutschland.

Im Oktober 1957 operierte Bücherl zwei Kinder mit Fallotscher Tetralogie, die einige Tage nach der Operation verstarben.

Im Februar 1958 gelang Zenker und seinen Mitarbeitern Heberer, Gehl, Borst, Beer und Yeh aufgrund ihrer experimentellen Vorarbeiten in Marburg die erste erfolgreiche offene Herzoperation mit Hilfe extrakorporaler Zirkulation in Deutschland. Es handelte sich dabei klinisch um einen Vorhofseptumdefekt mit Pulmonalstenose, damals als Fallotsche Trilogie bezeichnet. Bei der Operation fanden sich ein großer Vorhofseptumdefekt und eine funktionelle Pulmonalstenose. Hierüber berichteten sie auf der 75. Tagung der Deutschen Gesellschaft für Chirurgie 1958. Nach 7 weiteren Eingriffen wurden diese ab Oktober 1958 in München fortgesetzt.

Auf derselben Tagung hielt übrigens Kirklin auf Einladung ein bemerkenswertes Referat über seine Erfahrungen mit der extrakorporalen Zirkulation, das die damals Jüngeren unter uns durch die offene Darlegung der Probleme außerordentlich beeindruckt und stimuliert hat.

In den Jahren von 1958 bis 1960 erfolgte die Einführung der extrakorporalen Zirkulation in die Klinik durch Linder, Maloney und Mitarbeiter in Berlin im Oktober 1958, durch Derra, Löhr und Mitarbeiter in Düsseldorf im Februar 1959, durch Zukschwerdt und Mitarbeiter in Hamburg im Juni 1959, durch Hegemann in demselben Jahr in Erlangen, durch Koncz und Mitarbeiter in Göttingen im März 1960 und in diesem Jahr auch in Bonn, Frankfurt, Freiburg, Gießen und Köln.

Damit war zwölf Jahre nach der Währungsreform die Grundlage für die weitere Entwicklung der offenen Herzchirurgie an elf deutschen Universitätskliniken geschaffen worden, von denen jedoch nur acht ihre Arbeit auf diesem Gebiet fortsetzten, während drei von ihnen sie erst Anfang bis Mitte der 70er Jahre wieder aufnahmen.

Die eigentlichen Probleme der Herzchirurgie mit Hilfe der extrakorporalen Zirkulation, die in Hospitalletalität und postoperativer Morbidität zum Ausdruck kamen, wurden jetzt erst deutlich. Sie betrafen Indikationen, Anästhesieverfahren, Durchführung der extrakorporalen Zirkulation, Operationstechniken und die Erkennung und Behandlung der Folgen solcher Eingriffe, für deren Extrem Kirklin treffend den Begriff „total metabolic disorder" prägte. Im einzelnen zu beschreiben, welcher Art diese Schwierigkeiten waren, wie und von wem sie schließlich weitgehend überwunden wurden, würde den Rahmen dieser Abhandlung sprengen, zumal dabei auch Entwicklungen außerhalb Deutschlands Beachtung finden müßten. Andererseits wäre eine solche Darstellung lehrreich, weil es in der Geschichte der Chirurgie bisher kein weiteres Beispiel dafür gibt, daß aus „Phantastereien" vor dem ersten Weltkrieg und experimentellen Operationsverfahren Anfang der 50er Jahre in so kurzer Zeit Standardoperationen entwickelt worden sind.

Seit jener Zeit sind von deutschen Herzchirurgen in zunehmenden Maße experimentelle und klinische Beiträge geleistet worden, die internationale Anerkennung gefunden haben. Diese betreffen u.a. *Perfusionstechniken* einschließlich der tiefen Hypothermie, *Operationsverfahren bei angeborenen Herzfehlern,* insbesondere bei der Fallotschen Tetralogie, der Transposition der großen Gefäße, der Ausflußbahnstenose der linken Herzkammer, *Verwendung von Membranoxygenatoren zur Langzeitperfusion, assistierte Zirkulation* durch extrakorporale Pumpen, intraaortale Ballonpumpe und Gegenpulsation, *Gasaustausch, hyperbare Oxygenation, Hämodilution, orthotope* und *heterotope Herztransplantation* und *Immunsuppression* durch Antilymphozytenserum, *Kunstherzentwicklung, Myokardprotektion* zur Erhöhung der Ischämietoleranz des Herzens mit Hilfe chemischer hypothermer Kardioplegie, die *Folgen extrakorporaler Zirkulation* für Niere, Leber, Lungen und Gehirn, hier vor allem auch neurologische und psychopathologische Störungen, die Therapie von *Rhythmusstörungen* durch Schrittmacher und durch intrakardiale Eingriffe und schließlich den *Computereinsatz in der Intensivmedizin.*

Die Entwicklung der Herzchirurgie zu ihrem heutigen Stand wäre nicht möglich gewesen ohne die enge Kooperation mit anderen Disziplinen und deren Hilfe. Dies betrifft, wenn man an die Anfänge denkt, vor allem die Physiologie und die Pathologie, später die Biochemie, in der Klinik die essentiellen Fächer Anästhesiologie und Kardiologie. Eine Reihe deutscher Herzchirurgen verdankt hervorragenden Physiologen die methodisch-wissenschaftlichen Grundlagen ihrer klinischen Arbeit. Es sollte auch nicht in Vergessenheit geraten, daß die Metamorphose der alten deutschen Wachstation in eine moderne Intensivstation ganz wesentlich auf den postoperativen Nöten der Thorax- und der Herzchirurgen beruht.

Ein weiterer wesentlicher Beitrag zur Entwicklung war die Unterstützung unserer Anfänge in den 50er Jahren und auch später durch Herzchirurgen in den Vereinigten Staaten, in England, Holland, Schweden und Frankreich, an die wir uns dankbar erinnern und die deshalb ein eigenes

Kapitel verdient hätten. Sie ist die Grundlage für die deutsche Beteiligung an der internationalen Zusammenarbeit der Herzchirurgen geworden.

Wir zeigten, daß 1957 Herzchirurgie mit Hilfe der isolierten Hypothermie an acht, 1960 mit Hilfe extrakorporaler Zirkulation an elf deutschen Universitätskliniken möglich war. Obwohl schon in den 60er Jahren an der Notwendigkeit der Errichtung selbständiger Einheiten für Thorax- und Kardiovaskularchirurgie kein Zweifel mehr bestehen konnte, wurden solche Abteilungen oder Kliniken, sei es in Form von Ordinariaten oder Extraordinariaten, anfangs nur von vier Fakultäten eingerichtet: *Göttingen* (J. Koncz) 1959, *Hamburg* (G. Rodewald) 1965, *Hannover* (H. G. Borst) 1968 und *Heidelberg* (W. Schmitz) 1969. 1970 folgten *Düsseldorf* (W. Bircks), *Erlangen* (J. von der Emde) als Teil der Chirurgischen Universitätsklinik und *Essen* (P. Sattler, 1972; Chr. Reidemeister), 1971 *Freiburg* (V. Schlosser), *Gießen* (F. W. Hehrlein), *München* (W. Klinner) und *Tübingen* (H. E. Hoffmeister, 1972) *Frankfurt* (P. Satter), 1973 *Kiel* (A. Bernhard) und *Münster* (H. Dittrich), 1975 *Homburg/Saar* (K. Stapenhorst), 1976 *Aachen* (B. Messmer) und *Köln* (H. Dalichau), 1977 Bonn (P. G. Kirchhoff), außeruniversitär 1974 das *Deutsche Herzzentrum München* (F. Sebening), 1978 das Zentrum in *Bad Krozingen* (M. Schmuziger) und 1982 *Kaiserslautern* (W. Seyboldt-Epting).

Schon frühzeitig veranlaßten Lezius und Nissen die Gründung einer deutschsprachigen Fachzeitschrift, deren Schriftleitung Vossschulte übernahm und die von ihnen im April 1953 zum ersten Mal unter dem Titel *Thoraxchirurgie* herausgegeben wurde. 1972 wurde dieser durch den Zusatz *und kardiovaskuläre Chirurgie* ergänzt. 1978 übernahm Borst die Schriftleitung. In Anbetracht des Umstandes, daß deutschsprachige Publikationen im Ausland leider kaum noch Beachtung fanden, weil Englisch die lingua franca des 20. Jahrhunderts geworden ist, wurde die Zeitschrift 1979 in The Thoracic and Cardiovascular Surgeon umbenannt.

1954/55 regte Vossschulte in einer Diskussion mit Nissen die Gründung einer *Thoraxchirurgischen Arbeitstagung* an, die von Krauss, Nissen und Vossschulte vorbereitet und im April 1956 in Bad Schachen zum ersten Mal abgehalten wurde. Als der Teilnehmerkreis begann, den Rahmen zu sprengen, fanden diese Tagungen später meist in Bad Nauheim statt (1964 Wien, 1967 Heidelberg, 1968 Freiburg).

Im Januar 1971 trafen sich auf Initiative von J. Koncz in Frankfurt W. Bircks, H. G. Borst, F. Gall, H. E. Hoffmeister, W. Klinner, G. Rodewald, P. Satter, F. Sebening und K. Stapenhorst, sämtlich Mitglieder der Deutschen Gesellschaft für Chirurgie, und gründeten die *Deutsche Gesellschaft für Thorax-, Herz- und Gefäßchirurgie,* deren jährliche Tagungen in Nachfolge der Thoraxchirurgischen Arbeitstagungen seit 1972 ebenfalls in Bad Nauheim abgehalten werden.

Unter den vielfältigen Aufgaben, die die Gesellschaft sich in ihrer Satzung stellte, spielte die berufliche Weiterbildung, die bis dahin völlig ungeregelt war, eine zentrale Rolle. Nach jahrelangen mühsamen Verhandlungen wurde es in den verschiedenen Ländern der Bundesrepublik zwischen 1978 und 1981 im Rahmen der Weiterbildungsordnung endlich möglich, die Teilgebietsbezeichnungen „Thorax- und Kardiovaskularchirurgie" und „Gefäßchirurgie" zu erwerben.

Als Ergebnis der Bemühungen von zwei Chirurgengenerationen hat die Herzchirurgie nach dem Krieg in Deutschland einen erstaunlichen Aufschwung genommen. Zur Selbstzufriedenheit ist jedoch kein Anlaß, weil die Vertreter dieses Faches seit den 70er Jahren mit einem Problem konfrontiert werden, das nicht mehr die Qualität, sondern die Quantität der Operationen betrifft.

1959 teilte Löhr in einem Übersichtsartikel mit, daß bis dahin in Deutschland etwa 110 Herzoperationen mit Hilfe der Herz-Lungen-Maschine durchgeführt worden waren und daß diese Zahl im kommenden Jahr wahrscheinlich verdreifacht würde.

Im Jahre 1970 wurden an sechzehn Universitätskliniken insgesamt 1975 offene Herzoperationen durchgeführt.

Im Rückblick auf diese Zahlen weist die deutsche Herzchirurgie heute eindrucksvolle Leistungen auf. Die seit Jahren von der Deutschen Gesellschaft für Thorax-, Herz- und Gefäßchirurgie durchgeführte Umfrage (Rodewald 1982) ergab für 1981, daß an 21 Zentren 12 000 offene Herzoperationen, im Mittel 570 pro Einheit, also sechsmal mehr als 1970, vorgenommen worden waren, und daß die Hospitalmortalität, aufgeschlüsselt nach Eingriffen bei kongenitalen Herzfehlern, Klappenerkrankungen und koronarer Herzkrankheit, im Mittel dem internationalen Standard entsprach.

Gegenwärtig und zukünftig ist diese Operationskapazität jedoch völlig ungenügend. Bis Ende der 60er Jahre bestanden Operationsindikationen fast ausschließlich für Patienten mit angeborenen Herzfehlern und erworbenen Klappenerkrankungen. H. H. Berg hatte schon in den 50er Jahren vom Panoramawandel der Inneren Krankheiten gesprochen und diese u.a. mit der veränderten Pathologie einer überernährten Konsumgesellschaft erklärt. Dieser Panoramawandel betraf aus anderen Gründen 20 Jahre später auch die operablen Herzerkrankungen. Während einerseits der Rückgang der Geburtenrate in Deutschland zu einer Reduktion der Zahl von Patienten mit angeborenen Herzfehlern führte und die Zahl der Kranken mit operablen Klappenerkrankungen entgegen manchen Erwartungen unverändert hoch blieb, kam es nämlich mit der Einführung der chirurgischen Behandlung der koronaren Herzkrankheit zu einer Steigerung der Nachfrage, die 1970 kaum für möglich gehalten worden wäre. Damals rechnete man noch mit etwa 170 offenen Herzoperationen pro Mio Einwohner in der BRD. 1976 wären nach Dittrich bereits 400 Eingriffe mit Hilfe der extrakorporalen Zirkulation notwendig gewesen und 1981 berechnete Rodewald (1981) aufgrund angelsächsischer Veröffentlichung und eigener Umfragen in der BRD, daß rund 550 solcher Operationen für 1 Mio erforderlich wären, für die Bundesrepublik also über 30 000 pro Jahr.

Die Chirurgie hat die medizinischen Voraussetzungen für Herzoperationen geschaffen, die Lösung des Kapazitätsproblems ist jedoch keine chirurgische Aufgabe mehr, sie ist vielmehr gesellschaftspolitischer Natur. Dazu hat Lichtenthaeler bemerkt, daß der heutige Arzt nicht einmal in der Medizin sein eigener Herr ist und daß die Medizin aufgehört hat, eine private Angelegenheit zu sein.

Gefäßchirurgie

J. F. VOLLMAR

Die Geschichte der modernen Gefäßchirurgie ist zu allererst die *Geschichte einer Wiederentdeckung:* Die Grundlagen und Techniken der Gefäßnaht und der Gefäßtransplantation sind bereits um die Jahrhundertwende im Tierexperiment in allen wesentlichen Details erarbeitet und in einem ersten Anlauf in die klinische Praxis einbezogen worden (siehe Tabelle 1). Neben Carrel, der zusammen mit seinem Mitarbeiter Guthrie als der eigentliche Pionier und Begründer der *experimentellen Gefäßchirurgie* bezeichnet werden darf (Nobelpreis 1912) seien stellvertretend für viele andere europäische Chirurgen v. Eck (1879), Lexer (1907), ferner Jeger (1913), Bier (1915) und v. Haberer (1916) genannt.

Es ist beeindruckend, die Abbildung über die Technik der Gefäßanastomosen in den grundlegenden Arbeiten von Carrel (1902) mit solchen aus modernen Operationslehren zu vergleichen: Ihre Übereinstimmung ist verblüffend. Die Grundprinzipien der *Organübertragung,* etwa der Niere, aber auch die moderner gefäßchirurgischer Techniken wie beispielsweise die Benutzung eines Streifentransplantates (Patch) finden sich bereits in allen Details bei Carrel. Auch das Prinzip der *Umgehungs- oder Bypassoperation* ist in dem 1913 von Jeger verfaßten Buch über die *Chirurgie des Herzens und der Blutgefäße* bereits klar konzipiert, wenn auch noch nicht in die klinische Praxis umgesetzt. Einzelne klinische Pionierleistungen wie die erfolgreiche Embolektomie aus der Aortenbifurkation durch Bauer (1913) bleiben historische Einzelleistungen. Aus der Zeitspanne des Ersten Weltkrieges (1914–1918) liegen von deutscher Seite über 110 Berichte über Eingriffe wegen traumatischer arterieller Aneurysmen vor. Die Früh- und Langzeitergebnisse (über 10 bis 15 Jahre!) waren erstaunlich gut, obgleich das 1917 entdeckte Heparin damals klinisch noch nicht zur Verfügung stand. Bei der Versorgung frischer offener Gefäßverletzungen waren dagegen die Behandlungsergebnisse rundweg enttäuschend: Häufige Rethrombosierung und Wundinfektionen beendeten sehr bald den ersten enthusiastischen Schwung und bestimmten die meisten Chirurgen zum jahrhundertealten *Ligaturprinzip* zurückzukehren, d. h. Abwendung gefährlicher Blutungen aus Gefäßwunden oder einem rupturierten Aneurysma durch zentrale und periphere Unterbindung unter Inkaufnahme ischämischer Gewebeschäden.

Tabelle 1. Historische Epochen der rekonstruktiven Gefäßchirurgie

I Ara der experimentellen Fruhphase (1875–1920)

1879	Eck erste gelungene Gefäßanastomose End-zu-Seit zwischen V portae und V cava inferior (im Hundeversuch)
1888	Matas Endoaneurysmorrhaphie erste klinische Versuche der Aneurysmabeseitigung unter Lumenerhaltung
1889	Jassinowski Technik der direkten Gefäßnahtvereinigung (im Hundeversuch)
1896	Jaboulay und Briau Erfolgreiche End-zu-End-Naht der A carotis communis
1902/1906	Carrel und Guthrie Erarbeitung der Grundlagen und Technik der Gefäßnaht, der Gefäß- und Organtransplantation, Beschreibung der Patchtechnik
1903	Hopfner experimentelle Replantation von Extremitaten
1906	Goyanes erste erfolgreiche Resektion eines A poplitea-Aneurysmas mit Interposition der begleitenden Vene
1907	Lexer erste Berichte uber erfolgreiche Resektion traumatischer arterieller Aneurysmen mit Defektuberbruckung durch freie V saphena-Transplantate
1912	Carrel Nobelpreis für seine Arbeiten uber experimentelle Gefäßchirurgie
1912	Jeger erste umfassende Monographie uber den derzeitigen Stand der rekonstruktiven Gefäßchirurgie (Gefäßnaht, Gefäßersatzmethoden, Bypassprinzip, Organtransplantation)
1914	Jeger Replantation eines durch Schußbruch bis auf eine Hautbrucke abgetrennten Oberarmes mit funktionell gutem Ergebnis
1915–1925	Uber 126 ermutigende Berichte uber die Resektion traumatischer arterieller Aneurysmen mit freier Venentransplantation (Bier 1915, v Haberer 1916, 1917, v Bonin 1915, Lexer 1925)

II Ara der Sympathikuschirurgie (1920–1950)

1913	Periarterielle Sympathektomie (Leriche) Theorie des postokklusiven Arteriospasmus
1917	Arteriektomie (Leriche)
1929	Lumbale Aortographie (R dos Santos)
1945–1955	Lumbale Sympathektomie (Passler, Loose, Sunder-Plassmann)

III Erste klinische Pionierepoche (1944–1948)

1944	Blalock direkte End-zu-Seit-Anastomose zwischen A subclavia und A pulmonalis bei Morbus Fallot
1945	Erste Resektion einer Koarktatio aortae (Crawford, Schweden, Gross, USA)
1947	J L dos Santos erste „Endarteriektomie" (Thrombendarteriektomie = TEA)
1948	Kunlin erste erfolgreiche (femoro-popliteale) Bypass-Operation am Menschen („Pontage")

IV Ara des homologen Arterienbypass – Ausdehnung der Eingriffe auf die zentralen Stammgefäße (1948–1957)

ab 1949	Einrichtung von „Gefäßbanken" Systematische Konservierung von Leichenarterien
1950	Gross Homologer Aortenersatz bei Koarktatio aortae
1950	Oudot (Paris) Homologer Bifurkationsersatz bei AVK (aorto-iliakal)
1951	Dubost (Paris) Resektion eines infrarenalen Aortenaneurysmas mit homologem Aortenersatz

1951–1952 Korea-Krieg drastische Reduktion der Amputationsrate (51 vs 13%) nach breiter
           Anwendung der Gefäßrekonstruktion bei Schußverletzungen der Gefäße

1952–1957 Ausdehnung des Bypass-Prinzips auf fast alle großen Gefäße der Thorax- und
           Bauchhöhle, Bypassresektion von Aortenbogenaneurysmen und solchen der Aor-
           ta descendens, erste Eingriffe wegen dissezierender Aortenaneurysmen DeBakey,
           Cooley, Julian, Szilagy (USA)

1953–1954 Erste Wiederherstellungsoperation an der Karotisgabel (TEA bzw Transposi-
           tion) DeBakey (USA), Rob (London)

1953   Einführung der Katheterangiographie (Seldinger), damit selektive Darstellung
           wichtiger Viszeralarterien (z B A renalis, Aortenbogengesamtdarstellung u a)
           Weitgehende Zurückdrängung der TEA zugunsten des Bypass-Prinzips besonders
           in den angloamerikanischen Ländern

1956/57   Direkte und indirekte Isthmusplastik (Vossschulte)

V Ära des Kunststoffersatzes vs körpereigene Gefäßrekonstruktionen (1958–1967)

1952   Voorhees, Jaretzki und Blakemore Entwicklung der ersten Kunststoffe für den
           klinischen Arterienersatz Vinyon-N, Ivalon

ab 1956   Bevorzugt Dacron und Teflon

1961   Einführung und Ausbau der indirekten Embolektomie
           Ballonkatheter (Fogarty 1961)
           Ringdesobliteration (Vollmar u Erich 1961)

ab 1960/61 Zunehmende Rückkehr zum V saphena-Bypass (Linton, USA, Kunlin, Paris)
           und zur Thrombendarteriektomie angesichts einer hohen Versagerquote nach ho-
           mologem Kunststoffbypass in der Gliedmaßenperipherie

1961/63   Verbesserte Technik der halbgeschlossenen TEA (Spiraldissektion, intraoperative
           Gefäßendoskopie zur Lumenüberprüfung) (Vollmar)

VI Ära der differenzierten Rekonstruktionsverfahren (1968–heute)

1966/70   Ausbau der nicht-invasiven Gefäßdiagnostik (Doppler-Ultraschallverfahren, Früh-
           erkennung der Karotisstenose, Druckmessung in peripheren Arterien)

1975/76   Computer-Tomographie (CT) und Ultraschalldiagnostik Früherkennung thora-
           kaler und abdominaler Aortenaneurysmen

ab 1972   Vereinfachung und Standardisierung der Rekonstruktionsverfahren
           thorakale und abdominale Aortenaneurysmen
           Dissektionsmethode mit Inlay-Technik (DeBakey u a), Dissektionsverfahren mit
           Patch-Technik nach Crawford für die Korrektur thorako-abdominaler bzw Aor-
           tenbogenaneurysmen
           Ausbau der Mikrogefäßchirurgie Externa-Interna-Anastomose (Yasargil 1969,
           Jacobson)
           Einrichtung von Replantationszentren (Owen 1975)

seit 1975 Entwicklung neuer bzw optimierter Gefäßersatzmethoden
           Biotransplantate Bovine graft (Rosenberg seit 1966)
           Umbilikalvene (Dardik 1976)
           Optimierte Kunststoffprothesen mit Außen- bzw Innenvelour (Sauvage 1971/74),
           Expanded PTFE-Prothesen (Fa Impra & Gore)

ab 1978   EXS-Prothesen (mit äußerer Spiralverstärkung) für gelenküberschreitende Rekon-
           struktionen (Sauvage 1978)

1980   Venenprothesen (expanded PTFE mit äußerer Ringverstärkung Heyden u Voll-
           mar 1980)

Auch der Zweite Weltkrieg (1939 – 1945) führte weder auf anglo-amerikanischer noch auf deutscher Seite zu einer Neuorientierung: Die Gefäßligatur blieb die Methode der Wahl auf allen Schlachtfeldern dieses Krieges.

Trotzdem: Der zündende Funke eines Neubeginns und der Wiederentdeckung der großen Errungenschaften der gefäßchirurgischen Pionierzeit fiel zeitlich noch in die Endphase des letzten Krieges. Abseits von den Kriegsschauplätzen boten vor allen Dingen Fortschritte auf dem Gebiete der allgemeinen Chirurgie und der Anästhesiologie wichtige Voraussetzungen für einen klinischen Neubeginn (Einrichtung von Blutbanken, Einführung der Intubationsnarkose, klinische Verfügbarkeit von synthetischem Heparin und von Antibiotika). Die erste große Herausforderung bildeten kongenitale Herzfehler und Anomalien der großen intrathorakalen Gefäße. So führte Blalock in Baltimore (USA) 1944 bei einer Fallot Tetralogie erstmals mit vollem Erfolg die nach ihm später benannte Direktanastomose zwischen A. subklavia und A. pulmonalis durch. Im gleichen Jahr glückten Crafoord (Stockholm) und Gross (Boston, USA) – ohne voneinander zu wissen – die ersten Korrekturen einer Aortenisthmusstenose (Resektion der Gefäßenge mit End-zu-End-Naht). So ist der Wiederbeginn der klinischen Gefäßchirurgie aufs engste verknüpft mit den Anfängen der Herzchirurgie. Diese ersten klinischen Erfolge begrenzten sich wie in den beiden ersten Dezennien unter der Ägide Lexers auf gesunde Arterien.

Ein ungelöstes Problem blieb zunächst der Zugang zu wiederherstellenden Eingriffen an *arteriosklerotischen Arterienstenosen* bzw. *-verschlüssen*. Die ersten Versuche wie sie Carrel in Zusammenarbeit mit Leriche bereits 1909 unternahmen, einen chronischen A. femoralis-Verschluß durch Exstirpation des verschlossenen Gefäßsegments und eine Veneninterposition zu korrigieren, schlugen ebenso fehl wie der Versuch einer Lumenwiederherstellung durch Ausräumung von Gerinnseln und Innenwand (Delbet 1906). Es waren in erster Linie Leriche und seine Schüler in Frankreich, die sich zwischen den beiden Weltkriegen mit viel Enthusiasmus unter Verzicht auf direkte Gefäßeingriffe fast ausschließlich der Sympathikuschirurgie zuwandten. Die lumbale und thorakale Grenzstrangausschaltung avancierten zu den Operationsmethoden der Wahl, besonders bei peripheren Gliedmaßenarterienverschlüssen. Trotz der nur begrenzten palliativen Erfolge erlangte die Sympathikuschirurgie für drei Jahrzehnte (1920 – 1950) einen dominierenden Platz in der Behandlung chronischer peripherer Arterienverschlüsse, getragen von Leriches *vasokonstrıktorischer Hypothese* (diese besagt, daß das verschlossene Arteriensegment einen vasokonstriktorischen Einfluß auf die postokklusive Gefäßstrecke ausübt; erst in den sechziger Jahren ist diese Hypothese widerlegt worden). Damit wurde aber zugleich der alte Gedanke an eine direkte rekonstruktive Intervention am Gefäßsystem um Jahrzehnte zurückgedrängt.

Eine wichtige Voraussetzung für den „chirurgischen Angriff" auf arteriosklerotische Gefäßläsionen fällt zeitlich in die Ära der Sympathikuschirurgie: 1929 gelang J.C. Dos Santos (Lissabon) erstmals die Kontrastdarstellung der Bauchaorta und der abführenden Becken- und Beinarterien durch Direktpunktion der infrarenalen Aorta (translumbale Aortographie). Die breite Anwendung der *arteriographischen Diagnostik* und damit die Darstellung der gefäßmorphologischen Substrate der arteriellen Verschlußkrankheit (AVK) stellt einen der entscheidenden Meilensteine für die weitere Entwicklung der Gefäßchirurgie dar.

Hinzu kam das seit 1933 für die Klinik verfügbare Heparin. Crafoord in Stockholm hat wohl als erster an einer großen Zahl von Patienten Heparin zur *Thromboembolieprophylaxe* klinisch eingesetzt und schon 1935 auf die Wichtigkeit und Zukunft einer solchen medikamentösen Schutzbehandlung hingewiesen. Die erste Verwendung erfolgte durch Murray in Toronto bei Arterien- und Venenverpflanzungen im Tierversuch.

Die ersten *desobliterativen Eingriffe* an den Arterien reichen bis in die beiden ersten Dezennien dieses Jahrhunderts zurück. Einzelne geglückte Embolektomien (Labey 1903, Bauer 1915) betrafen lange vor der Heparinära wohl ausschließlich Gerinnselentfernungen aus *gesunden* Arterien. Eine Ausräumung, d.h. Lumenwiederherstellung arteriosklerotisch veränderter Arterien ist zwar schon 1906 von Delbet klar konzipiert, doch wegen regelmäßiger Rezidivthrombosen wieder aufgegeben worden. Die Verfügbarkeit des Heparins ermutigte den Sohn des Erfinders der lumbalen Aortographie J.C. Dos Santos zu einem neuen chirurgischen Konzept. 1946 entfernte er mit dem verschließenden Thrombus die athermomatös veränderte Innenhaut. 1947 präsentierte er seine beiden ersten erfolgreichen Eingriffe einer solchen *Thrombendarteriektomie* (TEA, ausgeführt einmal an der A. femoralis und einmal an der A. axillaris) vor der chirurgischen Akademie in Paris. Erstmals war damit ein Ausbruch aus der stereotypen und oftmals fragwürdigen Sympathikuschirurgie gelungen. Wie ein Lauffeuer wurde seine neue Operationstechnik enthusiastisch von vielen Chirurgen in Europa und USA übernommen.

Stimuliert durch die Erfolge der Dos Santos-Technik griff Kunlin (Paris), ein Schüler von Leriche, den alten Gedanken von Carrel und Leriche wieder auf, einen chronischen Arterienverschluß durch eine *autologe Venenverpflanzung* zu korrigieren. Im Gegensatz zu seinem Lehrer beließ er die verschlossene Oberschenkelarterienstrecke in situ und führte 1948 die erste erfolgreiche *Umgehungs- oder Bypassoperation* (femoro-popliteal) mit zentraler und distaler End-zu-Seit-Anastomose durch („Pontage"). Postoperativ gelangte bei seinem 54jährigen Patienten das ischämische Ulkus am Fußrücken und die ischämischen Ruheschmerzen rasch zur Abheilung bzw. zur Rückbildung. 1975 konnte er die nach wie vor optimale Durchgängigkeit des damals eingesetzten Venentransplantats auf einem deutschen Angiologiekongreß demonstrieren.

In kurzem zeitlichen Abstand (1947/48) waren damit die beiden heute dominierenden Rekonstruktionsprinzipien für die Chirurgie arteriosklerotischer Gefäßschäden geboren. Als zunächst ungelöstes Problem stand der Ersatz großkalibriger Arterien wie der von Aorta und ihren großen Ästen im Raum. Als erste Lösung bot sich die Verwendung konservierter *homologer Aortentransplantate* an (Gross 1950). Das erste Prüffeld boten Kinder mit langstreckigen Koarktationen. 1950 gelang dem französischen Chirurgen Oudot in Paris der Ersatz einer arteriosklerotisch verschlossenen Aortenbifurkation durch ein derartiges homologes Gefäßtransplantat. 1951 folgte die erste erfolgreiche Resektion eines ausgedehnten Bauchaortenaneurysmas durch Dubost mit Ersatz durch ein homologes Aortentransplantat, das 3 Wochen vorher einer zwanzigjährigen weiblichen Leiche entnommen worden war.

Die weitere Entwicklung war gekennzeichnet durch die Ausdehnung der Eingriffe auf andere Gefäßbereiche, vor allem die thorakale Aorta, die supraaortischen Äste und die Viszeralarterien (siehe Tabelle 1, IV). Der Koreakrieg (1951–1952) gab amerikanischen Chirurgen die Möglichkeit, erstmals in einem Großexperiment die Wirksamkeit der Gefäßrekonstruktion bei Schußverletzungen klinisch zu analysieren: Die Amputationsrate konnte hierdurch von 51 auf 13% reduziert werden.

Die Einrichtung von *Gefäßbanken* bildete für die Ära 1948–1957 eine conditio sine qua non, um die von Leichen gewonnenen Arterien entsprechenden Kalibers und ausreichender Länge für den klinischen Einsatz bereit zu stellen.

Der erhebliche technische Aufwand der *Transplantatgewinnung* von Unfallopfern und deren sachgemäße *Konservierung* blieb in erster Linie das Verdienst einsatzfreudiger Gefäßchirurgen ohne den Ruf nach einer 40-Stunden-Woche. Auch die gesamte *arteriographische Diagnostik* blieb bis Ende der sechziger Jahre weitgehend in der Hand gefäßchirurgischer Arbeitsgruppen. In den USA waren es vor allen Dingen DeBakey und Cooley (Houston), Julian (Chicago) und Szilagy (Detroit), die sich dem technischen einfachen homologen Arterienbypass für die Korrektur arteriosklerotischer Arterienverschlüsse zuwandten. In Großbritannien richteten Rob (London), in Deutschland Linder (Berlin) die ersten Gefäßbanken ein.

Trotz imponierender Frühergebnisse zeichneten sich nach einer Nachbeobachtungszeit von 4 bis 5 Jahren die ersten Spätkomplikationen ab: Mangelnde Inkorperation der körperfremden Transplantate mit Verkalkung, thrombotischen Auflagerungen und Aneurysmabildung.

Das sich abzeichnende „biologische Disaster" zwang zur Suche nach alternativen Lösungen. Drei neue Entwicklungsrichtungen zeichnen sich für das folgende Dezennium (1958–1967; siehe Tabelle 1) ab:

1. Rückgriff auf *autologe Gefäßtransplantate* (V. saphena magna, A. iliaca interna) für den kleinkalibrigen Arterienersatz, d. h. im Gliedmaßenbereich und bei Organarterien (A. renalis, Viszeralarterien).

2. Vermehrter Einsatz der (offenen und halb geschlossenen) *Thrombendarteriektomie* nach verbesserter Technik (Spiraldissektion des Ver-

schlußzylinders mit nachfolgender intraluminaler Lumenkontrolle; Einführung der Gefäßendoskopie; Vollmar 1961, 1963).

3. *Übergang zum alloplastischen Gefäßersatz* für Aorta und große Äste und Benutzung biokompatibler poröser Kunststoffe, vor allem aus Dacron und Teflon.

Für die letztere Entwicklung lieferten die Arbeiten von Voorhees, Jaretzki und Blakemore (1952) an der Columbia Universität in New York die entscheidenden Voraussetzungen Im Tierversuch konnten sie den Nachweis führen, daß synthetische Kunststoffe als künstlicher Blutleiter unter zwei Voraussetzungen vom Organismus akzeptiert werden a) sie müssen aus biologisch indifferentem Material bestehen und b) durch eine ausreichende Porosität dem körpereigenen Gewebe Gelegenheit geben, den Kunststoff zu inkorporieren mit Aufbau einer Neointima Die ersten im Tierversuch und klinisch erprobten Kunststoffe, wie Vinyon-N und Ivalon wurden 1955/57 Schritt für Schritt durch Dacron und Teflon abgelöst, die hinsichtlich ihrer physikalischen Eigenschaften und ihrer biologischen Kompatibilität sich als eindeutig überlegen erwiesen

Ein letzter Zeitabschnitt (1968 – 1983) ist schließlich durch eine Fülle differenzierter *diagnostischer und therapeutischer Innovationen* gekennzeichnet:

1. Durch die Einführung und den routinemäßigen Einsatz der indirekten und direkten *Dopplersonographie* für die Früherkennung schlaganfallgefährdeter Patienten mit *asymptomatischen Karotisstenosen.* Deren prophylaktische Indikation gewann sogar in den letzten Jahren eine Vorrangstellung gegenüber den kurativen Karotiseingriffen im Stadium der transitorischen Attacken (Stadium II) oder beim manifesten Karotisschlaganfall (Stadium III).

2. Die nichtinvasiven Untersuchungsverfahren der *Sonographie* und des *Computertomogramms* (CT) sowie die Fortschritte der intra- und postoperativen Intensivtherapie bzw. Überwachung führten zu einer wesentlichen Verbesserung einerseits der Früherkennung asymptomatischer abdomineller Aortenaneurysmen, andererseits zur drastischen Senkung des Operationsrisikos auch bei betagten Patienten mit mehrfachen Risikofaktoren.

3. Der Ausbau und systematische *Einsatz mikrochirurgischer Operationstechniken* eröffnete für einige Anwendungsgebiete völlig neue Dimensionen. So beispielsweise für die direkte Revaskularisation bestimmter Gehirnareale (Externa-Interna-Bypass, Yasargil 1969), für die plastische Wiederherstellungschirurgie (freie Übertragung muskulokutaner Lappen mit Gefäßanschluß) und nicht zuletzt für die Gliedermaßenreplantation, besonders im Finger- und Handbereich. Die Einrichtung spezieller Replantationszentren mit einem rund um die Uhr einsatzfähigen Spezialistenteam trug wesentlich dazu bei, die Behandlungsergebnisse drastisch zu verbessern.

4. Der Kunststoffersatz kleinkalibriger Arterien und großkalibriger Venen konnte zwar durch die Neuentwicklung modifizierter Kunststoffgefäße, wie z.B. von expanded PTFE (Polytetrafluoräthylen) mit Außenverstär-

kung, wesentlich verbessert werden, doch ist ein optimales Ersatzmaterial für diese Anwendungsbereiche noch nicht gefunden.

Entgegen der Entwicklung in den anglo-amerikanischen Ländern steht bei der chirurgischen Behandlung akuter *tiefer Venenthrombosen,* besonders im ilio-femoralen Abschnitt, das rekonstruktive Behandlungsprinzip (venöse Thrombektomie mit intraoperativer Lumenkontrolle unter Einsatz einer protektiven temporären a.v. Fistel) im Vordergrund gegenüber einer partiellen oder totalen V. cava inferior-Blockade zur Vermeidung von Lungenembolien (Übersicht s. Vollmar u. Hutschenreiter 1982).

Schließlich und endlich: Die im Berichtsabschnitt 1945 – 1983 entwickelten neuen *Rekonstruktionsprinzipien* für die Gefäßbahnwiederherstellung (Embolektomie, Thrombektomie, TEA, Bypass, Interposition) stellen heute nicht mehr konkurrierende Behandlungsverfahren dar, vielmehr *bedürfen sie eines differenzierten bzw. kombinierten Einsatzes,* um ein optimales Behandlungsergebnis besonders bei einer Systemerkrankung wie der Arteriosklerose zu erreichen. Das vielfach angesprochene Fernziel, sowohl Venen als auch kleinkalibrige Arterien durch biologisch voll kompatible und funktionell suffiziente künstliche Blutleiter zu ersetzen, ist bis heute nicht erreicht. Der Ausblick auf die nächsten Jahrzehnte läßt für Klinik und Forschung vor allem drei Zielrichtungen erkennen:

1. Die weitere *„Eroberung kleiner Gefäße"* unter breitem Einsatz mikrochirurgischer Technik.

2. Die Lösung des Problems des kleinkalibrigen Arterien- und *des großkalibrigen Venenersatzes* (Biotransplantate vs. Kunststoff) und schließlich

3. Die weitere *Standardisierung* und *Vereinfachung großer* und belastender *Eingriffe* besonders beim älteren Menschen.

Inwieweit die *perkutane transluminale Katheterangioplastik* (PTA: Ballonaufdehnung signifikanter Stenosen nach Dotter und Grüntzig) als palliatives, nicht-chirurgisches Verfahren einen gefäßchirurgischen Eingriff entbehrlich machen wird, bleibt abzuwarten. Solange eine kausale Therapie der obliterierenden und dilatierenden Arteriosklerose nicht in Sicht ist, wird die Korrektur relevanter Gefäßläsionen nach wie vor die Hauptaufgabe der Gefäßchirurgie bleiben. Die wiederherstellende Chirurgie an den großen Körpervenen und den Lymphgefäßen steht erst am Anfang ihrer Entwicklung.

Bauchdecken-Zugangswege, Öffnen, Verschluß, Narbenbruch

E. Ungeheuer und K. Lüders

An dem gewaltigen Fortschritt und den modernen Errungenschaften der Chirurgie, die Deutschland in den letzten 40 Jahren erfahren hat, haben die abdominellen Zugangswege, das Öffnen und der Verschluß und die Behandlung der Narbenbrüche relativ wenig Anteil. Bei der Fülle von Publikationen über neue, meist auch ausgedehnte Operationsverfahren fanden Schnittführungen und Zugangswege kaum eine Erörterung. Dennoch weiß man, daß die bis dahin herkömmlichen Verfahren der Laparotomie auf ihre Brauchbarkeit getestet bzw. modifiziert werden mußten.

Wenn auch durch die Weiterentwicklung der Asepsis und Antisepsis, des Nahtmaterials, aber vor allem der Narkosetechnik, Grundlagen für eine optimale Heilung der Bauchdeckenschnitte auch bei zunehmend älteren Patienten geschaffen wurden, so ist doch die Art der Schnittführung nach wie vor bei jedem Eingriff diskussionswürdig. Durch die erheblich verbesserte präoperative Diagnostik wurde die Tendenz zu kleinen, möglichst wenig sichtbaren Schnitten für die elektiven Operationen möglich.

Zu den seit langem bekannten anatomischen Strukturen der Bauchdecken wurden keine wesentlich neuen Gesichtspunkte gewonnen. Seit langem ist bekannt, daß es vorteilhaft ist, den Verlauf einer Wunde entlang den Spannungslinien der Haut zu legen und einen spannungslosen Wundverschluß herbeizuführen. Diese Forderungen lassen sich aber für die Laparotomie nur selten realisieren.

Die Grundprinzipien für die Zugangswege zu den intraabdominellen Organen sind:

1. Optimaler Zugang zum Operationsgebiet
2. Gute Übersicht
3. Schnelligkeit in Anlage und Verschluß
4. Gute Erweiterungsmöglichkeit des Zugangs
5. Wenig postoperative Komplikationen im Wund- bzw. Narbenbereich
6. Optimale Kosmetik.

Darüber hinaus müssen bei der Wahl des Bauchdeckenschnittes noch folgende Faktoren berücksichtigt werden:

1. Art der Operation (elektiv oder Noteingriff)
2. Konstitutionstyp

3. Vermeidung von Bauchwandruptur und Narbenbruch
4. Vermeidung von Denervierungsschäden
5. Vermeidung von Schmerz und sekundärer Beeinträchtigung der Atemfunktion (kardio-respiratorische Störung)
6. Kleinere Schnitte, jedoch Vermeidung von Wundrandquetschungen und Nekrosen.

1963 bittet Derra v. Lanz, die anatomischen Grundlagen für Laparotomie und Wundverschluß erneut zu überdenken und zu bearbeiten. Entgegen Kirschners praktischen Erfahrungen maximaler Beanspruchung der Bauchdecke in Höhe des Nabels weist v. Lanz einen maximalen hydrostatischen Binnendruck des Abdomens in Höhe des mittleren Unterbauches nach. Die bekannte segmentale Innervation der Bauchdeckenmuskulatur ist mit den benachbarten Segmenten verkettet. Desweiteren wird bestätigt, daß die Gefäßversorgung vorzugsweise über ein longitudinales System geschieht und die Vernetzung des arteriellen mit dem venösen System außerordentlich stark ist. Ähnlich dem Verlauf der Faserung des M. transversus abdominis verlaufen im Epigastrium die Nervenfasern nicht von lateral oben nach medial schräg unten, sondern annähernd parallel dem Rippenbogen schräg nach oben.

Am konsequentesten verfolgt Wojta (1966) systematisch den Zugang zu den Abdominalorganen von lateralen Schrägschnitten aus. Nach Möglichkeit wird der M. rectus abdominalis nicht durchtrennt, sondern aus seiner Scheide ausgehülst und beiseite geschoben. Alle Vorteile physiologischer abdominaler Zugänge werden beschrieben, jedoch Angaben über Notfalloperationen mit ungewissem Operationssitus bleiben charakteristischerweise weitgehend ausgespart.

Hinsichtlich des Faserverlaufes von Muskeln und Nerven sind die sog. Längsschnitte tatsächlich unphysiologische Querschnitte, die Schrägschnitte dagegen nervenparallele, anatomiegerechte „Segmentschnitte" (Schlosser 1981). Auch der senkrecht zum Rippenbogen geführte rechtsseitige Oberbauchschnitt nach Kausch soll dem querverlaufenden Rippenbogenrandschnitt in der Vermeidung postoperativer Narbenhernien signifikant überlegen sein (Dick u. Geisbe 1973). Eine Zusammenfassung der wichtigsten Beiträge von Fuchsig (1963), Schmaus u. Kadach (1971), Holle u. Sonntag (1960), Ungeheuer u. Becker (1972) über zweckmäßige Operationszugänge und unter Berücksichtigung der eigenen Erfahrungen ergibt folgende Regeln:

1. Der reine Medianschnitt vermeidet zwar neurale Schädigungen, ist aber anderen Schnitten wegen des einschichtigen Verschlusses der Bauchdecke mit hoher Neigung zu Narbenbrüchen besonders oberhalb des Nabels unterlegen.

2. Von allen Längsschnitten ist der Paramedianschnitt wegen der Vermeidung von Denervierungsschäden und des zweischichtigen Bauchdek-

kenverschlusses als Kulissenschnitt am ehesten zu vertreten, zumal er im Falle der Notfallaparatomie den zentralsten und am besten zu erweiternden Zugang vermittelt.

3. Der Pararektalschnitt hat ein hohes Narbenbruch- bzw. Denervierungsrisiko, wenn er zu weitläufig angelegt wird. Dies geschieht jedoch meist nur im Fall eines diagnostischen Irrtums, beispielsweise bei nicht bestätigter Appendizitis mit dem Zwang der Erweiterung nach kranial.

4. Der Transrektalschnitt hat den Vorteil einer weitgehend stumpfen Längsöffnung des M. rectus abdominis mit guter Heilungstendenz infolge ausgeprägter Mehrschichtigkeit des Zuganges. Das Manko einer schweren Denervierungsschädigung ist erheblich, wenn mehr als zwei neurale Segmente zerstört werden.

5. Kosmetisch ist immer bei kleineren Laparotomien der *Schräg-Querschnitt* entlang der Hautbeugungsfurchen nach Pinkus (1927) und entsprechend den wichtigen Spaltrichtungen nach Langer der Bauchhaut im Interesse feiner Narben zu bevorzugen. Dies auch dann, wenn kulissenartig subkutan der abdominelle Zugang als Längsschnitt geführt wird.

6. Rippenbogenrandschnitte sind trotz mehrschichtigem abdominellem Zugang von einer hohen Quote von Narbenbrüchen und peripher-medialen Mißempfindungen gefolgt. Sie sind weder bei Eingriffen an der Leberpforte (z. B. Cholezystektomie), noch bei der notfallmäßigen Splenektomie erforderlich.

7. Offenbar wegen der weiträumigen lockeren Verschiebeschicht zwischen Peritoneum und Faszie, sowie der Möglichkeit der Verlagerung des großen Netzes vor den Wundverschluß ist der Medianschnitt im Unterbauch weniger gefährlich als im Oberbauch entgegen den Darlegungen von v. Lanz (1963).

8. Programmatisch überzeugend sind die von Allgöwer (1973) angegebenen 120° versetzten Zugänge zum Kolon und Rektum, die meist vom reinen Unterbauchmittelschnitt ausgehen (vgl. auch Rüedi 1981). Auch notfallmäßig ist der Medianschnitt unterhalb des Nabels mit der Erweiterungsmöglichkeit leber- und milzwärts empfehlenswert.

9. Bei portokavalen Anastomosen, Pankreaschirurgie und Nebennierenfreilegung ist der reine Oberbauchquerschnitt angebracht.

10. Bei Kardiakarzinom und Lebertumoren kann sich der Zwang zu abdomino-thorakalen Zweihöhleneingriffen ergeben. Uns hat sich seit Jahren die Erweiterung der Laparotomie (paramedian) in den rechten oder in den linken Thoraxraum entlang der 6. Rippe bewährt. Dittrich und Hegemann (1969) verfolgen bei epikardialen Schrittmachern den transabdominellen Zugang von Larrey und Rehn (1919).

11. Bei abdomino-sakraler Rektumexstirpation sollte auf keinen Fall der Anus praeter sigmoidalis in die Laparotomiewunde eingenäht werden. Der Anus praeter wird immer von einem gesonderten Schnitt aus angelegt.

12. Unter Außerachtlassung kosmetischer Bedenken (Spaltrichtung, Keloidneigung) hat sich uns in der Gallenblasenchirurgie ein kleiner Transrektalschnitt von 5 bis 6 cm Länge im Oberbauch rechts bei mehr als 10 000 Eingriffen (Ungeheuer u. Brandt 1981) bewährt. Der Vorteil dieses Schnittes gegenüber einem kleinen, in seiner weniger sichtbaren Narbenbildung besseren Querschnitt, ist die beliebige Erweiterung nach kaudal.

Im einzelnen empfehlen wir für die verschiedenen Laparotomien:

I. *Rechter Oberbauch*

1. Eingriffe an Gallenblase und Gallenwegen (Transrektalschnitt)
2. Portokavale Anastomose (bogenförmiger Querschnitt)
3. Pankreaskopfresektion – Whipple-Operation (Paramedianschnitt rechts).

II. *Epigastrium und linker Oberbauch*

1. Magenresektion und Vagotomie (Paramedianschnitt links)
2. Gastrektomie (Paramedianschnitt links)
3. Kardiakarzinom (Paramedianschnitt links mit Erweiterung zur Thorakotomie im 6. u. 7. I.C.R.)
4. Leberresektion (Paramedianschnitt rechts mit Verlängerung in den 6. u. 7. I.C.R. rechts)
5. Duodeno-Pankreatektomie mit Milzexstirpation (Querschnitt im Oberbauch)
6. Milzexstirpation (Pararektalschnitt links bzw. Rippenbogenrandschnitt links).

III. *Rechter Mittel- und Unterbauch*

1. Hemikolektomie rechts (mediane untere Laparotomie rechts am Nabel vorbei, paramedian)
2. Appendektomie (Pararektalschnitt rechts bzw. suprainguinaler Querschnitt mit Kulissenschnitt).

IV. *Linker Unterbauch*

1. Hemikolektomie links (medianer Unterbauchschnitt; links am Nabel vorbei paramedian)
2. Anteriore Rektumresektion (medianer Unterbauchschnitt; links am Nabel vorbei paramedian)

3. Abdomino-sakrale Rektumexstirpation (medianer Unterbauchschnitt; links am Nabel vorbei paramedian)
4. Anus praeter (immer gesondert durch einen kleinen Transrektalschnitt).

Für Öffnen und Verschluß der Bauchhöhle gilt gleichermaßen schicht-gerechtes Vorgehen. Der Forderung vorangegangener Chirurgengenerationen, die Kontamination der Bauchwunde mit infektiösem Abdominalinhalt zu vermeiden, kann heute mit unmittelbar nach Eröffnen des Abdomens eingebrachter Plastikringfolie (Wundprotektor) viel besser entsprochen werden als früher. Die Bauchhöhle wohl, nicht aber die Bauchwunde wird leicht mit einem Infekt fertig. Als Nahtmaterial werden für alle versenkten Nähte resorbierbares Material (Dexon, Vicryl), für die Hautnaht ein monofiler Kunststoffaden benutzt, mit dem ein nahezu völliges Ausbleiben einer entzündlichen Reaktion (auch Serombildung) einhergeht. Die Fäden sollen nicht angezogen werden und nur knapp den Wundrand fassen, damit keine Stichnarben hinterlassen werden.

Wichtigste Wundrupturprophylaxe (Platzbauch) ist neben dem lückenlosen Peritonealverschluß die Verwendung von synthetischem resorbierbarem Nahtmaterial (Dexon, Vicryl). Bei Gefahr einer Bauchwandruptur sind ausnahmsweise extraperitoneale Drahtentlastungsnähte nützlich, zumindest aber Elastoplast-Miederverbände. Thies (1967) weist auf die Bedeutung des fibrinstabilisierenden Faktors XIII hin; Fuchsig (1963) konnte tierexperimentell den Schaden einer Hyperfibrinolyse und deren Verhinderung durch den Proteaseninhibitor Trasylol nachweisen. Die postoperative Bauchdeckendehiszenz (Seidel 1967, Cassau u. Siewert 1967, Koslowski 1967) ist Dank der Einführung des griffigen und starken, resorbierbaren synthetischen Nahtmaterials in ihrer Häufigkeit stark zurückgegangen. Catgutfäden sind beim Bauchdeckenverschluß heute nicht mehr zu verwenden. Liegen intraabdominelle Abszesse vor, wird von Kern (1982) und Schwemmle (1982) eine modifizierte offene Wundbehandlung empfohlen. Nach Angaben der Autoren soll der Prolaps der Eingeweide durch perforierte „Wellblech-Plastikfolien" verhindert werden. Die Versorgung der offenen Bauchhöhle wird gleichsam täglich kontrolliert und modifiziert. Inwieweit dieses Verfahren den Gegebenheiten der Bauchhöhle gerecht wird, bleibt abzuwarten.

Zum Verschluß der Narbenbrüche werden noch unzählige Methoden angewandt (Reitter 1963, Böttger 1969, Kadach 1971). Kunststoff- und Metallimplantate (Rappert 1963, Mandl 1963, Koslowski 1972, Huber 1963) haben auch dann eine geringere Bedeutung, wenn sie extern leicht nach eingetretenem Erfolg wieder zu entfernen sind (Kuijjer 1975). Allen Implantaten sind Dura- und Kutisplastiken überlegen; letztere besonders dann, wenn sie autologes Material darstellen (Holzapfel 1960, Lechner 1963, Hausmann 1973, Simmer u. Berger 1973).

Im Bereich der Rezidivleistenhernien kommen Becker u. Ungeheuer (1972) und Mittelbach u. Hoffmann (1972) ohne Alu-Transplantate oder Koriumplastiken aus. So haben wir in den letzten Jahrzehnten auch bei Mehrfachrezidivoperationen keinen Fremdkörper zum plastischen Verschluß benötigt. Beim großen Bauchwandnarbenbruch bevorzugen wir die vertikale Fasziendoppelung, wobei die erste Naht intraperitonal gelegt wird. Im Gegensatz zu Dick u. Henning (1963) legen wir größten Wert auf die Eröffnung des Bruchsackes, um besonders die intraperitoneale durchgreifende Adaptationsnaht zu legen. Wichtig erscheint uns die strikte Vermeidung einer breiten präparatorischen Freilegung der Faszie und Vergrößerung der Bruchpforte, um einmal die Wundheilung zu erleichtern und im Falle des Rezidivs den Schaden nicht bedeutend größer als vordem werden zu lassen. Selbst bei inkarzerierter Hernie oder dem irreponiblen Bruch lassen sich die meist allein oder vor allem eingetretenen Netzanteile ohne Erweiterung der Bruchpforte resezieren und ein möglicherweise vorhandener Darmanteil meist mühelos reponieren. Das Narbenbruchrezidiv entsteht meist früh.

In Einzelfällen mögen die aufwendigen Verfahren von Brücke (1957) und Schaal (1963) ihre Bedeutung haben. Beim erstgenannten Verfahren wird zu Gunsten einer besseren Bruchrandadaption im mittleren Abschnitt des Unterbauches der Beckenkamm mitsamt den seitlichen Ursprüngen der Bauchwandmuskulatur abgeschlagen; bei dem Verfahren von Schaal werden von gesondertem Schnitt aus im Bereich des Oberbauches in gleicher Absicht die knorpeligen Ursprünge der Bauchwandmuskulatur mobilisiert.

Die ungeahnte Ausweitung der operativen Möglichkeiten im Bauchraum seit 1945 hat zwangsläufig auch zu neuen Überlegungen über die Brauchbarkeit altherkömmlicher Schnittführungen in der Bauchdecke geführt. Die sog. klassischen Zugangswege (Längsschnitte) wurden weitgehend bestätigt, wobei jedoch für manche Eingriffe der Querschnitt bevorzugt werden muß. Resorbierbares synthetisches Nahtmaterial hat den Rückgang von Wundkomplikationen ermöglicht und damit auch eine Reduzierung der Bauchnarbenbrüche bewirkt.

Durch die heute überall vorgenommene subtile präoperative Diagnostik sind sog. kosmetisch-physiologische Schnitte möglich. Prinzipienreiterei in der einen Richtung und ignoranter Umgang mit den segmental gegliederten anatomischen und physiologischen Bedingungen der Bauchdecke sind zu vermeiden. Ziel bleibt ein schneller, erfolgreicher Zugang, ein gut verträglicher Bauchdeckenverschluß und eine ansehnliche Narbe.

Ösophaguschirurgie

H. W. Schreiber

Die Chirurgie der Speiseröhre stand lange Zeit im Schatten der Geschichte der Chirurgie des Verdauungsapparates. Orientierender historischer und aktueller Bezugspunkt blieb das Karzinom: Rascher Einstieg in Anzeigenstellung und Technik, frühe experimentelle Forschung, dann anscheinend Stillstand, Neubeginn mit moderner Anästhesie und Intensivmedizin; wieder eine Pause und nur wenig Zuversicht; in unserer Zeit dynamischer Wiederbelebung mit zunehmender Akzeleration an chirurgischer Aktivität und Stabilisierung und all dies ohne kalkulierbare Aussagen über langfristige Effektivitäten aller vielfältigen, auch interdisziplinären onkologischen Aktionen. Der Prozeß erhellt aus einen Satz Kümmels: „Das Oesophaguscarcinom ist der letzte Angriffspunkt, den die Chirurgie noch nicht erobert hat; es ist interessant, daß von allen Seiten dagegen angegangen wird". Diese 1904 anläßlich der 42. Tagung der Deutschen Gesellschaft für Chirurgie getroffene Feststellung ist durch die Zeit gültig geblieben. Das Register der chirurgisch-diagnostischen wie -therapeutischen Möglichkeiten war bis zum Jahre 1945 prinzipiell nicht nur konzipiert, sondern auch experimentell angegangen und klinisch praktiziert. Von methodischer Durchformung und Standardisierung taktischer und technischer Prinzipien war man noch weit entfernt (Tanner 1949; Sweet 1951; Gütgemann 1952; Fischer 1955; Zukschwerdt 1955; F. M. Ellis u. Maggs 1981; Ong 1981).

Das Spektrum der chirurgisch relevanten Krankheiten des Ösophagus ist nach Art und Häufigkeit schmal. Rechnet man die Erkrankungen der Kardia hinzu, verteilen sich die chirurgisch relevanten Krankheitsbilder zu annähernd 35% auf Störungen des ösophagokardialen Verschlußmechanismus, zu 30% auf bösartige Geschwülste, zu 20% auf Varizen und zu 15–20% auf seltenere Ursachen (Gall u. Husemann 1979). Vor dieser Kulisse lassen sich einige Entwicklungsschritte abgreifen, die Indikation, Methodenwahl, chirurgische Taktik und operative Technik beeinflußt haben:
- Ausbildung der Beatmungstechnik und der intensivmedizinischen Behandlungsverfahren, d. h. die Entstehung einer schließlich eigenständigen Anästhesiologie aus dem Fundus der Chirurgie,
- Verständnis von Struktur und Funktion der Speiseröhre und ihrer Einmündung in den Magen,
- Erkennen und Nutzen der anatomischen Nahtlager,

– Verläßliche Reparatur von Resektions- und Exstirpationsdefekten,
– Einführung neuer diagnostischer Verfahren, z. B. der Manometrie, der
  Endoskopie, der Computertomographie und der Exfoliativzytologie sowie
– Optimierung von Vor- und Nachsorge.

Das Neuverständnis der Biostruktur macht die Leistung der Speiseröhre,
„Förderung und Hemmung", begreiflich; im einzelnen betrifft es u. a. sowohl die Motorik, die Verschlußmechanismen gegen den Magen, als auch
die an der Struktur sich orientierenden biopathologischen Konditionen des
Krebswachstums und das wichtige Problem der Nahtlager. Störungen der
ösophagealen Abdichtung sind die häufigsten chirurgischen Erkrankungen
(Borst 1968, 85. Tag.). Der Schleusenmechanismus, der einen anatomisch
definierten Sphinkter vermissen läßt, nimmt erst in unseren Tagen verbindliche Züge an (Stelzner u. Lierse 1968; Kunath 1979). Wichtigster Fakt
scheint die Längsspannung der Speiseröhre und die durch sie bewirkte
Steighöhe der spiralig verlaufenden, in der Eingangsebene zirkulär abbiegenden Längsmuskelfaserbündel zu sein. Peristaltische Kontraktion bedeutet Öffnung; sie wird spiralig entrollt. Unterstützt von der ösophagealen Angulation der Zwerchfellzwinge, den vasalen submukösen Plikationen
und dem thorakoabdominellen Druckgradienten imponiert der Verschluß
im Sinne biologischer Ökonomie als passive, die Öffnung als aktive Funktion. Diese Partialfunktion wird u. a. auch enterohormonal gesteuert
(Siewert et al. 1976). Inwieweit derartige Einflüsse bei Hiatushernie,
Achalasie und diffusem Ösophagospasmus prägende Bedeutung haben, ist
derzeit noch offen (Lindenschmidt u. Siewert 1975).

Aus einer Vielzahl der Operationsverfahren zur Behandlung der Hiatushernie, mit Insuffizienz der Kardiaschleuse von Allison (1951) als Krankheitsentität begriffen, können heute zwei Methoden bestehen: einmal die
auf Boerema (1955), Nissen (1956) und Hill (1967) zurückgehenden Gastropexieverfahren und die durch Nissen (1959) inaugurierte, von Rosetti
(1963) sowie neuerlich von Nissen et al. (1981) weitergebildete Fundoplikation. Das Verfahren gilt auch für die Refluxkrankheit im Kindesalter (Bettex 1964, 1968; 81., 95. Tag.). Methoden wie Ösophagofundophrenikopexie
mit und ohne Einengung der muskulären Zwerchfellzwinge (Lortat-Jacob
1957) und weitere Modifikationen dürften ihren Erfolg auch aus der Verbesserung der Längsspannung der Speiseröhre ableiten lassen. Kümmerle
(1972, 1978; 89., 95. Tag.) hat mit der Fundophrenikopexie einen technisch
einfachen und guten Weg angegeben. Schließlich hat die Behandlung der
Refluxkrankheit auch von der selektiven Vagotomie profitiert (Siewert et al.
1978; 95. Tag.). In jüngster Zeit gewinnt die vordere dynamisch-elastische
Ligamentum teres-Plastik zunehmend an Bedeutung.

Bei peptischer Striktur, die auch im mittleren Abschnitt des Organs angesiedelt sein kann, folgt: Möglichst stumpfes Aufdehnen, selektive proximale Vagotomie, Pyloroplastik und Refluxsperre (s. u. 1980; 97. Tag.).

Die Replikation der Entwicklungsgeschichte mit vertikaler Strukturierung macht es möglich, den Ösophagus ohne Thorakotomie stumpf aus dem Mediastinum mitsamt den regionären anhängenden Lymphknoten auszulösen (Denk 1913; Turner 1933; Le Quesne u. Ranger 1966; Ong 1969; Kirk 1974; Mappes u. Haas 1975; Akiyama 1975; Kunath 1980; Stelzner 1981; 98. Tag., Rokket 1981). Es konkurrieren die blinde Fingerdissektion und die Eversion im Strippverfahren (Akiyama 1980). Der Zug nach unten ist leichter. Indikationen sind Krankheiten und Krankheitsstadien, die eine makroskopische und palpatorische Kontrolle des Mediastinum verzichtbar erscheinen lassen (langstreckige benigne Strikturen, Frühkarzinom, Hypopharynxkarzinom, Kardiakarzinom). Die vertikale Entwicklung der Speiseröhre begünstigt die axiale Tumorausbreitung; sie kann sich diskontinuierlich über 15–20 cm ausdehnen und ist beim Karzinom ein Argument der Tendenz zur prinzipiellen subtotalen Ösophagektomie (Wanke 1971).

Mit der kollaren Anastomose vermeidet man die sonst häufig deletären Risiken der intrathorakalen Naht. Im Zervikalbereich sind die Retraktionskräfte vergleichsweise gering. Für alle übrigen Segmente gilt: Die bei Entspannung eintretende nahezu zirkuläre Schichtung der kollagenen Fasern in der Submukosa und eine kräftige Lamina muscularis propria liefern tragfähige Nahtlager; dies gilt nur bedingt für das myoelastische System der Tunica muscularis und für die Adventitia. Es folgt die Empfehlung zur einreihigen Allschichtenknopfnaht mit resorbierbarem Material, oder auch zur zweireihigen (Mukosa und Submukosa, Muskularis und Adventitia) Knopfnaht. Die Naht kann nur beim völlig entspannten Organ gelingen. Endoluminäre Nähapparate (Ravitch 1966; 72., 74.; Streicher 1968, 71., 78.), haben sich auch in der Ösophaguschirurgie erfolgreich plaziert (Kivelitz 1980; Hollender et al. 1981).

Subtotale Resektion und Ersatz des Ösophagus konnten weiter entwickelt werden. Mit den von Kirschner (1920) geschaffenen Erkenntnissen über die Durchblutungsverhältnisse am skelettierten Magen und seiner großen Mobilisationsfähigkeit bei Erhaltung eines Hauptzuflusses hat sich dieses Organ auch bei europäischen Konstitutionsmerkmalen zum Ersatz nach subtotaler Ösophagektomie als geeignet erwiesen (Hoffmann 1950; Lortat-Jacob 1951, 1973; Gütgemann 1953; Nissen 1954; Hegemann 1962; Ellis 1964; Le Quesne et al. 1966; Petrovski u. Vantsian 1967; Gavriliu 1975; Kremer u. Müller 1977). Nakayama 1960, 1966; Ong et al. 1960, 1975, Yamagishi u. Akiyama 1971, 1980 u. a. m. haben diese Operationen mit beachtlichem Erfolg praktiziert. Eine weitere Streckung des Magens gelingt durch mehrere seromuskuläre Querinzisionen der Vorderwand. Präparation und Zurichtung des Magens erfolgen nach dem Vorschlag von Wendel (1907; 36. Tag.).

Kuntzen (1960) (77. Tag.) diskutiert ein mehrzeitiges Vorgehen, Holder empfahl das getrennt (li) transthorakale abdominelle einzeitige Vorgehen, die retroaortale Lage der Anastomose und das Aufnähen eines Magenzipfels an die Hinterwand des Ösophagus als Naht- und Refluxschutz (69., 70., 77., 83., 88., 92., 98. Tag.).

Die von Kelling (1916) angeregte Interposition durch rechtes oder linkes Kolon, Querkolon oder entsprechende Kombinationen gilt als Vorgehen der Wahl, wenn der Magen nicht zur Verfügung steht (Sherman 1955; Neville 1958; Hecker u. Linder 1961; Zenker u. Borst 1965; Nadrossov 1966; Zängl 1966; Stelzner 1969). Die von Wullstein (1904) inaugirierte Verwendung von Dünndarm (Petrov 1959; Schamma 1968) scheitert bei kollaren Anastomosen nicht selten an der begrenzten Streckfähigkeit der Mesenterialblätter: man muß sie ablösen und nach Streckung des Darmrohrs wieder anheften, oder man setzt das jejunale Interponat anisoperistaltisch ein. Nakayama gelang 1954 eine freie Koloninterposition bei Resektion im proximalen Drittel. Eine freie autologe Jejunumtransplantation im Halsbereich wurde experimentell in mikrochirurgischer Technik erfolgreich von Nutsch et al. (1979) durchgeführt (96. Tag.). Das Anlegen eines Hautschlauchs ist heute nur noch seltenen Notfällen vorbehalten (Bircher 1894; Lexer 1911; 40. Tag.).

Bei Verwendung von Kolon kommt der Operationssicherheit die von Crapp u. Alexander-Wiliams (1975) eingeführte, in Deutschland durch Stock u. Pichlmaier (1977) sowie Schiessel et al. (1978) propagierte orthograde Darmspülung zustatten. Mit parenteraler Hyperalimentation, Elementardiäten und Antibiotikaprophylaxe lassen sich Katabolie und Risiko operativer Belastungen mindern (Pichlmaier 1976).

Konnte die unmittelbare operative Erfolgsquote in tolerable Bereiche angehoben werden (Operationsletalität: z. B. Zenker 1966: 27%; Husemann 1980: 9,7%; Nakayama 1970: 3,9%; Huang 1980: 4,1% im Stadium 1, im Durchschnitt 2,5%), ist die langfristige kurative Leistungsbilanz z. Z. unverändert deprimierend (5-Jahresüberlebenszeit 5–25%, median 10,3% nach einer Sammelstatistik von über 83 000 Fällen von v. Earlam u. Cunha-Melo 1980; Huang gibt 1981 eine mittlere 5-Jahresüberlebensrate von 30,3%, im Stadium 1 von 86% an). Obwohl für die Vor- und Zwischenbestrahlung von Nakayama (1960) vor nahezu 20 Jahren mit einer Verbesserung der Heilungsraten um etwa 10% ein guter Grund gelegt wurde und die Fortschritte der Strahlenbehandlung seither beachtlich sind, konnte bis heute keine Klärung erzielt werden, die dieses Verfahren eindeutig rechtfertigt. Gleichwohl ist die adjuvante Kombinationstherapie radio- und/oder chemotherapeutischer Art, ein Weg, der Fortschritte erwarten lassen könnte (Leborgne et al. 1963; Pearson 1969). Dies gilt auch für das Prinzip der Radiosensibilisierung (z. B. mit Misonidazol), das bislang strahlenresistente hypoxische Tumorareale angreifbar machen soll (Bauer 1965; Scherer 1981; 98. Tag.).

Die adjuvante Therapie scheint bei den hierzulande niedrigen Inzidenzen mittelfristig erfolgversprechender als die Aussichten auf Verbesserung der Resultate durch Früherkennung, auch wenn diese im Zuge der Verbreitung der Endoskopie und wachsender Einsicht in Risikozusammenhänge (Brachyösophagus, Barrett-Syndrom, Plummer-Vinson-Syndrom, chronische Ätzösophagitis) zunimmt (Nagel 1981; 98. Tag.). In Hochinzidenzregionen hat sich neben der Endoskopie die Exfoliativzytologie mit Trefferquoten von 76–100% als Screening-Verfahren bewährt (Huang 1981).

Die Computertomographie (CT) scheint geeignet, eine bislang klaffende Lücke in der Beurteilung von lumenwärtiger und extramuraler Tumorexpansion sowie Metastasierung zu schließen (Bücheler u. Thurn 1980; Felix 1981; 98. Tag.). Die Aussagefähigkeit ist, hinsichtlich Operabilität, der Mediastinoskopie und indirekten Nachweisverfahren, z.B. Azygographie, überlegen. Die explorative Thorakotomie sollte zunehmend entbehrlicher werden.

Die Prognose der Kranken mit nicht mehr kurativ angehbaren Karzinomen ist nach wie vor deprimierend. Ursachen sind weniger die Begrenzung operativer Möglichkeiten sondern vielmehr das weit fortgeschrittene und meist komplizierte Geschwulstleiden, d.h. die zu späte Diagnose. So gilt für die nicht als Frühkarzinome erfaßten malignen Ösophagustumoren der Satz, daß das Karzinom der Speiseröhre ein nahezu inkurables Leiden und die wichtigste chirurgische Aufgabe die Wiederherstellung des Speiseweges ist (Nissen 1954; Ong 1964; F. H. Ellis 1964; Johnson u. Lidworth 1964). Für die Palliation von Tumoren unterhalb des Aortenbogens bedeutet die Entwicklung von Endotuben durch Mousseau et al. 1956; Grewe u. Kremer 1960; Celestin 1960 und Häring 1964 einen Ausweg. Fistelnde Tumoraufbrüche können überbrückt werden (Hegarty et al. 1977). War die Komplikationsrate um 30% bei operativer Plazierung Anlaß zu reservierter Aufnahme, hat sich die Situation durch endoskopische Technik günstiger gestaltet (s. u.). Mit wachsender Erfahrung werden auch die Umleitungen mit subkutan gelagerten Dickdarminterponaten diskutabel (Pichlmaier 1981; Schreiber 1981; 98. Tag.). Im Repertoire chirurgisch palliativer Möglichkeiten sollte Kirschners Bypass-Operation nicht vergessen werden (Röher et al. 1981).

Seltene maligne Geschwülste sind Karzinosarkome (Moore et al. 1961), Leiomyosarkome (Rainer u. Brus 1965), leukämische Infiltrationen (Gildenhorn et al. 1962) und Melanome (Wood u. Wood 1975). Diese Geschwülste werden, soweit sie nicht systemisch sind, analog dem Vorgehen beim Karzinom behandelt.

Unter den gutartigen Tumoren dominieren die mesenchymalen, voran das Leiomyom (Store u. Adams 1956; Krauss 1957; 69. Tag.). Intramurale Tumoren werden möglichst extramukös ausgeschält. Größere Muskeldefekte bleiben zur Vermeidung einer Narbenstriktur offen. Schleimhaut und

Unterschleimhaut werden durch Aufsteppen benachbarten Lungengewebes bzw., bei tiefem Sitz, eines Zwerchfell-Lappens geschützt (Nissen 1954; Barret 1964; Kremer u. Müller 1973).

Intraluminär wachsende gutartige Geschwülste (Leiomyome, Neurinome, Leukoplakien u. ä. m.) sind häufig polypös strukturiert. Kleine oder gestielte Tumoren werden endoskopisch abgetragen. Myomatosen und spezifische Granulome können eine subtotale Resektion und Ersatzoperation notwendig machen (Gütgemann 1952; Krauss 1957; 69. Tag.; Wachsmuth 1959; Benz u. Grumsehl 1966).

Die Einführung der flexiblen Endoskopie hat nahezu revolutionären Charakter. Der chirurgische Anteil am heutigen Leistungsstand der Endoskopie ist nach den Pionierleistungen von v. Mikulicz 1881 u. Kelling 1894 (30., 35., 37. Tag.) beachtlich (Denck et al. 1976; Paquet 1978; Manegold 1979; Soehendra 1980; 96. Tag., 97. Tag.). Die Endoskopie hat zur Ablösung herkömmlicher Verfahren geführt. Offenkundig wird dies bei der Stillung blutender Varizen bei portaler Hypertension (Denck 1976). Konnte noch in den Anfängen des Berichtzeitraums die Entwicklung portosystemischer Anastomosen in Konkurrenz zur Sperroperationen als Fortschritt begrüßt werden, und galt ihnen noch vor wenigen Jahren die engagierte Diskussion (Ungeheuer 1960, 93. Tag.), so sind operative Maßnahmen derzeit in den Schatten endoskopischer peri- und intravasaler Sklerosierungsverfahren getreten. Die Ösophagektomie ohne Thorakotomie zur Behandlung blutender Varizen wird nicht einheitlich beurteilt (Akiyama 1980; Stelzner 1981; Kunath 1981). Die von Voßschulte (1958, 80. Tag.) angegebene Dissektionsligatur hat sich neben der endoskopischen Sklerosierung für die Varizenbehandlung im Kindesalter etabliert. Darüberhinaus hat sich die Endoskopie bewährt bei Fremdkörperextraktion, pneumatischer Dilatation bei Achalasie unter Sicht (Troidl 1980), der Plazierung von Ernährungssonden, der Bougierungsbehandlung peptischer Stenosen, der gezielten Blutstillung und bei der direkten palliativen Tumortherapie durch Thermo- und Kryosonden (Jenckel 1912; Schomacher et al. 1977; Langer u. Peters 1978).

Ösophagusdivertikel bedeuten kritische Therapieentscheidungen (Lotheisen 1930; Ungeheuer 1972; Schumpelick 1981). Kleine Divertikel (unter 0,5 cm Basisdurchmesser) können nach Mobilisation eingestülpt, größere sollten abgetragen werden. Der Wanddefekt wird kulissenartig zweireihig geschlossen (Wendel 1910; 39. Tag.). Seifert (1932) und Nissen (1954) empfahlen eine zusätzliche Myotomie; beim Zenker-Divertikel (1887) ist sie mit Durchtrennung der Pars transversalis des M. cricopharyngeus und der distalen 4 cm der Tunica muscularis obligat, beim epiphrenalen fakultativ funktionsabhängig (Schumpelick 1981). Die Divertikulopexie (König 1897) ist für risikoreiche Situationen beim Zenker-Divertikel zu erwägen. Bei Pro-

blemfällen kann die nur bedingt indizierte endoskopische Schwellendurch-
trennung Beschwerden lindern lassen (Kyrle 1953; 70. Tag., Denck 1981).

Häufige Ursachen von Ösophagusperforationen sind instrumentelle
Verletzungen. Sogenannte Spontanrupturen (Boerhave 1724) sind Raritä-
ten (Vossschulte 1956; Langer 1975; 92. Tag.). Durch flexible Endoskopie
konnte die Verletzungsgefahr bei diagnostischen Maßnahmen auf unter
0,01% gesenkt werden; sie liegt bei therapeutischer Intervention mit 0,7%
bei Sklerosierung und 5–10% bei Plazierung eines Endotubus (Tytgat 1979;
Soehendra 1980) in tolerablen Bereichen. Entscheidendes Kriterium für die
Methodenwahl ist auch die Zeit. Kann in den ersten Stunden der Defekt
noch durch Naht verschlossen oder das betroffene Segment reseziert werden, muß man sich jenseits der 8-Stunden-Grenze auf Drainagemaßnahmen beschränken. Hier kann die Ausschaltung mit kollarer Ösophagostomie und Gastrotomie angezeigt sein (Johnson u. Schwegmann 1956). Alternativ ist die Überbrückung durch einen Tubus bei verschleppten Fällen
zu erwägen.

Fehlbildungen z.B. Atresie der Speiseröhre (s. Kapitel „Chirurgie im
Kindesalter", S. 383).

Bei Verätzung sind endoskopische Kontrollen und Frühbougierung indiziert. Langstreckige Stenosen wird man vor allem bei Kranken im jugendlichen Alter angesichts sicherer gewordener Reparationsmöglichkeiten
resezieren (Nissen 1954; Bombeck et al. 1970). Bei umschriebenen distalen
Strikturen haben sich transthorakale Vorderwandexzision und Decken mit
hochgezogenem Magen (Thal 1965, 85. Tag.) bewährt. Interesse kommt
dem gestielten Kolonpatch von Hollmann u. Hecker zu (1955, 75. Tag.).
Bei allen Transpositionen mit Magen schützt das Einsäumen in den erweiterten Hiatus ösophagicus vor dem Eingeweideprolaps in die Brusthöhle
(Nissen 1971).

Bei Ösophagitis sind entzündliche Veränderungen im Gefolge von In-
fektionskrankheiten (z.B. Pilz- und Virusinfektionen), gastroösophagealem
Reflux, Verätzung (s.o.), antibiotischer Therapie, langfristiger Sonden-
traumatisation, Plummer-Vinson-Syndrom und spezifischer Granulome (M.
Crohn, TBC etc.) chirurgisch interessant. Alle genannten Krankheiten sind
langfristig fakultative Krebsrisikokrankheiten.

Bei Erfassung postoperativer Syndrome hat sich die Endoskopie bewährt. Häufigste Syndrome sind Refluxkrankheit und Schlingstörungen,
narbige Strikturen, Tumorrezidive und hochliegende Endotuben. Bei der
Mehrzahl der Betroffenen wird man sich mit symptomatischen Maßnahmen begnügen.

Ösophaguschirurgie 1945–1983, das ist die aus den nunmehr erst be-
herrschbar gewordenen biologischen Vorgaben sich ableitende relativ späte
Durchdringung dieses chirurgischen Aufgabengebietes; sie ist gleichsam im
Übergang vom Zeitalter der Pioniere (historische Übersichten bei: Küttner

1934; Nissen 1955) in das der Kolonisten. Wenn das Erreichbare und mehr noch die sich abzeichnenden Perspektiven Anlaß zu respektabler Rückschau sein können, muß bewußt bleiben, daß das Selbstverständnis dieser Arbeit, insbesondere in der so bedeutsamen Krebschirurgie noch nicht endgültig stabil ist. Die Situation ist vergleichbar der der Magenchirurgie vor 20 Jahren; allein die jüngst einsetzende Akzeleration scheint die Distanz rasch zu verkürzen. Optimismus und Resignation blieben bei keinem Organ so dicht und so lange gepaart wie beim Karzinom der Speiseröhre. Das kurative Potential des entwickelten operativ-technischen Registers sowie der optimierten klinischen Möglichkeiten auch generell verfügbar zu machen, wird vorrangige Aufgabe der Zukunft sein.

Chirurgie des Magenkrebses

A. GÜTGEMANN

Ein Blick zurück beweist, daß nicht alles, was uns heute als neu erscheint, prinzipiell neu ist! Das Auf und Ab in der Geschichte der Karzinomchirurgie des Magens wiederholt sich immer wieder mit Hoffnungen, Enttäuschungen, Zuversicht, Enthusiasmus wie auch mit Bescheidenheit hinsichtlich des eigenen Vermögens der chirurgischen Kunst. Wenn bislang etwa nur die Hälfte aller diagnostizierter Magenkarzinome einer wirklich radikalen Resektion zugänglich ist, das „Zu spät" immer noch bedrückend das Schicksal vieler Krebskranken überschattet, so erinnert das an den Ausspruch Kümmels (1896) von der „fatalen Pause nach den ersten klinischen Symptomen" und „dem dann folgenden laissez aller". Für sich betrachtet hat das dank systematischer gastroskopisch-bioptischer Suche inzwischen häufiger entdeckte sog. Magenfrühkarzinom eine vielfach bessere Prognose (80–90%). Der Befund als solcher ist lange bekannt. Der Begriff des Magenfrühkarzinoms oder auch Karzinoma in situ wurde bereits 1908 von Versé definiert, 1931 von Berg als Schleimhautkarzinom, 1936 von Ewing als Oberflächenkrebs, 1937 von Konjetzny als oberflächlicher Schleimhautkrebs, 1937 von Bertrand als Frühkrebs, 1940 von Mallorny als nicht infiltratives Magenkarzinom, 1942 von Stout als „superspeeding carcinoma", 1944 von Rössle als junger Krebs beschrieben. Neu ist lediglich die Möglichkeit der häufigeren klinischen Erfassung dank Gastroskopie und Biopsie, auch einer subtilen darauf gerichteten Röntgenschleimhautdiagnostik. Jedoch nur 10 bis 15% aller diagnostizierten Magenkrebse stellen Frühkarzinome dar; und in 10 bis 15% finden sich bereits lymphogene Absiedlungen, zumal bei multizentrischer Entstehung.

Auch die Prinzipien primär radikaler Ausrottung des Magenkrebses finden wir schon sehr viel früher; so in den Worten von von Mikulicz (1898): „Die Verbreitung in der Kontinuität des Magens wird zu wenig berücksichtigt ... (und) ... bei Karzinomen der kleinen Kurvatur, die bis in die Nähe der Kardia reichen, wird meist, wenn überhaupt noch radikal operiert werden soll, die totale Resektion des Magens in Frage kommen müssen." Und hinsichtlich der lymphogenen Metastasierung: „Die gründliche Ausrottung der dem Pankreas dicht anliegenden, sich manchmal bis in die Porta hepatis erstreckenden Lymphknotengruppen (könne) nur so geschehen, daß man Teile des Pankreas mitreseziert." Man mag sich wundern, daß diese, durch neuere systematische Untersuchungen bestätigten und begründeten Prinzipien sich erst seit dem letzen Kriege allmählich in der allgemeinen Krebschirurgie des Magens durchgesetzt haben: die Einsicht von der Gefahr des anastomosennahen Rezidivs am Magenstumpf, wenn nicht ausgiebig genug reseziert und die kleine Kurvatur nicht geopfert wird; des zu einem Drittel das Schicksal bestimmenden Lymphknotenrezidivs, wenn die regionären Lymphknoten nicht planmäßig ausgerottet werden; die notwendige Opferung invasiv einbezogener Nachbarorgane, etwa auch der Milz bei krebsigem Befall gastrolienaler Lymphknoten; und schließlich die Notwendigkeit der totalen Ausrottung des Magens mit Kardia und Pförtner, wie sich aus historischen Versuchen einer Überbrückung des gesetzten Organdefektes entnehmen läßt.

Das „Auf und Ab" in der Karzinomchirurgie des Magens gibt sich auch in der wechselhaften Einstellung vieler Chirurgen zur Frage einer prinzipiellen Totalresektion zu erkennen wie der elektiven Totalresektion andererseits. So befürworten Pac u. Mc Neer (1953), Lefèvre (1947), Leger u. Petit (1947), Lahey u. Marshall (1950) und Winkelbauer (1957) die prinzipielle Gastrektomie unter dem Gesichtspunkt absoluter Radikalität auch bei lokal begrenzten sog. intestinalen Karzinomformen. Eine mehr individualisierende Indikationsstellung im Sinne der elektiven Totalresektion befürworteten Finsterer (1953), Kuntzen (1957), Ungeheuer (1957), Blalock u. Ochsner (1957), Tomoda (1957), Spath (1962), Zukschwerdt (1961), Nissen (1954–1962) und wir selbst. Unbestritten ist die Notwendigkeit einer totalen Entfernung des Magenorgans im geweblichen Zusammenhang mit allen anatomisch definierten lymphogenen Ausläufern, auch einem sog. Lymphknotensprung bei Befall des ganzen Magens, bei allen diffus infiltrierenden, unscharf begrenzten, anaplastischen Tumorformen, wie immer dann, wenn eine subtotale untere oder obere Magenteilresektion den Erfordernissen primärer Radikalität nicht mehr genügen kann. Maßgeblich ist hier die intramurale, oft submikroskopisch verlaufende Krebszellinvasion, vor allem im Bereich der oralen Tumorgrenze. Nur die Mitentfernung ausreichender Sicherheitszonen über diese hinaus vermag der makroskopisch nicht erkennbaren Tumorausdehnung zu genügen. Andererseits hat sich gezeigt, daß in Fällen histomorphologisch weniger aggressiver, makroskopisch gut abgegrenzter, meist intestinaler Magenkarzinome unter Wahrung genügender tumorfreier Sicherheitszonen eine subtotale obere oder untere Magenteilresektion ausreichende primäre Radikalität gewährleistet. Dabei wird vorausgesetzt, daß die bevorzugte Invasion der kleinen Kurvatur berücksichtigt und alle potentiell gefährdeten organeigenen, ableitenden und Sammellymphknoten einschließlich großem und kleinem Netz en bloc entfernt werden.

Mit den Folgen der Opferung eines so wichtigen Speicherungs- und Durchmischungsorgans wie des Magens beschäftigt sich bereits Schlatter (1897), der die erste Totalresektion (Gastrektomie) einschließlich der Kardia ausführte. Schon der Titel seiner Originalarbeit *Über Ernährung und Verdauung nach vollständiger Entfernung des Magens – Oesophagoenterostomie – beim Menschen* weist auf die von ihm besonders betonten pathophysiologischen Folgen des totalen Magenverlustes hin. Aus seinen, auch heute noch gültigen und vielfach bestätigten Untersuchungen über mechanische und Reservoirfunktionen des Magens, den Ausfall der Magensekretion, die Aufschließung der Eiweiße bis zur Passagebeschleunigung im Darm schloß Schlatter: „Der Magen ist hauptsächlich ein Schutzorgan, das die schädlichen Eigenschaften, welche die Nahrung für den Darm haben kann, mildert oder beseitigt. Der Darm ist aber bei geeigneter Ernährung imstande, für die chemische Arbeit des Magens völlig aufzukommen." Heute wissen wir aus langfristigen Beobachtungen, daß die Opferung größerer Anteile des Magens wie der Ausschluß der direkten orthograden Duodenalpassage nach Erschöpfung körpereigener Reserven doch Folgen nach sich ziehen, sog. „agastrische Syndrome", die die gesamte Stoffwechselsituation eines „magenlosen Patienten" faßbar beeinträchtigen.

Wie die Kardia-Magen-Teilresektion beim von der Magenschleimhaut ausgehenden sog. Kardiakarzinom, so hat auch die Überbrückung des nach Teil- oder Totalresektion verbleibenden Magendefektes unsere chirurgischen Vorväter bereits beschäftigt. 1886 erwähnt Rehn, daß er zur „Überbrückung des Defektes und da eine Vereinigung der Magenenden nicht möglich war, das Jejunum heraufgenäht" habe. War es primär das Bestreben, den verbleibenden Organdefekt durch unmittelbare Verbindung eines kleinen oralen Magenrestes oder des Ösophagusstumpfes mit dem oberen Jejunum zu überbrücken, so erkennen wir sehr bald Versuche, die verlorengegangene Speicherungs- und Transportfunktion unter Erhaltung der orthograden Duodenalpassage durch Zwischenschaltung eines Darmsegmentes zu bewahren. Bereits Nicoladoni (1887) erwähnt die Zwischenschaltung eines Kolonsegmentes als Magenersatz. Die Idee, durch Schaffung eines der normalen Topographie des Magens entsprechenden Ersatzorgans die Funktion der Speicherung, der Durchmischung, des mehr oder weniger geregelten Weitertransportes der Ingesta über das Duodenum aufrecht zu erhalten, verwirklichte Seo (1942) durch Interposition eines Dünndarmsegmentes. Hunnicutt (1942) benutzte hierzu das Ileokolon, d'Errico (1950) das Querkolon, Moroney (1951) ein Kolonsegment, Hunnicutt u. Lee (1951, 1952) die Interposition des Ileozoekums. Weitgehend unabhängig voneinander finden sich weitere Bemühungen um einen adäquaten Magenersatz; so Tomoda (1952), Hunt (1952) in Form einer Jejunuminterposition mit Y-Anastomose und Doppelung, einer sog. Taschenbildung, Marshall (1952) wiederum in Form einer Koloninterposition, Longmire (1952), Henley (1952), Gütgemann (1952/53) in Form einer Jejunuminterposition zunehmender Länge. Henley (1952) brachte eine Modifikation der Jejunuminterposition nach unterer Teilresektion. Rienhoff (1916) sowie Körbl (1919) schlugen bereits eine orthograde Dünndarminterposition nach proximaler Magenresektion vor, also zwischen Ösophagusstumpf und erhaltenem Antrum. Soupault (1953) und Nakajama (1955) entwickelten eigene Modifikationen der Jejunuminterposition, gelegentlich mit Blindsack- und Taschenbildungen.

Dennoch muß man sagen, daß sich insgesamt gesehen die Chirurgie des Magenkrebses bis Kriegsbeginn (1939) weithin in einer relativen Gleichförmigkeit des operativen Vorgehens in Form mehr oder weniger hochreichender aboraler Teilresektionen erschöpfte, sich also weitgehend auf distale Magenkarzinome beschränkte. Der nach Kuntzen in 80% der Fälle im Bereich der kleinen Magenkurvatur höherreichenden Krebsausbreitung versuchte man durch schräge oder bogenförmige Absetzung Rechnung zu tragen. Erkennbar befallene Lymphknoten wurden ausgeräumt. Im übrigen glich die präparatorische Darstellung weitgehend derjenigen einer Ulkusresektion unter schulmäßiger Anastomosierung des verbleibenden oralen Magenrestes mit dem Jejunum, seltener dem Duodenum.

Was war der Grund einer nach 1945 einsetzenden Renaissance und Evolution der Krebschirurgie des Magens? Ausgehend von den immer noch unbefriedigenden Resultaten war es sicher ein gewisser Enthusiasmus vieler junger Chirurgen und ihre Unvoreingenommenheit gegenüber der herkömmlichen chirurgischen Taktik, die bis dahin gültigen Grenzen in Hinsicht auf eine ausreichende Radikalität weiterzuziehen. Sie waren Ansatz, sich gründlicher mit den Voraussetzungen einer radikaleren Ausrottung des Krebses zu befassen. Aus der Beobachtung zahlreicher anastomosennaher Lokalrezidive am Magenstumpf, der von zurückgelassenen Lymphknoten ausgehenden regionären Rezidive, der Analyse der intramuralen Krebszellausbreitung je nach der histologisch-morphologischen Struktur (intestinale wie diffus infiltrierende Formen), der Aufklärung der Lymphabflußbereiche und Wege, hier insbesondere der ableitenden und Sammellymphknoten des Magens, wie auch der retrograden lymphogenen Ausbreitung im großen und kleinen Netz ergaben sich zwanglos die Postulate, auch nicht erkennbar befallene Magenabschnitte über die makroskopisch feststellbaren Tumorgrenzen hinaus mitzuentfernen – Prinzip sog. Sicherheitszonen –; zum anderen die Notwendigkeit, alle potentiell gefährdeten Lymphknotenetappen en bloc auszuräumen, einschließlich großem und kleinem Netz; und dies zweckmäßigerweise über eine trunkuläre Absetzung der jeweiligen Magenarterien.

Heute (1983), hundert Jahre nach den ersten Karzinomresektionen seit Péan, Ryder, Billroth und anderen, darf man von einer inzwischen erreichten weitgehenden Standardisierung nach Lokalisation, histomorphologischem Karzinomtyp und Dignität sprechen. Das bedeutet subtotale untere Magenteilresektion beim begrenzten, insbesondere intestinalen Karzinom des aboralen Magens, subtotale proximale Magen-Kardia-Resektion beim Fornix- und Kardiakarzinom, bis zur Totalresektion (Gastrektomie). Fallweise mag auch die Mitentfernung invasiv einbezogener Nachbarorgane, des Querkolons (Finsterer), der Milz, des linken Leberlappens, des Pankreas berechtigt sein; dies aber wohl nicht mehr, wenn eine subserös-intraperitoneale Krebszellaussaat vorliegt. Hier ist eine allgemeine peritoneale Karzinose in der Regel unvermeidlich. Ebenso hat sich der Gedanke der prinzipiellen Totalresektion nicht durchsetzen können, nachdem sich erwiesen hat, daß bei gut begrenzten, insbesondere intestinalen Karzinomen des aboralen Magens, soweit diese die kleine Kurvatur nicht weiter einbezogen haben, wie bei sicher erkennbaren Frühkarzinomen eine ausgiebige, meist subtotale aborale Teilresektion unter en bloc-Ausräumung aller Lymphabflußbereiche ausreichende Radikalität gewährleistet. Als elektive Indikation hat die Totalresektion ihre Berechtigung bei allen höherreichenden, insbesondere diffus-anaplastischen Karzinomformen, beim sog. Lymphknotensprung über die Kardia hinaus und bei multizentrischen Frühkarzinomen. Die Angaben über den Anteil elektiver Totalresektionen schwanken zwischen 15 bis 40%.

In den Vereinigten Staaten begnügt man sich nach Longmire (jun.) (1980), wie vielfach auch noch in der Bundesrepublik, nach Totalresektionen mit den verschiedensten Formen der termino-terminalen wie terminolateralen Ösophagojejunostomie, häufig in Abwandlung mit Doppelungen und Taschenbildungen (Viktor Hoffmann 1922). Langfristige pathophysiologische und Stoffwechseluntersuchungen haben jedoch gezeigt, daß die Ausschaltung großer Abschnitte des Magens wie der orthograden Duodenalpassage agastrische Defektsyndrome nach sich ziehen kann, die die Lebensfreude und das Leistungsvermögen erheblich beeinträchtigen. Sie betreffen die Eiweiß- und Fettverdauung, die Leber- und biphasische Pankreassekretion infolge Reduzierung der Gastrin-, Sekretin- und Pankreozyminstimulation, eine eingeschränkte Resorption von Kalzium, Eisen, Vitamin B 12 wie auch die Osmolarität und Eubakteriie im oberen Dünndarm. Man darf hierbei nicht übersehen, daß der Organismus über natürliche Reserven und ein gewisses Anpassungsvermögen verfügt und erst nach deren Erschöpfung und nach längerer Beobachtungszeit Ausfallsyndrome faßbar werden. Langfristige biochemische Untersuchungen nach Gastrojejunostomien (Billroth II) lassen in beachtlichem Umfang Verminderung des Gesamteiweißes, Steatorrhoen, erniedrigte Nüchternblutzucker, erniedrigte Eisen- und Kalziumspiegel erkennen. Vergleichende Untersuchungen bei den verschiedenen Anastomosierungsverfahren nach Totalresektion (Ösophagoduodenostomie, Ösophagojejunostomie, Dünndarmzwischenschaltung) zeigen insbesonders, daß die nach Ausschaltung der orthograden

Duodenalpassage sich einstellende Beschleunigung der Darmpassage mit Nahrungsverlusten, Dumping Syndromen, Fettverlusten, mit Steatorrhoen, Spätsyndrome mit Zeichen des Vitamin A-Mangels, Osteoporosen, Anämien und funikulären Myelosen das Allgemeinbefinden, wie Leistungsvermögen und den Lebensgenuß empfindlich beeinträchtigen (Tomoda 1952, Linden-Schmidt 1955–1963, Holder 1955–1957, Nakajama et al. 1960, Pfisterer 1962, Bernhard, Schreiber, Bartsch 1964).

So liegt es nahe, diesen Folgen durch eine der physiologischen Norm angepaßte Gestaltung des Eingriffs, die Überbrückung des gesetzten Defekts unter Erhaltung der Duodenalpassage zu begegnen.

Seit 1953 haben wir planmäßig bei allen Total-, aber auch subtotalen unteren wie oberen Magenteilresektionen mit zu kleinem Magen- oder auch Antrumrest eine orthotope, isoperistaltische Jejunuminterposition mittels einer genügend langen (25 bis 30 cm) ausgeschalteten oberen Dünndarmschlinge ausgeführt. Wie röntgenkinematographische Untersuchungen durch Janker gezeigt haben, entwickelt sich nach einer gewissen Zeit der Anpassung der Innervation eine zunehmende Elongation und magenähnliche Dilatation des Interponats mit schubweiser Entleerung der Ingesta über die jejunoduodenale Anastomose. Es gewährleistet eine ausreichende Speicherung und damit Nahrungsaufnahme, erhält weitgehend die Voraussetzungen der vom Duodenum gesteuerten Reflexmechanismen und gewährleistet über eine initiale Zündung der katheptischen Eiweißverdauung eine insgesamt ausreichende Verdauungs- und Resorptionsleistung. Bis auf eine gewisse Untergewichtigkeit und larvierte Steatorrhoe verlaufen alle Stoffwechselleistungen der Norm angenähert. Die von Bernhard, Schreiber und Bartsch bei unseren, mit einer langen interponierten Jejunalschlinge versorgten Totalresezierten durchgeführten differenzierten Untersuchungen (1964) der Proteolyse im interponierten Dünndarm sowie der Eiweißresorption (einschließlich aller Aminosäuren, Immunelektrophorese, Leberpartialfunktionstests wie Tests über Pankreaspartialfunktionen) ergaben den Nachweis, daß der sog. große Dünndarmersatzmagen nach Form und Funktion den Verhältnissen des normalen Magens am nächsten kommt. Ein dem Duodenum vorgeschaltetes Nahrungsreservoir vermeidet insbesondere die fatalen Folgen einer Exokarenz; sei es infolge postprandialer Beschwerden wie möglicherweise auch einer zu geringen Kapazität; Voraussetzungen, die bei direkter Ösophagojejunostomie auch unter Beifügung von Taschenbildungen zur Erweiterung der Kapazität sehr viel weniger gegeben sind.

So zielt jede Krebsoperation am Magen auf die Erfüllung von zwei Forderungen: einmal die Verwirklichung der Postulate einer primär-radikalen Ausrottung des krebsigen Organs mitsamt allen erreichbaren lymphogenen Absiedlungen; zunehmend der primären wie möglicherweise sekundären Entfernung solitärer, gelegentlich auch gut angreifbarer multipler Lebermetastasen; zum anderen auf die Gewährleistung physiologischer Erfordernisse und Regelkreise durch Schaffung eines kapazitiv ausreichenden Nahrungsreservoirs wie die Wiederherstellung der orthograden Duodenalpassage in Hinsicht auf ein erträgliches Spätergebnis. Da es nach Entfernung großer Teile oder des gesamten Magens keinen „Ersatzmagen" im engeren Sinne gibt, können nur solche Wiederherstellungsverfahren den Begriff und die Funktion des „Magenersatzes" für sich beanspruchen, die der normalen Topographie und Funktion des Magens weitgehend entsprechen.

Einstülpungs- und Ummantelungsverfahren der ösophagojejunalen Anastomose helfen die Crux eines Lecks an der oberen Anastomose zu vermeiden, wie sie zugleich dazu beitragen, einen tryptisch-ösophagealen Reflux auszuschalten (Graham 1940; Nissen 1962; Siewert u. Peiper 1973; Schreiber 1976). Die Überwindung dieser Crux, eines Lecks an der ösophagojejunalen Anastomose, trägt wesentlich zu der inzwischen erreichten Senkung der Letalität auf etwa 10% bei. Die anisoperistaltische Interposition eines zweiten kurzen Dünndarmsegmentes (Tübinger Ersatzmagen) mag eine zu schnelle Passage in das Duodenum verhindern; die Unterschiede zur isoperistaltischen ösophagoduodenalen Interposition sind aber sicherlich gering. Im übrigen konnten wir mit Janker feststellen, daß ein jejunoösophagealer Reflux unterbleibt, wenn die obere Anastomose in das Mediastinum zurückverlagert wird, der interponierte Dünndarm der Zwingenwirkung des Zwerchfells unterliegt und der Ösophagus unter Spannung gehalten wird.

Bedrückend bleibt trotz fallender Operationsletalität, daß nur in etwa 40 bis 50% der erfaßten Magenkarzinome primäre Radikalität zu erreichen ist. Die Gesamtbilanz kann sich daher nur langsam verbessern. Endoskopisch wie stufenbioptisch erfaßte subklinische sog. Frühkarzinome haben zwar inzwischen eine Heilungsquote von über 80 bis 90%. Da aber zumindest in der Bundesrepublik mit 10 bis 15% entdeckter Frühkarzinome die Ausbeute relativ bescheiden ist, wirkt sich dies bislang nur geringfügig im Gesamtergebnis aller operierter Magenkarzinome aus. Man kann nur hoffen, daß diese düsteren Aussichten sich mit der systematischen Durchsetzung endoskopisch-bioptischer Suchverfahren bei allen klinisch verdächtigten, wie aber auch Krebsrisikokrankheiten des Magens auch bei ulkusresezierten Menschen mit der Zeit aufhellen.

In den Indikationsbereich zur Karzinomresektion fallen alle potentiell malignen und prämalignen Magenpolypen und Polyposen, das maligne degenerierte chronisch-kallöse Ulkus, Gastrosen mit Eiweißverlustsyndrom, die glanduläre Hyperplasie bei Zollinger-Ellison-Syndrom (nicht auffindbares multiples Gastrinom) sowie echte Magensarkome. Lympho-, Retothel-, Retikulo-Lymphosarkome sind auch nach partieller Resektion einer Strahlen- und zytostatischen Therapie zugänglich mit über 50% Fünfjahresüberlebenszeiten. Zytomorphologisch nicht abgrenzbar, aber elektrophoretisch differenzierbar haben sie eine relativ günstige Prognose. Immunologisch lassen sie sich als sog. „Non-Hodgkin-Lymphome", d. h. als Erkrankungen des Lymphsystems definieren.

Moderne Mikrobiologie, Genetik und Tumorimmunologie erlauben heute differenziertere Aufschlüsse über genetische Bedingtheit, immunologische Differenziertheit angeborener wie erworbener Erkrankungen. Dies trifft auch auf die malignen mesenchymalen Erkrankungen des Gastrointestinaltraktes zu. Bei diesen ist eine weitergehende Differenzierung auch des Malignitätsgrades möglich, wie sie einer Strahlen-, immunologischen und zytostatischen adjuvanten Therapie zugänglich sind. So erstrecken sich alle Bemühungen auf die frühzeitige histochemische wie immunologische Erfassung maligner Magenerkrankungen. Für das echte, epitheliale Magenkarzinom ist eine solche Möglichkeit bis heute jedoch nicht sichtbar. Hierzu der Immunologe Vorländer:

„Für das epitheliale maligne Karzinom ergibt sich eine solche Möglichkeit bis heute jedoch nicht; der verständliche Wunsch nach einer Früherkennung malignen-epithelialen Zellwachstums ist heute auch durch Einsatz von Tumormarkern oft erst zu einem Zeitpunkt möglich, zu dem eine Metastasierung nicht mehr ausgeschlossen werden kann; da Tumoren von nur 125 Zellen bereits zu metastasieren vermögen." So bleibt eine frühimmunologische Erfassung des beginnenden, klinisch kaum sich bemerkbar machenden Magenkarzinoms bislang nur eine Hoffnung.

Auch die bisherigen Erfahrungen einer adjuvanten zytostatischen Therapie nach bewußter primär unradikaler Resektion eines Magenkarzinoms lassen noch keine ins Gewicht fallende Lebensverlängerung erkennen. So resümieren Hein und Quierser (1981): „Die Kombination von 5-Fluoruracil-Adriamycin umd Mitomycin-C (FAM) erbrachte Tumoransprechraten bis zu 50% und eine verlängerte Remissionsdauer, jedoch ohne Verlängerung der Überlebenszeiten." Ähnlich Fritze, wobei die Patienten erhebliche Nebenwirkungen in Kauf nehmen müssen.

Zieht man eine Bilanz, so bleibt beim echten infiltrierenden Magenkrebs auch heute noch die möglichst ausgiebige, primär-radikale operative Ausrottung im geweblichen Zusammenhang mit allen anatomisch-operativ erreichbaren potentiellen Lymphknotenabsiedlungen die aussichtsreichste Möglichkeit zur Heilung; als erweiterte Magenresektion die Mitentfernung invasiv infiltrierter Nachbarorgane, zunehmend auch die primäre oder sekundäre Resektion einzelner oder auch mehrfacher Lebermetastasen. Entscheidend für den Gesamtzustand radikaloperierter Krebskranker, ihr körperliches Leistungsvermögen wie die damit verbundene Lebenserwartung und Lebensfreude ist aber ebenso die Kompensation der ausgefallenen Magenfunktionen durch eine der normalen anatomischen wie physiologischen Situation entsprechende Gestaltung des Eingriffs. Hier hat sich nach allen langfristigen stoffwechselphysiologischen Untersuchungen die orthograde

Interposition einer genügend langen Jejunalschlinge mit Überleitung der Ingesta in das Duodenum als vorteilhaft erwiesen. Die Karzinomresektion des Magens hat ihre eigenen, den Prinzipien einer radikalen Krebsoperation Rechnung tragenden Gesetzmäßigkeiten. Leider bleibt aber auch die Einsicht, daß viele fortgeschrittene Karzinome sich einer rechtzeitigen diagnostischen Erfassung und insofern auch dem Versuch einer radikalen Operation entziehen; daß die Möglichkeiten der radiologischen wie insbesondere endoskopischen Früherfassung noch zu wenig ausgeschöpft werden; daß mikrobiologische, histochemische und immunologische Methoden zur frühzeitigen Erkennung beginnenden Krebszellwachstums uns heute noch nicht hilfreich zur Seite stehen; daß das fatale „Zu spät" das Schicksal vieler Magenkrebskranker immer noch überschattet.

Zum Magenstumpfkarzinom nach Ulkusresektion

Die zunehmende Beobachtung von Stumpfkarzinomen nach Magenresektionen wegen gutartigen Grundleidens – Ulcus ventriculi et duodeni – hat eine Fülle von pathogenetischen Faktoren in Abhängigkeit vom gewählten Anastomosierungsverfahren – gastroduodenal bzw. gastrojejunal – erkennen lassen. Wenn etwa doppelt so viele Ulkusresezierte nach 15- bis 26jähriger Latenz ein primäres Karzinom im oralen Magenrest (Stumpf) erleben, wie dies der Erwartung bei der Normalbevölkerung entspricht, dann darf dies durchaus als potentielle Präkanzerose des operierten Magens aufgefaßt werden. Maßgeblich hierfür sind nach tierexperimentellen wie klinischen, bioptischen, histomorphologischen und stoffwechselphysiologischen Untersuchungen des pH wie des bakteriellen Milieus im Magenstumpf die Schädigung des muko-epithelialen Schutzes infolge anastomosenabhängigen Refluxes von Gallensäuren wie des zelltoxischen Lysolezithins. Neben einer über viele Jahre gestört ablaufenden Wundheilung an der gastroduodenalen wie gastrojejunalen Anastomose vermögen diese in Verbindung mit dem Wirksamwerden nahrungsbedingter reduzierter Nitrosamine (Nitritverbindungen) auf die ungeschützte Magenschleimhaut krebsauslösend zu wirken. Früh auftretende Stumpfkarzinome sind in der Regel als Rezidive nach unradikaler primärer Karzinomresektion aufzufassen. Nach Ulkusresektionen bedingt das Zusammenwirken von Galle-, Lysolezithin- und bakteriellem Reflux metaplastische Veränderungen, die überwiegend vom Anastomosenbereich ausgehend im Zuge langfristiger Umwandlungen der zellulären Struktur und einer zunehmend atrophischen Gastritis zum Sekundärkarzinom im Magenstumpf führen können; nach Resektionen wegen Ulkus ventrikuli im Mittel nach 15 Jahren, wegen Ulkus duodeni nach etwa 23 bis 26 Jahren. Dabei scheint nach neuesten Untersuchungen das „maligne Potential" des Magenrestes auf Grund des Zellmigrationshemmtestes tumorsensibilisierter Lymphozyten immunologisch zu einem früheren Zeitpunkt faßbar zu werden, bevor morphologische Veränderungen nachweisbar sind (Muhrer et al. 1981). Zur Verringerung von Stumpfkarzinomen nach Ulkusresektion wären demnach refluxmindernde bzw. -verhütende Anastomosierungen zu bevorzugen. Die gastroduodenale (B I) Anastomose mit interponiertem Jejunalsegment erweist sich als sog. Refluxbremse, die gastrojejunale (B II) Anastomose mit Y-förmiger Gastrojejunostomie mit 30 cm langem abführenden Schenkel als absolut refluxverhütend. Bei letzterer ist allerdings nicht zu übersehen, daß die Ausschaltung der orthograden Duodenalpassage, durch Verminderung der Gastrin-, Sekretin- und Pankreozyminstimulation, die Eiweißverdauung zeitlich beeinträchtigt, und das gestörte osmotische Druckgefälle eine beschleunigte Dünndarmpassage bewirkt.

Dies wie die zunehmende bakterielle Besiedlung des Magens erklären pathologische Leberwerte wie eine signifikante Erhöhung des Blutammoniakspiegels. Stoffwechselstörungen nach B II-Anastomosierung bestehen in Verminderung des Gesamteiweißes, Steatorrhoe bei jedem dritten Resezierten, Erniedrigung des Nüchternblutzuckers bis 60%, erniedrigtem Eisenspiegel (40%), Hypokalzämie (50%), fehlender Vitamin-A-Ausscheidung mit verschlechtertem Nachtsehen, Verminderung der Kalzium-Phosphor- und Chloridausscheidung (Schwammberger et al. 1981). Sie erlauben klare Schlußfolgerungen auch hinsichtlich eines „physiologischen Magenersatzes" nach ausgedehnter Karzinomresektion, die in neueren, unter dem Gesichtspunkt der Ulkuschirurgie erfolgten Untersuchungen eine fundamentale Stütze finden.

Wenn nun nach 10- bis 15jährigen Vagotomieerfahrungen – proximale selektive gastrale Vagotomie – mit und ohne Drainageoperation (Pyloroplastik) auch die ersten Magen- bzw. Magenfrühkarzinome beobachtet wurden, dann tauchen weitere Fragen auf; etwa, ob dem Reflux tatsächlich hinsichtlich Mukosaschutz wie bakterieller Besiedlung des an sich intakten Magens die ihm heute zugemessene Bedeutung zukommt; oder ob nicht weit mehr die histomorphologischen Veränderungen der Magenschleimhaut bis zur atrophischen Gastritis sui generis als Ausdruck einer anlagemäßigen Disposition zu gewerblichen Fehlregulationen, gefördert durch Nahrungseinflüsse (Nitrosamine), aufzufassen sind. Wenn Patch et al. (1981) eine überdurchschnittliche (doppelt wie normal) Letalität seiner Ulkusresezierten an Bronchial- und Pankreaskrebsen feststellen konnte, so könnte man auch das als eine erhöhte allgemeine Disposition zur Entstehung von Organkrebsen deuten.

Es ergeben sich zwei Fragen:

1. Stellt das Magenstumpfkarzinom nach Ulkusresektion nur den Endpunkt eines vorgeprägten tumorgefährdeten Persönlichkeitstyps dar, den Ausdruck einer nosologischen Einheit, die über Gastritis und Ulkus zum Karzinom führt (Konjetzny)?

2. Inwieweit kann die Ulkusresektion, jetzt auch Vagotomie, dann noch als disponierend zum späteren Karzinom gelten? Unbeschadet der Notwen-

digkeit sie so zu gestalten, daß krebsfördernde Faktoren (Reflux) unter Berücksichtigung stoffwechselphysiologischer Erfordernisse tunlichst ausgeschaltet bleiben.

Schluß

Die Entwicklung der Chirurgie des Magenkrebses seit 1945 darf für sich in Anspruch nehmen, mit der Durchsetzung klar begründeter Prinzipien, der Radikalisierung bis zur elektiv indizierten Totalresektion bei adäquatem Magenersatz Entscheidendes zur Verbesserung der individuellen Prognose wie auch der erreichbaren Lebenssituation beigetragen zu haben.

Vagotomie – Geschichte einer Innovation in der Allgemeinchirurgie*

F. HOLLE

Historische Voraussetzungen

Die Geschichte versorgt uns mit Material für die Zukunft. Keine Handlung entsteht von ungefähr. Sie ist eine Konsequenz der Erinnerung an die Überlieferungen. Die Erinnerung ist ein sehr spezieller Fall davon, daß ein Erfahrungsakt zu einem Datum der Anschauung für einen anderen wird. Es handelt sich um einen in Phasen verlaufenden Prozeß. Aus ihm geht ein Erfahrungsgebäude hervor, welches durch fortschreitende Vervollständigung zum Abschluß gebracht werden will. Der Prozeß läuft an sich spontan ab. Er zieht Einzelforscher und Beobachtungsgruppen in seinen Bann und macht sie zu seinen Instrumenten. Er ruht erst, wenn nach aller Wahrscheinlichkeit und Überzeugung der Fachkundigen die Aufgabe gelöst, d. h. die Erfüllung der Aufgabe erreicht ist.

Ich werde am Beispiel der Vagotomie die Geschichte eines solchen, für die allgemeine Chirurgie typischen, Vorganges skizzieren. Auf Vollständigkeit muß dabei leider verzichtet werden.

Allgemeines

Das System des alle Organe via ihrer Gefäßversorgung erreichenden Orthosympathikus sowie die zusätzliche Innervation aller Eingeweide des Thorax, des Abdomens und des Beckens durch den N. vagus (französisch: Nerf pneumo-gastrique) und durch den N. pelvicus ist von faszinierender Anziehungskraft für einen, dem an tieferer Einsicht in die Zusammenhänge der autonomen Funktionen der inneren Organe gelegen ist. Gleichgültig, ob er dabei eine Funktionsänderung durch pharmakologische Mittel, durch psychische Beeinflussung, durch chirurgischen Direkteingriff oder paramedizinische Maßnahmen anstrebt; er wird die anatomischen Grundlagen kennen und den Funktionswandel objektiv erfassen müssen. Er wird sich zwangsläufig auf älteres Erfahrungsgut zu stützen haben, um nicht auf Ab-

_____
* Mit Unterstützung der Deutschen Forschungsgemeinschaft (Ho 86/19-20-2)

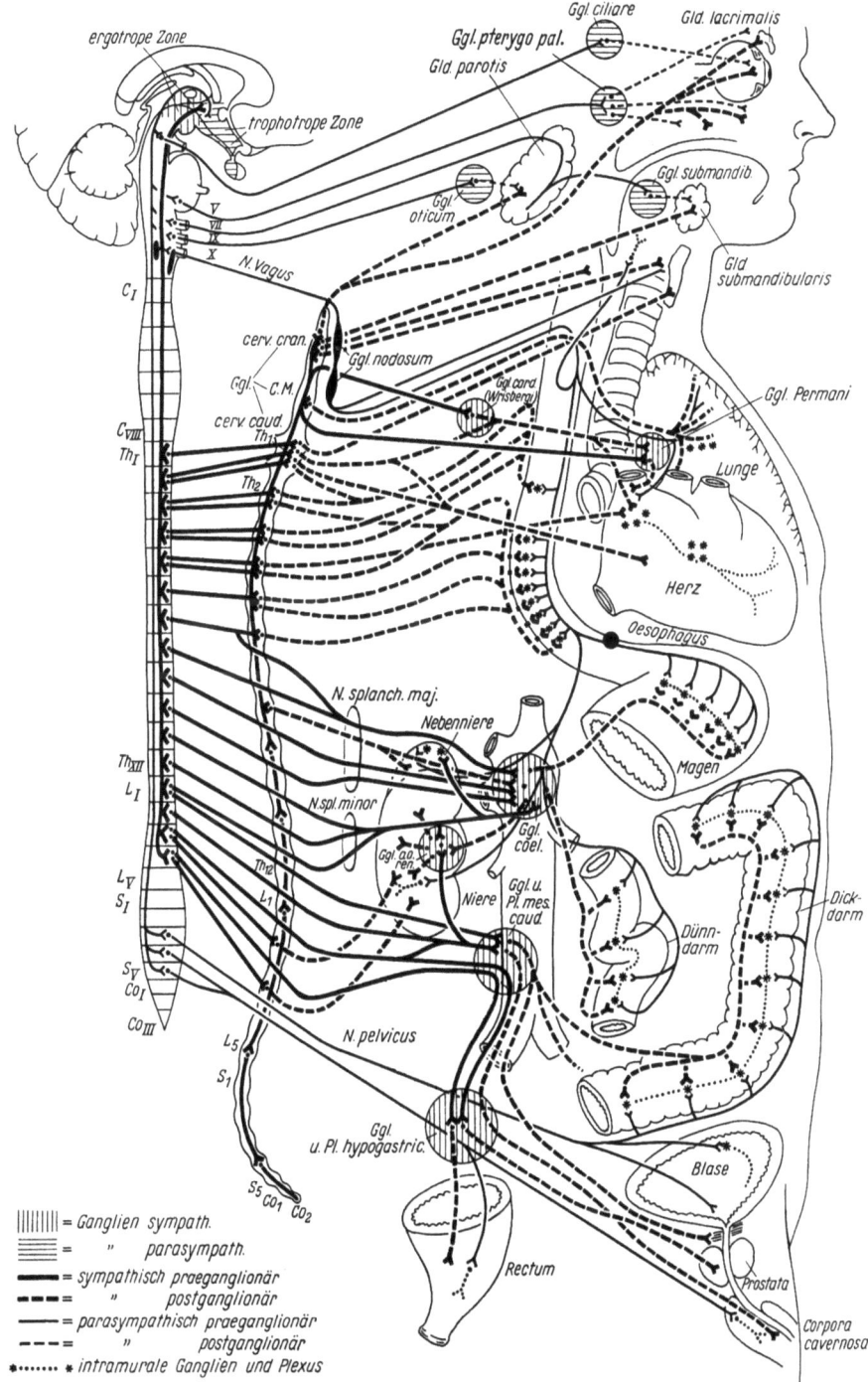

Abb. 1. Autonomes Nervensystem (n. Starkenstein) aus F. Holle – E. Sonntag – Grundriß der gesamten Chirurgie – Abb. 153, S. 824, Springer Verlag 1960. ● = Angriffspunkt der SPV

wege durch ausufernde Phantasien zu geraten. In dem Gewirr des autonomen Nervensystems sich zurecht zu finden, ist nicht einfach (Abb. 1); jedoch wohl viel leichter als z. B. in der Biochemie die richtigen Verknüpfungen zu entdecken.

Nimmt man den Magen und seine Pathophysiologie als Beispiel, so ist folgendes überliefert:

Vermutungen darüber, daß der N. vagus die Verdauungstätigkeit beeinflußt, sind sicher sehr alt. Nach Tiedemann u. Gmelin (1831) soll z. B. Rufus v. Ephesus im 4. Jahrhundert v. Chr. den N. vagus durchschnitten und ein Sistieren der Verdauungsfunktionen festgestellt haben.

Cicero schreibt in *De natura deorum* (45 v. Chr.): „... in alvo multa sunt mirabiliter effecta quae constant fere e nervis." (... im Bauch gibt es viele merkwürdige Erscheinungen, welche ziemlich sicher aus den Nerven stammen).

Anatomie

Die systematische Anatomie des Vagus an der Einheit Ösophagus und Magen beginnt mit Vesalius' (1543) *De corporis humani fabrica*. In Figur XIII und XIV dieses Werkes gibt er erstaunlich korrekte Darstellungen des vorderen (T) und des hinteren (V) Vagusstammes, mit ihrer Beziehung zum Ösophagus und ihrer Verteilung über die Ventralseite des Fundes. Auch der Ast zum Antrum längs der kleinen Kurvatur (!) bis zu seinem Eintritt in das distale Antrum (H) ist deutlich erkennbar. In den *Elementa physiologiae corporis humani* (1764) bringt v. Haller weitere Informationen. Von Swan (1830) wird das Verteilungsmuster so deutlich beschrieben, daß seine Aussage für die Chirurgie schon Bedeutung hätte erlangen können. Dies gelingt erst Mc Crea (1924) und Mc Swiney (1931) in neuerer Zeit wieder. Letzterem in so vollkommenem Maße, daß seine Beschreibung für experimentelle Zwecke und in der Chirurgie verwendet werden kann (Perman 1932).

Während Burge in *Vagotomy* (1964) im Gegensatz zu den Vorgenannten wieder auf eine zu ungenaue Darstellung zurückfällt, liefern Loeweneck et al. (1967) eine Analyse des prozentualen Vorkommens der wichtigsten Variationen mit zeichnerischer Darstellung derselben und mit Hinweisen auf die Anastomosen und den geschlossenen Ring, den die vagalen Elemente im Omentum minus auf der ventralen Seite bilden. Ein solcher fehlt dorsal. Die Abbildungen von Loeweneck sind für die Entwicklung der selektiven proximalen Vagotomie, insbesondere für das Verständnis der Bedeutung der sog. Grenzäste (s. u.) richtungweisend.

Es sei bemerkt, daß sich für den Chirurgen das theoretische Muster des Anatomen mit den eigenen Erfahrungen zu einem praktischen Muster verbindet, welches ihm als Regelfall seiner Präparation vorschwebt. Das Vorgehen selbst muß für jeden Einzelfall eine individuelle Fallanalyse sein, wie sie für jede chirurgische Operation Bedingung ist. So benützen wir seit Erreichen der Erfahrungsgrenze von 580 Fällen (1970) ein sachbezogenes Muster n. Loeweneck mit Markierung der Eintrittsstelle der Grenzäste (vgl. Abb. 3). Es hat sich als sehr zuverlässig erwiesen.

Sekretion

A. v. Haller (1764) findet Erbrechen nach zervikaler Vagotomie bei Hunden. Brodie (1814) und Wilson Philip (1818) sehen eine Reduktion der Sekretion nach Durchtrennung des X. Hirnnervenpaares. Dagegen verneinen Leuret und Lassaigne (1825) jeden Einfluß des N. vagus auf die Sekretion. Tiedemann u. Gmelin zweifeln nicht länger daran, „daß die Sekretion des Magensaftes und seine Säureeigenschaften, zumindest teilweise, unter dem Einfluß der pneumo-gastrischen Nerven stehen" (1831).

Verwirrenderweise behauptet wiederum Heidenhain, der erfahrenste Sekretionsphysiologe seiner Zeit, noch 1883 im *Handbuch der Physiologie*, daß „der Vagus ohne Einfluß auf die Magensekretion" bleibe. Diese widersprüchlichen Aussagen können nur an technisch unvollkommener Ausführung oder an mangelhaften Nachweismethoden gelegen haben. Immerhin wurde durch die Entdeckung der Salzsäure im Magensaft (Prout 1823) schon einiges über die Physiologie der Verdauung an ein und demselben Patienten (San Martin) mit einer traumatischen Magenfistel durch Versuche von Beaumont (1825–1833) bekannt; ferner die Existenz des Pepsins (Eberle 1834; Schwann 1836). Seit den Befunden von Frerichs (1846), wonach Vagotomie die Eiweißverdauung verhindert, werden die Konturen der Physiologie der Magenverdauung allmählich erkennbar.

Richet (1878) nimmt einiges der Scheinfütterungsversuche von Pawlow vorweg, indem er an einem Magenfistelpatienten feststellt, daß die Sekretion zunimmt, sobald Nahrung in den Mund genommen wird. Analog dazu beobachten Regnard u. Loye (1885) nach Reizung der distalen Vagusstümpfe bei Enthaupteten eine vermehrte Sekretion der Magenschleimhaut. Ein allgemeiner Konsens wird erst durch die klassischen Scheinfütterungsversuche von Pawlow und Schumova-Simanovskaja (1890) erzielt: Nach Durchtrennung beider zervikalen Vagusstämme bleibt der Scheinfütterungseffekt aus. Jürgens (1892) bestätigt diese Resultate nach subdiaphragmaler trunkulärer Vagotomie. Nach Jennings und Florey (1940) stehen die Belegzellen und Hauptzellen unter Kontrolle des Vagus; dasselbe gilt für die Nebenzellen in der Kardia- und Pylorusregion. Uvnaes (1943) postuliert den Einfluß des Vagus auf die Gastrinfreisetzung und auf die Reaktionsbereitschaft der Fundusdrüsen, solange das extragastrale vagale System intakt ist.

Antrum und Gastrin

Blondlot (1834) entdeckt die Stimulierbarkeit der Antrummukosa durch spezifische chemische Reize; besonders stark ist die Reaktion gegenüber Alkali. Frerichs konstatiert die Stimulierbarkeit durch mechanische Vollfüllung. Heidenhain (1897) unterscheidet zwischen primärer und sekundärer Sekretion. Erstere soll durch den mechanischen Stimulus, letztere durch die Resorption ausgelöst sein. Pawlow (1898) hält die psychische Erregung – trotz ihrer hohen Bedeutung – nicht für die einzige Ursache der Sekretion. Lobassov (1896) und Chigin (1894) finden erhebliche Pouchsekretion, wenn schlafenden Tieren Fleisch in den Magen eingebracht wird. Die Effekte der vagalen und antralen Sekretionsphase potenzieren sich gegenseitig. Pawlow zeigte auch, daß die chemische (= antrale) Phase nur vom Antrum her ausgelöst werden kann. Er vermutet die Existenz von lokalen Chemorezeptoren in der Antrummukosa. Popielski (1902) findet, daß die antrale Phase sogar bei totaldenervierten Tieren (Vagotomie, Spinalmarkentfernung, Zöliakektomie, Grenzstrangresektion) ausgelöst werden kann. Diese Phase ist m.a.W. nicht nur von Nerveneinflüssen abhängig.

Leconte (1901) findet eine dritte (= intestinale) Sekretionsphase. Dragstedt (1953) gelingt die Trennung der drei Sekretionsphasen durch entsprechend angeordnete Pouchversuche. Die Interrelation der vagusabhängigen Funktionen (Uvnaes 1943) erregt die Aufmerksamkeit der Chirurgie, seitdem die distale Resektion zum meistgebrauchten Mageneingriff wird. Straaten (1933) zeigt durch Scheinfütterung antrektomierter Hunde, daß eine – wenn auch verringerte – Säuresekretion trotz Resektion fortbesteht. Die Resektion eliminiert nur den gastrinbedingten Anteil der Sekretion (Smidt 1923). Bestehen bleibt die vagal bedingte Sekretion.

Silberman (1927) erzeugt Ulzera durch wiederholte Scheinfütterung.

Obwohl seit Pawlow genügend Erkenntnisse darüber vorliegen, daß das Ulkusleiden Folge einer vagalen Hypersekretion ist, überprüfen die meisten Experimentatoren nicht etwa die Effekte einer Vagotomie, sondern ihr Hauptinteresse gilt der Antrektomie. Von Edkins (1905) wird ein bei Fütterung im Antrum entstehendes säureförderndes „Prinzip-Gastrin" postuliert. Zeljony und Savich (1912) zeigen, daß die Gastrinwirkung durch Atropin blockiert werden kann. Ivy und Withlow (1922) schlagen einen „physiologischen Test" zur Prüfung der Gastrintheorie vor. Spülung von Antrumpouches mit Nährlösung führt zu keiner Reaktion im Pawlowpouch (PP). Die Gastrintheorie wird daraufhin eine Zeitlang verworfen. Ivys Versuche waren methodisch inadäquat.

Grosmann et al. (1948) gelingt der definitive Nachweis der „Gastrintheorie" durch Kreuzversuche mit freitransplantierten Pouches des Fundus bzw. des Antrums: Bei vagal innervierten Hauptmägen kommt es zu einer

Sekretionssteigerung nach Distension. Zugleich ist dies der Nachweis für die Funktion der *Distension als einer Regelgröße* der Sekretion.

Woodward et al. (1954) spülen Antrumpouches mit Leberextrakt. Sie finden eine starke Reaktion im Indikatorpouch (Heidenhainpouch, HHP). Saure Lösungen von Fleischextrakt führen zu keiner Reaktion (HHP). Offenbar stoppt ein saures Milieu im Antrum die Gastrinfreisetzung. Der Grad der Hemmung ist proportional dem pH-Wert (Woodward 1957). *Der Säuregrad ist demnach eine weitere Regelgröße* für die Sekretion. Eigene Versuche, das „vagusfreie" Verhalten der Sekretion zu erfassen und so einen indirekten Aufschluß über das Gastrinverhalten zu gewinnen, gelingen erst (Klempa, Holle et al. 1970, 1971), nachdem eine leistungsfähige Technik einer radikalen Denervierung der belegzelltragenden Region erarbeitet ist (Holle und Mitarbeiter, seit 1961). Die Versuche ergeben:

- Die nahrungsstimulierte Sekretion (HHP) nimmt zu, je weiter die selektiv proximale Vagotomie(SPV)-Präparation von proximal nach distal vorrückt.
- Dieser Effekt kann eliminiert werden durch eine zusätzliche form- und funktionsgerechte Pyloroplastik (Py).
- Analog zur Sekretion nimmt die Motilitätsstörung zu, je weiter die SPV nach distal ausgedehnt wird.
- Die Sekretion (HHP) und die Passage (Röntgen) kommt der Norm am nächsten bei Anwendung der kombinierten Operation (SPV + Py). Dies läßt vermuten, daß die Magenpassage die Gastrinfreisetzung regelt. Daraus folgt: Sekretion und Motilität funktionieren als Regelgrößen in einem Regelkreis (F. Holle 1968). Die Störung der Harmonie zwischen Sekretion und Motorik schafft die Disposition zum Ulkus (Zukschwerdt 1931; Stelzner 1968).

Wünsch (1969) gelingt die chemische Reinsynthese von Gastrin. Damit wird die direkte Erfassung der gastrinabhängigen Effekte und das Gastrinverhalten im Serum unter verschiedenen Bedingungen möglich. Komplette SPV führt bei Mensch und Tier zu einer vermehrten Gastrinfreisetzung: F. Holle et al. (1973); Korman (1973); Jaffé et al. (1974); Säuberli et al. (1976); Thompson (1976); Bone (1977).

Die Anwendung von Fütterungstesten mit Gastrinprofil wird möglich (F. Holle u. Bauer 1974).

Im Bemühen um die Erfassung der Sekretionsmechanismen sind unserer Arbeitsgruppe auch Fehlinterpretationen unterlaufen. So wurde der vagalen Antruminnervation eine Hemmung des Gastrinmechanismus zugeschrieben.

Die Versuche erscheinen zunächst bestechend. Ihre Beweiskraft wird jedoch mit Recht bestritten, solange sie nicht mittels direkten Gastrinmessungen bestätigt sind.

In einer Fortsetzungsarbeit wurde mit einer anderen Präparation, welche die Durchspülung eines gefistelten innervierten Antrumpouchs erlaubt (Kontrolle durch HHP), die gleiche Frage überprüft und der „Hemmeffekt" sogar zur Grundlage für die Entwicklung der SPV erklärt. Auch diese Resultate leiden unter dem Fehlen der direkten Gastrinbestimmung und außerdem unter zu weitreichenden unbegründeten Mutmaßungen.

Ähnliches gilt für Untersuchungen zur Frage der vagalen Antruminnervation und ihrer Bedeutung für die Magenchirurgie. Als Prüfgröße wird hier die intragastrale Bestimmung der Alkalizeit nach Nöller verwendet. Die erfaßten Effekte werden dem Grenzast zum Antrum (Ramus antralis) zugeschrieben. Obendrein wird die Antruminnervation als „bisher nicht besonders definiert" bezeichnet. Letztere Behauptung beruht auf einem einfachen aber schwerwiegenden Informationsmangel (vgl. S. 234). – Für eine zuverlässige Azidititätsbestimmung sind nur die Tests mit Insulin, Histamin, Gastrin, Pentagastrin und Desoxy-D-Glukose (DDG) aussagekräftig (Bauer 1980). Im Laufe der weiteren objektiven Prüfung der Effekte einer SPV mit oder ohne Pyloroplastik unter Zuhilfenahme der direkten Gastrinbestimmung mußte die Annahme von einer direkten vagal-antralen Gastrinhemmung fallen gelassen werden. Sollte sie doch existieren, wären ihre Ursachen sehr wahrscheinlich unter den gastrointestinalen Hormonen (z. B. Sekretin) und peptidergen Neurotransmittersubstanzen zu suchen (Forssmann 1982). Der Schlüssel der Methode der SPV und Pyloroplastik liegt jedenfalls an ganz anderer Stelle. Er ist sehr viel einfacher (vgl. S. 248).

Ein weiteres Prinzip, das von der eigenen Arbeitsgruppe wie von anderen zunächst für hochrelevant gehalten wurde, ist das von der Wiederherstellung der Duodenalpassage in der Magenchirurgie. Seine Gültigkeit mußte bald drastisch eingeengt werden. Es ist inzwischen gesichert, daß es in Fällen von Gastrinzellhyperplasie oder starkem duodeno-gastralem Reflux sogar nachteilig ist. Dagegen tritt das Prinzip der refluxfreien Anastomosierung nach distaler Resektion ganz in den Vordergrund. Für die Totalresektionen (bei Zollinger-Ellison-Syndrom (ZES), Malignomen) gilt ganz ähnliches. Eine Ösophago-Jejunostomie End-zu-End (EzE) mit tief inserierter Y-Anastomose (Roux 1908) leistet das Optimum des Erreichbaren. Die Wiederherstellung der Duodenalpassage mit Jejunalinterpositum (nach Longmire 1952) wird erst brauchbar, wenn das Interpositum sehr lang (24–30 cm) genommen wird (Gütgemann 1957).

Motilität

A. v. Haller (1764), Eberle (1834), v. Yzeren (1901), Fritsch (1910) finden Magenatonie, Erbrechen, Pylorospasmus nach bilateraler zervikaler oder subdiaphragmaler trunkulärer Vagotomie. Auch die ersten epidiaphragmalen trunkulären Vagotomien Dragstedts (1946) sind enttäuschend. Sie bedürfen einer Drainage durch Gastrojejunostomia posterior retrocolica, um eine klinisch zumutbare Situation herzustellen. Das analoge Phänomen ist für F. Holle u. Janker (1957) Anlaß, die mit beidseitiger trunkulärer Vagotomie einhergehende subdiaphragmatische Fundektomie mit einer Drainageoperation (Gastro-Jejunostomie (GJ), Pyloromyotomie) zu kombinieren. Die Fundektomie, als radikalste Form der proximalen Denervierung des Magens, wird zum Prototyp für die Entwicklung der selektiven proximalen Vagotomie (F. Holle u. Heinrich 1954–1960). Die Bewältigung des Problems einer form- und funktionsgerechten Pyloroplastik zur Wiederherstellung einer normalen Magenpassage findet wesentlich später statt durch F. Holle (1970). Die Klärung des Einflusses der Py auf die Motilität ist der jüngsten Zeit vorbehalten gewesen (Reiser u. G. E. Holle 1982; Reiser et al. 1982) (vgl. S. 246).

Klinische Anwendung

1943 Dragstedt und Owens verwenden eine transabdominelle, bilaterale, epidiaphragmale, trunkuläre Vagotomie in 2 Fällen von Ulkus duodeni.
 Vorläufer von Dragstedt sind:
1911 Exner: bilaterale, trunkuläre Vagotomie (TV) bei tabischen Krisen kombiniert mit Gastro-Enterostomie (GE) oder Gastrostomie.
1912 Bircher: linksseitige TV beseitigt unstillbares Erbrechen nach GE.
1920–1932 Bircher, Borchers, Latarjet, Schiassi, McCrea und Perman experimentieren mit Vagotomie bei Ulkuskranken. Die Vagotomie besteht „in der Resektion von Vagusästen" (Bircher). Hyperazidität und Hypermotilität werden beeinflußt. Die Resultate sind nicht zuverlässig.
1946 Dragstedt et al. finden, daß TV allein unbefriedigend ist. Die Kombination mit Gastroenterostomia posterior retrocolica (1946) oder Pyloroplastik nach Weinberg (1951) bringt eine entscheidende Verbesserung. Ulkuschirurgie ohne Resektion rückt in den Bereich der klinischen Anwendbarkeit; doch liegt die Rezidivrate bei 15%, die der Motilitätsstörungen und Dumpingsymptome bei 30%.
1947 Jackson (USA) und Frankson (Schweden) machen erste Versuche mit selektiven Vagotomien (Resektion des Truncus anterior und des Plexus hepatopyloricus komplett, Truncus posterior selektiv mit Schonung der Rami coeliaci).
1953 Harkins und Nyhus inaugurieren eine selektive komplette Vagotomie des Magenstumpfes nach distaler (40–50%iger) Resektion und Gastro-Duodenostomie (GD) („combined operation").

1954 F. Holle und Heinrich führen die subdiaphragmatische Fundektomie mit bilateraler TV unter Schonung der Rami coeliaci bei Fällen von intra- und subkardialem Ulkus ventrikuli in die Klinik ein. Die Methode ist zugleich der Prototyp einer radikalen proximalen Magendenervierung.

1957 F. Holle und R. Janker: Röntgenkinematographische Untersuchungen von Fundektomien mit verschiedener Ausdehnung der Denervierung ergeben, daß die Motilität verloren geht, wenn die Denervierung über den Angulus nach distal ausgedehnt wird.

1951–1954 Farmer, Colp, Edwards und Herrington kombinieren TV mit (40–50%iger) Resektion GJ.

1957 Griffith und Harkins versuchen bei Hunden eine „partial vagotomy" (=Durchtrennung einzelner Rami gastrici an der Vorder- und Rückseite der Kardia), um ein „Dumpingsyndrom" zu vermeiden. Eine Motilitätsverbesserung oder genügende Säurereduktion konnte nicht erzielt werden. Klinische Erfahrungen werden nicht mitgeteilt.

1960 Burge schlägt eine selektive gastral komplette Vagotomie mit Finney-Pyloroplastik vor. Detaillierte klinische Auswertungen werden nicht gegeben.

1960 F. Holle und Heinrich beobachten an 11 Fällen von 25–30%iger proximaler Resektion (=sparsame Fundektomie mit Schonung der dorsalen Antruminnervation und submuköser Pyloroplastik) daß dieses Modell bei kardianahem Ulkus ventrikuli kurativ wirkt. Erosionen, Rezidivulzera, Passagestörungen bleiben aus.

1960–1964 F. Holle definiert die „selektive proximale Vagotomie" und führt sie in die Klinik ein. Sie bedeutet eine Nervenpräparation am abdominellen Ösophagus und der Kardia so „als ob eine Fundektomie ohne Resektion gemacht würde". Die Antruminnervation muß ventral und dorsal völlig intakt bleiben, ebenso das Omentum minus.

Das eigene System (Tabelle I) wird in der Diskussion zur Behandlung des kardianahen Ulkus bei der 41. Tagung der Bayerischen Chirurgen (Juli 1964) erklärt. Zu diesem Zeitpunkt ist die Zahl genauer definierter selektiver Vagotomien im Kardiabereich mit Pyloroplastik auf 16 Fälle beschränkt. Auf einer Studienreise durch die USA, Herbst 1964, wird die Frage der proximalen Resektion und Denervierung an mehreren Orten diskutiert, so bei Welch (Boston), Walters, Remine (Rochester), Wangensteen (Minneapolis), Harkins, Nyhus (Seattle) und Dragstedt (Gainesville). Die Frage, ob mit einer selektiven proximalen Vagotomie eine nichtresezierende Chirurgie des Gastroduodenalulkus verwirklicht werden könne, stößt auf größte Skepsis. Am negativsten äußert sich Harkins. Er warnt aufgrund seiner Tierversuche, derartiges beim Menschen zu versuchen, da niemals eine Säurereduktion erreicht werden könne, die vor dem Rezidiv zuverlässig

Tabelle I. Form- und funktionsgerechte Operationsverfahren (Holle 1964)

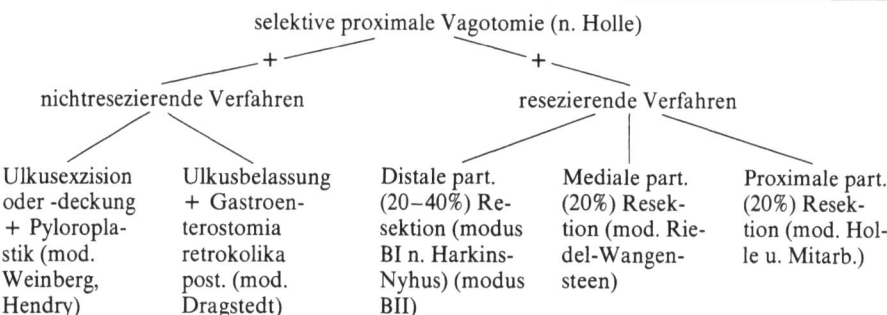

nichtresezierende Verfahren		resezierende Verfahren		
Ulkusexzision oder -deckung + Pyloroplastik (mod. Weinberg, Hendry)	Ulkusbelassung + Gastroenterostomia retrokolika post. (mod. Dragstedt)	Distale part. (20–40%) Resektion (modus BI n. Harkins-Nyhus) (modus BII)	Mediale part. (20%) Resektion (mod. Riedel-Wangensteen)	Proximale part. (20%) Resektion (mod. Holle u. Mitarb.)

schütze. Dies sei nur durch Verbindung einer selektiven Vagotomie mit Antrektomie erreichbar. Gemeinsame weitere Versuche werden mit Harkins und Nyhus verabredet über Operationen, welche einen pathophysiologischen „background" besitzen, d. h. die dem Prinzip des „form- und funktionsgerechten" (=„based on form and function") Operierens entsprechen.

Dragstedt ist „fascinated" von dem Vorschlag einer SPV, lehnt aber zunächst im Vertrauen auf seine Kombination (TV plus no-loop-Anastomosis posterior retrocolica) ihren Gebrauch am Menschen ab. 1965 besucht er die Poliklinik München. Nach einigen Operationen lautet sein Urteil: „Fritz, I like to see you operate but i don't like your operation. What you do is all but a vagotomy." Die Erklärung, daß mit voller Absicht kein Gebrauch von einer „superselektiven Vagotomie" gemacht wird, d. h. von einer, welche nur die vagalen Fasern erfassen dürfte, sondern von einer magenwandnahen „Vago-Vaso-Sympathektomie", welche die gesamte Ösophago-Fundus-Korpus-Region denudiert, wird schließlich als die einzige evtl. praktikable Möglichkeit akzeptiert. Die volle Zustimmung erfolgt erst 1974 (fast 10 Jahre später):

„... At the present time I'm recommending the procedure that you do as the one that is most likely to give a good result in the hands of a skilled surgeon in towns throughout the world ranging in population from 10 000 to 100 000 and upwards. Lester R. Dragstedt Ph. D. M. D. Research Professor of Surgery and Professor of Physiology Emeritus."

Am zuversichtlichsten kommentiert Wangensteen die Frage nach einer Filmvorführung über Fundektomie bei Kardiaulkus mit den Worten:

„Wenn man von den günstigen Ergebnissen Fergusons mit einer medialen Segmentresektion bei erhaltener Antruminnervation und von Riedel's und den eigenen unbefriedigenden Ergebnissen mit derselben Operation ohne Berücksichtigung der vagalen Innervation ausgeht und damit die Ergebnisse der Fundektomie bei erhaltener Antruminnervation vergleicht, so scheint es durchaus denkbar, daß eine selektive Vagotomie des Magenfundus auch ohne Resektion eine sinnvolle Therapie des Ulkusleidens erbringen könnte."

Mit diesen kritischen Anregungen und Warnungen ausgestattet, wird die „selektive proximale Vagotomie" ab 1. 1. 1964 an der Chirurgischen Universitäts-Poliklinik München als definierte Methode eingeführt und von nun an konsequent dokumentiert und ausgewertet. Die erste nachuntersuchte Serie von 171 Fällen wird am 1. 6. 1967 abgeschlossen und 1968 in F. Holle et al., *Spezielle Magenchirurgie,* S. 509, vorgelegt.

Ab 1967 bekunden zahlreiche in- und ausländische Kollegen ihr Interesse an der Methode durch ihren Besuch an der Klinik, durch Einladungen an ihre Kliniken, durch Diskussionen auf Kongressen und durch eigene experimentelle und klinische Beiträge zum Thema (s. Anhang).

Die Ausarbeitung der „nichtresezierenden Ulkuschirurgie" durch Definition und Begründung der „adäquaten selektiven proximalen Vagotomie" (a-SPV) und „form- und funktionsgerechten Pyloroplastik" (ff-Py) und ihre praktische Anwendung

Die Chronik und Wertung eines Prozesses, wie des vorliegenden, darf zu Recht mit dem gelegentlich gebrauchten Wort Pasteurs überschrieben werden:

„Auf dem Gebiet der klinischen Beobachtung beglückt der Zufall nur einen, dessen Geist vorbereitet ist." Doch ist es wirklich der Zufall? Die Wirkursache ist nach aller Wahrscheinlichkeit nichts zufälliges, sondern eine elementare Kraft, die eben nur dem darauf vorbereiteten Geist die Initiative verleiht, einen neuen Weg mit Vorsicht zu betreten und mit kritischer Selbstkontrolle Schritt für Schritt konsequent fortzugehen. Wer dann auf irgendeinem Gebiete Fachmann ist, für den gehört es sich, daß er die grundlegenden Prinzipien des Verfahrens, das er das seine nennt, aufzeigt.

Dies soll nunmehr geschehen!

I. Phase	1960–1964	155 Vorläuferfälle
	Technik:	Fundektomie, TV, partielle SV mit medialer und distaler Resektion, SPV und Pyloroplastik (Weinberg, Heineke, Mikulic)
	Publikation:	41. Tagg. Bayer. Chirurgen-Vereinigung. Erstmalige Definition des Systems der mit SPV kombinierten Operationen (vgl. Tabelle I)
II. Phase	1964–1967	235 Fälle
	Technik:	SPV im Kardiabereich und Pyloromyotomie (oder nach Weinberg)
	Tierexperimente:	zur Sekretion und Technik
	Publikation:	F. Holle et al. 1968, *Spezielle Magenchirurgie,* S. 500–509
III. Phase	1967–1970	580 Fälle
	Technik:	SPV nach kaudal erweitert, Blaufärbung nach Lee, submuköse und offene Pyloroplastik

	Tierexperimente	zur Saurereduktion, Gastrinerfassung
	Publikation	F Holle et al 1970, *Form- und funktionsgerechte Chirurgie des Gastro-Duodenal-Ulcus*
IV Phase	1970–1976	940 Falle
	Technik	Lupenarbeit zur Grenzastbestimmung, Definition adaquate selektive proximale Vagotomie (a-SPV) und form- und funktionsgerechte Pyloroplastik (ff-Py)
	Tierexperimente	zur a-SPV-Saurereduktion – O-Theorie für die Sauresekretion (vgl S 244) – zur Technik der Pylorektomie – Schlussel der Methode Nuchtern-Magen saurefrei, bei Futterung-Magen noch saurehaltig, Entwicklung eines Gastrinprofiltests
	Publikation	F Holle und Andersson 1974, *Vagotomy*
V Phase	1976–1980	1456 Falle
	Technik	zur Darstellung des dorsalen Grenzastes Definition 3 „regions of interest" 1) Ubergangszone Kardia 2) Ubergangszone Angulus 3) Ubergangszone Pylorus Dissektion des antropylorischen Ubergangs in der Grenzmembran Entwicklung des Kombinationstests Szintiscan-Probemahlzeit / Gastrinprofil Simultanuntersuchung zur genaueren Erfassung der Passage und deren Beziehung zur Sekretion (gemeinsam mit Leisner und Londong)
	Tierexperimente	zur Motilitat, deren Beeinflussung durch a-SPV und/oder Pyloroplastik
	Publikation	S B Reiser und G E Holle 1982, S B Reiser et al 1982 F Holle, G E Holle, Vagotomy & Pyloroplasty, 1980
VI Phase	ab 1980 – 1 7 1982	1550 Falle Erarbeitung einer kontrollierten (Doppelblind-)Studie mit definierter Selektion Diagnostikregime, Indikation, Technik, kleinstmoglicher Zahl von Operateuren und Untersuchern, Psychotests

Pathophysiologie

Zielvorstellung ist die Beseitigung der Störungen von Form, Sekretion und Motilität durch form- und funktionsgerechte Korrektur des Gesamtmagens. Aus Beobachtungen an Fundektomien lassen sich folgende relevanten Daten entnehmen:

- Eine proximale Resektion unter Mitnahme der Gefäß-Nervenversorgung ist die radikalste Form einer Denervierung des proximalen Magens.
- Nur eine radikale Denervierung der Kardia-Fundus-Korpus-Region erzielt eine wirksame Säurereduktion.
- Durch sie wird die Säureproduktion im Nüchternzustand vollständig (Reduktion = 100%) ausgeschaltet.
- Bei Fütterung kommt es zur Dilatation und Retention großer Mengen eines Gemisches von Nahrung und Magensaft. Dieses enthält erhebliche Säurekonzentrationen.

– Der Eingriff verändert die Sekretion je nach Funktionsphase in ambivalenter Weise.
– Im distalen Magenrest kommt es in 20% der Fälle zu erosiven Mukosaläsionen und in ca. 10% der Fälle zu Ulkus ventrikuli (Uv).
– Versuchstiere erbrechen nach Aufnahme gewohnter Nahrungsmengen diese regelmäßig.
– Beim Menschen müssen nicht selten Drainagemaßnahmen zur Entleerungsverbesserung angelegt werden. In Analogie zum „Dragstedt-Problem" nach bilateraler TV besteht dasselbe offenbar auch nach Fundektomie.
– Die Schonung der dorsalen Antruminnervation sichert die aktive Entleerung des Restmagens. Eine zusätzliche Drainageoperation führt eine annähernd normale Entleerung herbei.
– Die auf das proximale Drittel beschränkte Fundektomie mit erhaltener dorsaler Antruminnervation und Drainage ist klinisch brauchbar.

Von der Fundektomie zur nichtresezierenden Methode (1960–1964)

In dieser Phase wird schrittweise dazu übergegangen, auf die Resektion zu verzichten und alle Sorgfalt auf die Schonung der ventralen und dorsalen Antruminnervation zu legen. Die Drainagemaßnahme wird auf eine Pyloromyotomie beschränkt. Retentionssymptome oder Rezidivulzera treten bei diesem Vorgehen nicht auf. Die Säurereduktion liegt bei 90%, die Entleerung ist ungestört, eher etwas beschleunigt.

Damit ist das *wissenschaftstheoretische Modell* gefunden (vgl. Abb. 3), welches einer konsequenten Prüfung unterzogen wird bezüglich:

(i) Säurereduktion (ii) Gastrin (iii) Motilität

Die selektive proximale Vagotomie (SPV) der ersten Generation (1964–1970) bewirkt eine Reduktion des BAO um $\geq 75\%$ (± 2–3%).

Die adäquate SPV (a-SPV) der nächsten Generation (ab 1970) reduziert den „basal acid output" (BAO) um $\geq 95\%$ (± 1–2%).

Der Schritt von der SPV zur a-SPV ist entscheidend; denn durch ihn kommt die a-SPV der Erfüllung des 0-Theorems sehr nahe. Sie bewirkt:

– eine Reduktion des BAO auf 0,0 mval/l
– eine Reduktion des MAO_{30} nach Insulin auf 0,0 bis 1,0 mval/l
– eine Herabsetzung der Rezidivquote um das 15fache gegenüber einer inadäquaten SPV.
– eine Reduktion des BAO von $\geq 90\%$
  des „peak acid output" PAO von ca. 75% nach Insulin auch bei starker Hyperazidität (Ausnahme alle Grade eines ZES)
– keine Konversion der Säurereduktion innerhalb von 7 Jahren

– eine numerische absolute und relative Abnahme der Belegzellen (G. E. Holle 1974) von 74% bei Ulkus duodeni (Ud), von 73% bei Uv, 5 Jahreskontrollen ergeben: Konstanz des Effektes über 5 Jahre hinaus. Die Abnahme der Zahl und Dichte der Belegzellen ist eine der primären Ursachen für die Säurereduktion nach a-SPV und ff-Py
– eine Reduktion der Durchblutung im nüchternen Magen von 46% (Lenz 1977, 1980). Die Zirkulationsgrößen bei Fütterung sind noch zu erheben.
– Die a-SPV ist also bezüglich der Säurereduktion die wirksamste Form einer Vagotomie.

Gastrinfreisetzung

Durch ihre Bestimmung gelingt es, die Sonderfälle von gastrinbedingter Sekretionsanomalie ausfindig zu machen (F. Holle und Bauer 1974; Londong 1981).

Die Einzelsituation wird durch ein Gastrinprofil nach halbfestem Probemahl erfaßt. Das Probemahl kann mit einer Funktionsszintigraphie der Magenpassage kombiniert werden (Leisner 1980; Londong 1981). Die Parameter „Gastrin", „Magenpassage" und „Refluxe" werden damit simultan bestimmt. Auffällig erhöhte Werte des Basalgastrins erfordern weitere Provokationstests mit *Sekretin* oder Kalziuminfusion zum Ausschluß eines ZES. Grenzfälle von Gastrinzellhyperplasie zeigen einen auffallenden Anstieg des postprandialen Gastrins. Hierzu ist der Nahrungsaufnahmetest besonders geeignet. Auch bei Rezidiven sollte dieser Test erfolgen. Für Fälle von extremer Gastrinreaktion nach Nahrungsaufnahme ist die Antrektomie und die Ausschaltung der Duodenalpassage obligatorisch. Bei gastrinombedingtem ZES wird chirurgischerseits die Totalresektion gefordert. Es muß das ganze Erfolgsorgan entfernt werden. Mit Antigastrinen (Proglumid) oder Kombinationen von H_2-Blockern (Ranitidin und Gastrozepin) können Remissionen erzwungen werden. Solange die Belegzellmasse existiert, wird der Patient aber nicht aus dem erhöhten Risiko vitaler Komplikationen befreit sein.

Motilität

Der Parameter „Motilität" wird häufig unterbewertet. Die Relevanz der Motilitätskorrektur des Antrums mit seinen komplexen Kontrollfunktionen wird zu gering eingeschätzt. Die durch a-SPV geschaffenen Vorteile hinsichtlich der zuverlässigen Säurereduktion (*1. Gebot*) dürfen nicht zur Vernachlässigung ihrer Nachteile führen. Diese sind:

– Verlust von Afferenzen und dadurch bedingte Regelungsstörungen des Fundus
– dazugehörige Motilitätsstörungen der antro-pylorischen Region

- Hypergastrinämie verschiedener Intensität
- durch Retention verlängerte Einwirkung von gestautem Mageninhalt mit zunehmender Säurekonzentration bei Fütterung
- davon herrührende erosive und ulzerative Gastritis bis zu peptischem Uv
- Ösophagitis und Erbrechen

Das *2. Gebot* lautet daher:

Der Ausgleich der Nachteile der a-SPV kann durch eine Pyloroplastik erreicht werden, sofern sie form- und funktionsgerecht ist. Sie muß eine plastisch-chirurgische Korrektur sein, welche eine annähernd normale Leistung der antropylorischen Region wieder herstellt.

Merke! Alle konventionellen Pyloroplastiken (Heineke-Mikulicz, Jaboulay, Finney, Weinberg) sind form- und funktionswidrig!

Für die Entleerung des Magens ist die Funktion des Abschlußsegmentes der antro-pylorischen Region maßgebend (Stelzner et al. 1981). Diese, abgesehen vom Sphinkter ani, meiststrapazierte Hochdruckzone des Magen-Darm-Kanals ist sehr oft mehr oder weniger stark wandgeschädigt. Exogene Einflüsse durch Nahrungs- und Trinkgewohnheiten spielen wohl die Hauptrolle für das Zustandekommen chronischer Wandschädigungen, welche auch die intramuralen neuralen Plexus befallen können (Stochdorph u. Brückner, 1974). Auf diese Weise wird die Motilität der gesamten Region in Mitleidenschaft gezogen. Es kommt zur „maladie antrale".

Die motorische und elektrische Aktivität der gastro-duodenalen Übergangszone vor und nach alleiniger Pyloroplastik, vor und nach alleiniger a-SPV, sowie vor und nach a-SPV plus ff-Py wurde in den letzten Jahren in Tierversuchen geklärt (S. B. Reiser u. G. E. Holle 1982; S. B. Reiser et al. 1982). Prüfgrößen sind der Motilitätsindex (MI) und die prozentuale kontraktile Aktivität (KA).

Alleinige a-SPV bewirkt am Antrum eine Zunahme des MI und der kontraktilen Aktivität um 50–100% *nach Nahrungsaufnahme.* Sie bewirkt außerdem eine verzögerte Entleerung. Im Nüchternzustand unterscheiden sich Operierte von Nichtoperierten kaum. Die Nahrungsaufnahme ist der entscheidende Regelimpuls für die Erfassung der Motilität und deren Abgrenzung vom Nüchternmuster.

Alleinige submuköse ff-Pyloroplastik (ff-Py) besteht aus einer Reduktion der Muskelmasse im Torusbereich. Nach ihr bleibt der postprandiale Anstieg des MI und der KA aus, als Zeichen einer Schwächung der kontraktilen Muskelmasse. Das bewirkt eine beschleunigte Entleerung. Der Grad der Beschleunigung hängt vom Ausmaß der Muskelreduktion ab.

Richtige Kombination von a-SPV und ff-Py bewirkt einen Ausgleich der gegensinnigen Effekte von a-SPV bzw. ff-Py. Es resultieren der Norm angenäherte Motilitätsverhältnisse, d. h. die Wiederherstellung einer ungestörten Entleerung. Es ist günstiger, wenn sie etwas rascher erfolgt, als zu langsam. Die postoperativ ebenfalls gestörte rezeptive Relaxation des proximalen Magens paßt sich in der Regel innerhalb von 6 Wochen den neuen Verhältnissen an. Der operierte Magen darf bis dahin nicht mit zu großen Mengen gefüllt werden.

Es liegt somit in der Hand des Operateurs, die Muskelreduktionsplastik am terminalen Segment der antro-pylorischen Region richtig zu bemessen. Sie muß dort angebracht werden, wo die Muskelmasse am kräftigsten ist. Die zirkuläre Muskulatur verflicht sich mit Teilen der longitudinalen Stränge des Antrums. Sie endet im Pylorus und beginnt im Duodenum wieder. Es besteht zwischen beiden eine *hypomuskuläre Zone*, welche die elektrischen Aktivitäten von Antrum und Duodenum voneinander isoliert. Diese effektiv nichtleitende Zone läßt sich präparatorisch darstellen (S. B. Reiser und G. E. Holle 1982). In dieser Schicht muß die Auslösung der Muskelmasse bei der Reduktionsplastik erfolgen. Die Trennzone sollte möglichst geschont werden, indem nur der Muskelwulst der vorderen Zirkumferenz proximal der hypomuskulären Zone entfernt wird. Andererseits darf nicht zuviel vom Torus oder der gesamte Pylorus stehengelassen werden (Heymann 1979). Eine zu hohe Rate von Stenosen mit Retentionssymptomatologie müßte die Folge sein.

Vier verschiedene Regelfälle für eine individuell angepaßte Reduktionsplastik des Pylorus konnten inzwischen erarbeitet werden (F. Holle 1970, F. Holle u. Andersson 1974; F. Holle u. G. E. Holle 1980) (vgl. Tabelle III 1 c, Abb. 2 und 3). Trotz der seit Einführung der nichtresezierenden Methode oft wiederholten Hinweise auf die nachteiligen Folgen der Unterlassung einer Pyloroplastik wird von zahlreichen Autoren noch immer versucht, das Problem durch eine alleinige SPV zu lösen (Amdrup et al. 1975; Burge 1976; Greenall et al. 1969; Hollender 1970; John et al. 1981).

In diesem Vorgehen wird von manchen sogar ein Fortschritt erblickt. In Wirklichkeit ist es ein Rückschritt. Die oben zitierten Tierexperimente von Reiser bestätigen die Richtigkeit der Beobachtungen der Münchener Arbeitsgruppe und der Auffassung des Autors von der Notwendigkeit einer zusätzlichen form- und funktionsgerechten Pyloroplastik zur Sicherung eines kurativen Effektes der Operation bei echtem Gastroduodenalulkus-(GDU) Leiden.

Als Protagonist des klinischen Gebrauchs der Methode möchte ich an dieser Stelle wiederum davor warnen, die Versuche fortzusetzen, in der nichtresezierenden Ulkuschirurgie ohne Pyloroplastik zu operieren. Die Leidtragenden wären die Methode und die Patienten. Wer die nichtresezierende Methode wählt, muß sich auch die Technik der neuen Pyloroplastiken aneignen.

Das Prinzip a-SPV und ff-Pypl

Der Schlussel der nichtresezierenden Methode lautet

a) *Fur die Sekretion*

In der *Nuchternphase* ruht die Saureproduktion via Vagus und Gastrin (=Schutz vor Saure zur Unzeit)

In der *Futterungsphase* ist eine reduzierte Saureproduktion via Gastrin vorhanden (=ausreichend Saure wahrend der Nahrungsaufnahme)

b) *Fur die Motilitat*

Durch Hinzutreten einer ff-Pyloroplastik zur a-SPV werden der durch a-SPV postprandial gesteigerte MI und die erhohte kontraktile Aktivitat auf die Norm zuruckgefuhrt Normalisierung der Kontrollgroßen der antro-pylorischen Region wird so erzielt Sie wirkt als Schutz vor Retention (=gastro-osophagealer Reflux – Gastritis – Osophagitis – Erbrechen – Ulkus ventrikuli)

Die Eintrittstellen der ventralen (meist zwei) und dorsalen (meist 1) Grenzaste in die Antrumwand zeigen die Ausdehnung der „Ubergangszone" im Angulusbereich an (Holle 1970) Ihr Verlauf ist aus Abb 2 und 3

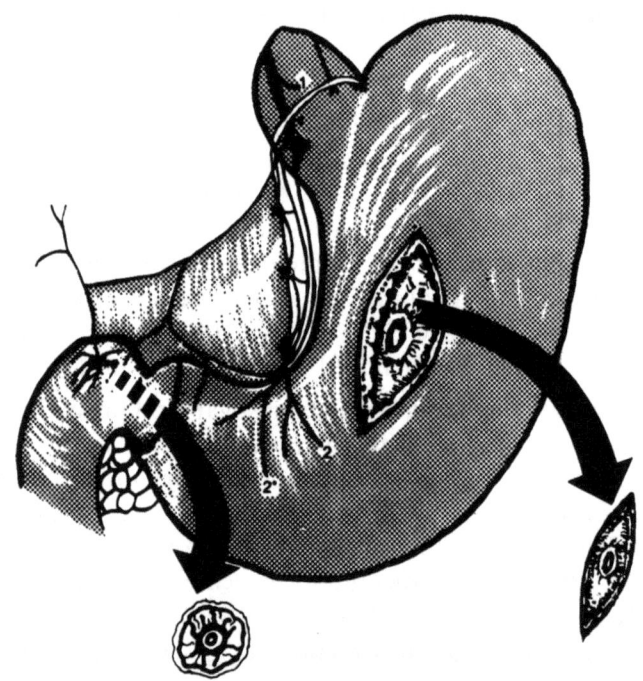

Abb. 2. Praktisches Muster bei Ud und/oder Uv
I   a-SPV und submukose ff-Pyloroplastik (Ud)
SPV + Ulkusexzision uber Gastrotomie (Uv)
II   Ulkusexzision uber offene ff-Pyloroplastik (Ud)
III   Ulkusexzision durch Pylorektomie (Ud)
Wiederherstellung durch GD (direkt) oder durch mod IV (vgl Abb 3 IV)

ersichtlich. Die Übergangszone teilt den Magen in einen *proximalen Säuremagen* und einen *distalen Muskelgastrinmagen.* Die a-SPV-Präparation trennt beide Abschnitte funktionell voneinander. Die proximale Hälfte verliert ihre Fähigkeit zur direkt-vagalen Säurebildung. Die distale Hälfte behält durch weitgehende Schonung des Schrittmacherareals im Angulusbereich größtenteils ihre Fähigkeit, die Funktionen des Antrums (Motorik und Gastrinfreisetzung) in Gang zu halten.

Das Prinzip „a-SPV plus ff-Pyloroplastik" bedeutet darüber hinaus für die allgemeine Chirurgie, daß der a-SPV präparierte Magen Potentialitäten besitzt für eine Reihe von Operationen, bei welchen der Magen bisher ganz oder teilweise geopfert werden mußte. Das geschah z. B. immer dann, wenn man befürchten mußte, vom proximalen, innervierten Magenrest könnten Anastomosen- oder Rezidivgeschwüre ausgehen. Eine neue Möglichkeit konnten wir bereits erproben (Heltzel u. F. Holle 1982) (vgl. Abb. 3, IV). Eine ähnliche Passagerekonstruktion ohne Magenresektion für Fälle von Duodenopankreatektomie unter Benutzung des gleichen Prinzips wurde von Klempa (1978) angegeben.

Das Prinzip „a-SPV" besteht also darin, daß der in der Nüchternphase säurefreie Magen ein aktiv bewegliches Antrum behält, mit welchem es möglich ist, bei vollerhaltenem Magenreservoir eine „bewegliche Anastomose (End-zu-Seit (EzS), EzE)" mit jedem beliebigen Darmabschnitt herzustellen.

Das *praktische Modell* der nichtresezierenden Methode ist (Abb. 2):
- nichtresezierend
- das Ulkus und Narben lokal entfernend
- den proximalen Magen extragastral radikal denervierend und devaskularisierend
- die Form und die Innervation sowie die Durchblutung der antro-pylorischen Region sorgfältig schonend; jedoch bis an die Eintrittstellen der Grenzäste 1, 2, 2', 3 so dicht als möglich herangehend.
- die Passage durch individualisierende Muskelreduktionsplastik des antro-pylorischen Abschlußsegmentes normalisierend.

Spezielle Indikation und Verfahrenswahl für die Methode

Das Gelingen der nichtresezierenden Methode hängt von drei, jedem erfahrenen Chirurgen geläufigen Bedingungen ab:

a) von einem alle hochgradig relevanten Parameter *umfassenden Diagnostikregime* (Tabelle II). Nur aus einem differenzierten Erfassungssystem kann eine logische *Indikation* abgeleitet werden und auf diese Weise „unnötiges Operieren" vermieden werden.

b) von einer *strengen Indikation,* die sich von Zahl, Art und Schweregrad der ermittelten Form- und Funktionsstörungen leiten läßt (Holle in

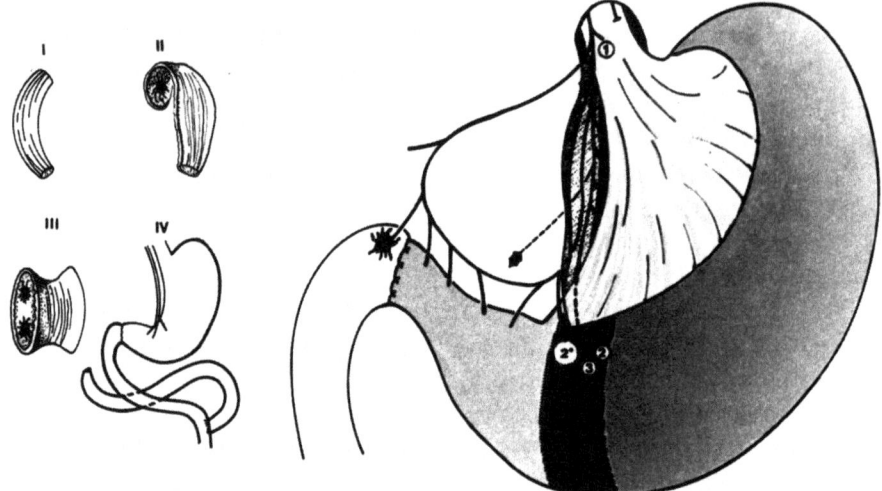

Abb. 3. nichtresezierendes Verfahren bei Ulkusduodeni: 1, 2, 2', 3 = Grenzäste,
a-SPV = Denervierung von ① bis ②, ③
Grad I = submuköse ff-Pyloroplastik
Grad II = offene ff-Pyloroplastik
Grad III = Pylorektomie
Grad IV = Versorgung bei schwierigem Duodenum „nach Pylorektomie": a-SPV + GJ (EzE)
+ Duodenalverschluß + JJ (EzS-Y nach Roux)

Bünte et al. 1982; Demling im Druck). In der eigenen Erfahrung haben sich
aus der Wertung aller diagnostischen Parameter 5 Regelfälle für die Verfahrenswahl ableiten lassen (Tabelle III), die sich auf eine Gruppe (Tabelle
III, 1, 2) von für die nichtresezierende Methode geeigneten Fällen und eine
andere Gruppe (Tabelle III, 3, 4, 5), welche nur durch eine mit a-SPV kombinierte partielle bzw. durch totale Resektion erfolgreich therapierbar ist, verteilen. Im Fall 1 und 2 (Ud (Abb. 3) oder Uv) ist das in Abb. 2 angegebene
nicht resezierende Modell anwendbar. Fall 3 (Ud mit Gastrinzellhyperplasie oder mit starkem duodeno-gastralem oder gastro-ösophagealem Reflux)
erfordert a-SPV oder SV mit primärer Resektion.

Tabelle II. Diagnostikregime

ambulante Untersuchung – Anamnese	
Röntgen:	Magenpassage und Refluxe
Endoskopie:	Pathologische Veränderungen, Histologie, Motilität
Sekretion:	Säure nach Pentagastrin- und Insulinstimulation, Gastrin basal, Profil nach Fütterung, Sekretintest oder Kalziuminfusion)
Motilität:	durch Szintigraphie:
Passage:	Ösophagus → Magen;　Pylorus → Duodenum
Refluxe:	Duodenum → Magen;　Magen → Ösophagus
Psychotests durch Psychologen	
Klinikkonferenz:	Indikation, Aufklärung, Abgrenzung kontrollierter Studien

Tabelle III. Indikationstabelle zur Abgrenzung der nichtresezierenden von den resezierenden Verfahren

---

1. Ulkus duodeni – Nichtresezierende Standardtechnik (95 bis 98%) (vgl. Abb. 2)
   a) Sekretion:
      BAO↑ PAO↑↑ PG/I↑↑ – Gastrin: basal → F-Profil↑
   b) Motilität:
      Passage↑↑ (↓ bei Stenose)
   c) Technik:
      a-SPV + ff-Pypl   (I   submukös)
                                         (II   offen + Ulkusexzision)
                                         (III Pylorektomie + GD)
      Schwieriges Duodenum: (IV   Pylorektomie + GJ-End-zu-End + JJ-Y)
   D: Vagale Hypersekretion / (Pylorusstenose)
      Regelfall bei Ulkus duodeni

2. Ulkus ventrikuli – Nichtresezierende Standardtechnik (50%) (vgl. Abb. 2)
   a) Sekretion:
      BAO↓ PAO → PG/I↑↓ Gastrin: basal → ↑F-Profil → ↑
   b) Motilität:
      Passage↓
   c) Technik:
      SPV + Ulkusexzision lokal (Schnellschnitt)
      + sm. Pypl – (Cave: Antruminnervation!)
   D: Hyposekretion – Hypomotilität
Regelfall bei Ulkus ventrikuli

3. Ulkus duodeni – Primäre Resektion (1 bis 2%)
   a) Sekretion:
      BAO↑↑ PAO↑ PG/I↑↑ -Gastrin: basal↑↑ F-Profil↑↑↑
      Kalziuminfusion ↗↑↑ Histologie: G-Zellen + + +
   b) Motilität:
      Passage↑
   c) Technik:
      SV + 40%-Antrektomie + (GJ + FA)
   D: Hyperaktives Antrum, d-g-Reflux, Antrumgastritis
      G-Zellhyperplasie, g-oe-Reflux, Ösophagitis

4. Ulkus ventrikuli – Primäre Resektion (50%)
   a) Sekretion:
      BAO↓ PAO → ↓ PG/I↑ → ↓ -Gastrin: basal → ↑ F-Profil↑
   b) Motilität:
      ↓ (∅ bei Atonie, Spontandenervation)
      Histologie:
      Malignitätsverdacht oder -beweis
   c) Technik:
      Uv (distal): SPV + 30–40%-Antrektomie + GD
      Uv (medial): SV + 50–70%-Resektion + GJ + FA
   D: Stase oder/und Malignität, d-g-Reflux, Gastritis, g-oe-Reflux, Ösophagitis

5. U.d. / U.v. – ZES (2–3%)   Totalresektion
   a) Sekretion:
      BAO↑↑↑ PAO↑↑↑ BAO/PAO < 0,6 meq
      Gastrin: Basal↑↑↑ Sekretin paradox, Kalziuminfusion ↑↑↑
   b) Motilität:
      Passage↑↑↑ CT: Pankreastumor(en)
      Histologie:
      Glanduläre Hyperplasie
   c) Technik:
      Totale Gastrektomie (+ Pankreatektomie?)
      (Ö-J n. Roux oder Longmire)
   D: ZES (Zollinger-Ellison-Syndrom)

Fall 4 (Uv mit Stase, Malignitätsverdacht, starken Refluxen) erfordert SV mit primärer Resektion. Fall 5 (multiple Ulzera bei ZES) erfordert Totalresektion.

Bei unvermeidbarer *Pylorektomie* und danach bestehendem *„schwierigem Duodenum"* kann die Situation gerettet werden durch a-SPV plus Duodenalverschluß plus Durchtrennung des Jejunums 25 cm aboral der Flexura duodeno-jejunalis plus retrokolischem Hochführen der Jejunumschlinge plus *Gastro-Jejunostomie (EzE)* = *mobile Anastomose* plus JJ (EzS-Y nach Roux) (vgl. Tabelle III, 1, IV und Abb. 3, IV; Heltzel et al. 1982).

c) Von der Anwendung einer perfekten Operationstechnik (s. F. Holle und G. E. Holle 1980, *Vagotomy and Pyloroplasty,* Darstellung der einzelnen Operationsakte).

Rezidive, Fehler und Resultate der Methode

Härtester Prüfstein der Effizienz der Methode in den Händen des Einzelchirurgen oder einer Arbeitsgruppe ist die Rezidivquote. In der eigenen Serie konnten bei Vergleich von 2 verschiedenen Perioden (Tabelle IV) für

Tabelle IV. Rezidive in Perioden $\geqq 5$ Jahre

	1. Periode (1964–1971)	2. Periode (1972–1977)
Ud	1,5%	2,7%
Uv	2,1%	7,3%
Ulzera total	1,6%	3,3%

das Ud etwas, für das Uv stärker abweichende Quoten ermittelt werden. Als Gründe fanden sich:
- für das wesentlich ungünstigere Abschneiden des Uv die Tatsache, daß die Indikation nichtresezierend vorzugehen, für das Uv im 2. Jahrzehnt weiter ausgedehnt wurde als im ersten. Die anfängliche Meinung, daß 70–75% der Uv nichtresezierend bewältigt werden könnten, muß nach den Kontrollen im 2. Jahrzehnt verlassen werden. Der Prozentsatz liegt eindeutig niedriger. Genaue Ausrechnungen liegen noch nicht vor;
- ein nahezu kompletter Wechsel der Operateure. Im 2. Jahrzehnt operierten auch Chirurgen mit wesentlich kürzerer Erfahrung;
- unvollständige anamnestische und diagnostische Erfassung in der 1. Periode. Es werden z. B. um so häufiger persistierende Ulzera und „symptomlose" Rezidive entdeckt je mehr endoskopiert wird. Es ist ein unver-

tretbarer Fehler, die regelmäßigen Nachuntersuchungen zu vernachlässigen oder ihre Unterlassung zu propagieren (John et al. 1981);
- die Nichteinhaltung eines differenzierten Diagnostiksystems, welches die Indikation auf die geeigneten Fälle einschränkt. Es trennt die absoluten von den relativen oder den Verlegenheitsindikationen ab. So kommt es zwangsläufig zur Selektion technisch schwerer Fälle. Auf diese kommt es aber an! Die leichten gehören fast stets zum Internisten. Auch gegen diesen Grundsatz wird oft verstoßen. Man bekommt nicht selten Patienten zu sehen, die wegen eines „Ulcus sine ulcere" operiert wurden. Es wäre eine völlige Verkennung der Methode, wenn sie als Mittel angesehen würde, mit dem sich die Magenchirurgie via Vagotomie in die interne Medizin einschleichen könnte;
- eine nicht durchweg genügend strenge Kontrolle über längere Perioden. Bei Ud sind Rezidivquoten zwischen 1% und 3% über 10 Jahre und mehr erzielbar. Wer höhere Rezidivquoten bei sich feststellt, sollte vor allem an folgenden Fehlerquellen nachforschen:
Diagnostik – Indikation – Verfahrenswahl – Technik. Rezidiv- und Komplikationsquoten von 5–22%, wie sie noch immer berichtet werden, sollten mittlerweile überwunden sein. Sie müssen und dürfen nicht hingenommen werden.

Für das Problem der Pyloroplastik können folgende Faustregeln gelten: Eine *alleinige SPV* kann adäquat oder inadäquat ausgeführt werden. Wird sie inadäquat operiert, wird in der Regel die Rezidivquote zu hoch sein. Wird sie adäquat ausgeführt, wird es in der Regel zu Pylorusverengung und zu Retentionsbeschwerden kommen. Die ständige Stase kann Ulzera ventrikuli hervorrufen.

Eine *alleinige Pyloroplastik* in den konventionellen Ausführungen wirkt meist verschlechternd, weil die Säure nicht reduziert wird, und weil die Entleerung beschleunigt und ein duodeno-gastraler Reflux verstärkt wird. Das Rezidiv ist ziemlich sicher. Nur in Ausnahmefällen (Erwachsenenpylorospasmus, pyloric channel syndrom", leichte Formen von „maladie antrale") kann eine alleinige form- und funktionsgerechte Muskelreduktionsplastik indiziert sein.

Alle denkbaren *Fehler der Technik* wurden und werden noch begangen. Die wichtigsten sind:
- Unkenntnis und/oder Nichtbeachten der Grenzäste
- unvollständige Vagotomie im His-Winkel und am dorsalen Fundus
- Nichtbeachten der „3 regions of interest" und traumatische Schädigung derselben, z. B. durch zirkuläre Durchtrennung des Muskelmantels der Kardia bis auf die Mukosa (John 1982)
- Präparation der SPV vom Angulus nach kranial; die Erkennung und Dissektion der Grenzäste ist bei diesem Vorgehen zu unübersichtlich, bei Hämatombildung kann sie unmöglich werden

- die Verwendung von Klammernähapparaten in der Absicht, die SPV „mit einem Druck" herzustellen
- die Unterlassung der Pyloroplastik oder deren zu kleine oder technisch ungenügende Ausführung
- die Antrotomie zum Zweck der stumpfen Sprengung einer Pylorusenge oder zur Ausführung von intraoperativen Tests (Grassi-Test) oder zur Erweiterung der Pylorusgegend mittels Quervernähen der Inzision (Modus Heineke).
- die Mißachtung des „Noli me tangere" für das Antrum. Es darf nur über dem Torus mittels leicht oral-konvexen Bogenschnittes eröffnet werden. Von dort aus kann sowohl die submuköse Muskelreduktionsplastik ausgeführt werden, als auch zu den Korrekturen höherer Schweregrade fortgeschritten werden.
- Die Plastik muß die vordere Zirkumferenz des terminalen Segments bis in „gesunde" Antrummuskulatur hinein und alle pathologischen Veränderungen entfernen. Letzteres kann sogar zu einer Pylorektomie zwingen.
- die Verwendung von intraoperativen Tests, welche physiologisch nicht begründbar sind (Burge-Test), hingegen den Operateur von seiner eigentlichen Aufgabe, eine anatomiegerechte Präparation zustande zu bringen, abhalten. Sie sind eine überflüssige Komplikation der Technik, sofern die a-SPV mit neurochirurgischer und die Pyloroplastik mit plastisch-chirurgischer Perfektion ausgeführt wird. Auf jede weitere technische Hilfe, außer der einer guten Assistenz und einer geschickten Operationsschwester, kann verzichtet werden.
- Versuche des Operierens mit allgemeinchirurgischer Technik und Instrumentarium. Das Spezialinstrumentarium (Fa. Ulrich – Ulm/Donau) ist eine nicht zu unterschätzende Hilfe für die Genauigkeit der Präparation, die sich öfters im Grenzbereich des mit freiem Auge Erkennbaren bewegt.

Resultate

Die *Kombination einer a-SPV und ff-Pypl* bietet nach aller Wahrscheinlichkeit die günstigsten Aussichten auf eine Heilung (F. Holle u. G. E. Holle 1980).

Aus der letzten Bilanz der Methode (1. März 1980) geht der Rang der a-SPV + ff-Pypl bei unkompliziertem Ud im Vergleich zu repräsentativen Serien von Vagotomieverfahren anderer Kliniken (Tabelle V) hervor. Die Aufstellung zeigt die hohe Leistungszahl, die in den einzelnen Parametern mit ihr erzielt werden kann. Ob der Methode die Erfüllung der Forderung nach klinischer Heilung mit hoher Wahrscheinlichkeit zugesprochen werden kann, vermag erst eine, nach den hier geforderten und praktizierten Kriterien kontrollierte, prospektive Studie zu beantworten.

Tabelle V. Resultate retrospektiver Studien (Ud unkompliziert)

Methode	Fälle	Letalität	Rezidiv	Diarrhoe	Dumping	Visick I/II	Literatur
TV + P	4362	0,6	5,5	20,9	11,5	70,0	Cox et al. 1969
TV + GE	2164	1,0	3,6	16,0	9,2	80,0	Cox et al. 1969
TV + A	1725	1,0	1,0	14,9	17,4	90,1	Cox et al. 1969
SV + P	220	0	8,6	16,9	22,9	84,1	Amdrup et al. 1975
			(6,0–9,2)	(15,0–19,5)	(14,5–34,0)	(83,2–85,0)	Miguel, de 1974
							Griffith in Nyhus & Wastell 1977
SV + A	671	0,6	0,9	13,0	10,0	92,0	Reifferscheid 1972;
		(0–0,9)	(0–1,2)				Yamagishi 1969
SPV + P	1118	0,3	2,3	2,6	2,2	81,0	F. Holle & Bauer 1977
		(0–0,5)	(1,5–3,6)			(63,0–88,2)	Lehmann et al. 1976
SPV	1334	0,3	5,2	3,7	4,1	87,0	Johnston 1974
		(0–0,5)	(0–6,7)	(1,9–5,0)	(2,0–6,0)	(85,0–88,0)	Liavag et al. 1976;
							Zumtobel et al. 1977
a-SPV + ff-Pypl	545	0,0	2,7	1	1	89,4	F. Holle et al. 1980

Keine der aus verschiedenen Kliniken bisher vorgelegten Studien konnte eine verbindliche Antwort auf diese Frage geben. Es fehlt allgemein noch an der vollständigen Erfassung mittels nach Relevanzgraden geordneten Parametern. Solange nicht alle hochgradig relevanten Voraussetzungen verwirklicht werden (z. B. eine dem O-Theorem nahekommende Säurereduktion), werden nur Ergebnisse mit zu geringer Signifikanz erzielt werden können (Andersen et al. 1982). Für die definitive Wertung einer so komplexen Methode ist der Abschluß einer vollständig bestimmten Erfüllung unerläßlich.

So muß mit der Einschränkung geschlossen werden, daß zum jetzigen Zeitpunkt noch kein idealer Abschluß im obigen Sinne erreicht ist. Der Standort, an dem der Prozeß heute angelangt ist, dürfte aber bis hierher richtig bestimmt sein. Die Problematik der „nichtresezierenden Ulkuschirurgie" ist aufgeklärt. Es konnte dargelegt werden, auf welche Weise die ganz überwiegende Mehrzahl der Gastroduodenal-Ulzera resektionslos geheilt werden kann. Eine Abgrenzung der Sonderfälle, welche nach wie vor der Resektion bedürfen, wird vorgenommen. Die definitive klinische Wertung bezüglich der zu erwartenden Heilungsziffer steht noch aus.

Abschließend kann man feststellen, daß der Prozeß „Vagotomie" ein brauchbares Beispiel für das Entstehen einer Innovation in der Chirurgie ist.

Es wird Nachsicht erbeten, daß mancherlei Subjektivität in die Schilderung eingegangen ist. Ohne vollkommene Identifikation des Subjektes mit einer solchen Aufgabe kann nichts Neues werden; kann sich der Geist, selbst „wenn er vorbereitet" ist, nicht entfalten.

Nur subjektiv kann daher auch die Antwort auf Pasteurs Aphorismus ausfallen. Was hat der Zufall mit einer Innovation zu tun? Um die subjektiv gültige Antwort geben zu können, muß nach den Wurzeln gesucht werden, von welchen ausgegangen wurde. Ich finde sie in einer Sammlung von „Rara rarissima"-Notizen aus dem Jahre 1946 (non publ.), aus einer Phase des Abgeschnittenseins von der Außenwelt durch Kriegsgefangenschaft. In extremen Situationen beginnt der Mensch zu schreiben und zwar über alles, was sich in der Erinnerung angesammelt hat. Es bricht plötzlich hervor, wie gestautes Wasser aus einem gebrochenen Damm (Selbstzitat, 1946):

„Ist die Trennung in sympathisches und parasympathisches bzw. in adrenergisches und cholinergisches System überhaupt länger aufrecht zu erhalten? Sind nicht beide eine gleichzeitig wirkende Waage zwischen Spannung und Entspannung, Reiz und Ruhe, Bedürfnis und Befriedigung. Es müßte dann auf eine Zuwaage auf jeder der beiden Seiten ein reaktiver Ausschlag folgen?

Physiologisch: müßte ein Reiz von charakteristischen Punkten aus (Akupunktur!) genügen, um einen reaktiven „Einstellungswechsel" der gesamten „Spannungslage" hervorzurufen?

Pharmakologisch: müßte sowohl mit Cholin- als auch mit Adrenalin-Körpern und anderen Potentialstoffen ein ähnlicher Effekt zu erzielen sein? Feststellung der adäquaten Reize und der Reizschwellenwerte dürfte hier das Wichtigste sein.

Chirurgisch: müßte es durch mechanische, elektrische oder noch massivere Maßnahmen an typischen, chirurgisch-faßbaren Punkten des autonomen Nervensystems (ANS) möglich sein, gezielte und organbegrenzte Wirkungen zu erreichen oder auch durch Resektionen bestimmter Abschnitte des ANS länger andauernde Lähmungen bestimmter Organfunktionen zu setzen?

Ferner: besteht vielleicht durch Konzentration (autogenes Training) oder durch zentrale Punktionen (vermutlich im Vaguskernbereich oder am Boden des 3. Ventrikels) die Möglichkeit, die gesamte innere Spannungslage des Körpers und seine psychische Reaktionslage zu verändern?"

Im weiteren werden hypothetische Versuchsanordnungen für Tierexperimente beschrieben.

Gemäß diesen – längst vergessen gewesenen – ersten Ansätzen wissenschaftlichen Betrachtens ist kaum ein Zweifel daran, daß die allgemeine Richtung der Denkweise frühzeitig erwacht und bestimmte Schwerpunkte des Interesses intuitiv *vor* der exakten Information existieren. Man kann Pasteur kaum zustimmen, wenn er dem Zufall einen so hohen Stellenwert beimißt. Es sei denn, man nennt es Zufall, wenn eines Tages neue Bedingungen der Möglichkeiten dem lang gefesselten Willen erlauben, ans Licht zu treten und an die Konkretisierung herangehen zu können. Whitehead trifft das Kernproblem exakter: „Im Empfinden ist die wirkliche Welt das vorausgesetzte Datum. Sie ist nicht formlos, sondern hat ihre eigene realisierte Form, die ihr angemessen ist, objektiviert. Die subjektive Form ist das *Eintreten einer neuen Form,* die *speziell auf die neue Tatsache zugeschnitten* ist. Sie ist nichts als ein komplexer Gegenstand. Im Werden trifft dieser auf Daten, die aus der wirklichen Welt selektiert wurden. Mit anderen Worten sind die Daten bereits ‚im Begriff zu sein'. Dabei wird der Ausdruck ‚im Begriff zu sein' für einen Augenblick im Sinne von ‚in der Konkretisierung begriffen' verwendet."

Danksagung. Besonderen Dank schuldet der Autor für ihre wissenschaftlichen Anregungen folgenden nicht zu den engsten Mitarbeitern gehörenden Kollegen:
M. Allgöwer – Basel; B. M. Amdrup – Aarhus; S. Andersson † – Stockholm; R. Arnold – Göttingen; P. und R. Bass – Madison; H. D. Becker – Göttingen; H. G. Beger – Ulm; R. Berchtold – Bern; C. T. Bombeck – Chicago; H. G. ten Bruggencate – München; Th. Bücher – München; H. Bünte – Münster; A. Butenandt – München; G. Carstensen – Mülheim; W. Creutzfeldt – Göttingen; A. Dagradi – Verona; L. Demling – Erlangen; G. Dobrilla – Bozen; S. Emås – Stockholm; G. Feifel – Homburg; H. W. Forssmann – Heidelberg; H. F. Frick – München; G. Grassi † – Rom; M. J. Grossmann † – Los Angeles; R. Häring – Berlin; F. Hartig – Leipzig;

G. Heberer – München; S. Hedenstedt – Stockholm; W. Kothe – Leipzig; J. Kraft-Kinz –
Graz; K. Kramer – München; W. Kreuzer – Wien; L. Kronberger – Graz; F. Kümmerle –
Mainz; P. Langhans – Münster; T. v. Lanz † – München; F. Largiader – Zürich; J. Lenz –
Koblenz; R. F. Lick † – Coburg; F. Linder – Heidelberg; M. Linder – Mannheim; J. Lissner –
München; H. Loeweneck – München; W. Longmire jr. – Los Angeles; G. R. Marzoli – Ver-
ona; A. Moschopoulos – Athen; C. Müller – Basel; J. Navratil – Wien; L. M. Nyhus – Chica-
go; L. Olbe – Göteborg; D. Ploog – München; Y. Sakakihara – Tokushima; A. Sapkas –
Athen; J. L. Sawyers – Nashville; H. W. Scott jr. – Nashville; Å. Senning – Zürich; J. R.
Siewert – München; H. W. Schreiber – Hamburg; V. Schumpelick – Hamburg; L. Schweibe-
rer – München; F. Stelzner – Bonn; S. Takita – Tokushima; J. C. Thompson – Galveston;
H. Troidl – Kiel; M. Turunen – Helsinki; W. Wachsmuth – Würzburg; C. Wastell – London;
K. H. Welsch – München; E. Wünsch – München; R. Zenker – München.

Gallen- und Leberchirurgie

E. KERN

Ein Menschenalter nach der ersten Cholezystektomie durch Langenbuch 1882 und der ersten Choledochotomie durch Kümmel 1884 hatte Kehr 1913 in seinem fundamentalen Werk *Die Praxis der Gallenwegchirurgie* den damaligen Stand der Kenntnisse und seine eigenen überragenden Erfahrungen zusammengefaßt. Darin wurden bereits nahezu alle uns heute geläufigen Operationsmethoden einschließlich der verschiedenen Anastomosentechniken und -formen aufs genaueste beschrieben und mit einem vorzüglichen Bildmaterial und einer erschöpfenden Kasuistik untermauert. Dieser vor Beginn des Ersten Weltkriegs erreichte Stand der Gallenchirurgie hat sich bis zum Ende des Zweiten Weltkriegs nicht wesentlich geändert. Auch in den Nachkriegsjahren 1945–1955 spielte die Gallenchirurgie keine besondere Rolle in Deutschland, einmal, weil infolge der Mangelernährung in und nach dem Krieg Gallenerkrankungen eher selten waren, aber auch, weil die allgemeinen Fortschritte in der Chirurgie (Antibiotika, moderne Narkoseverfahren, Infusions- und Transfusionstherapie) nur schrittweise Eingang fanden, erst durch sie aber Verbesserungen auch in der Gallenchirurgie möglich wurden. Auch die Diagnostik der peroralen, später der intravenösen bzw. Infusionscholangiographie schien weitgehend ausgebaut und kaum noch verbesserungsfähig. Im ersten Nachkriegsjahrzehnt stand die Chirurgie der intrathorakalen Organe im Mittelpunkt des Interesses, wie dies seinen Niederschlag auch in den Hauptthemen und Vorträgen der deutschen Chirurgenkongresse fand.

Die ersten Redner, die neue Denkanstöße in der Gallenchirurgie ankündigten, waren Wildegans, der 1953 über die cholangioskopische und Loose, der 1954 über die cholangiographische intraoperative Diagnostik auf dem Deutschen Chirurgenkongreß vortrugen. 1955, zehn Jahre nach Kriegsende, setzte schlagartig die Diskussion über die Gallenchirurgie wieder ein, wobei Block (1955) erwähnt, daß diese „seit 1923 zum erstenmal wieder Hauptthema sei" – glückliche Zeiten, in denen so umfassende Gebiete nur alle 30 Jahre zur Sprache kommen mußten! Hier ging es vor allem um die Mißerfolge nach Gallenoperationen, und in einem temperamentvollen internistischen Korreferat zeigte Baur, daß das damals so gefürchtete und häufige „hepatorenale Syndrom" nach Gallenoperationen in

Wahrheit eine Milieuentgleisung des Wasser- und Elektrolythaushalts war, daß also viele Todesfälle nicht auf chirurgischen, sondern auf pathophysiologischen Komplikationen beruhten – eine völlig neue Erkenntnis in einer Zeit, in der planmäßige Infusionstherapie noch unbekannt war.

Als strittige Fragen kristallisierten sich heraus:

1. Soll oder gar muß die (von Mirizzi 1931 inaugurierte, von Mallet-Guy und Caroli fortentwickelte) Radiomanometrie der Gallenwege intraoperativ routinemäßig eingesetzt werden?

2. Muß in den eröffneten Choledochus eine T-Drainage eingelegt werden oder ist die primäre Naht angezeigt? und

3. Ist die „innere Fistel", meist in Form der Choledochoduodenostomie angelegt, eine gute oder schlechte Methode?

Diese 3 Fragen haben fortan lange Zeit die Diskussionen beherrscht, sind aber schon in den Referaten von Block (1955) und Fischer (1955) und Lehner (1956) mit aller wünschenswerten Deutlichkeit herausgearbeitet worden. Eine *allgemeine* Einführung der intraoperativen Radiomanometrie scheiterte zunächst an den ungenügenden technischen Voraussetzungen; es war von vorneherein klar, daß eine intraoperative Kontrastmitteldarstellung nur unter *Durchleuchtungs*bedingungen ihre vollen Wert entfalten konnte. „Der radiochirurgische Operationstisch von Caroli enthält im Untergeschoß einen großen Kasten, in welchem der Röntgenarzt in liegender Stellung Platz nimmt; er betrachtet den Durchleuchtungsschirm und meldet, wenn Kontrastmittel durchtritt und macht eine Röntgenaufnahme ... Bei jedem erstmaligen Durchtritt wird der dabei vorhandene Druck notiert ..." (Lehner 1955). Wen wundert es, daß sich solche Verfahren (noch) nicht im kleineren Krankenhaus durchsetzen konnten? Der Durchbruch zu einer Routine- und Standardmethode erfolgte erst mit der Entwicklung des Röntgenbildverstärkers, der mit viel geringerer Strahlenexposition (mit Schaudern denkt man heute an den vorherigen Gebrauch der „Röntgenkugeln" und anderer Apparaturen, die zur Durchleuchtung verwendet wurden!) und sogar unter Verzicht auf jede Raumverdunkelung nun jede Phase des Kontrastmitteleinlaufens direkt beobachten und unmittelbar bewerten ließ. Von den frühen 60er Jahren an fand dieses Verfahren allgemeine Zustimmung und Anwendung.

Eine wichtige Folge der vermehrt durchgeführten Cholangiographie war, daß – nicht zuletzt durch wiederholte Publikationen von Hess – die Papillitis stenosans in das Bewußtsein der Chirurgen rückte; früher kaum bekannt, war sie doch in vielen Fällen der auslösende Faktor für das „Postcholezystektomiesyndrom". Von vielen Chirurgen wurde nun die 1898 von Mc Burney erstmals ausgeführte transduodenale Papillotomie mit immer weiterer Indikationsstellung propagiert und vorgenommen (Alnor; Fritsch; Stiller). Nur: War schon früher die routinemäßige Choledochoduodenostomie nach jeder Choledochotomie der Ausdruck eines „schlechten Gewissens" – man argumentierte, allenfalls übersehene Choledochuskonkremente würden durch die Anastomose dann doch noch abgehen können –, so galt diese Motivation nun in gleicher Weise für die Papillotomie. Nachdem v. Brücke schon 1959 in seinem *Gesamt*krankengut an Gallenoperationen fast 20% Papillotomien genannt hatte, waren nun Prozentzahlen von 60, ja 70% keine Seltenheit mehr. Respekt vor der Papille galt als anachronistisch.

Was die Primärnaht des Choledochus versus T-Drainage anbetraf, so hatte Zenker 1959 temperamentvoll geäußert, es sei „dem Kranken bekömmlicher, wenn nach Eröffnung des Choledochus die Galle wieder in den Darm anstatt neben das Bett fließt". Krauss, Kern, Kümmerle haben in der Folgezeit an einem sehr großen Krankengut zeigen können, daß die Primärnaht des Choledochus weder Risiken noch Nachteile aufweist, vorausgesetzt daß eine ausreichende Wundbettdrainage durchgeführt wird und eine gallige Peritonitis auf diese Weise verhindert ist.

Die Choledochoduodenostomie trat von den 60er Jahre an, vor allem unter dem Einfluß ungünstiger Spätergebnisse und zahlreicher notwendig werdender Nachoperationen, zuweilen Jahrzehnte nach der Anastomose und meist mit anatomischer Reparation der Gallenwege (wodurch die falsche Indikation zur Choledochoduodenostomie bewiesen war), in den Hintergrund. Daß sie heute, in den 80er Jahren, wieder eine Renaissance zu erleben beginnt, ist eine schwer verständliche Tatsache.

Während bei der intraoperativen Diagnostik die *Mano*metrie als Zusatzmethode zur Cholangiographie vor allem zur Vermeidung unkontrolliert hoher Injektionsdrucke (Gefahr der postoperativen Pankreatitis, worüber zahlreiche Mitteilungen erfolgten) sich durchsetzte, schien die Durchflußmessung durch die Papille, wie v. Brücke und andere österreichische Kollegen (Bodner) sie propagierte, für den allgemeinen Gebrauch aufwendig und nicht unbedingt erforderlich.

Nachdem in den dazwischenliegenden Jahren vor allem Probleme der Nachoperationen zur Sprache gekommen waren (Baumann; Gütgemann), war 1965 die Gallenchirurgie wieder Kongreßhauptthema. Einer Standortbestimmung zur Operationstaktik und -technik (Kern 1965), die nunmehr eindeutig durch die routinemäßige Radiomanometrie geprägt war, stimmten Spohn, Grill u.a. anhand großer Fallzahlen zu. Bei ikterischen Patienten hatte von jeher die indirekte Kontrastmitteldarstellung versagt; daß nun neben der Operationstechnik auch die präoperative Diagnostik in Bewegung kam, zeigte Peiper an der perkutanen transhepatischen Cholangiographie, welche die intrahepatischen Gallenwege *direkt* darstellen ließ und damit eine rasche und sichere Unterscheidung von Verschlußikterus einerseits, Parenchymikterus und Cholestase andererseits ermöglichte, was laborchemisch nicht selten problematisch gewesen war.

Wie die Gallen-, so begann auch die Leberchirurgie mit einer erfolgreichen Leberresektion Langenbuchs 1888. Derartige Eingriffe waren aber auch in der Folgezeit immer nur in einzelnen Fällen gelungen. Der Stand der Leberchirurgie war 1957 von Reifferscheid und 1959 von Stucke monographisch dargestellt worden, doch beschränkte sich die Chirurgie der Leber meist auf die notfallmäßige Versorgung von Leberverletzungen, auf die Drainage von Abszessen, parasitären und nichtparasitären Zysten u.dgl. Daß Bengmark ebenfalls 1965 über 6 geglückte Hemihepatektomien berichtete, wurde als Pionierleistung empfunden und leitete eine neue Ära der Leberchirurgie ein.

1968 wurden weniger bekannte Krankheitsbilder herausgestellt, so die Cholesteatose als Indikation zur Entfernung der steinlosen Gallenblase oder die primäre fibrosierende Cholangitis. Zum erstenmal wird auch der Nachweis von Lebertumoren bzw. -metastasen mittels der Leberszintigraphie erwähnt, die erste Möglichkeit zur *Früh*diagnose solcher Prozesse.

In einem internistischen Korreferat formulierte Demling, der Pionier der gastroenterologischen Endoskopie in Deutschland, 1969, was heute, erst 14 Jahre später, fast unglaublich klingt: „Unser Ziel ist es (mit einem flexiblen Duodenoskop) in absehbarer Zeit die Papilla Vateri aufzufinden und, falls es möglich ist, zu sondieren." Das schien damals utopisch – aber schon in den frühen 70er Jahren wurde die ERCP, die transduodenale endoskopische Darstellung und Kontrastmittelfüllung der Gallenwege durch die Papille hindurch (und ebenso auch der Pankreasgänge) zu einem Routineverfahren, das die Gallenwegsdiagnostik vor allem bei ikterischen Patienten revolutionierte. Nun konnte, neben der bereits erwähnten perkutanen transhepatischen Cholangiographie, das Gallenwegssystem ohne Rücksicht auf die Gallenausscheidung der Leber direkt dargestellt und Hindernisse jeder Art eindeutig lokalisiert werden. Die Differentialdiagnostik des Ikterus hatte damit einen entscheidenden Schritt vorwärts getan, und damit auch die Frühoperation mechanischer Ikterusfälle.

Um 1970 begann die Lebertransplantation auch für den Menschen Wirklichkeit zu werden; hierüber wird in diesem Buch gesondert berichtet (s. Beitrag von Pichlmayr). Indessen profitierte von den umfangreichen experimentellen Untersuchungen hierfür auch die Leberchirurgie im ganzen (Resektion von Tumoren, Metastasen, Echinokokken), ebenso wie aus Fortschritten der Radiologie: Gezielte abdominale Arteriographie, Computertomographie und Ultraschallsonographie erlaubten eine gezielte präoperative Diagnostik und Lokalisation auch kleinerer Prozese in der Leber.

1973 war die Gallenchirurgie wieder Hauptthema, wobei Spohn aus seinem immensen Krankengut (damals über 7600 Eingriffe) erneut die Standardisierung der Operationstechnik präzisierte. Köle berichtete über das nach ungenügender Präparation des Zystikus nicht seltene Zystikusstumpfsyndrom, von dem Grill (1972) mit Recht gesagt hatte, wer es nicht kenne und anerkenne, verfüge nicht über ein genügend großes Krankengut.

Um diese Zeit wurde bekannt, daß Taurinzufuhr in der Nahrung die Bildung von Gallenkonkrementen verhindern und schon bestehende auflösen könne, und in rascher Folge wurden Medikamente unter Abwandlung der Desoxycholsäure entwickelt. Ihre anfänglichen erheblichen Nebenwirkungen sind heute überwunden, doch haben sich auch ihre Anwendungsmöglichkeiten abgegrenzt: Bei überwiegend aus Kalzium oder Pigment zusammengesetzten Steinen versagt die Cholesterinauflösung, und auch bei erfolgreicher Therapie muß die Medikation lebenslänglich fortgeführt werden, da andernfalls Rezidive zu erwarten sind: Wird doch nicht die Ursache der Konkrementbildung, sondern nur das Symptom „Steine" beseitigt. Angesichts der psychologischen Belastung, der hohen Kosten und nicht ausschließender Langzeitnebenwirkungen ist nach wie vor die Indikation zur operativen Behandlung des Steinleidens unbestritten und es ist bis heute wenig wahrscheinlich, daß infolge medikamentöser Therapie in naher Zukunft die Gallenchirurgie der Vergangenheit angehören würde.

Dagegen begann in den 70er Jahren eine Verlagerung zur internistischen Behandlung hin, indem die bis dahin rein diagnostische Endoskopie zu einer invasiven, operativen Methode wurde. Papillenspaltungen zur Extraktion von Choledochuskonkrementen, vor allem aber zur Entfernung postoperativ verbleibender Steine wurden an den diesbezüglichen Zentren zu Hunderten ausgeführt und diese letztere Indikation dürfte sich, wegen des geringeren Risikos für den Patienten, in Zukunft durchsetzen. Dagegen ist eine Steinzertrümmerung mit Ultraschall, aus der Urologie nicht mehr wegzudenken, für die Gallensteine noch nicht zu einer klinischen Methode geworden. Die Möglichkeiten des Ultraschalls liegen auf diagnostischem Gebiet, und hier beginnt er bereits die Computertomographie zu überflügeln, weil die Sonographie ohne Strahlenbelastung und Belästigung des Patienten, und damit beliebig oft und rasch wiederholbar, durchgeführt ist. Aus diesen Gründen wird der Sonographie voraussichtlich die diagnostische Zukunft gehören.

In den 70er Jahren mehrten sich, wegen des Touristenverkehrs in alle Welt, die Amöben- und anderen Leberabszesse, und wegen des Gastarbeiter- und Asylantenzustroms die parasitären Lebererkrankungen, vor allem Echinokokken, so daß hierüber zahlreiche Mitteilungen erfolgten. Fortschritte in der Leberchirurgie erschienen möglich durch Parenchymklebung (Fibrinkleber, Kollagenschwämme) einerseits, durch Infrarotkoagulation andererseits. An vielen, auch kleineren Krankenhausabteilungen wurden beachtliche Zahlen von Leberresektionen durchgeführt, so berichteten Grill 1975 über 29 Resektionen, Trede 1976 über 7 Hemihepatektomien. Nach Pichlmayr (1978) sollten auch gutartige Hepatome, wie sie nach Einnahme von Ovulationshemmern auftreten, wegen ihrer Komplikationsmöglichkeiten unbedingt reseziert werden.

Esser berichtete 1978 über 27 Leberresektionen, bei denen er durch Abklemmung des Lig. hepatoduodenale die Operation vereinfachen und gleichzeitig zeigen konnte, daß die Leber weit längere Ischämiezeiten erträgt, als man bisher angenommen hatte. Anfangs enthusiastisch begrüßt, zeigte dagegen die Chirurgie mit Laserstrahlen, von der man sich die Vermeidung jeder Blutung versprochen hatte, nicht die erwarteten Erfolge, um so mehr als die Kosten der hierfür nötigen Geräte kaum in einem Verhältnis zum tatsächlichen Nutzen stehen.

Eine Verbesserung in der Behandlung des Verschlußikterus bedeutet die präoperative perkutane transhepatische Dauerdrainage des Gallenwegssystems, die in Weiterentwicklung der Punktionsdiagnostik eine Absenkung extrem hoher Bilirubinwerte erlaubt und damit die Operationsgefährdung des Patienten vermindert. Die Diagnostik wurde um die hepatobiliäre Sequenzszintigraphie bereichert, die Abflußverhältnisse und -störungen differenzieren läßt.

1978 wurde nochmals die Notwendigkeit einer „prinzipiellen" Papillotomie eingehend diskutiert, mehrheitlich aber nicht akzeptiert. Zweiteingriffe sind zwar nicht selten wegen einer Papillenstenose nötig, doch sind sie heute die Domäne der endoskopischen Papillotomie; Manegold berichtete 1978 bereits über 178 derartige Fälle.

Was ist das Fazit für die Gallenchirurgie in den 80er Jahren? Der Autor glaubt sich zur Wiederholung einer Aussage aus dem Jahre 1973 berechtigt: „Summa summarum gilt als das wichtigste Prinzip der Gallenchirurgie, daß zu Ende des Ersteingriffs vollständige Klarheit über die Anatomie der extrahepatischen Gallengänge, über Stein- und Stenosenfreiheit und über den Galleabfluß herrschen muß. Das ist keine neue Weisheit, aber die einzige, die vor postoperativen Früh- und Spättäuschungen schützt und das immer noch in der Literatur spukende ‚Postcholezystektomiesyndrom' ad absurdum führen kann."

Aus dem Dargelegten zu schließen, wir hätten nun schon so viel getan, daß uns zu tun fast nichts mehr übrigbleibt, wäre falsch; Stillstand bedeutet Rückschritt, auch in der Gallenchirurgie. Was könnte sich für die nächste Zukunft ergeben?

1. Die erschütternd schlechte Prognose des Gallenblasen- und ebenso des Gallenwegskarzinoms ist nach wie vor traurige Wirklichkeit. Ob hier die derzeitigen Methoden für die Frühdiagnostik einen echten Wandel schaffen, d.h., die Karzinome „in situ" zur Operation bringen werden, bleibt abzuwarten.

2. Überflüssig könnte die Gallenchirurgie nur gemacht werden, wenn Konkremente nicht nur aufgelöst, sondern in ihrer Entstehung durch einfa-

che und billige Maßnahmen vermieden werden könnten, die zudem keinerlei Nebenwirkungen haben dürften. Dies steht noch nicht in Sicht.

3. Dem Chirurgen am nächsten liegen operativ-technische Probleme. Hier dürfen mikrochirurgische Methoden am Choledochus, vielleicht auch im intrahepatischen Bereich, Platz greifen. Vor allem die Technik der Nachoperationen könnte hierdurch neue Impulse erhalten.

4. Auch für die Leberchirurgie dürften Verbesserungen in der Zukunft in erster Linie aus neuen technischen Entwicklungen, zum Beispiel Laserstrahlen, verbesserte Perfusionstechnik usw. zu erwarten sein.

Chirurgie der Portalen Hypertension

R. Häring

Blättert man in Trendelenburgs *Die ersten 25 Jahre der Deutschen Gesellschaft für Chirurgie* (1923), so findet man nichts über die Chirurgie der portalen Hypertension, obwohl die Eck-Fistel bereits seit 1877 existiert. Inzwischen hat sich das Bild gewandelt, und das Schrifttum über Probleme des Pfortaderhochdruckes ist unüberschaubar geworden. Man möge deshalb dem Autor verzeihen, wenn in diesem Überblick nicht jeder Wissenschaftler die ihm gebührende Erwähnung findet.

Seit geraumer Zeit gewinnt die Leberzirrhose und damit auch der portale Hochdruck als Folge gesteigerten Alkoholkonsums oder der Hepatitis an Bedeutung. Inzwischen haben sich aber auch die Möglichkeiten einer chirurgischen Therapie der portalen Hypertension verbessert. Die gründlichen Kenntnisse der Pathophysiologie und klinisch aussagefähigere diagnostische Verfahren sowie klare, abgestufte Indikationen haben eine wenigstens annähernde Standardisierung des therapeutischen Vorgehens ermöglicht.

Überblickt man die Entwicklung der Chirurgie des Pfortaderhochdruckes in den Jahrzehnten nach dem Zweiten Weltkrieg, so ist ein ständiger Wechsel der Auffassungen über den Wert drucksenkender Eingriffe, Sperroperationen und konservativer Behandlungsmaßnahmen zu beobachten. Dieser breite Fächer therapeutischer Möglichkeiten enthüllt das Dilemma, in dem die Therapie der portalen Hypertension aber nach wie vor steckt. Die eigentliche Ära der Pfortaderchirurgie beginnt in Deutschland in den 50er Jahren. Wie auch für andere wichtige Gebiete der Chirurgie, bildeten sich schon damals spezielle Forschungsschwerpunkte, z. B. an den Universitätskliniken in Bonn, Frankfurt und Göttingen.

Um die vielfältigen Probleme und unterschiedlichen Therapiekonzepte der portalen Hochdruckkrankheit einigermaßen übersichtlich darzustellen, ist es notwendig, eine Gliederung vorzunehmen.

Pathophysiologie und Diagnostik der portalen Hypertension

Beim Pfortaderhochdruck steht die hepatofugale Strömungsumkehr mit den bekannten Komplikationen wie Blutungen aus Ösophagus- und Fundusvarizen, therapierefraktärer Aszites, Hypersplenismus, verminderte Klärfunktion des Leber-RES und Enzephalopathie im Vordergrund. Die größte klinische Bedeutung hat aber nach wie vor die *akute Blutung* aus Ösophagusvarizen. Zur Krankheitsbewertung nur wenige Zahlen: In der Bundesrepublik Deutschland verbluten jährlich etwa 4000 Menschen an Ösophagusvarizen, die überwiegend auf dem Boden einer Leberzirrhose entstanden sind. Neuere Untersuchungen zeigen für die Zirrhose eine schlechtere Lebenserwartung als für den Karzinompatienten. Nach einer Zusammenstellung von Epple (1979) betrug die durchschnittliche Überlebenszeit der Zirrhose-Patienten nach Diagnosestellung nur 19 Monate!

Für die chirurgische Praxis und auch Prognose wichtig ist die Unterscheidung zwischen dem *Widerstandshochdruck* mit seinem prä-, intra- und posthepatischen Blockformen und dem sehr seltenen *hyperkinetischen Hochdruck*. Letzterer hat seine Ursache in pathologischen arterio-portalen Kurzschlußverbindungen, die durch Linder, Vollmar und Krumhaar 1968 übersichtlich zusammengestellt wurden. Zehn Jahre später haben Hirner et al. (1978) ergänzend hierzu 144 Fälle aus dem Weltschrifttum zusammengetragen. Durch Operation kann der hyperkinetische Hochdruck endgültig geheilt werden.

Die Diagnose der portalen Hochdruckkrankheit war zu Anfang lediglich mit Hilfe des Ösophago-Gastrogramms möglich. Jahre später gelang mit Einführung der perkutanen Splenoportographie zunächst am Tier durch die Italiener Abeatici u. Campi (1951) und dann durch den Belgier Boulvin und durch Ungeheuer (1953) in Deutschland auch beim Menschen ein wesentlicher Fortschritt. Es eröffnete sich erstmals ein Einblick in die Hämodynamik der Pfortader und in ihre Kollateralkreisläufe, Thrombosen im Pfortaderstromgebiet wurden nachweisbar.

Mit der Splenoportographie war eine gleichzeitige Druckmessung (Splenomanometrie) in der Milzpulpa (Wannagat 1962; Koncz 1962) möglich. Heute ist dieses Verfahren weitgehend zugunsten der ungefährlicheren *indirekten Splenoportographie* mittels Seldinger-Angiographie-Technik ersetzt.

Seit den Veröffentlichungen von Patou, Reynolds und Sherlock (1953) und von Koncz (1962) in Deutschland ist die *Lebervenenkatheterisierung* mit Druckmessung in der freien und blockierten Vene (wedged-pressure) zu einem wichtigen Bestandteil der Diagnostik geworden. Bei unklaren Splenoportographiebefunden bietet diese einfache Untersuchungsmethode eine gute Differenzierungsmöglichkeit zwischen prä- und intrahepatischem Block.

Ein neuer Weg zur Untersuchung des portalen Kreislaufes wurde 1959 von Gonzales-Carbalhaes mit der *transumbilikalen Portographie* beschritten. In Deutschland haben vor allem Mateev u. Wirbatz (1979) dieses diagnostische Verfahren vorangetrieben und ihre Erfahrungen in einer Monographie zusammengefaßt. Die transumbilikale Darstellung liefert besonders gute und kontrastreiche Bilder und gibt einen ausgezeichneten Überblick über die verschiedenen Kollateralkreisläufe. Technische Schwierigkeiten haben jedoch die routinemäßige Anwendung dieser Methode bisher erschwert.

Hämodynamische Untersuchungen des Pfortaderkreislaufes sind heute unerläßlich für die Indikationsstellung zu porto-systemischen Anastomosen. 1945 führten Bradley und seine Mitarbeiter die Bestimmung der Gesamtleberdurchblutung nach dem Fick-Prinzip ein, die allerdings nicht frei von Fehlerquellen ist.

Neben der Bradley-Methode – bei der Farbstoff injiziert wird – steht gleichwertig die Durchblutungsmessung mit radioaktiven Substanzen (Sheppard et al. 1947). In Deutschland hat sich vor allem Hoffmeister mit diesen Problemen beschäftigt und seine Resultate in der Monographie *Klinische und experimentelle Untersuchungen zur Leberdurchblutung beim Pfortaderhochdruck* (1963) publiziert. Zöckler u. Detlefsen (1975) haben die Druck- und Durchblutungsmessungen mit dem Umbilikal-Ballonkatheter eingeführt, um die Korrelation der Leberdurchblutung vor und nach einem portokavalen Shunt zu schätzen. 1977 wurde dann von Biersack und seinen Mitarbeitern in Bonn die elegante Methode der *Lebersequenzszintigraphie* inauguriert, die die getrennte Bestimmung der Durchblutungsgrößen von Pfortader und Leberarterie ermöglicht. Wichtigstes Ergebnis der hämodynamischen Untersuchungen ist: Das Durchblutungsverhältnis A. hepatika/Pfortader beträgt bei der gesunden Leber etwa 1:3 und bei der zirrhotischen etwa 2:2. Die A. hepatica kann also die Lebergesamtdurchblutung bis zu einem gewissen Grade kompensieren. Dies ist besonders wichtig bei portokavalen Anastomosen.

Therapie der Varizenblutung

Therapeutisches Ziel bei der portalen Hypertension ist die Stillung oder Verhütung einer Ösophagusvarizenblutung. Die operativen Verfahren streben eine dauerhafte Druckentlastung im portalen Kreislauf oder eine Unterbrechung der zum Ösophagus führenden Kollateralbahnen an.

Porto-systemische Shunts

Die klassische Form ist die *portokavale End-zu-Seit-Anastomose*. Sie wurde erstmals 1912 von Rosenstein erfolgreich beim Menschen durchgeführt, geriet dann aber wieder in Vergessenheit.

Nach dem Kriege – mit hochentwickelter chirurgischer Technik, moderner Anästhesie und Transfusionsmedizin – wurde sie von Whipple und von

Blakemore (1945) erneut in die Klinik eingeführt. In Deutschland waren es vor allem Gütgemann und Schreiber (1953, 1960) sowie Koncz (1958) und Ungeheuer (1960), die sich mit großem Engagement den Problemen der Pfortaderchirurgie experimentell und klinisch widmeten. Gütgemann u. Schreiber (1962) gaben eine spezielle Läppchenplastik für die Anastomose an, die dem Pfortaderblut einen breiten Einstrom in die V. cava ermöglicht und auch heute noch Standardtechnik ist.

Mit der optimalen Drucksenkung durch die porto-cavale Anastomose muß jedoch trotz der partiellen arteriellen Kompensation eine Verminderung der Leberdurchblutung in Kauf genommen werden. Als Folgeerscheinung kann eine *Enzephalopathie* auftreten, was von internistischer Seite zu dem schlimmen Ausspruch Anlaß gab: „Lieber verbluten als verblöden." Diese Formulierung ist sicherlich nicht haltbar. Nach heutigen Kenntnissen wissen wir, daß die Enzephalopathie auch bei der Zirrhose ohne portokavalen Shunt nicht selten ist. Um die Pfortaderdurchblutung partiell zu erhalten und die Furcht vor der Enzephalopathie zu verringern, propagierte man den portokavalen Seit-zu-Seit-Shunt (Ungeheuer 1960; Koncz 1962). Diese Annahme entspricht nicht den Tatsachen. Es wird nicht nur entsprechend dem Druckgefälle alles Pfortaderblut in das Niederdruckgebiet der V. cava abfließen, sondern zusätzlich der Leber über die präsinusoidalen arterio-portalen Shunts arterielles Blut entzogen (Mikkelsen et al. 1962; Redeker et al. 1964; Burgmann 1963).

Die *Indikationen* zur porto-kavalen Shuntoperation sind nach wie vor umstritten. Vom *prophylaktischen Shunt* (Conn 1962; Orloff 1967) ist man abgegangen, da er nicht lebensverlängernd wirkt, wie aus verschiedenen Untersuchungen hervorgeht (Conn u. Lindenmuth 1965; Jackson et al. 1967). Der *therapeutische Shunt* wird entweder als *Notoperation* in der akuten Blutung oder im *Intervall* nach einer Varizenblutung ausgeführt. Die zirrhotische Leber vor allem setzt der Shunt-Chirurgie ihre Grenze: Um die Prognose in etwa abschätzen zu können, haben Hamelmann u. Nitschke (1960) sowie Leger und seine Mitarbeiter (1963) unter Berücksichtigung spezifischer Risikofaktoren Indices erarbeitet. Am häufigsten wird in der Klinik die auf klinisch-biochemische Kriterien gestützte Klassifizierung von Child (1964) benutzt.

Mikkelsen hat sich 1958 erstmals für den sog. „emergency portocaval shunt" ausgesprochen. Orloff (1967), als namhafter Vertreter der amerikanischen „Shunt-Chirurgen", schloß sich dieser Auffassung an. In Deutschland empfahlen 1969 Gütgemann und Esser den sog. „verzögerten portokavalen Notshunt" unter der Vorstellung, eine rasche und definitive Blutstillung zu erreichen. Diese Indikation blieb nicht unumstritten. Gütgemann und Esser haben sich inzwischen von ihr abgewandt. Fischer (1981) und auch Häring (1980) halten nach wie vor an dem Prinzip des verzögerten Notshunts bei der akuten Varizenblutung fest. Die Letalität der Vari-

zenblutung konnte bei einem unausgewählten Krankengut in den letzten
Jahren durch die Notshuntoperation auf 36% gesenkt werden (Häring u.
Hirner 1982).

Ein weiterer Schritt zur Erhaltung der Lebergesamtdurchblutung war
die in ihrer Technik vielfach variierte *spleno-renale Anastomose.* Linton
führte 1947 erstmals die spleno-renale End-zu-Seit-Anastomose mit Milzexstirpation aus. Britton und seine Mitarbeiter inaugurierten 1970 den spleno-
renalen Seit-zu-Seit-Shunt mit Erhaltung der Milz, Blakemoore u. Lord
1945, ebenso Hivet (1967) die End-zu-End-Anastomose.

Die Vorstellung, durch die oben beschriebenen spleno-renalen Anastomosen die Leberperfusion über die Pfortader zu erhalten, hat sich leider
ebenfalls als irrig erwiesen. Auch der gut funktionierende spleno-renale
Shunt entzieht der Leber das Pfortaderblut. Zudem ist bei der spleno-renalen Anastomose die Thromboserate wesentlich höher, die Drucksenkung
geringer und das Risiko einer Rezidivblutung größer. Allein die *selektive
Dekompression* des gastro-oesophago-lienalen Stromgebietes durch eine
zentrale spleno-renale Anastomose, wie sie von Warren 1967 vorgeschlagen
wurde, erhält zumindest anfangs zu 90% den portalen Blutfluß der Leber.
Sicherlich ist der Warren-Shunt eine interessante Alternative zur porto-kavalen Anastomose, wenn auch technisch etwas aufwendiger und in seiner
Indikation begrenzt. Die spleno-renale Anastomose in ihren verschiedenen
Modifikationen hat heute noch viele Anhänger (Berchtold, Brünner, Esser).

Bei splenektomierten Patienten und prähepatischem Block hat Marion
1953 den *mesenteriko-kavalen* End-zu-Seit-Shunt vorgeschlagen. Clathwor-
thy (1959) empfahl dieses Vorgehen unabhängig davon für die sog.
Postsplenektomiebluter. 1972 wurde dann die mesenteriko-kavale Anastomose als sog. *Interpositions-* oder *H-Shunt* unter Verwendung eines Kunst-
stoff- oder Venen-Transplantates von Drapanas auch bei der Zirrhose ausgeführt. Für ihn war ebenfalls die Vorstellung maßgebend, die portale Leberdurchblutung wenigstens partiell zu erhalten, was sich inzwischen als
falsch erwiesen hat. Anhänger dieser Methode sind in Deutschland Paquet
(1978) und Vollmar (1978). Aber auch für diese Shuntvariante gibt es Indikationen, z.B. die Thrombose des Pfortaderstammes oder der thromboti-
sche Verschluß einer vorausgegangenen porto-kavalen Anastomose.

Weitere sehr selten ausgeführte Shuntformen sind die *koronario-kavale
Anastomose* (Gütgemann et al. 1963), der *Omphalo-Saphena-Shunt* (Picco-
ne 1968) und die End-zu-End-Anastomose zwischen der V. renalis sinistra
und der Nabelvene (Leger u. Dentan 1969).

Einen gedanklich neuen Ansatz zur Verbesserung der Lebergesamtdurchblutung nach porto-kavaler Anastomose stellt die *Arterialisierung* des
zentralen Pfortaderstumpfes dar. Hunt, England, kam 1952 erstmals auf
diese Idee. Sie wurde 1955 von Jones und seinen Mitarbeitern ausgebaut,
die die Pfortader mit der A. gastro-epiploica anastomosierten. Als Spender-

arterien wurden außerdem die A. lienalis, die A. gastrica sinistra und die A. renalis dextra verwendet oder ein V. saphena- bzw. Dacron-Interponat iliako-portal oder aorto-portal eingeschaltet. Obwohl theoretisch überzeugend, haben sich diese Verfahren bis heute nicht auf breiter Basis durchsetzen können.

Die Pfortaderarterialisation führt, wenn sie in ihrem arteriellen Einstrom nicht begrenzt wird, zum unkontrollierbaren hyperkinetischen portalen Hochdruck in der Leber, der schwerwiegende klinische Folgen hat. Die Operationstaktik erfuhr durch die Untersuchungen von Matzander (1965) und von Adamsons (1972) eine entscheidende Verbesserung. Sie prägten den Begriff „Druckadaptation" bzw. „low flow arterialization". Die Reduktion des in den Pfortaderstumpf eingeleiteten arteriellen Blutes soll das intrahepatische Pfortadersystem vor Gefäßwandschäden schützen. Beide Autoren weisen auf den erstaunlich guten postoperativen Verlauf und auf die Verbesserung der Ammoniak-Clearance und die damit niedrigere Enzephalopathie-Rate hin. Neue und sehr breit angelegte tierexperimentelle Untersuchungen von Hirner (1980) konnten statistisch signifikant die Vorzüge der druck- und flowadaptierten Leberarterialisation nach portokavalem Seit-zu-Seit-Shunt belegen. Es ist nur zu hoffen, daß die Methode standardisiert und mit vereinfachter Technik auch in der Klinik zunehmend Bedeutung gewinnen wird.

Palliativoperationen

Die palliativen Eingriffe senken nicht den Pfortaderhochdruck, sondern zielen auf Resektion der Varizen, Unterbrechung der zuführenden Kollateralbahnen, Reduktion des Pfortadervolumens und auf die Provokation zusätzlicher Kollateralbahnen ab, um so die Ösophagusvenen zu entlasten. Diesen Eingriffen bleibt der dauerhafte therapeutische Effekt meist versagt, da die portale Druckerhöhung persistiert. Von den weit über 40 palliativen Verfahren seien hier nur die wichtigsten erwähnt. Immer wieder werden neue Methoden angegeben, Beweis dafür, daß ihre Effizienz nicht befriedigt.

Die *resezierenden Verfahren* reichen von der subtotalen Ösophagogastrotomie (Baranofsky 1949) bis hin zur totalen Ösophagusexstirpation mit Magen-, Kolon- oder Dünndarminterposition (Phemister 1949; Meredino 1950; Koop 1959; Kunath u. Stelzner 1981).

Bei den *Sperroperationen* sind die wichtigsten: Die Ligatur-Resektion nach Boerema (1949), die subkardiale Magendissektion nach Tanner (1950), die Dissektionsligatur nach Vossschulte (1957), die abdominale oder transthorakale Ösophagustranssektion nach Walker (1960), die Kardianeueinpflanzung nach Schmitt (1963), die zirkuläre subkardiale Magendissektion nach Schreiber (1964), die submuköse Transsektion nach Stelzner (1967), die Dekongestion von Magen, Ösophagus und Zwerchfell nach Hassab (1970), die maschinelle subkardiale Blutsperre nach Rienecker (1975), die Ösophagustranssektion und paraösophagogastrale Devaskularisation nach Sugiura u. Futagawa (1977) und die transmurale Varizenumstechung und Fundoplikatio nach Siewert u. Becker (1979).

Die *Reduktion des Blutvolumens* in der Pfortader wurde durch Drosselung der arteriellen Zufuhr oder durch eine lympho-venöse Anastomose versucht. Die Unterbindung der A. hepatika communis (Berman et al. 1950; Rienhoff 1951) hat sich nicht durchgesetzt, und ebensowenig bewährte sich die Unterbindung der Milzarterie, der A. gastrica sinistra und der A. gastro-epiploica dextra sowie der A. coeliaca (Blain 1950; Wanke 1953; Ungeheuer 1958) als alleinige Maßnahme bei der Varizenblutung.

Die *zervikale lympho-venöse Anastomose* wurde erstmals von Degni (1960) in Brasilien beim therapieresistenten Aszites durchgeführt und 1968 von Schreiber und seinen Mitarbeitern unter dem Aspekt des kleineren Eingriffes auch bei der akuten Varizenblutung. Anatomische Grundlage dieser Operation ist die Drainage der Leberlymphe über den Duktus thorakikus, der gleichsam Spiegelbild der portalen Druck- und Volumenverhältnisse ist. Die zwangsläufige Dilatation des Duktus thorakikus verursacht eine funktionelle Stenose an der Einmündung des Ganges in den Venenwinkel: Durch eine breitere Anastomosierung wird diese Stenose beseitigt, der Lymphabfluß verbessert und damit auch der intrahepatische Druck gesenkt. Dieses Verfahren hat derzeit an Bedeutung verloren.

Die Versuche, den portalen Hochdruck über *zusätzliche Kollateralbahnen* abzusenken, gehen auf Talma (1898) zurück, der erstmals eine *Omentopexie* durchführte. 1959 hat Rousselot die *Hepatopexie* vorgeschlagen, während Nylander u. Turunen (1955, 1957) die transdiaphragmale Verlagerung der Milz in den Thorax und Holmann (1950) in die Bauchwand inaugurierte. 1961 modifizierte Bourgeon das Verfahren, indem er einen großen Teil des Milzparenchyms resezierte. Es entwickeln sich innerhalb von 6–8 Wochen *spleno-pulmonale* Kollateralgefäße, die den Pfortaderhochdruck entlasten sollen. Dieses Vorgehen hat nur wenig Nachahmung gefunden.

Aszites

Für die Genese des Aszites beim Pfortaderhochdruck und insbesondere bei der Leberzirrhose spielen strömungsdynamische Veränderungen wie Hypoproteinämie, erniedrigter osmotischer Druck und auch der Hyperaldosteronismus eine wesentliche Rolle. Trotz moderner diuretischer Pharmaka gibt es Fälle mit therapieresistentem Aszites. Diese können heute mit dem *peritoneo-venösen* Shunt (Aszitesventil) nach LeVeen (1974) behandelt werden.

Hierbei handelt es sich um ein Silastikschlauchsystem mit einem Rück-schlagventil, das den Aszites unter Ausnutzung der Druckdifferenz zwi-schen Abdomen und Thorax von der Bauchhöhle über die V. jugularis in die V. cava transportiert. Bei strenger Beachtung der Indikationen und Kontraindikationen und subtiler Operationstechnik vermag dieses Ventil den ausgeprägten Aszites wirksam zu beherrschen. Eine Weiterentwicklung des Aszitesventils ist das von Agishi (1977). Durch einen manuellen Pump-mechanismus (subkutan gelegener Druckballon) kann der Aszitestransport aktiv unterstützt werden.

Konservative Maßnahmen bei der Varizenblutung

Mit der Einführung der Ballontamponade war eine einfache, jedoch meist nur vorübergehend wirksame und nicht komplikationsfreie Blutstillung möglich. Sengstaken und Blakemoore entwickelten 1950 die Doppelballon-sonde, Linton und Nachlas 1953/1955 eine birnenförmige Sonde, die vor allem zur Kompression von Fundusvarizen geeignet ist. Die Liegedauer der Sonden ist begrenzt, da schwere Druckschäden am Ösophagus auftreten können. Man suchte deshalb nach anderen Möglichkeiten der Blutstillung. Wodak in Österreich empfahl 1960 erstmals die *transösophagoskopische Wandsklerosierung* der Speiseröhre. Denck in Wien hat das Wodak-Verfah-ren weiter ausgebaut und dazu ein spezielles Ösophagoskop entwickelt (1963, 1977). Ein regelrechter Boom der Fibrosklerosierung setzte 1977 ein, als Paquet erstmals über seine Erfahrungen an einem großen Krankengut berichtete. Im Gegnsatz zu der von Paquet geübten Fibrosierung durch *pa-ravasale Injektion,* appliziert Soehendra (1979) das Verödungsmittel direkt *intravasal.* In geübten Händen kann mit diesen Sklerosierungsverfahren ein Blutungsstopp erreicht werden, wobei sie weniger eine echte Alternative zur Shuntoperation darstellen, als vielmehr integrierter Bestandteil eines Gesamttherapieschemas sein sollten. Dies gilt ebenso für die endoskopische Koagulation mit dem Lasergerät (Kiefhaber et al. 1977).

In den letzten Jahren haben auch Versuche einer *pharmakologischen Blutstillung* mit Vasopressin oder seinen Derivaten bei der Varizenblutung an Bedeutung gewonnen. Eine durch arterielle Vasokonstriktion im Splanchnikusgebiet verminderte Durchblutung soll zu einer portalen Drucksenkung führen (Kehne et al. 1956; Baum u. Nusbaum 1971; Orloff et al. 1975; Brieler u. Thiede 1979; Berchtold 1981; Kohaus et al. 1981; Pötzi et al. 1981). Irmer u. Derra (1968), Henneberg et al. (1969) und Silva et al. (1969) konnten unter Oktapressinapplikation jedoch nur einen kurz-fristigen und unbedeutenden Abfall des Pfortaderdruckes messen.

Schließlich hat es auch nicht an Versuchen gefehlt, auf angiographi-schem Wege zum Ösophagus führende portale Venen und die Ösophagusvarizen selbst zu embolisieren (transkutane transhepatische Sklerosierung, Lunderquist u. Vang 1974; Bücheler 1981; Günther et al. 1976). Wegen des Risikos einer Pfortaderthrombosierung wurde von diesem Verfahren aber weitgehend Abstand genommen.

Betrachten wir die Entwicklung der Pfortaderchirurgie in den Jahren 1945–1983 und die mit ihr zusammenhängenden vielschichtigen Probleme, so sind Chirurgen des deutschen Sprachraumes maßgeblich an experimentellen und klinischen Arbeiten beteiligt gewesen. Auf verschiedenen Kongressen und Symposien wurden Probleme der portalen Hypertension diskutiert. Erinnert sei vor allem an die Symposien in Bad Ragaz/Schweiz 1967 (Markoff/Berchtold), in Tegernsee 1968 (Eckert/Liehr), in Zell am See 1980 (Denck/Paquet) und an die deutschen Chirurgenkongresse 1966, 1978 und 1981.

Die Vielzahl der diagnostischen und therapeutischen Verfahren zeigt, daß die Entwicklung noch keineswegs abgeschlossen ist und immer wieder nach besserem gesucht werden muß. Die verschiedenen Methoden mit ihren Vor- und Nachteilen sind heute gut zu beurteilen. Da eine Ösophagusvarizenblutung jedoch komplexen Charakter hat, setzt sich ein individuell abgestimmtes Therapieschema meist aus einer Kombination mehrerer Einzeltherapieprinzipien zusammen. Ein solches Therapieschema ist dann mit einem gänzlich anderen schwer vergleichbar, insbesondere, wenn man unterschiedliche Indikationen, die verschiedenen Ursachen der portalen Hypertension usw. in Rechnung stellt. Deshalb war bisher auch noch keine prospektive vergleichende klinische Studie möglich.

Zur Erfassung der Wertigkeit verschiedener Therapiemaßnahmen haben sich drei Frage herauskristallisiert:

1. die Frühletalität der Ösophagusvarizenblutung,
2. die Überlebenszeit nach Ösophagusvarizenblutung und
3. die Intensität der Folgebehandlungen.

Es stellt sich vor allem auch die Frage, in welcher Richtung die Entwicklung weitergehen wird. Wird die Shuntchirurgie ihre Bedeutung behalten oder haben wir in der Sklerosierung der Varizen bereits eine Alternative und sind damit die Probleme der Blutung weitgehend gelöst? Wie ist die Pfortaderarterialisation nach porto-kavalem Shunt beim Menschen endgültig zu bewerten? Ist die initiale Vasopressintherapie sinnvoll? Diese Fragen sind sicher nur in enger interdisziplinärer Kooperation zwischen Radiologen, Gastroenterologen und sowohl experimentellen als auch klinischen Chirurgen zu lösen.

Chirurgie des Pankreas

F. KÜMMERLE

Obwohl schon immer rund um das Pankreas mit größter Selbstverständlichkeit operiert wurde, am Magen und Zwölffingerdarm, an den Gallenwegen, der Leber und der Milz, waren die meisten Chirurgen lange Zeit gegenüber Eingriffen an der Bauchspeicheldrüse selbst von äußerster Zurückhaltung. Über dem Organ lag eine Art von „noli me tangere". Es wurde sogar als „operationsfeindlich" deklariert. Dementsprechend wurde empfohlen, jeden Eingriff an diesem Organ auf das kleinstmögliche Maß zu beschränken oder gar zu unterlassen. Fragt man nach den Gründen dieser chirurgischen Askese, sind diese zu suchen in der verborgenen Lage des Organs, in der gemeinsamen Blutversorgung mit dem Duodenum und der Milz, in der gemeinsamen Mündung der Ausführungsgänge von Leber und Pankreas, vor allem aber in der tryptischen Aktivität des Sekrets des exokrinen Parenchyms, die in der akuten Entzündung am Ort der Fermentproduktion selbst bis zur Autodigestion der Drüse reichen kann; eine der größten Katastrophen in der Pathologie des Bauchraums. Daß die Natur darüber hinaus gerade diesem Organ mit dem Inselapparat auch noch bedeutungsvolle endokrine Qualitäten zugemessen hat, hebt es in eine ungewöhnliche, zusätzlich Respekt erheischende Dimension.

Diagnostik und chirurgische Verfahrenswahl

Die Eigenarten des Organs brachten es mit sich, daß ihm lange Zeit eine diagnostische Aufhellung versagt blieb. Die Funktionsdiagnostik ging der Klärung der pathologisch-anatomischen Veränderungen voraus. Dies hat sich heute grundlegend geändert; das weithin in Dunkel gehüllte Organ ist „durchschaubar" geworden. Die präoperativen Informationen sind so weitreichend, daß sie nicht nur die Operationsindikation beeinflussen, sondern auch das operationstaktische und -technische Konzept vorprogrammieren. Mit anderen Worten: Die Fortschritte der röntgenmorphologischen Diagnostik haben die Chirurgie des Pankreas entscheidend beeinflußt und gefördert. Beschränkte sich die Röntgendiagnostik des Organs bis vor wenigen Jahren im wesentlichen auf Abdomenübersichtsaufnahme und MDP, wurde in der Folge der Ausführungsgang auf endoskopischem Weg erobert (ERCP) und schließlich durch die Einführung von Sonographie und Computertomographie das diagnostische Konzept zur Erkennung der Pankreaserkrankungen vollständig gewandelt. Die Aussagemöglichkeit und -sicherheit des Ultraschalls verleiht diesem bei fehlender Strahlenbelastung einen besonders hohen Stellenwert. Das diagnostische Spektrum der abdominellen Computertomographie deckt sich zwar weitgehend mit dem der Sonographie, liefert jedoch, weil objektivierbarer, besonders bei schwierig zu interpretierenden Befunden (Adipositas, Darmgasüberlagerung) weiterführende Informationen. Im Vergleich zum Ultraschall erlaubt sie eine genaue Beurteilung des Pankreasschwanzes, die Bestimmung der Ausdehnung einer Nekrose, die Differenzierung einer Blutung sowie durch Kontrastmittelbolusinjektion die Abgrenzung intakten Pankreasgewebes. Der Operateur kann sich mit Hilfe der CT ein pathologisch-anatomisches Bild machen und ist somit sicherer vor intraoperativen Überraschungen. Sonographie und CT ermöglichen ferner durch gesteuerte Feinnadelpunktion unter Sicht nahezu ohne Risiko die Differenzierung zwischen einer fokalen Pankreatitis und einem Pankreaskarzinom. Als nichtinvasive Diagnoseverfahren haben sie bereits zu einem beträchtlichen Rückgang der endoskopischen Darstellung des Pankreasganges geführt, die ihrerseits Aufschluß gibt über Gangveränderungen, die Papille und Gallenwegsaffektionen (Stenosen, Konkremente). Bei Choledochusobstruktion hat die perkutane transhepatische Feinnadelcholangiographie (PTC) sowohl diagnostische (Konkremente, Tumor, Röhrenstenose), als auch therapeutische Bedeutung durch die in gleicher Technik durchführbare Gallengangsdrainage (PTCD) zur Beseitigung des Ikterus als operationsvorbereitende Maßnahme. Die Angiographie deckt Gefäßanomalien und Blutungsquellen (Gefäßarrosion, Aneurysma) auf, deutet beim fortgeschrittenen Pankreaskarzinom Inoperabilität an, weist bei der chronischen Pankreatitis segmentale portale Hypertension nach und zeigt gelegentlich Grenzen auf im Hinblick auf die technische Operabilität.

Durch die genannten Verbesserungen der *präoperativen* Diagnostik wurden nicht nur die indikatorischen Entscheidungen erleichtert, sondern auch die *intraoperativen* Maßnahmen vereinfacht und zurückgedrängt, vor allem was die Gangdarstellung angeht, ohne daß freilich die Bedeutung der Gesamtexploration der Drüse und ihrer Umgebung eine Einschränkung erfahren darf. Viel zu wenig bekannt ist, daß eine sog. Rundumfreilegung der Drüse ohne Schwierigkeiten möglich ist, ohne auch nur ein Gefäß anzutasten oder gar unterbinden zu müssen. Durch diese Prozedur werden Inspektion und bidigitale Palpation überall möglich. Dies sind noch immer die zuverlässigsten diagnostischen Maßnahmen, zu denen sich neben der Probeexzision zur histologischen Klärung die Feinnadelbiopsie (Punktionszytologie) gesellt.

Akute Pankreatitis

Die hämorrhagisch-nekrotisierende Pankreatitis mit der Selbstandauung des Organs und dem Zusammenbruch der Schutzmechanismen (Becker 1973), der Ausbildung mehr oder weniger ausgedehnter tryptischer Nekrosen und deren Ausuferung in anatomisch-präformierte Räume (Nekrosestraßen ins Retroperitoneum, nach subphrenisch und zur Mesenterialwurzel) gehört noch immer zu den gefährlichsten Erkrankungen überhaupt.

Zwei Entwicklungen kennzeichnen die Behandlung der akuten Pankreatitis in den letzten beiden Jahrzehnten:

1. Der Einsatz der Intensivtherapie bei schweren Krankheitsverläufen,
2. Neue chirurgische Aktivitäten im Sinne der frühzeitigen oder verzögerten operativen Ausräumung von Nekrosen (Watts 1963; Hollender 1970; Kümmerle 1973; Edelmann u. Boutelier 1974; Neher u. Kümmerle 1977).

Das Ziel der Intensivtherapie liegt in der diagnostischen Einordnung des Einzelfalles und in der frühzeitigen Erkennung und aggressiven Behandlung der vitalbedrohlichen Organkomplikation (Schock, respiratorische Insuffizienz, Nierenversagen). Unbestritten ist, daß die akute Pankreatitis zunächst prinzipiell konservativ zu behandeln ist. Wenn jedoch diese aktiven konservativen Maßnahmen versagen, es gar zu einer Verschlechterung kommt, mithin also eine potentiell letale Verlaufsform vorliegt, wird *frühzeitig* operativ eingegriffen, möglichst *nach* eingetretener Nekrose und *vor* Auftreten lebensbedrohlicher Komplikationen (Kümmerle 1975).

Um dieses Konzept zu realisieren, haben wir eine Klassifikation in drei Schweregrade vorgenommen, die neben der biochemischen Befundkonstellation und dem unterschiedlichen Ansprechen auf konservative Therapie vor allem den Lokalbefund und die Ergebnisse der sono- und computertomographischen Untersuchung berücksichtigt (Kümmerle et al. 1975). Mangels nekrosespezifischer Parameter kommt der frühzeitigen Erkennung extrapankreatischer Organkomplikationen (Schock, Nierenversagen, respiratorische Insuffizienz, Enzephalopathie) eine wichtige Bedeutung zu. Hervorzuheben ist jedoch, daß die Schwere des klinischen Verlaufes nicht allein vor der Ausdehnung der Nekrosen bestimmt wird, sondern auch von der Dynamik der Erkrankung.

Die Indikation zur *frühzeitigen* Operation betrifft vor allem den Zeitpunkt: keinesfalls zu früh, aber auch nicht zu spät (ab dem vierten bis zum zehnten Krankheitstag).

Die Frühoperation hat das Ziel, die Nekrosen auszuräumen, das Ausmaß der Ausuferung der Trypsis (Nekrosestraßen) abzuklären und die Nekrosehöhlen ausgiebig zu drainieren. Das wahre Ausmaß der Katastrophe wird nicht selten erst entdeckt durch den „Spatenstich" ins Retroperitoneum nach Medialisierung der Milz und des Pankreasschwanzes. Von der einfachen Abräumung der Nekrosen bis zur anatomiegerechten Linksresektion sind alle Übergänge möglich. Die Digitoklasie weist im Sinne der Demarkierung den richtigen Weg: so viel wie nötig, so wenig wie möglich. Eine totale Duodenopankreatektomie (Hollender 1970; Alexandre 1976) in diesem Stadium ist wegen der Schwere des Eingriffes abzulehnen. Bei biliärer Ursache werden zusätzlich die Gallenwege drainiert.

Ist die Intensivtherapie bei primär leichten bis mittelschweren, vereinzelt auch schweren Verlaufsformen erfolgreich und wird die akute Phase überlebt, treten im sog. postakuten Stadium ab dem zehnten Tag Komplikationen auf, die vom Umfang und der Ausbreitung der tryptischen Nekrosen abhängen. Nunmehr bestimmen Demarkation, Sequestration, Verflüssigung der Nekrosen und Abszedierung das pathologisch-anatomische Bild, das durch Sono- bzw. Computertomographie erfaßt werden kann. Das klinische Bild der postakuten Phase ist gekennzeichnet durch erneute Verschlechterung mit Schmerzen, Zunahme des lokalen Befundes und Zeichen der Infektion, zu denen sich Organkomplikationen und gastrointestinale Komplikationen (Blutungen) gesellen. Weiteres Zuwarten ist dann zwecklos. Die Indikation zum *verzögerten* Eingriff ist gegeben, in der Regel ab dem 10. bis 14. Tag nach Krankheitsbeginn. Dieser Eingriff besteht in der Entleerung von Abszessen, der möglichst radikalen Ausräumung von Sequestern und ausgiebigen Drainagen der Abszeß- bzw. Nekroselogen.

Die Todesursachen nach der verzögerten Operation sind die gleichen wie nach frühzeitiger Intervention: Weiterbestehen lebensbedrohlicher Komplikationen (septisch-toxischer Schock u. a.), ferner lokale postoperative Komplikationen von seiten des großen Wundgebietes. Letztere zwingen nicht selten zur Relaparotomie (Restnekrosektomie, Abszeßverhaltung), die als Teil der aggressiven postoperativen Intensivtherapie anzusehen ist, deren Fortsetzung ohne erneute chirurgische Revision aussichtslos wird. Hier erweist sich der Verzicht auf den vollständigen Verschluß der Bauchhöhle, d.h. die offene Wundbehandlung, als vielversprechend, die zugleich die postoperative Spülung der Wundhöhlen ermöglicht.

Lag die Letalität der akuten hämorrhagisch-nekrotisierenden Pankreatitis früher zwischen 60 und 100%, ist sie unter chirurgischer Behandlung einschließlich Intensivmedizin auf bis zu ein Drittel zurückgegangen. Bei den ganz schweren, relativ seltenen Formen sind allerdings erst Einzelerfolge zu verzeichnen.

Was bleibt trotz des stadiengerechten Behandlungskonzepts noch zu tun? Die Forderung lautet: noch frühzeitigere Erkennung der seltenen, potentiell letalen Verlaufsformen mit ausgedehnten Nekrosen und damit der Möglichkeit der „vorzeitigen" Operation (Kümmerle 1975), d.h. zugleich weitere Suche nach nekrospezifischen Parametern und weitere Aktivierung der Computertomographie zur Erfassung der Nekrosen schon in der Frühphase. Solange die medikamentöse Therapie keinen entscheidenden Einfluß auf den Verlauf der akuten Pankreatitis ermöglicht, vor allem was den Prozeß der Selbstverdauung anbetrifft, ist der Chirurg zur größten Wachsamkeit verpflichtet, den richtigen Zeitpunkt für den Eingriff nach vergeblicher konservativer Therapie nicht zu versäumen.

Chronische Pankreatitis

Die Zunahme vor allem der alkoholinduzierten chronischen Pankreatitis, die mit 60 bis 70% die biliären und idiopathischen Formen bei weitem übersteigt, hat auch die chirurgischen Aktivitäten nachhaltig beeinflußt. Die Individualität des von Schmerzen und rezidivierenden Entzündungsschüben geplagten, vom Alkohol geprägten und oft schon der Toxikomanie verfallenen Kranken ist bei jeder indikatorischen Entscheidung zu berücksichtigen. Nur kooperative und dem Alkohol entwöhnte Kranke eignen sich für den chirurgischen Eingriff. Prinzipiell gibt es zwei Möglichkeiten der Behandlung: auf der einen Seite die streng konservative mit dem Ziel, das exkretorische Parenchym durch zunehmende Fibrosierung, Sklerosierung und Vernarbung „ausbrennen" zu lassen, wobei die exkretorische Aktivität ebenso ausgelöscht wird wie der Schmerz. Dieser Weg ist lang und dornenreich, der Kranke ist ihm oft nicht gewachsen. Auf der anderen Seite die operative Alternative mit dem Ziel der Schmerzausschaltung und der Beseitigung von Komplikationen, welche zugleich den verhängnisvollen Circulus vitiosus zwischen immer neuen Entzündungs- und Schmerzattacken und zunehmender allgemeiner körperlicher Schwächung infolge Angst vor jeder Nahrungsaufnahme durchbricht.

Zunächst verfolgte die Chirurgie der chronischen Pankreatitis das Ziel der Schmerzausschaltung auf dem Wege von Eingriffen am vegetativen Nervensystem wie Splanchnikusresektionen (Mallet-Guy 1950) und Denervierung (Yoshioka u. Wakabayashi 1958), ohne das Organ als solches anzutasten. Der Effekt einer solchen Operation konnte nur begrenzt sein, die chronische Entzündung im Organ schwelt weiter und zieht neue Schübe und Schmerzattacken nach sich.

Wer je eine Denervierung der Bauchspeicheldrüse durchgeführt hat, kennt den schwierigen Weg zur Freilegung und Resektion der sympathischen pankreatischen Ganglien, der einem Herumschleichen um das Organ gleichkommt. Hieraus ist zugleich ersichtlich, wie groß die Zurückhaltung gegenüber direkten Eingriffen an der Drüse offenbar über lange Zeit war.

Vom Prinzip der Dekompression des Gangsystems und damit der Organerhaltung gehen die Drainageoperationen des Pankreasganges aus im Sinne von pankreatiko-jejunalen Anastomosen (Du Val 1954; Mercadier 1957; Puestow 1961). Vor allem die latero-lateralen Anastomosen erlangten

einen beachtlichen therapeutischen Stellenwert (White 1973). Nach meinen
Erfahrungen fehlen von seiten des Gangsystems jedoch häufig die Voraus-
setzungen für eine effektive Drainage, nämlich ein 1 bis 1,5 cm breiter
Gang, der auf eine Distanz von 7 bis 10 cm gespalten wird. Mit anderen
Worten: Man kann nur drainieren, was drainagefähig ist. Da die kleinen
Seitengänge nur unzureichend entlastet werden, konnten infolge Weiter-
schwelens der Entzündung die Langzeitergebnisse nicht befriedigen. Oben-
drein führte das Verfahren nicht selten zum Übersehen eines Karzinoms.

Nach diesen Erfahrungen war es nicht mehr als konsequent, Teilresektionen der Drüse vorzunehmen, die seit Anfang der siebziger Jahre das dominierende Verfahren darstellen. Obwohl die chronische Pankreatitis das
ganze Organ betrifft, schien eine Resektion der am stärksten betroffenen
Abschnitte um so mehr gerechtfertigt, als diese durch neue diagnostische
Verfahren (ERCP, Sono) besser definiert werden konnten (Gangstenosen,
Parenchymdestruktion, Zysten u. a.).

Überwogen zunächst die Linksresektionen von jeweils unterschiedli-
chem Ausmaß bis zur totalen Resektion, nahmen später die Rechtsresektio-
nen (partielle und totale Duodenopankreatektomie) zu, weil sich schwere
Kopfprozesse unter Einbeziehung von Gallengang und Duodenum (Chole-
stasesyndrom, Duodenalstenose) häuften, bei denen obendrein der Malignitätsverdacht auszuräumen war. Sofern es die Pankreasgangverhältnisse
erlaubten, wurden die Teilresektionen mit drainierenden Verfahren verbunden. In besonders schweren Fällen mit ausgedehnten Parenchymde-
struktionen wurde eine Zeitlang häufiger auch die totale Duodenopankreatektomie durchgeführt, vor allem bei schwerem Schmerzsyndrom und
bereits präoperativ manifestem Diabetes mellitus. Infolge ihres hohen Risikos und ihrer hohen Früh- und Spätletalität ist die totale Entfernung des
Organs bei der chronischen Pankreatitis heute kaum mehr gerechtfertigt,
obwohl sich mit der Inselzelltransplantation ein Ausweg aus dem Dilemma
des pankreopriven Diabetes bietet.

Die autologe Inselzelltransplantation (Sutherland 1978; Dobroschke
1978; Wolff 1978) nach Wegnahme des ganzen Organs und die Gangokklusion in Verbindung mit der Whipple-Operation sind die beiden Wege, einen solchen Diabetes zu vermeiden. Mancherorts wurden die Aktivitäten
der Autotransplantation gebremst durch die fast gleichzeitige Einführung
der weniger aufwendigen Gangokklusion (Gebhardt 1978), durch die ein
Rezidiv der Pankreatitis weitgehend ausgeschlossen wird. Was auf der anderen Seite die Aktivität der transplantierten B-Zellen anbetrifft, ist sie längerfristig nicht abzuschätzen, zumal sich immunologische Barrieren dem
Erfolg entgegenstellen und mit Abstoßungen zu rechnen ist.

Die Gangokklusion mit einer schnellhärtenden alkoholischen Amino-
säurenlösung verfolgt das Ziel, nach Füllung des im verbliebenen Drüsen-
körper erhaltenen Gangsystems den exokrinen Anteil des Parenchyms

durch Fibrose und Vernarbung zu veröden unter Erhaltung der endokrinen Aktivität. Inwieweit auch hier auf dem Boden der Fibrose des Restpankreas mit einer zunehmenden Beeinflussung des Inselapparates und damit einer endokrinen Insuffizienz zu rechnen ist, werden Langzeitbeobachtungen zeigen. Jedenfalls ist eine abschließende Beurteilung der Folgen der Gangokklusion noch nicht möglich.

In den Jahren seit Einführung von Sonographie und Computertomographie nehmen die nichtresezierenden Operationsverfahren, insbesondere Zystendrainagen und palliative Umgehungsanastomosen (biliodigestive Anastomose, Gastroenteroanastomose), wieder einen größeren Raum ein, da die verbesserten präoperativen Informationen größere Sicherheit bezüglich Operationsindikation, -zeitpunkt und Verfahrenswahl gegeben haben. Unter dem Einfluß der besseren Transparenz des Organs ist jedenfalls meine Einstellung zur chirurgischen Therapie wieder etwas konservativer geworden.

Der Krankheitsverlauf (Zahl der Entzündungsschübe und Hospitalisierungen), die Analyse der Individualität des an chronischer Pankreatitis Erkrankten und die Einschätzung seiner Kooperationsbereitschaft zeigen die zumutbaren Grenzen für den notwendigen operativen Eingriff auf. Dieser sollte im individuellen Sinne und hinsichtlich seiner therapeutischen Konsequenzen sozusagen „maßgeschneidert" sein. Eine Resektionstherapie um jeden Preis scheint angesichts der nahezu optimalen präoperativen Parenchymbeurteilung nicht gerechtfertigt. Soweit organerhaltende Drainageoperationen möglich und sinnvoll sind, sollten diese voll ausgeschöpft werden. Für die Resektionen gilt: so viel wie nötig, so wenig wie möglich, am besten unter Verzicht auf die totale Wegnahme des Organs. Mit Ausnahme der Gallenwegssanierung bei der seltenen biliären chronischen Pankreatitis handelt es sich bei allen aufgezeigten Operationsverfahren um eine ausschließlich symptomatische und nicht kausale Therapie. Es ist für die Einschätzung unserer chirurgischen Aktivitäten gut, wenn wir von dieser nüchternen Feststellung ausgehen, insbesondere auch was die Langzeitprognose anbetrifft.

Pankreaskarzinom

Die Zahl der Sterbefälle an Bauchspeicheldrüsenkrebs hat sich in der Bundesrepublik Deutschland seit 1945 verdreifacht. Da die Symptome lange Zeit uncharakteristisch sind – sofern nicht schon frühzeitig ein Verschlußikterus auftritt –, ist die Früherkennung des Pankreaskarzinoms nach wie vor schwierig. Daran konnte auch der Einsatz aller modernen diagnostischen Methoden wie Sonographie, CT, selektive Oberbauchangiographie, ERCP und Feinnadelpunktionszytologie nichts ändern. Ebensowenig haben Tumormarker wie CEA zur früheren Erkennung beigetragen. Dementsprechend gelangen auch heute noch die meisten Pankreaskarzinome zu spät in die Hand des Chirurgen, um kurativ operiert werden zu können.

Die Ausrottung des Pankreaskrebses ist notwendigerweise mit der gleichzeitigen Entfernung des Duodenum, des distalen Magenanteils und des Ductus choledochus samt Gallenblase verbunden. Restpankreas, Gallengang und Restmagen finden über das Jejunum wieder Anschluß an den Verdauungstrakt. Um die Standardisierung dieses Eingriffes, der Duodenopankreatektomie, hat sich besonders Whipple (1935) verdient gemacht. Er ließ allerdings den distalen Drüsenanteil in situ und verschloß den Pankreasgang blind. Seine Operationsmethode wurde später immer wieder modifiziert. Aus operationstechnischen Gründen habe ich in den fünfziger Jahren zunächst die totale Pankreatektomie bevorzugt, um Komplikationen von seiten der pankreatiko-jejunalen Anastomose zu vermeiden. Später wurde überwiegend die partielle Duodenopankreatektomie mit Erhaltung eines Pankreasschwanzanteiles durchgeführt, in den letzten Jahren mit Gangokklusion. Dieses Vorgehen gilt auch heute noch für das Papillenkarzinom.

Neue Ansätze sind in der prinzipiellen totalen Duodenopankreatektomie aus onkologischen und tumortaktischen Gründen zu sehen (Child 1966; Remine 1970; Warren 1973; Brooks 1976; Trede 1976; Kümmerle u. Rückert 1978; Gall 1979). Ultraradikale Operationsverfahren wie die regionale Pankreatektomie mit fallweiser Pfortader- und Kolonresektion (Fortner 1973) müssen hinsichtlich ihrer Ergebnisse noch geprüft werden. Wie beim Magenkrebs gilt auch für das Pankreaskarzinom das Prinzip der ausgedehnten Lymphknotendissektion. Es hat sich gezeigt, daß die Letalität durch die pankreatiko-jejunale Anastomose nicht wesentlich beeinflußt wird. Die früher um 20% und darüber liegende Operationsletalität ist rückläufig; sie konnte auf 10% und darunter gesenkt werden. Die Fünfjahresüberlebensraten der Radikaloperierten liegen bei 10–20%. Obwohl das Pankreaskarzinom in der westlichen Welt zugenommen hat, konnten die chirurgischen Aktivitäten bislang keinen entscheidenden Einbruch in die schlechte Prognose dieses Organkrebses erzielen. Nachdem auch Chemo- und Radiotherapie keine überzeugende Effizienz aufzuweisen vermögen, richten sich die Bemühungen wiederum auf neue diagnostische Methoden im Hinblick auf die immer noch im argen liegende Früherkennung. Der Trend geht in Richtung neuer Tumormarker und monoklonaler tumorspezifischer Antikörper.

Endokrines Pankreas

Die chirurgische Pathologie der Langerhans-Inseln nimmt eine Sonderstellung ein. Während alle anderen endokrinen Organe anatomisch eigenständige Gebilde darstellen, sind die Inselzellen in das exokrine Parenchym der

Bauchspeicheldrüse eingebettet und über das ganze Organ verstreut. Im Verhältnis zum exokrinen Pankreas beläuft sich der endokrine Anteil mit seiner bunten Hormonaktivität nur auf 1 bis 2%, dementsprechend tritt auch seine chirurgische Bedeutung gegenüber den anderen Eingriffen an der Bauchspeicheldrüse zurück. Inselzelladenome bzw. -karzinome sind selten, nur wenige Zentren verfügen über größere Erfahrungen (Kümmerle u. Rückert 1978). Endokrine Pankreastumoren führen zu einer Reihe von Leitsymptomen wie Hypoglykämie, Diabetes, Ulkus peptikum und Durchfällen, denen man in der allgemeinen und klinischen Praxis zwar häufig begegnet, ohne daß sie jedoch mit dem endokrinen Pankreas in Beziehung gebracht werden. Die ebenso typischen wie mannigfachen Erscheinungen der Inselzelltumoren werden meist lange Zeit verkannt und entsprechend ineffektiv behandelt, bevor die Kranken zur Operation gelangen. Die Inselzelladenome können auch Teil einer multiplen endokrinen Adenomatose sein, zugleich ein Hinweis auf den gemeinsamen Ursprung der peptidsezernierenden Zellen.

Die Geschichte der inneren Sekretion der Bauchspeicheldrüse beginnt 1890 mit den Untersuchungen von v. Mering und Minkowski in Straßburg. Schon 1869 beschrieb Langerhans die Inselzellen. Mit der Darstellung des Insulins durch Banting u. Best 1920 und des Glukagons durch Merlin u. Clough 1923 fand die Forschung über das endokrine Pankreas einen vorläufigen Höhepunkt.

Der erste chirurgische Eingriff wegen eines hormonaktiven Inselzelltumors wurde 1927 von Mayo durchgeführt. Erst 1935 wurde das Syndrom des sog. organischen Hyperinsulinismus in einer ersten Literaturzusammenstellung mit 16 dokumentierten Fällen von Whipple u. Frantz dargestellt. Seitdem hat die endokrine Chirurgie eine stürmische Entwicklung genommen. 1955 beschrieben Zollinger u. Ellison das nach ihen benannte hypergastrinämische ulzerogene Syndrom, 1958 Verner u. Morrison den Zusammenhang zwischen hormonaktivem Pankreastumor und profusen wäßrigen Durchfällen, 1966 McGavran das Glukagon-Syndrom. Parallel mit der Entdeckung zahlreicher gastroenterologischer Hormone (Bloom u. Pollak 1971) und der Entwicklung des APUD-Konzeptes durch Welbourne 1975 ging die Verbesserung der endokrinologischen Diagnostik mit Hilfe der Radioimmunoassays. So sind auch die Fortschritte der Chirurgie hinsichtlich Erkennung und adäquater operativer Behandlung der endokrinen Pankreastumoren im Zusammenhang mit neuen diagnostischen Methoden zu sehen. Die verbesserte präoperative Lokalisationsdiagnostik stützt sich auf bildgebende Verfahren wie Ultraschall und CT, auf die selektive Oberbauchangiographie und auf die perkutane transhepatische Portographie mit Katheterisierung der Milzvene und der Pfortaderäste mit Blutentnahmen zur Hormonbestimmung (Stefanini 1974; Ingemansson 1977; Rückert u. Kümmerle 1980; Günther 1982). Auf diese Weise wird die intraoperative

Lokalisation erleichtert mit der Möglichkeit, den Tumor zu enukleieren, auf blinde Resektionen zu verzichten und damit organerhaltend vorzugehen.

Die chirurgischen Aktivitäten in Bezug auf das endokrine Pankreas beschränken sich jedoch nicht nur auf das Organ selbst. Bei gastrinproduzierenden Geschwülsten kann in Ausnahmefällen die Ausschaltung des Erfolgsorgans, die totale Gastrektomie, angezeigt sein, bei metastasierenden hormonaktiven und -inaktiven Inselzellkarzinomen Metastasenreduktion im extrapankreatischen Bereich und in der Leber. Die Verbesserungen in der feingeweblichen Diagnostik, insbesondere durch immunhistochemische Untersuchungen, haben einen wesentlichen Anteil an der Vertiefung unserer Kenntnisse über die vom Tumor erzeugten klinischen Syndrome. Effektivität und Radikalität des chirurgischen Eingriffes können, wie bei anderen Eingriffen der endokrinologischen Chirurgie, eindeutig durch Hormonanalysen nachgewiesen und die Kranken nach oft langdauerndem Leiden geheilt werden.

Infolge der Einführung der H_2-Rezeptorantagonisten in die medikamentöse Therapie des Zollinger-Ellison-Syndroms sind Indikation und Art der chirurgischen Behandlung bei diesem Syndrom in die Diskussion geraten. Der Trend geht weg von der totalen Gastrektomie hin zur selektiven Tumorentfernung bei lokalem Befall, bzw. zum rein konservativen Vorgehen bei multiplen oder metastasierenden Gastrinomen.

Mit weiterem Eindringen in die pathophysiologischen Abläufe der Regelkreise der gastrointestinalen Hormone ist mit der Erkennung weiterer Syndrome zu rechnen, z.B. des Somatostatinoms und der hormonaktiven Geschwulst, die pankreatisches Polypeptid produziert (PP-oma). Damit werden wahrscheinlich auch der Chirurgie des endokrinen Pankreas neue Aufgaben erwachsen.

Chirurgie der Milz

H.-J. STREICHER

Die operative Chirurgie der Milz war lange Zeit gleichförmig, bestand sie doch fast ausschließlich in der Exstirpation des Organs, da das Risiko des Organverlustes sich als kleiner erwiesen hatte als das Risiko von Naht und Tamponade. Auch bei Aneurysmen, Abszessen und Geschwülsten wurde splenektomiert. Die durch histologische Untersuchungen gewonnene Erkenntnis, daß bei hämolytischen Anämien und Thrombopenien die pathologischen Blutzellen vermehrt in der Milz abgebaut werden, führte zur Operationsindikation beim familiären hämolytischen Ikterus und der essentiellen Thrombopenie. Gute Erfahrungen aus den vergangenen 35 Jahren hatten die Indikation bis 1945 gesichert. Betrug die Letalität bei Milzrupturen von 1894 bis 1924 etwa 30–50%, so lag sie nun um 15–20%.

Die Milz war zwar nicht mehr wie Galenus (129–199) sagte ein „Mysterii Plenum organon", doch viele ihrer Funktionen waren noch unbekannt und manche Probleme harren auch heute noch der Lösung.

Fortschritte in den vergangenen Jahren resultierten vor allem aus der Anwendung von Erkenntnissen anderer Disziplinen, wie zum Beispiel der Mikrobiologie, Physiologie, Immunologie, Nuklearmedizin und Zytologie. Neue diagnostische Verfahren, wie die *selektive Angiographie* – in den 50er Jahren zur Klinikreife ausgebaut – gestattet eine exakte Lokalisation von Aneurysmen und AV-Fisteln, von Geschwülsten und Zysten (Hettler 1959; Mappes 1970). Die Einführung der *Milzpunktion* (Moeschlin 1947) förderte Untersuchungsmaterial zutage, das bakteriologisch und zytologisch aufbereitet zur Diagnostik und Klärung der Dynamik von Krankheiten beitrug. Abeatici und Campi führten 1951 nach ausgedehnten Tierversuchen die Splenoportographie in die Klinik ein.

War schon die Punktion für äußerst gefährlich gehalten worden, so wurde die Injektion von Kontrastmittel als gefährliches Experiment perhorresziert. Bei exakter Technik und Beachtung von Indikation und Kontraindikation brachte die Splenoportographie jedoch so gute diagnostische Ergebnisse, daß sie bald allgemein eingeführt wurde.

Die *Milzszintigraphie* (Johnson 1960; Fischer 1962) erlaubt nicht nur die Bestimmung von Lage, Gestalt und Größe des Organs, sondern auch Aussagen über Eliminationszeit und -Ort markierter Blutzellen. Welch beruhigender Fortschritt für den Operateur, wenn er weiß, daß zum Beispiel 90% der Thrombozyten seines Patienten in der Milz abgebaut werden und der Erfolg damit kalkulierbar wird (Winkler 1970; Gehrmann 1970). Die Möglichkeit *Drucke* mit Kathetern zu messen, *Blutgase* zu bestimmen und *Durchflußvolumina* zu ermitteln hat uns gezeigt, daß die Milz ein Minutenvolumen hat, das dem der Niere entspricht (Wolf 1970). Bei schwerer Arbeit und im Schock erlaubt sie, einen erheblich vermehrten O_2-reichen Blutstrom der Pfortader und der Leber zuzuführen. Die Aufklärung dieses Schleusenmechanismus erklärt die Kreislauffunktion der gesunden und kranken Milz (Streicher 1959; Wannagat 1977).

Die Abschätzbarkeit der Milzbeteiligung am Krankheitsbild des einzelnen Patienten hat das Spektrum der Operationsindikationen erweitert. So wird man heute in vielen Fällen von Osteomyelosklerose – die früher als absolute Kontraindikation zur Splenektomie galten – splenektomieren. Denn es ist nachweisbar, daß die Milz oft nur funktionsschwache Blutzellen bildet, aber andererseits eine große Menge von Erythrozyten, Thrombozyten und Leukozyten aus dem Blut eliminiert und so das Organ krankheitsdominant wird. Die Exstirpation beseitigt nicht nur den Hypersplenismus, sondern auch eine maximale Minutenvolumenbelastung der Pfortader (Überfüllungshochdruck). Hypersplenie heißt, daß eine pathologisch veränderte Milz – bei ganz verschiedenen Grundkrankheiten – Blutzellen aus dem Kreislauf selektiert, speichert und zerstört. Hierdurch entsteht eine Zellverminderung im peripheren Blut bei hyperplastischem Knochenmark. Diese Symptome schwinden nach Splenektomie. Das Ausmaß des Hyperspleniesyndroms ist nicht direkt proportional der Milzgröße. Riesenmilzen können durch Verdrängung der Bauchorgane und Kreislaufbelastung so zu schweren Krankheitsbildern führen, daß wir zum Beispiel eine 8750 Gramm schwere Gaucher-Milz exstirpieren mußten.

Das in den 70er Jahren eingeführte *Abdominalsonogramm* erweitert unsere diagnostischen Möglichkeiten, vor allem da es wiederholbar ist und in verschiedenen Körperlagen des Kranken durchführbar. Beweglichkeit der Milz und Beeinträchtigung der Nachbarorgane sowie subkapsuläre Hämatome und Zysten sind gut erfaßbar; Mehrfachuntersuchungen erlauben den Verlaufstrend zu beobachten. Das *Computertomogramm* – neueste diagnostische Errungenschaft – kann die Zuordnung von Tumoren, die Beurteilung ihrer Begrenzung und die Verhältnisse zur Nachbarschaft erleichtern und trägt damit zur Beurteilung der Operabilität bei.

Beim Morbus Hodgkin wird im Rahmen der Staging-Operation auch die Milz entfernt, zumal das Organ relativ häufig mitbefallen ist. Auch beim Magenkarzinom wird aus Radikalitätsgründen neben der ausgedehnten Lymphadenektomie splenektomiert (Brown u. Majema 1972; Lortat – Jacob 1975).

Diese Indikationserweiterung ist nicht unwidersprochen geblieben. Gegenargumente sind Infektgefährdung und Operationsausweitung. Letzteres Risiko ließe sich nur errechnen (zum Beispiel nach der Formel von Rhods), wenn wir zuverlässige Daten über Spontanverlauf, prophylaktischen Effekt und Operationsgefährdung der verschiedenen Patientengruppen hätten. In der pädiatrischen Hodgkin-Studie wird dem Infektrisiko Rechnung getragen und die Milz nur noch bei Verdacht auf Beteiligung entfernt. Wundheilungsstörungen und Infektionen (58mal mehr als bei der Allgemeinbevölkerung) werden auf die irreversiblen Veränderungn von Immunglobulinen (IgM), Agglutininen und Opsoninen zurückgeführt (Lennert 1970; Passel 1976). Die Häufung von in wenigen Stunden (Waterhouse-Friedrichsen-Syndrom) bei zwei Dritteln der Fälle tödlicher Sepsis bei splenektomierten Kindern hat dazu geführt, nach Exstirpation rupturierter gesunder Milzen Milzgewebe zu replantieren (Gottlob 1973; Pearson 1978; Erickson 1978; Patel 1981; Seufert 1981). Die Einheilung der Implantate erfolgt vom Rande her und nur bei ganz geringer Dicke (Streicher 1959).

Es kann szintigraphisch die „Funktionstüchtigkeit" durch hämatologische und immunelektrophoretische Untersuchungen wahrscheinlich gemacht werden. Die infektprophylaktische Wirkung muß durch weitere Beobachtungen erst nachgewiesen werden. Andere Autoren versuchen, die nun als wichtig erkannte gesunde verletzte Milz, vor allem bei Kindern, zu erhalten, was bei etwa einem Drittel der rupturierten Milzen unter ganz bestimmten Voraussetzungen durch Naht, Infrarotkoagulation, Fibrinkleber oder Teilresektion des Organs gelingt (Dretzka 1930; Campochristo 1960; Hendren 1975; Joseph 1977; Harter 1981; King 1981). Erfahrene Autoren halten jedoch nach wie vor die Splenektomie wegen der geringeren Gefahren der Nachblutung, Pfortaderthrombose oder Infektion für die Therapie der Wahl bei allen tiefen Rupturen.

Pathologische Erkenntnisse, bessere diagnostische Möglichkeiten und die Beherrschbarkeit wichtiger Komplikationen führte in den vergangenen Jahren zu besseren Erfolgen, so daß bei der Kugelzellanämie heute fast 100%ige klinische Heilung bei einer Operationsletalität von etwa 1% erreicht wird. Mißerfolge lassen an der Richtigkeit der Diagnose zweifeln oder es blieb versehentlich eine Nebenmilz zurück.

Auch die Milzruptur hat eine Letalität von unter 1%. Riesenmilzen, Gerinnungsstörungen und Verwachsungen, sowie die Art der Grundkrankheit lassen die Letalitätsrate jedoch ansteigen. Ebenso ist sie bei Rupturen im Rahmen des Polytraumas höher.

Die Tendenz unserer Zeit, die die funktionelle Betrachtungsweise in den Vordergrund stellt, erlaubt nicht mehr die Chirurgie der Milz mit den Augen Morgagnis und Virchows zu betrachten; sie besteht nicht mehr nur in der Entfernung eines vergrößerten pathologischen Organs in der Hoffnung, daß aufgrund unserer Erfahrung in der Indikationsstellung eine Besserung

oder Heilung erreicht werde, sondern die moderne Indikationsstellung beruht auf exakten Funktionsuntersuchungen bei abschätzbarer Erfolgschan-
ce und kalkulierbarem Risiko. Dies kommt unseren Vorstellungen von einer funktionellen Chirurgie recht nahe und ist gleichzeitig ein Beispiel für
die Geschichtlichkeit unserer wissenschaftlichen Bemühungen.

Chirurgie von Dünndarm, Dickdarm, Appendix

M. Reifferscheid

Entgegen allen Erwartungen erlebt der schon als Klassiker der Chirurgie geltende Darmeingriff derzeit eine „Neuauflage". Dabei ist es weniger die operationstaktische Neuerung als vielmenr der allgemeinchirurgische Gesichtswandel, der den Fortschritt ausmacht. Ihn bewirkte nicht zuletzt die zunehmende Verflechtung von Chirurgie, Pathomorphologie und Pathophysiologie. In ihrer interdisziplinären Befruchtung reicherte sie die Indikationsstellung, Verfahrenswahl und Nachsorge mit richtungweisenden Erkenntnissen an.

Die verbesserte Diagnostik, eine synergistische funktionell-morphologische und biochemische Krankheitsdeutung sowie die weitergehende Differenzierung der pathologisch-anatomischen Definitionen erwiesen sich dabei offensichtlich als die eigentlichen Schrittmacher.

Mit der endoskopischen Erschließung auch der entlegensten Darmabschnitte (Demling et al. 1972) wurden die Krankheitsdefinitionen präziser und mit abgestufter Differenzierung das operationstaktische Vorgehen dem Einzelbefund angemessen. Angiographie (Abramowitz 1969) und Elektromyographie (Code 1968; Schlegel 1968) schließlich konkretisierten unsere bisherigen Vorstellungen von den Schleusenmechanismen des Verdauungstrakts (Schreiber 1978).

Die in der Darmvorbereitung schon immer als entscheidende Heilvoraussetzung für die Darmnaht erkannte mechanische Reinigung der Schleimhaut von Kotresten wurde nach Umwegen über Langzeitgaben von Antibiotika erst in den letzten Jahren wirksam intensiviert. So konnte die chemisch definierte schlackenfreie Kost (Bornside 1975) in Verbindung mit der orthograden Darmspülung (Hewitt 1973; Pichlmeier 1977; Schiessl 1978) und die Kurzinstillation (Cohn 1970; Keighley 1980) die Nahtinsuffizienzrate objektivierbar senken.

Trotz allem bleibt die Darmchirurgie eine septische Chirurgie, die eine Abschirmung des Organismus gegen die Erregerstreuung in die Filterorgane mit einem parenteral gegebenen Antibiotikabolus unverzichtbar macht (Rittmann 1978).

Empirisch gilt der Eingriff am Darm ebenso wie die gesamte Abdominalchirurgie als klinisches *Modell des Operationsschocks*. Seine neuzeitliche pathophysiologische Definition als opstoperative Aggressionskrankheit (Leriche 1954) eröffnete hoffnungsvolle Wege, um die einzelnen Aggressionsreaktionen zu eliminieren. So konnte der Verschiebung von Blutmenge, Elektrolyt- und Säure-Basen-Gleichgewicht und der Reaktion von Lunge und Niere wirksam begegnet und hierdurch das Feld der Indikations- und Operationsmethodik ohne Risikosteigerung erweitert werden.

Wenn auch die *aldosteronbedingte Kaliumverarmung* der Zelle durch Gaben von Aldosteronhemmern (Koczorek 1957; Krück 1959; Frank 1966) ausgeglichen und die Darmwand durch hochmolekulare Lösungen (Messmer 1971) besser durchblutet werden konnte, so blieb die postoperative Refraktärität des Darms gegenüber den physiologisch dynamischen Impulsen doch in ihren letzten Zusammenhängen bis heute ungeklärt. Von den unspezifischen Komplikationen abgesehen, beschäftigt den Chirurgen beim Darmeingriff nach wie vor die Abwendung der Nahtinsuffizienz und der Adhäsionsbildung.

Immer augenfälliger schälte sich die klassische Erkenntnis von Halstedt heraus, daß nicht die Serosa, sondern die *Submukosa der Träger der Kollagenbildung* ist (Orr 1969; Herzog 1970; Everett 1975) und daß die Anastomosenheilung ihre Haltefestigkeit vornehmlich dieser Bindegewebsschicht verdankt. Die praktische Konsequenz war es, die Naht einreihig zu legen und dabei die keimbesiedelte Schleimhaut auszusparen (Herzog 1971; Nockemann 1975; Langer 1976; Kerscher 1979).

Wenn auch die aus dem Friedrich-Nähapparat hervorgegangenen, *zirkulär klammernden Nahtmaschinen* der SPTU (Fain 1975) und der EEA (Ferguson 1975) die Naht nicht sicherer machen konnten (Hamelmann u. Thiede 1981), so vereinfachen und verkürzen sie doch in wenig zugänglichen Gebieten die Anastomosenanlage.

Auch die *Klebeverfahren* mit Kunststoff und Fibrin (Verschyl 1965) haben ebenso wie die freie oder gestielte Peritoneallappendeckung (Schulze 1949; Klein 1976) die Nahtsicherheit bislang nicht erhöhen können.

Auch der *gestielte Netzlappen*, wie er bei der Rektumanastomose verwandt wird (Goldsmith 1968), erfüllt weniger die Funktion der Nahtsicherung als vielmehr die Aufgabe eines Füllmaterials und einer Granulationsmatrix für die Kreuzbeinhöhle.

Die Verquellung schnell resorbierbarer Katgutfäden einerseits und das Verbleiben von Seide und Kunststoffmaterial im Nahtbereich hat sich wegen seiner fremdkörperbedingten Gewebsreaktionen gerade bei den entzündlichen Erkrankungen, die besonders in den Anastomosen zum Rückfall neigen, als eine der Hauptursachen für das Rezidiv erwiesen (Edlich 1973; Deveney 1977). Und es hat den Anschein, daß der bereits nach Wochen *resorbierbare Polyglykolfaden* (Thiede 1979) hier einen Wandel herbeigeführt hat.

Daß die an ihren Enden keineswegs lichtungsweitere, dafür aber sehr leckgefährdete Seit-zu-Seit-Anastomose in den letzten drei Dezennien durch die *End-zu-End-Anastomose* ersetzt wurde, spricht für deren methodische Überlegenheit und ist Ausdruck einer zunehmend physiologisch ausgerichteten Denkweise des Chirurgen. Seit ihrer Anwendung sehen wir das in der Seit-zu-Seit-Anastomose zwangsläufig entstehende Blindsacksyndrom (Donaldson 1970) mit seinen mechanischen Störungen, seinen Beschwerden im Sinne des inkompletten Ileus und nicht zuletzt in seinen chronischen Blutbildveränderungen heute nicht mehr (Lynen u. Raguse 1977).

Die Umwandlungsoperationen der Seit-zu-Seit- in die End-zu-End-Anastomose gehören deshalb heute zu den befriedigendsten chirurgischen Aufgabengebieten, bewirken sie doch die schlagartige und definitive Heilung auf kausalem Wege.

Darmfisteln, seien sie spontan oder operativ angelegt, haben die Chirurgie von altersher beschäftigt. Die postoperativ, traumatisch oder spontan entstandene Fistel des hohen Dünndarms, die wegen ihrer immensen Sekretverluste den frühen Verschluß erfordert, ist nach wie vor das Sorgenkind des Chirurgen, zumal Frühresektionen ebenso wie konservative Behandlungsverfahren gleich risikoreich sind.

Mit der Saugspüldrainage mit puffernder Milchsäure (Quenin 1963; Dohmen 1967), die durch ein an die Darmöffnung gebrachtes Drain eingeführt und wieder abgesaugt wird, und gleichzeitiger Gabe chemisch definierter schlackenfreier Kost (Chapman 1964) ließ sich die Sekretmenge mindern und in der Mehrzahl der Fälle die Fistel ohne Operation ausheilen.

Insgesamt hat die kombinierte konservativ-operative Versorgung der Dünndarmfistel, dank der Stoffwechselbilanzierung und der verbesserten Operationstaktik und der optimierten Schockbekämpfung, eine wesentliche Senkung ihres Letalitätsrisikos von 60 auf 5% erfahren (Hollender 1976).

Dem Träger einer nach Kontinuitäts- und Kontinenzverlust operativ angelegten Definitivfistel im Dünndarm oder Dickdarm wurde in den letzten Jahre zumindest eine Linderung seines Schicksals zuteil. An erster Stelle ist hier die *Dünndarmtaschenbildung* mit *Invaginationsventil* (Kock 1969) zu nennen, die die Katheterentleerung ermöglicht. Nach Überwindung operationstaktisch bedingter Anfangsstörungen scheint sich das Verfahren allmählich durchzusetzen.

Im Bemühen, sich den analnahen inneren Mastdarmschließmuskel für die Kontinenzerhaltung nutzbar zu machen, wurde nach der Proktokolektomie der innere Rektummuskel an seinem unteren Rand erhalten und der Dünndarm hierdurch an den Analkanal genäht (Drobni 1967). Mit einer Entero-Entero-Anastomose von drei unteren Dünndarmschlingen konnte ein Reservoir gebildet und dieser Eingriff funktionell wesentlich verbessert

werden (Ravitch 1947; Parks 1980). Das gute Funktionieren des Taschenre-
servoirs und die vollständige Schließfähigkeit des verbliebenen Rekto-
analsphinkters waren der Grund dafür, daß sich das Verfahren rasch ein-
bürgerte.

Ob für den Kolostomieträger die jüngsten Varianten der schon zur Legion gewordenen Vorschlagsserien, am *Anus praeter* einen künstlichen
Schließmechanismus zu schaffen, einen Durchbruch bedeuten, muß die
Zukunft erweisen. Dennoch darf der von Feustel und Henning 1975 entwickelte Magnetverschluß als eine sinnvolle Nutzung physiologischer und
technischer Erkenntnisse gelten, ebenso wie sich die Muskelplastik von
Schmidt 1979 die freie Transplantierbarkeit des glatten Muskels zunutze
macht, indem sie eine dehnbare Schließmanschette bildet. Einen beschei-
deneren, aber inzwischen bewährten Schritt nach vorne stellt die Selbstkly-
stierung des Anus praeter-Trägers dar, die ihm mit 24–36 Stunden gesicher-
ter Stuhlfreiheit das Beutelkleben und -tragen erspart (McLeod 1972).

Die mit der Akzeleration unserer Fortbewegung und der zunehmenden
Kriminalisierung unseres Alltags verbundene Zunahme von *Darmverlet-
zungen* war Anlaß zur weiteren Verbesserung der Frühdiagnostik und zur
Standardisierung der Versorgung. So ist die Punktionslavage des Abdomens (Shaftan 1960) bereits zum behandlungsentscheidenden Früherken-
nungsverfahren geworden (Kern 1974). Da sich ihre Sekretverluste auch
über längere Zeit heute ohne Gefahr gezielt ausgleichen lassen (Deucher
1961, Widmer 1968), hat sich bei Läsionen bis zu einer Höhe des mittleren
Dünndarms und bei schon eingetretener Peritonitis die Vorlagerung der
verletzten Schlinge als lebensrettende Maßnahme erwiesen. Bei höher lokalisierten Läsionen allerdings, wo die Verluste nicht ausgleichbar und die
Alimentierung nicht mehr möglich ist, sind Naht oder Resektion der Ver-
letzungsstelle zwar immer noch nicht vermeidbar. Die nasal eingeführte
Darmsonde kann aber die Übernähungsstelle oder die Anastomose mit
der permanenten Absaugung entlasten und sichern (Taylor 1946).

In der Darmchirurgie ist die *Adhäsionsverhütung* eine nach wie vor ungelöste Störungsquelle. Mit Ausnahme des schonenden Operierens und der
frühen Anregung der Peristaltik (Lüdecke 1960), stehen uns bislang wirksame Verhütungsmaßnahmen nicht zur Verfügung. So muß der Chirurg immer noch resignieren und Adhäsionen in Kauf nehmen. Es bleibt ihm nur,
die Adhäsionsbildung so zu lenken, daß sie den Darm nicht mehr abknik-
ken, torquieren oder komprimieren kann. Das diesem Ziel dienende Plika-
tionsverfahren (Noble 1937) konnte durch die sinnvolle Fältelung des Ge-
kröses durch Poth und später Childs u. Phillips (1960) und zahlreiche weitere Modifikationen verbessert und erleichtert werden. Eine Alternative stellt
das auch bei peritonitisch bedingten Adhäsionen einfach zu behandelnde
Dünndarmschienenverfahren auf der langen Miller-Abbott- oder Dennis-
sonde dar (Reifferscheid u. Philipp 1965).

In der Behandlung des nach ausgedehnten Resektionen auftretenden *Kurzdarmsyndroms* (Althausen 1950; Hallböök 1963) mit Maldigestion und Malabsorption, Diarrhöen und schwersten Malnutritionsstörungen wurden immer wieder neue Versuche, den Ingestastrom zu stoppen, unternommen. Mit dem antiperistaltischen Segment (Gibson 1962), der zirkulären (Schiller 1967) oder der schrägen Muskelablösung (Blömer 1972) den Ingesta-transport zu verlangsamen, war pathophysiologisch wohl begründet (Hollender 1969). Leider blieb ihm die Dauerwirkung versagt.

Nach Erkennung des Postaggressionssyndroms als pathophysiologisches Grundschema akuter chirurgischer Erkrankungen erfuhr das Behandlungs-spektrum des *Darmverschlusses* über die operative Lösung des Hindernisses hinaus eine wesentliche Erweiterung. Die Vorbehandlung wurde durch die Absaugung nach Wangensteen (1953) durch eine Verweilsonde systemati-siert, wobei sich die Druckentlastung als wesentliches schockminderndes Element erwies. Gleichzeitig ersparte sie dem Operateur die intraoperative Darmentleerung durch die nicht indifferente Darmausstreifung (Aird 1935) oder die konventionelle Darmeröffnung. Auch trugen der gleichzeitige Elektrolytersatz (Haebler 1927), der Säure-Basen-Ausgleich (Deucher 1961; Seidel 1978) und die O_2-Insufflation zur Minderung der Operationsletalität bei.

Die Erkenntnis, daß sich bei der *postoperativen Darmverschlußkompli-kation* nach der Laparotomie zwei Aggressionssyndrome kumulieren, näm-lich das des vorausgegangenen operativen Eingriffes auf der einen, und das des neu entstehenden Verschlusses auf der anderen Seite, hat neben der frühen Erkennung und Frühindikation in erster Linie zu einer erfolgreiche-ren Behandlung geführt.

Sie ist gekennzeichnet durch die präoperativ, mit der Diagnostik vor der Relaparotomie simultane Herstellung der Homöostase, ferner durch die postoperativ gezielte und effektivere Intensivtherapie mit Nachbeatmung und evtl. Frühdialyse (Pichlmayr 1975; Ziegler 1978).

Dank verbesserter endoskopischer, röntgenologischer, angiographischer und funktioneller Untersuchung des oberen Dünndarms konnte das klassi-sche Krankheitsbild des *arteriomesenteralen Darmverschlusses* – auch arte-riomesenterale Duodenalkompression genannt – besser erkannt und wirk-samer angegangen werden (Geisendörfer 1952; Hearn 1966). Zur Hinder-nisüberwindung hat sich die retrokolische Duodenojejunostomie, die la-teroterminal oder laterolateral ausgeführt wird, derzeit am besten bewährt (Gumrich 1979).

Bei der *therapieresistenten Adipositas* durch einen Dünndarmshunt (Payne 1961) die Resorption auszuschalten, hat sich als nicht risikolos er-wiesen, zumal sich das danach auftretende Gallensaftverlustsyndrom (McGell 1972; Husemann 1978) mit seinen schweren Leberparenchymver-änderungen nur als sehr bedingt reversibel erwiesen hat. Den Magen ver-

kleinernde und den Säftefluß des Duodenums von dem der Nahrung trennende Modifikationen (Foley 1971) sollen diese Gefahren vermeiden, sind
in ihrem Dauernutzen aber noch nicht abschätzbar.

Die infolge plötzlicher *Verlegung der oberen Mesenterialarterie* oder ihrer Aufzweigungen durch Embolus oder Thrombose bedingten bedrohlichen Durchblutungsstörungen des Darms lassen sich nur in den ersten
sechs Stunden durch Eingriffe am Gefäß selbst oder durch Resektion des
anoxischen Darmsegmentes heilen. Der Routine-Second-Look erwies sich
erst nach Angiographiekontrolle (van Dongen 1980) als berechtigt. Anders
bei Venenverschlüssen, wo die routinemäßige Reintervention nach 24 Stunden mit Nachresektion erneut thrombotisch gewordener Randbereiche die
Resultate verbessern konnte (Feuchtwanger 1980; Khodadadi 1980).

Ob die *chronische Mesenterialgefäßinsuffizienz* durch Gefäßplastiken –
welcher Art auch immer – in ihren Resorptionsausfällen und klinischen Beschwerden gebessert werden kann (Heberer 1972; van Dongen u. Schwilden 1976), läßt sich aufgrund der noch begrenzten Erfolgsmitteilungen
noch nicht definitiv beurteilen.

Stellt man sich die Frage, ob die Chirurgie auf dem Gebiet der *Darmtumoren* seit dem 2. Weltkrieg Fortschritte zu verzeichnen hat, so kann man
sie nur als kleine Schritte bezeichnen.

Im *Dünndarm* hat sich das Peutz-Jeghers-Adenom als nicht so harmloses Hamartom erwiesen, wie ursprünglich angenommen (Linder 1968).
Hier können Entartungen vorkommen, die grundsätzlich die Resektion der
polypentragenden Dünndarmabschnitte als Präventivmaßnahme erfordern.

Im *Dickdarm* hat die Frühabtragung kleinster Adenome auf koloskopischem Wege, ebenso wie die Erkennung des Karzinoms im Frühstadium
unsere bisherigen Vorstellungen von der Bedeutung der Adenome (Schmieden u. Westhues 1969) nur vertiefen können (Morson 1968; Wiebecke
1969; Elster 1971; Hermaneck 1981).

Der Koloskopie ist die Erkenntnis zu verdanken, daß das Adenom im
Zökum und Colon ascendens wesentlich häufiger vorkommt, als bisher angenommen (Berk u. Haubrich 1964), womit seine Absiedelungsneigung
auch hier der des Karzinoms entspricht.

Während die endoskopische Adenomabtragung nur bis zu einem
Durchmesser von 2 cm im gesamten Kolon möglich ist, erfordern alle grö
ßeren und breitbasigen sowie die endoskopisch krebsverdächtigen Adenome die Abtragung auf dem Wege von Laparotomie und Kolotomie. Entscheidendes Ergebnis aller katamnestischen Nachsorgekontrollen ist die
statistische Sicherung der von Schmieden und Westhues bereits angenommenen Graduierung der drei Adenomformen im Hinblick auf ihre Entartungsneigung (Morson 1974; Welch 1976).

In der Resektion der erblichen, *familiären Kolon-Rektum-Adenomatose*
gilt die Rektumerhaltung grundsätzlich heute als obsolet (Bussey 1978).

Deshalb bietet die Methodik, eine Ileoanostomie mit Reservoirtasche anzulegen (Ravitch 1947; Beck 1972; Parks 1980), eine willkommene Ausweglösung, deren physiologische Begründung der Kontinenzerhaltung auf der Erkenntnis basiert, daß ein schmaler Restsaum des inneren Rektumschließmuskels (Lane 1977) und der anale Schließmuskel für eine Schlußfähigkeit ausreicht, wenn ein Dünndarmreservoir den Stuhl portioniert und eindickt.

Damit ist zum bisherigen Kontinenzersatz, dem schlußfähigen Kock-Ileostoma, eine Alternative entstanden.

Daß zum Zwecke der Biopsie heute jedes angetroffene Adenom mit der Basis total entnommen werden muß (Elster 1971; Demling 1972), also eine Knipsbiopsie nicht mehr zulässig ist, gehört ebenfalls zur Standarderkenntnis wie die Tatsache, daß etwa 50% aller Kolonkrebse von Adenomen ausgehen (Westhues 1927; Schmieden 1935; Morson 1971; Elster 1973).

Ob allerdings die *routinemäßige Präventiventfernung* der Kolonadenome die Kolonkarzinome seltener werden läßt, ist bislang noch als fraglich anzusehen (Welch 1980).

Da sich also auch die *Routinekoloskopie* noch nicht in einer grundsätzlich früheren Krebserfassung niedergeschlagen hat (Soehendra 1979) besitzt die erweiterte Kolonresektion nach wie vor Gültigkeit (Finsterer 1935; Schmieden 1935; Gulecke 1953; Zenker 1953; Junghanns 1955; Goligher 1965). Als Heilfortschritt hat sich dabei die flankierende No-touch-Technik erwiesen, die für die Dukes-C-Stadien die Heilchance um 10–20% verbessern kann (Turnbull 1967, 1972).

Dank der optimierten Darmreinigung und der gesicherten Nahttechnik darf das *einzeitige Resektionsvorgehen beim intraperitonealen Kolonkrebs* als Verfahren der Wahl gelten. Die Letalitätswerte bewegen sich zwischen 2,8 und 6% (Cullen 1963; Becker 1979, 1980; Kummer 1980; Raguse 1982).

Für die *Prognose* haben sich als erstes der Differenzierungsgrad und die Tiefe der Wanddurchdringung und erst in zweiter Linie die Ausdehnung des regionären Lymphknotenbefalls als aussagefühige Kriterien erwiesen (Manson 1976). Die im letzten Dezennium gewonnene Erkenntnis, daß die Entfernung von synchron ebenso wie metachron angetroffenen Solitärmetastasen in Leber und Lunge zu gleicher Überlebenszeit führen kann, wie die Resektion von Dukes-C-Stadien (T_{1-2}, N_{1-2} und M_0), rechtfertigt die erweiterte Indikationsstellung in der Metastasenchirurgie (Bacon 1959; Wilson 1976; Deucher 1978; Wanebo 1978).

Wenn auch das Verhalten des CEA-Serumspiegels in der Nachsorge Hinweise auf Rezidiv oder Metastase geben kann (Collatz 1971), so liegt doch das Schwergewicht unseres Reinterventionsentscheids auf dem Haemoccultresultat und dem koloskopischen Befund. Dies um so mehr, als bei 2–4,7% der Kolonkarzinome mit einem simultanen oder metachronen Doppelvorkommen zu rechnen ist. Auf dieser Erkenntnis basiert die be-

rechtigte Forderung, bei jeder Operation eines kolorektalen Karzinoms intraoperativ transanal routinemäßig zu koloskopieren (Sohendra 1979).

Die chirurgische Behandlung der *chronisch habituellen Obstipation,* bei
der die intramuralen Ganglien durch Drastika zerstört sind (Riemann
1978) und bei der es zum Längen- und Dickenwachstum des Kolons gekommen ist, besteht in der subtotalen oder totalen Kolonresektion. Dabei
hat sich für die subtotale Kolektomie die von Lillehey und Wangensteen
bereits 1935 empfohlene subtotale Zökorektostomie bewährt, da die Erhaltung von Ileo-Zökalklappe und Zökum für die Keimbesiedelung und Dynamik des Resorptionsorgans Ileum wichtig ist (Booth 1965).

Für die Indikationsstellung scheint es von sekundärer Bedeutung, welche Ursache der chronischen Obstipation im einzelnen zugrunde liegt (Leriche 1954). Eine der wichtigsten Erkenntnisse der letzten Jahrzehnte war es
aber, daß eine *Hirschsprungstenose* auch noch im Alter für eine habituelle
Obstipation verantwortlich sein kann (Creech 1950; Rosin 1950). Mit der
Histochemie der Schleimhaut (Meier-Ruge 1974) läßt sich das aganglionäre
amotile Segment auf einfachste Weise bereits durch Knipsbiopsie der
Schleimhaut nachweisen und lokalisieren.

Obgleich in den 30er Jahren morphologisch und klinisch differenziert,
haben die *entzündlichen Erkrankungen des Dünn- und Dickdarms* erst in
den letzten Dezennien für die Chirurgie eine dominierende Bedeutung erlangt. Nicht nur die bessere Erkennung, sondern vornehmlich die geradezu
bedrohliche Häufigkeitszunahme sind die Gründe hierfür. Divertikulitis,
Colitis ulcerosa und Morbus Crohn verlangen vom Chirurgen heute pathophysiologische und pathomorphologische und operationstaktisch spezielle
Kenntnisse und Erfahrungen.

Da die *Divertikulitis* mit ihrer konsekutiven Schwerezunahme in den zi-
vilisierten Ländern die häufigste Erkrankung des Dickdarms überhaupt ist
(Slack 1962; Akovbiantz 1968; Parks 1968; Hughes 1969), muß ihr zunehmend Beachtung geschenkt werden. Dabei gehört es zur Standarderfah-
rung, daß die nahezu stumme Divertikulose nur selten blutet und perfo-
riert, und daß erst die Peridivertikulitis als Ausgangspunkt für lebensge-
drohliche Spätfolgen zu fürchten ist. Dies bedeutet also, daß mit dem
Durchbruch der Entzündung durch die Divertikelwand der Prozeß unauf-
haltsam fortzuschreiten beginnt. Diese Erkenntnis hat dann auch in den
letzten Jahrzehnten den Indikationsmaßstab der Divertikelkrankheit bestimmt.

Vermehrte Muskelaktivität (Williams 1975), intramurale Entzündungs-
ausbreitung, fibrosklerotische Umwandlung der Wand (Schreiber 1978)
und der Wanddurchbruch der Infiltrate in das Perikolon wurden als die pa-
thomorphologischen Stationen der Progredienz erkannt. Entzündliche Tumoren der Sigmawand, die zum Ileus führen, der perikolische Einschmel-
zungsabszeß, die Abszeßperforation in Blase und Gekröse und die anfangs

eitrige und bei breitem Durchbruch die kotige Bauchfellentzündung sind als die obligaten Endstationen zu befürchten.

Für die Verfahrenswahl beginnt man erst in den letzten Jahren diese Komplikationen in ihren unterschiedlichen Schweregraden zu sehen und prognostisch differenzierter zu interpretieren. Während sich zur Vermeidung der lebensbedrohlichen Spätkomplikationen das Stadium der Progredienz – also die Peridivertikulitis – praktisch mit einer Nulletalität (Bacon 1964; Penfold 1973) resezieren und primär anastomosieren läßt, ist die Elektivoperation der torpiden Komplikationsstadien, wie des Ileus, des perikolischen Abszesses oder der Sigmablasenfistel heute mit einem Operationsrisiko von 20–30% belastet (Kümmerle 1973; Hollender 1973; Deucher 1973).

Mit der freien Perforation mit eitriger oder kotiger Peritonitis, die oft nur noch den palliativen Notfalleingriff zuläßt, steigt das Eingriffsrisiko bis auf 80%.

So hat sich analog der Operation des manifesten Gallensteins (Enderlen 1923) auch die Frühresektion der nachgewiesenen Peridivertikulitis inzwischen als eine segensreiche Präventivmaßnahme erwiesen.

Für Internisten wie Chirurgen scheinen in den letzten Jahren jedoch noch zwei weitere ernste Krankheiten an Bedeutung gewonnen zu haben, zumal auch sie offensichtlich an Häufigkeit und Schwere zunehmen (Kirsner 1978; Goligher 1979; Lennard-Jones 1980; Schachter 1980). Der *Morbus Crohn und die Colitis ulcerosa* sind bereits heute zur sozialen Geißel geworden. In der Vielzahl ihrer Bezeichnungen schlägt sich nicht nur die Unkenntnis ihrer Pathogenese und bei gleicher Lokalisation auch die Schwierigkeit, beide Strukturen voneinander abzugrenzen, nieder, sondern auch das breite Spektrum ihrer unterschiedlichen Erscheinungsformen. Hinzu kommt, daß man neben der Colitis ulcerosa im Dickdarm auch den Morbus Crohn immer häufiger antrifft. Es mag sein, daß man in Fehleinschätzung seiner morphologischen Varianten im Dickdarm den Morbus Crohn lange Zeit nur als eine segmentäre Form der Colitis ulcerosa aufgefaßt hat (Wells 1952).

Alle Versuche, den Morbus Crohn und die Colitis ulcerosa als virale Erkrankungen (Mitchell 1970; De Horatius 1978), als bakteriologische Infekte (Bacon 1964; Shorter 1970) oder als Autoaggressionsfolgen (Kirsner 1978) zu definieren, sind bislang über das Hypothesestadium nicht hinausgekommen. Auch die Erkenntnis, daß es familiäre Dispositionen gibt, hat uns in der Pathogenese keine Aufklärung gebracht.

Da also weder für den Morbus Crohn noch für die Colitis ulcerosa ein pathogenetisch begründeter Therapieplan zur Verfügung steht, muß man sich in der Abwendung akuter oder drohender Komplikationen nach wie vor auf die offene oder geschlossene Resektionsbehandlung beschränken. Die für den Morbus Crohn typische Erfahrung einer nach der Resektion hochgradigen Rezidivneigung hat dabei die Chirurgen zur Zurückhaltung bei der Indikationsstellung veranlaßt (Nissen 1965) und dazu geführt, daß man nur noch die Akut- oder die Langzeitstörung, wozu auch die nicht beherrschbare Maldigestion gehört, zum Interventionsanlaß nimmt.

Die eine zeitlang bevorzugte Umgehungsanastomose (Crohn 1959) wurde zugunsten der sparsamen Resektion (Truelove 1966) verlassen.

Als taktische Besonderheit erfordert der Crohn-Darm die weite, mit resorbierbarem Nahtmaterial extramukös genähte End-zu-End-Anastomose. Von den danach in etwa 45% der Fälle immer noch auftretenden Crohn-Rezidiven (De Dombal 1971; Hellers 1979) erfordern dann allerdings nur noch ein Drittel (Greenstein 1975) die Reintervention.

Immer mehr scheint sich beim Dickdarm-Crohn die Ansicht durchzusetzen, daß nach offener Resektion durch langes Zuwarten wieder die spätere Kontinuitätsherstellung zu erreichen ist (Kirsner 1971; Williams 1975). Dennoch bleibt dabei die Ileorektalanastomose ein Gefahrenbereich für das Crohn-Rezidiv. Andererseits gelingt es bei der generalisierten Prokto-Colitis ulcerosa nur mit der totalen Kolon- und Rektumausrottung, die Krankheit auszuheilen. Das bedeutet das Opfer des endständigen Ileumafters. Nur bei freiem Mastdarm ist auch wie beim Morbus Crohn die ein- oder zweizeitige kontinuitätserhaltende Kolektomie durchaus einmal möglich. Sie aber auch bei der generalisierten Colitis ulcerosa vorzunehmen, wie Aylett (1953) und Kühlmayer (1954) dies vorschlagen, hat sich nicht allgemein durchgesetzt, da die erhoffte Ausheilung der Rektumveränderungen danach ausblieb.

Ist also der Crohn-Patient nach der partiellen Resektion in erster Linie durch das Rezidiv gefährdet, so ist sowohl der Crohn-Patient als auch der Colitis ulcerosa-Kranke, dem veränderte Dickdarmteile belassen wurden, immer mit einem erheblichen Karzinomrisiko belastet. Es übersteigt das des Kolongesunden um ein Vielfaches (Bargen 1954).

Zu unseren jüngsten Erkenntnissen auf dem Gebiet der generalisierten Dickdarmentzündungen gehört die Erfahrung, daß wir nicht nur bei der Colitis ulcerosa, sondern auch beim Crohn-Dickdarm mit der lebensbedrohlichen Akutkomplikation eines *toxischen Megakolons* rechnen müssen (Wruble 1966). Es hat sowohl bei der Kolitis als auch beim Morbus Crohn nach wie vor eine Letalität von 8,7–51,2% (Binder 1974). Das hierfür vorgeschlagene Behandlungsverfahren war ursprünglich die Anlage multilokulärer Kolostomien (Klein 1960; Turnbull 1970). Mit ihr konkurriert heute wieder die primäre totale Kolektomie, die Ripstein bereits 1953 empfahl. Um den Operationsschock in Grenzen zu halten, wird dabei zunächst das Rektum belassen und nach Hartmann blind verschlossen oder als Spülfistel eingenäht, bevor man es später im freien Intervall dann exstirpiert.

Daß die *Aktinomykose* heute nicht mehr zu den chirurgischen Indikationen gehört, verdanken wir ihrer Interpretation als bakteriellen Infekt, der auf die gezielte, langdauernde Chemotherapie anspricht (McVay 1950; Seligman 1954; Peabody 1960). Dies hat unsere Aktivitäten nur noch auf die lokale Fistelausschneidung beschränkt.

Dünn- und Dickdarm haben dank ihrer Gekröselänge und der damit verbundenen Verschieblichkeit enorme praktische Bedeutung für eine gestielte Defektüberbrückung erlangt. So wird nach Magen- und Ösophagusresektionen zwischen kollarem Ösophagus und Duodenum heute bereits routinemäßig ein Kolonsegment interponiert.

Das „Symbol" der akuten chirurgischen Baucherkrankung ist immer noch die zu Unrecht für unproblematisch gehaltene *Appendizitis*. Die heftige medizinsoziologische Kritik (Lichtner u. Pflanz 1971) hat die chirurgische Indikationsstellung in den letzten Jahren erneut ins Zwielicht zu rükken versucht. Wie schon früher stand auch hierbei wieder der Vorwurf Pate, die Appendektomie würde zu häufig vorgenommen. Diese angeblich unnötige Appendektomie steht aber nach wie vor in Konkurrenz mit dem immer noch nicht zu entkräftenden Argument der diagnostischen Unsicherheit, ein Einwand, der auch durch die angeführten Weltgesundheitsstatistiken nicht zu entkräften war. Alle Versuche, durch technisch-apparative und aufwendige Maßnahmen, wie z. B. Infrarotphotographie, i.v. Pyelogramm, Sonogramm, Szintigramm und Röntgenübersicht die Diagnose der Appendizitis einzugrenzen, müssen im Resultat als gescheitert angesehen werden. Hinzu kommt, daß der beträchtliche Kostenaufwand zu ihrer Aussagekraft in keinem Verhältnis steht. Und da die allein auf der diagnostischen Unsicherheit basierende Appendixperforation, wie wir sie besonders beim Kind und beim alten Menschen als eine der häufigsten Abdominalkatastrophen mit hoher Letalität immer wieder sehen, ein ernstes Problem darstellt, muß der Chirurg nach wie vor nach dem Prinzip „im Grenzfall einmal mehr als zu wenig" verfahren, zumal die Operation einer Appendizitis im Frühstadium nur ein Risiko von unter 0,3% besitzt.

Letztlich hat uns die inzwischen zunehmend angewandte Routinehistologie unserer Operationspräparate in dieser Haltung bestärkt, denn der Anteil der akuten Appendizitiden am Operationsgut liegt heute in Deutschland zwischen 50% und 70% (Peters 1978; Schwanitz 1979). Dies ist ein Anteil, der sich bei den derzeitigen diagnostischen Möglichkeiten nach weltweiten Erfahrungen nicht noch weiter steigern läßt.

Andererseits muß aber immer wieder betont werden, daß es eine chronische Appendizitis nicht gibt, und deshalb die sogenannte „Montags-Appendektomie", die bereits freitags serienmäßig auf dem Operationsplan erscheint, durch nichts gerechtfertigt ist.

Die oft als Alternativdiagnose gefundene *Tabes meseraika* oder *Pseudotuberkulose* der mesenterialen Lymphknoten konnte in den letzten Jahren genauer aufgeschlüsselt werden. Dabei ergab sich seit der Erfassungsmöglichkeit durch serologische, mikrobiologische und pathomorphologische

Nachweisverfahren (Knapp 1954) ein zunehmender Anteil von *Yersiniain-fektionen.* Er liegt bei allen Appendektomierten bei 3,73%, bei phlegmo-nöser Appendizitis sogar bei 58,6%. Diese routinemäßige Kontrolluntersu-chung ist um so wichtiger, als das Krankheits- und Beschwerdebild der Yersiniose allein mit der gezielten chemotherapeutischen Nachbehandlung des Operierten ausheilbar ist.

Ausblick

Die durch ihre Vielfalt in Morbidität, Indikationsstellung und ihr techni-sches und taktisches Behandlungsspektrum charakterisierte Darmchirurgie ist offensichtlich in ihrer Entwicklung noch lange nicht abgeschlossen. Hier-für sorgt allein schon der immer umfangreiche Erkenntnisgewinn von sei-ten der ihr zuarbeitenden Grundlagenforschung, wie er sich in den letzten Dezennien immer deutlicher abzeichnet.

Chirurgie des Mastdarms und der Analregion

F. STELZNER

Anatomie und Physiologie des anorektalen Kontinenzorgans

Untersuchungen über die vergleichende Anatomie des Beckenbodens und der äußeren Sphinkteren sowie der Nachweis, daß der innere Schließmuskel keine Ganglienzellen beherbergt, waren die Grundlage zum Verständnis der anorektalen Kontinenz (Stelzner 1965; Holstein 1966; Fleischhauer 1966). Nur ein glatter Muskel ist in der Lage, den permanenten Dauertonus, der für den Abschluß nötig ist, aufrechtzuerhalten. Die Entdeckung des rektalen Schwellkörpers (Corpus cavernosum recti) (Stelzner u. Staubesand 1962) fügte auch diesen den Abschlußstrukturen hinzu. Die supersensible Analhaut und die Integration der Rektumampulle in die Sphinkteraktionen (Gaston 1948) ließ den Begriff des Kontinenzorgans entstehen (Stelzner 1965). Mit anderen Worten, der Abschluß des Mastdarms wird heute als höchst individuelle und individualisierende Organleistung erkannt, die im Sinne eines Regelkreises funktioniert. Wir sprechen aufgrund der anatomischen Erkenntnisse von einem angiomuskulären Verschlußsystem. Nur ein Teilverlust eines der vielen Partner kann kompensiert werden. Die Praxis der Kontinenzresektion z. B. zog aus diesen Voruntersuchungen Gewinn. Viele der zuerst „absichtslos" gewonnenen Erkenntnisse fanden im chirurgischen Alltag eine erfolgreiche Bestätigung. Heute gibt es wohl keinen proktologischen Eingriff, der nicht über diese Grundlagen Verständnis finden würde. Die Kontinenzfunktion wird heute mit oft recht komplizierten Meßmethoden zu objektivieren versucht (Holschneider 1977). Viele Erkenntnisse über den Zusammenhang der einzelnen Strukturen sind so gewonnen worden. Ich nenne nur die Unterteilung der angeborenen Aganglionosen des Rektums und des Kolons (Megakolon). Daraus werden heute therapeutische Folgerungen gezogen.

Das Mastdarmkarzinom

Nach 1945 hat sich auch in Deutschland die abdomino-perineale Exstirpation des Mastdarmkrebses (Rektumamputation) (Miles 1908) durchgesetzt. Die Entwicklung der Anästhesie, die Beherrschung der Pathophysiologie

des großen chirurgischen Eingriffes sowie die Verhütung der Infektion erlauben, diese große und belastende Operation auch unter ungünstigen Umständen zu Ende zu führen. Die Operabilitätsziffern stiegen bis auf 90% und
die Operationsletalität sinkt unter 10%. Nur ausnahmsweise wird der Eingriff zweizeitig oder rein von dorsal (sakral) durchgeführt. Diese Eingriffe
waren früher die Regel.

Auf der 71. Tagung der Deutschen Gesellschaft für Chirurgie 1954 präsidierte Goetze, der sich um die Entwicklung der Radikaloperation des
Mastdarmkrebses bei uns große Verdienste erworben hat. Rektumamputation oder Kontinenzerhaltung war ein Hauptthema. Fischer plädierte für
eine Kontinenzerhaltung nach der Entfernung hochsitzender Mastdarmkrebse. Er schätzte, daß ¼–⅓ aller Enddarmmalignome unter Erhaltung der
natürlichen Kontinenz radikal operiert werden könnten. Stelzner begründet die Berechtigung der Kontinenzresektion unter Hinweis auf Westhues,
der 1934 die nahezu ausschließliche abdominale Ausbreitung eines Mastdarmkrebses entdeckt hat.

Er wies auch auf Dixon hin, der 1947 mit sehr niedriger Operationsletalität die Kontinenzerhaltung auch bei tiefsitzenden Mastdarmkrebsen durch
seine rein abdominale Methode möglich machte. Er hat diesen Eingriff seit
1930 erprobt. Er teilt 1947 eine Fünfjahresheilung von 67,7% mit. Gerade
diese „anterior resection" war in Deutschland noch lange umstritten. Für die
Kontinenzresektion trat 1954 auch Finsterer ein. Guleke und Bauer lehnten
damals die kontinenzerhaltenden Eingriffe für jeden Mastdarmkrebs ab. Im
Laufe der Jahre wurde aber die abdominale Kontinenzresektion immer
häufiger mit Erfolg durchgeführt und 1957 konnten in der „Royal Society
of Medicine" in London Dukes, Abel, Gabriel und Naunton-Morgan überzeugend darlegen, daß die abdomino-perineale und die perineo-abdomina-
le Rektumamputation mit einer abdominalen Kontinenzresektion gleichwertig einzustufen ist. Die Ergebnisse waren ausgezeichnet. 1962 begründet
Stelzner die Radikalität einer Kontinenzresektion mit dem Hinweis auf die
tumordichte Verpackung der Geschwulst in den sogenannten Grenzlamel-
len um den Mastdarm und der entwicklungsgeschichtlich bedingten Tatsache, daß der Mastdarm ein Abdominalorgan sei. Jede Radikaloperation eines Rektumkarzinoms muß deshalb auch oder ausschließlich im Abdomen
ansetzen. 1961 erscheint die überaus gründliche Monographie von Goligher
in der 1. Auflage. Dort wird die Kontinenzresektion ebenso gewürdigt wie
in der 5. Auflage der Monographie von Gabriel (1963). Auch in unserem
Schrifttum mehren sich jetzt die guten Erfahrungen mit dieser „anterior resection". Theoretische Überlegungen, die sich im Laufe der Zeit als für die
Praxis nicht zutreffend erwiesen, ließen vorerst auch die Befürworter der
Kontinenzresektion von einer Anastomose „am Beckenboden" Abstand
nehmen. Weniger die Sorge vor einem Rezidiv als die theoretisch zu erwartende Inkontinenz war der Grund für diese weit verbreitete Ablehnung.

Nach den Untersuchungen über das Kontinenzorgan sollte die Wegnahme der ganzen Rektumampulle bei einer Krebsentwicklung im mittleren und unteren Drittel eine Erhaltung der Sphinkteren illusorisch machen. Man nahm an, der Regelkreis wäre dann durchbrochen. Es ist ein Verdienst von Lane und Parks (1977), den Nachweis geführt zu haben, daß auch ein Kolonsegment, das an einen kleinen Muskelstumpf des Mastdarms angeschlossen wird, einen zureichenden anorektalen Reflex entwickelt bzw. erwirbt und damit eine zureichende Kontinenz ermöglicht. Die Praxis hat damit eine andere Entscheidung gefällt als die Theorie sie erwarten ließ. Mason hat 1970 den transsphinkterischen Zugang zur unteren Mastdarmgrenze wieder aufgegriffen und sehr überzeugend für die Praxis ausgearbeitet. Er weist auf die historischen Wurzeln dieser Methode bis in das Jahr 1880 zurück. Mason hat den Nachweis geführt, daß eine abdomino-transsphinkterische Kontinenzresektion bei ausgewählten Karzinomen trotz Wegfalles der ganzen Mastdarmampulle bis zur Linea anorektalis Radikalität und zureichende Kontinenz erreichen läßt. Die dabei in der dorsalen Medianlinie vollständig durchschnittenen Sphinkteren einschließlich des durchtrennten Levator heilen wieder genäht auch dann funktionstüchtig und ohne Fisteln, wenn ein passagerer Infekt durch eine vorsorgliche Kolostomie keinen destruktiven Weg einschlägt. Parks hat 1976 eine für gutartige Tumoren angegebene abdomino-transanale Kontinenzresektion inzwischen auch auf die Karzinome ausgedehnt. Er näht nach der Tumorentfernung das mobilisierte Kolon transanal unter Zuhilfenahme eines speziellen Analspekulums. Toupet (1950) sowie Turnbull und Cuthbertson (1961) haben eine schon im vorigen Jahrhundert entwickelte „Auskrempelungskontinenzresektion" wieder empfohlen. Mit dieser Methode, bei der die Anastomose am ausgestülpten sehr kurzen Mastdarmstumpf vor dem After angelegt wird, hat Hughes große und gute Erfahrungen. Die Anastomose kann dann wieder in das Becken zurückgedrückt werden. Die letzten Jahre haben eindeutig der Kontinenzerhaltung gegenüber der Rektumamputation den Vorrang eingeräumt. Die Kenntnis der Naturgeschichte eines Rektumkarzinoms heute und die Frühdiagnose sind wesentliche Gründe für diese erfreuliche Entwicklung. Aufgrund dieses besseren Wissens um das Wesen des Mastdarmkrebses liegen heute Dauerheilungsserien sorgfältig ausgewählter Rektumkarzinome vor, die mit Dauererfolg lokal exzidiert worden sind. Hermanek und Gall (1980), klinischer Pathologe bzw. Chirurg, haben bei uns zur individuellen Diagnose, Therapie und Prognose überzeugende Beiträge geliefert. Die Routineamputation ist durch individualisierendes Vorgehen mit dem Ziel der Kontinenzerhaltung für viele Fälle abgelöst worden. Heute ist erwiesen, daß Mastdarmkrebse als unterschiedlich aggressive Rassen auftreten, deren Prognose von vornherein festliegt. Hochdifferenzierte Karzinome haben eine sehr gute Chance, endgültig entfernt zu werden. Bussey, Wallace und Mason (1967) haben darauf hingewiesen, daß nach der erfolgreichen Entfernung eines Mastdarmkrebses die Wahrscheinlichkeit, bis zum 30. Überlebensjahr einen 2. oder 3. Krebs im Restkolon zu entwickeln, größer ist (um 3%) als die Krebsentwicklung bei der primär krebsfreien Durchschnittsbevölkerung. Rektumkrebsträger neigen zur Entwicklung metachroner Malignome im gleichen Organ. Die Bemühungen um eine kontinente Kolostomie dauern an. Soviel Vorschläge in der Vergangenheit auftauchten, immer wieder sind sie verschwunden. Ob die Transplantation glatter Kolonmuskulatur (Schmidt 1978; Schmidt et al. 1979) den Wünschen gerecht wird, muß die Zeit entscheiden. Eine Spülung ist dabei obligat und diese stellt auch ohne „Sphinkter" eine langsam anerkannte Möglichkeit dar, eine steuerbare Periodik der Darmentleerung bei der gewöhnlichen Kolostomie zu erreichen.

Die polypösen Adenome im Rektum

Ihre Ähnlichkeit mit einem Karzinom ließ in der Vergangenheit den Begriff „Vorkrebs" aufkommen. Heute lehrt uns die Pathologie (Morson 1962; Hermanek 1965) und die Klinik (Rösch 1973), daß es eine Vielzahl von Gewächstypen im Dickdarm und Mastdarm gibt, deren maligne Potenz von sicher bis zu ganz unwahrscheinlich reicht. Auch für ihre Beseitigung bedeuten die Anwendung individueller kontinenzerhaltender Verfahren einen großen Fortschritt. So ist es möglich, unter Zuhilfenahme der dorsalen Proktotomie (Mason) aber auch transanal (Parks) sehr große papilläre Adenome (Zottentumoren) transanal vollständig und unter Erhaltung der Kontinenz herauszuschälen.

Die Kolitis

Nach dem Zweiten Weltkrieg waren infektiöse Darmerkrankungen durch ätiologisch unbekannte Leiden abgelöst worden. In den ersten 20 Jahren war die Colitis ulcerosa häufiger als die Enterocolitis granulomatosa (Morbus Crohn). Heute tritt die Colitis ulcerosa hinter der Enteritis granulomatosa zurück und die sogenannte Crohn-Erkrankung des Dickdarms einschließlich des Mastdarms nimmt immer mehr zu. Trotz Rückfallneigung hat sich die Exzision der befallenen Darmstrecke bei einer Enteritis granulomatosa unter bestimmten Voraussetzungen durchgesetzt. Die Ausschaltung einer belassenen erkrankten Darmschlinge bei der Crohn-Erkrankung ist heute überholt. Da nicht wenige Dickdarmerkrankungen durch eine Enteritis granulomatosa bedingt sind, müssen die Operierten heute dabei nicht selten ein Ileostoma fürs Leben akzeptieren. Das Ileostoma prominens (Brooke 1952) ist nach einer totalen Proktokolektomie eine sehr gute Lösung. Dieser Eingriff gilt auch heute noch als die einzige Möglichkeit, bei der Colitis ulcerosa einem Patienten endgültig zu helfen. Auch das doppelläufige Ileostoma prominens als vorübergehende Ableitung oder bei besonders Adipösen bedeutet einen erheblichen Fortschritt und damit eine Erleichterung der Pflege dieser Bauchafter. Leider scheint eine rekonstruktive chirurgische Therapie bei der Enteritis granulomatosa mit Ausnahme der End-zu-End-Anastomosen gesunder Segmente wegen der Rückfallprovokation noch unmöglich.

Die Colitis ulcerosa erzwingt eine schnelle chirurgische Hilfe beim toxischen Megakolon, das selten auch bei einer Colitis granulomatosa auftreten kann. Tunbulls seitliche Fistelung des überblähten Kolonsegments und seine Ausschaltung durch ein doppelläufiges Ileostoma prominens hat die früher sehr hohe Sterblichkeit auf wenige Prozent herabgesetzt (1970). Dieser Eingriff ist einer der größten Fortschritte in der operativen Behandlung einer lebensgefährlichen Komplikation bei der Kolitis. Mit ihr werden sogar gedeckte Perforationen beherrscht. Die Proktokolektomie mit einem Ileostoma prominens fürs Leben heilt heute einen Kolitiskranken mit einer sehr geringen Morbidität und sehr seltenen Spätfolgen. Um den Bauchafter zu vermeiden, wurden immer wieder Versuche unternommen, die Kontinenz mit einer Ileorektostomie zu erhalten. Bei einem selten gesunden Rektum bei der Colitis ulcerosa kann das dann einen Dauererfolg bedeuten. Die Krebsgefahr eines Kolitisdarms ist aber heute selbst bei erträglichem rezidivierendem Befall ganz unwidersprochen. Sie nimmt von Jahr zu Jahr zu. Da die Kolitis bis heute eine konservativ unheilbare Erkrankung ist, muß der Chirurg in fast allen Fällen Kolon und Mastdarm entfernen, denn der Mastdarm ist gerade bei der Colitis ulcerosa nur ganz ausnahmsweise einmal gesund. Kock hat für diese Regelfälle nach der Proktokolektomie seine kontinente Ileostomie 1969 angegeben, die Technik wird aber immer noch modifiziert. Sie hat sich keineswegs durchgesetzt und ihre erhebliche Morbidität wird nicht verschwiegen und die Mißerfolgsquote ist nicht gering. Vor allem ist die Inkontinenz, die nach dieser Operation auftritt, keinesfalls zu vernachlässigen. Parks (1978) hat nun diese Ileumtasche in die Sphinkteren transanal eingenäht und erreicht damit in 50% eine natürliche Defäkationsmöglichkeit, in 50% der Fälle müssen so Versorgte sich das Reservoir aber mit einem Rohr entleeren und bei diesem Eingriff ist mit einer verhältnismäßig hohen Komplikationsrate zu rechnen. Gelingt er aber, so bedeutet das einen großen Fortschritt.

Enterostomiepflege und Vereinigungen

Kolostomie- und Ileostomieträger haben sich auch bei uns zu Vereinigungen zusammengeschlossen. Die Versorgung durch Aufklebebeutel ist ein großer Fortschritt. Viele Modelle wurden entwickelt. Auf die Bemühungen, eine kontinente Enterostomie herzustellen, ist unter den verschiedenen Erkrankungen hingewiesen worden. Die Routinespülung des Kolons durch eine klassische Kolostomie am Bauch mit dem von der Industrie entwickelten „Kolostomie-Set" setzt sich immer mehr durch. Niemand wird heute auf das Karayaharz verzichten, das bei der Kolostomie und bei der Ileostomieversorgung eine große Rolle spielt.

Die Hämorrhoiden

Die Hyperplasie des Corpus carvernosum recti, eines arteriell angefüllten Blutschwammes bedeutet: es haben sich Hämorrhoiden entwickelt (Stelzner u. Staubesand 1962). Diese Ansicht setzt sich jetzt langsam durch. Nur noch selten bringt jemand Hämorrhoiden mit Venen in Verbindung.

Da das Corpus cavernosum recti ein wichtiger Teil des Kontinenzorgans ist, so bedarf es auch bei der hämorrhoidalen Entartung der Schonung. Die Segmentresektion (Milligan u. Morgan 1937) hat alle anderen Methoden abgelöst. Die Einteilung der Hämorrhoiden in solche ersten, zweiten und dritten Grades hat sich in der Praxis bewährt. Bei Hämorrhoiden ersten Grades können wir mit der sogenannten Injektionsbehandlung in ein bis zwei Sitzungen (Phenolmandelöl) sicher und dauerhaft helfen. Diese Behandlung wird ambulant ausgeführt. Sie ist vollständig schmerzlos. Hämorrhoiden zweiten und dritten Grades sollten operativ beseitigt werden. Dieser sogenannte Analvorfall ist auf eine andere Art nicht zu beheben. Lord (1968) hat für Hämorrhoiden aller Entwicklungsstadien seine maximale Analdehnung angegeben. Diese Methode kann nach unseren Erfahrungen bei Hämorrhoiden ersten und zweiten Grades lange Zeit Symptomfreiheit erreichen. Hansen (1976) hat nachgewiesen, daß das Blut des Schwellkörpers hauptsächlich durch die glatte Muskulatur des Sphinkter ani internus hindurch abfließt. Bei Hämorrhoiden ersten und zweiten Grades ist ein gesteigerter permanenter Tonus dieses Muskels erwiesen. Er behindert so den Blutabfluß. Der Schwellkörper bleibt aufgepumpt und verstärkt die Blutstauung der Hämorrhoiden, die Blutung selbst, ja ihre Hyperplasie. Nach der maximalen Dehnung ist der Sphinktertonus aber gelockert. Der Abschluß ist wiederhergestellt, die Krankheitssymptome der Hämorrhoiden verschwinden. Es ist erwiesen, daß der einmal stark gelockerte Sphinkter über viele Jahre einen verminderten Tonus aufrechterhält und das ist erwünscht. Kryochirurgie und Infrarotkoagulation sowie die ambulante Gummiringligatur sind Methoden, von denen man gelegentlich Gutes hört.

Der Mastdarmvorfall

Immer noch ist die Ursache einer Procidentia recti oder eines Rektumvorfalles unbekannt. Die große Zahl der operativen Methoden, ihn zu beseiti-

gen, ist ein Beweis, daß wir bis vor wenigen Jahren keine Möglichkeit hatten, einen dauerhaften Erfolg zu verbürgen. Die Beckenbodennaht (Graham 1942) von abdominal her hat die Dauerresultate entscheidend verbessert. Aber erst die Implantation eines Ivalonkunststoffschwammes (Ellis
1966), der die bis zum Beckenboden mobilisierte Mastdarmampulle bis auf
einen fingerbreiten Spalt ventral zu ⅞ umscheidet, garantiert die besten Ergebnisse. Leider wissen wir immer noch nichts über die Ursache des Mast-
darmvorfalles, wenn auch die Druckmessungen ergeben haben, daß der
Vorfall in der Regel mit einer weitgehenden oder totalen Lähmung des
Kontinenzorgans einschließlich der Mastdarmampulle einhergeht.

Die Atresia ani sive recti

Von Stephens (1963) stammt die entscheidende Untersuchung und Erkenntnis, daß eine mangelhafte Entwicklung des Steiß-Kreuzbeinknochens
beim Neugeborenen immer mit einem Mangel der externen Sphinkteranla-
ge und damit mit einer Mißbildung des muskulären Beckenbodens verbunden ist. Solche Kinder können nie kontinent werden. Kann jedoch z. B. bei
einer Atresia recti ein intakter M. levator (M. puborectalis) bei dem radiologischen Nachweis eines intakten Steiß-Kreuzbeinknochens vermutet werden, so ist es möglich, unter sorgfältiger Mobilisation des Darmes diese hier
angelegten Teile des Kontinenzsystems so einzuschalten, daß eine zureichende Kontinenz erreichbar ist. Bei der Atresia ani sind Anteile des Kontinenzorgans in der Regel angelegt. Wenn sie auch verkümmert sind, ist bei
schonendem Vorgehen durchaus eine befriedigende Kontinenz zu erreichen.

Die anorektalen Fisteln

Heute können diese so lange Zeit als regellos geltenden und konservativ
unheilbaren Prozesse sicher systematisch definiert und ohne Kontinenzverlust geheilt werden. Die Voraussetzung ist aber die Kenntnis der gesetzmä-
ßigen Entwicklung, der Lage dieser Prozesse zum Kontinenzorgan und das
Wissen um die Schwierigkeiten während der Heilung nach einer korrekten
Freilegung. So können heute fast alle – früher oft mit dem Odium einer unheilbaren Tuberkulose behafteten – Fisteln unter Schonung der Kontinenz
geheilt werden (Stelzner 1954, 1981). Die den Fisteln häufig vorangehende
Abszesse unterliegen den gleichen Regeln der Entwicklung. Zu allermeist
gehen sie von den sogenannten Proktodaealdrüsen aus. Wir wissen heute,
daß eine Eröffnung des Abszesses in den meisten Fällen eine Fistel nach
sich zieht und darüber ist der Patient aufzuklären.

Die Pyodermia fistulans sinifica

Sie wird von Krauspe und Stelzner (1962) beschrieben. Es handelt sich um eine Mißbildung der Haut, die am Gesäß, in der Achselhöhle, in den Nasolabialfalten hartnäckige Fisteleiterungen bedingt, die monströse Verwüstungen bewirken. Die Erkrankung wurde früher irrtümlich unter die Analfistel eingereiht.

Der Sinus pilonidalis

Nicht jede Fistel neben dem Anus ist eine anorektale. Frühere abwegige Vorstellungen über die Genese sind heute der Überzeugung gewichen, daß das eiternde „Haarnestgrübchen" – ein sehr hartnäckiger Prozeß – eine erworbene Erkrankung ist. Bedingt durch das Einspießen abgebrochener Haare entsteht zwischen den Nates die akute und chronische eiternde Entzündung. Die dort aufgefundenen Haare sind immer von außen unter die Haut gewandert. Sicherster Weg zur Heilung ist die Freilegung und „Züchtung" oder Überpflanzung einer „Narbenhaut", die haarlos bleibt (Patey 1969).

Chirurgie der Peritonitis und Ileus

A. Zängl

Definition, Pathophysiologie

Ileus und Peritonitis in ihrer vielfachen Wechselbeziehung haben als sehr häufige Krankheitsursache mit nach wie vor respektabler Letalität als Schwerpunktthema des chirurgischen Alltags nichts an Aktualität verloren. Ein Wandel in der Erkrankungshäufigkeit ergibt sich naturgemäß aus der Zunahme der durchschnittlichen Lebenserwartung unserer Bevölkerung. Dies findet in ätiologischer Hinsicht seine Entsprechung durch die Frequenzzunahme vaskulär bedingter Ileusformen und solcher aufgrund von bösartigen Erkrankungen.

Aus therapeutischer Perspektive – gemessen an den Ergebnissen – steht einer Summe neuer Erkenntnisse pathophysiologischer Zusammenhänge, synergistischer und antagonistischer Wirkmechanismen, eine nur bescheidene Verbesserung der Behandlungsresultate gegenüber. Aus verfügbaren Letalitätsziffern geht hervor, daß seit der Jahrhundertwende die Peritonitissterblichkeit zwar von 50–90% auf 20–60% gesunken ist, die letzten 20 Jahre jedoch trotz Antibiotika, Antiseptika und extensiver Intensivtherapie keinen bemerkenswerten Wandel im Sinne einer Verbesserung der Behandlungsergebnisse zu erbringen vermochten. Demnach sind die Zahlen von Wachsmuth aus dem Jahr 1964 nach wie vor aktuell, besonders in bezug auf die altersmäßigen Extremgruppen der Neugeborenen und Greise.

Gewisse Fortschritte bei Kranken im mittleren Lebensalter, welche zweifelsohne und manchmal eindrucksvoll erzielt werden konnten, sind weniger operativen Technizismen, sondern vielmehr der sinnvollen Umsetzung neuerer pathophysiologischer Erkenntnisse in den klinischen Alltag zu danken. In dieser äußerst komplexen Materie konnte und kann sich ein Wandel zum Besseren eben nur in Form kleiner Schritte ereignen.

Der Ileus – im weitesten Sinn des Begriffes – stellt eine schwere Störung der peristaltischen Beförderung des Darminhaltes mit verschiedenster Ätiologie und Symptomatologie dar. Er gehört der Kategorie echter Notfälle an, da er, nicht oder zu spät erkannt und behandelt, mit der Konsequenz einer klassischen Tragödie dem unvermeidlich tödlichen Ausgang zustrebt. Dieser tragische Akzent erfließt vor allem aus der Tatsache, daß sehr häufig eine mechanische, im Anfangsstadium chirurgisch leicht korrigierbare Ursache dem Krankheitsgeschehen zugrunde liegt. Aus pathogenetischer Sicht hat sich die Unterscheidung in einen mechanisch bedingten Darmverschluß einerseits und einer vorwiegend funktionell-dynamischen Darmsperre andererseits als zweckmäßig erwiesen. Aus klinischer Perspektive empfiehlt es sich, zwischen komplettem und inkomplettem bzw. akutem, subchronischem und chronischem Darmverschluß zu unterscheiden. Von integraler Bedeutung für Verlauf und Prognose ist naturgemäß das Problem der Gefäßbeteiligung, da bei Strangulation die alte Regel volle Gültigkeit besitzt, über dem Ileus „die Sonne nicht auf- bzw. untergehen zu lassen". Beim mechanischen Verschluß mit Gefäßbeteiligung steigt das Letalitätsrisiko rapide an, nimmt nach Kümmerle (1963) stündlich um 1% zu und führt innerhalb weniger Stunden vom lokalen „Ileusereignis" zur schockdominierten „Ileuskrankheit" mit Peritonitis und der Multimorbidität aller wesentlicher Organ- und Regulationssysteme. Wegen der vielfachen Überschneidungen von mechanischen, dynamischen und entzündlichen Komponenten in all ihren Wechselwirkungen kann die Peritonitis im Rahmen des Ileusgeschehens nicht isoliert, sondern nur integriert betrachtet und abgehandelt werden. Da z. B. die Peritonealoberfläche etwa 2 m² beträgt, würde ein Ödem von nur 2 mm Dicke nach Kern (1970) etwa 4 l Flüssigkeit binden. Dies, zusammen mit der Flüssigkeitssequestration ins Darminnere erklärt u. a. die oft rasante Entwicklung des hypovolämischen Schocks, welcher durch den Endotoxinschock infolge Bakterieneinwirkung, Gärung und Fäulnis noch potenziert wird. Aus letzterem ergibt sich die Zweckmäßigkeit der unverzüglichen Ableitung des gestauten Darminhaltes entweder über Sonden oder durch Sofortresektion mit nachfolgender Peritonealtoilette zur Ausschaltung der Toxinwirkung.

An der Entwicklung des Ileus vom zunächst lokalen Geschehen bis zur voll etablierten Ileuskrankheit lassen sich pathophysiologische Teufelskreise, feed-back-Mechanismen sowie Bilanzstörungen verschiedenster Art in ihren Auswirkungen auf die Homoiostase modellhaft darstellen. In der von Zeitnot gekennzeichneten laborkontrollierten und korrekten Deutung von Störungen der verschiedenen Reglerkreise und deren möglichst prompte prä- und intraoperative Korrektur im Zusammenwirken mit dem zeitgerechten chirurgischen Eingriff ist der Hauptakzent des Wandels in der Konfrontation mit dem Ileus- und Peritonitisproblem der verflossenen zwei Dezennien zu erblicken.

Diagnostik

Klinik und Laboratoriumsdiagnostik

Die vielgestaltige klinische Symptomatologie in ihrer bekannten Bandbreite von völlig uncharakteristischen Initialzeichen bis zum klassischen Voll-

bild von Darmverschluß und Bauchfellentzündung hat keinen Wandel erfahren. Der große Informationsgewinn aus einer gekonnt-gezielt erhobenen
Anamnese im Zusammenwirken mit der physikalischen Krankenuntersuchung nach allen Regeln der Kunst scheint im Zeitalter der Apparate-Me-
dizin von der jungen Chirurgengeneration gelegentlich unterschätzt zu werden. Anamnese und systematische physikalische Krankenuntersuchung unter Einsatz aller Sinnesorgane sind, wie in der Vergangenheit, so auch in
Gegenwart und Zukunft unverzichtbar.

Unverzichtbar ist auch ein Tag und Nacht funktionsfähiges Notfallabor,
welches die wesentlichen Abweichungen relevanter Stoffwechselparameter
als Ausgangspunkt einer gezielten prä- und intraoperativen Substitutions-
therapie zu dokumentieren vermag.

Röntgen, Ultraschall, Computertomographie

Die klassische Röntgen-Abdomenleeraufnahme, zweckmäßig beim stehenden Patienten, ist das selbstverständliche Korrelat der physikalischen Krankenuntersuchung. Sie beantwortet die Frage, ob ein Ileus vorliegt mit
einer hohen Treffsicherheitsquote. Der Nachweis von Gas in den hepa-
tischen Gallengängen ermöglicht z. B. blitzartig die Erkennung des zurecht gefürchteten und mit einer hohen Letalität belasteten „launenhaften"
Gallensteinileus. Für den Einsatz des Röntgenverfahrens zur genauen Definition der Ileusursache hat sich insofern ein Wandel ergeben, als wasserlös-
liche bzw. hygroskopische Kontrastmittel nunmehr auch bei bestehendem
Darmverschluß ohne Gefahr der Aggravierung durch Blockade oral und
rektal verabfolgt werden dürfen. Bei Verdacht auf embolischen Verschluß
einer Eingeweidearterie stellt die Zöliakographie bzw. die selektive Mesen-
terikographie eine höchst wertvolle Bereicherung für Diagnosebestätigung
und Hindernislokalisation dar. Durch nicht invasive Untersuchungsverfahren wie Sonographie und Computertomographie lassen sich mitunter
Darmtumore, Gallensteine oder Fremdkörper als Ursache eines Darmverschlusses, in der Regel jedoch immer Flüssigkeitsansammlungen innerhalb
der Peritonealhöhle erkennen. Die bessere Beurteilungsmöglichkeit der
Bauchspeicheldrüse kann z. B. eine akute oder sequestrierende Pankreatitis
als Ursache eines dynamischen Ileus aufdecken.

Endoskopie

Daß die Entwicklung flexibler, langer Glasfasernendoskope von einem gewissen Wandel in der Diagnostik und konservativen Therapie des Darmverschlusses gefolgt sein würde, war vorauszusehen. Beim hohen Ileus, be-

dingt durch Lumeneinengung des Duodenums, kann durch Gastro-Duode-
noskopie mit Probeexzision die Natur der Erkrankung präzisiert werden.
Wichtiger ist jedoch eine neue Dimension der Sondenlegung unter endoskopischer Sicht. Zu den mit großer Dringlichkeit anzustrebenden Sofortmaßnahmen beim Darmverschluß zählt ohne Zweifel die intraluminäre
Entlastung des Darms. Mittels langer Sonden (Miller-Abbott, Cantor, Har-
ris) ist es möglich, den gestauten Darminhalt abzusaugen und den pathogenetisch so bedeutsamen Circulus vitiosus – Wandüberdehnung, Zirkula-
tions- und Permeabilitätsstörung und die daraus resultierende Entgleisung
des Säure-Basen-Haushalts zu durchbrechen. Gelingt dies, kann unter Umständen wertvolle Zeit für die Wiederherstellung der Homoiostase vor Ope-
rationsbeginn gewonnen werden. In Anbetracht dieser Zielsetzungen gilt
der Einsatz langer Darmsonden als anerkanntes Verfahren. Technische
Schwierigkeiten und wechselnde Erfolgsquoten im Zuge der Sondenlegung
können durch Heranziehung endoskopischer Hilfen beherrscht werden.
Mittels der von Meissner (1980) u. a. beschriebenen Vorgangsweise der gezielten Sondenplazierung unter Sicht mit Hilfe des Gastroskops sind technische Fehlschläge im Zuge der Sondenlegung vermeidbar geworden. Die
Methode eignet sich in besonderer Weise zur Behandlung des postoperativen Frühileus, sowohl primär mechanischer als auch paralytischer Genese.
Bei Akuteinlieferungen mit der Diagnose „Ileus" sollte das Verfahren mit
entsprechender Zurückhaltung aus der Zielsetzung von Zeitgewinn zwecks
Operationsvorbereitung angewendet werden. Das Risiko der Verschlep-
pung absolut angezeigter Operationen bei bestehender Strangulation, Inkarzeration oder symptomatisch maskierter Perforation ist doch evident.
Die Zielgruppe mit maximaler Erfolgsaussicht für die Darmsondenbehand-
lung stellt also der postoperative Frühileus dar.

Bei der notfallmäßigen Endoskopie des unteren Darmtraktes wegen
Ileus ist nach der obligaten Abdomenleeraufnahme der klassische Untersu-
chungsgang – proktologische Untersuchung, Rektoskopie, Sigmoideo-Ko-
loskopie – einzuhalten. Manchesmal gelingt es, das Endoskop durch eine
subtotale Tumorstenose hochzuführen, die Darmdistension und mit ihr den
Circulus vitiosus zu unterbrechen und die Akutsituation in eine prognostisch günstigere und bessere Ausgangslage überzuführen.

Therapie

Aus praktisch-didaktischen Gründen wird vielfach dem mechanischen,
chirurgisch zu behandelnden Ileus der paralytische bzw. adynamische
Darmverschluß gegenübergestellt, welcher dem Einteilungsprinzip folgend
Gegenstand konservativer Therapie sein sollte. Da jedoch die Hauptursache des nichtmechanischen Ileus von der Peritonitis aus mannigfacher Ur-

sache gebildet wird und diese neben konservativen Maßnahmen im Regelfall chirurgisches Vorgehen erfordert, bilden Operation und konservative
Maßnahmen in teilweise überlappendem Einsatz keinen Gegensatz. Im sta-
dienbezogenen, an objektiven Kriterien orientierten Zusammenklang beider Therapieformen manifestiert sich am deutlichsten der Wandel des taktischen Konzepts zur Erreichung des unverändert präsenten strategischen
Ziels: Dekompression des Darms durch Entfernung seines gestauten toxischen Inhalts, Wiederherstellung der Darmpassage und Ausgleich von Störungen des Elektrolyt-, Eiweiß- und Flüssigkeitshaushalts.

Die Hauptangriffspunkte der konservativen Ileustherapie sind auf die
Dekompression des Darms, die Wiederherstellung der Homoiostase mit
Unterbrechung der Circulus vitiosi, sowie auf die Ingangsetzung der Peristaltik abgestellt. Sie umfassen die Plazierung transnasaler, transgastrischer
langer Sonden, gezielte und bilanzierte Zufuhr von Wasser und Elektrolyten, Schockbehandlung, Wärmeapplikation von außen und in Form von
Hebe-Senkeinläufen mit Rindergalle (40 °C) sowie der Gabe von Neostig-
min, Hexamarium (Ubretid), Pantothensäure und 10%iger NaCl-Lösung.

Der zweckmäßigste Unterbringungsort für den Ileuskranken ist naturgemäß die chirurgische Intensivstation. Bei schwierigen Entscheidungen
sollte ohne falsches Prestigedenken im Sinne interdisziplinären Zusammen-
wirkens die Expertenmeinung internistischer oder anästhesistischer Intensivmediziner eingeholt werden.

Das operationstaktische Vorgehen ist in seinen Grundregeln weitgehend etabliert und keinem prinzipiellen Wandel unterworfen. Dasselbe gilt
für die diagnostischen und therapeutischen Grundregeln und Ziele des
chirurgischen Eingriffs bei Peritonitis. Ein deutlicher Wandel zeichnet sich
in letzter Zeit beim Problem des Verschlusses der Bauchhöhle ab. Dieser
sollte grundsätzlich nicht erzwungen werden. Erfahrungen der letzten Jahre
scheinen für die offene Behandlung zu sprechen. Ein Prolaps der Eingeweide kann bei offengelassener Bauchdecke durch palisadenartig nebeneinan-
dergelegte Drainagerohre oder durch Kunststoffnetze verhindert werden.
Ein weiteres, nicht gelöstes Problem in der operativen Therapie der Peritonitis ist die Drainage. Gravierende Meinungsdiskrepanzen bestehen auch
über die Sinnhaftigkeit der Spülbehandlung. In der praktischen Durchführung können die kontinuierliche Peritoneallavage und die Spülung nach
dem Ebbe-Flut-Prinzip unterschieden werden. Eine weitere Möglichkeit ist
die Spülung bei offener Bauchdecke über die Drainage-Palisade nach
Pichlmayr et al. (1982). An Stelle des Antibiotikazusatzes, dem gewichtige
Nachteile anhaften, rückt mehr und mehr die Verwendung von PVP-Jodlö-
sung, bei der ein kleiner Teil des Jods in freier Form vorliegt und bakterizid
wirkt. Zur intraoperativen Massivspülung sowie zur postoperativen Dauer-
spülung wird eine 0,5–1%ige Lösung in Mengen bis zu mehreren Litern pro
Tag verwendet. Wesentliche Nebenwirkungen auf den Schilddrüsenstoff-

wechsel konnten bislang nicht registriert werden; trotzdem ist bei latenter Hyperthyreose besondere Vorsicht geboten. Als Kondensationsprodukt der Aminosulfonsäure Taurin steht das Antiseptikum Taurolin für die Peritonitisbehandlung zur Verfügung. Sein bakterizides Wirkungsspektrum wird zusätzlich durch chemische Endotoxin-Entgiftung komplettiert. Es ist bei lokaler und systemischer Gabe frei von Toxizität, Resistenzentwicklung bei Bakterien wirde bislang nicht beobachtet.

Die von Kirschner (1926) formulierten Leitsätze der Peritonitistherapie – Frühoperation mit großzügiger Indikationsstellung und optimale prä-, peri- und postoperative Intensivtherapie – haben nichts von ihrer Aktualität eingebüßt und stehen nach wie vor im Zentrum des therapeutischen Vorgehens. In der Renaissance der geschlossenen Spülbehandlung mit großen Mengen antiseptischer Lösungen bzw. ihrer Modifikation bei offengelassener Bauchdecke, ist ansatzweise ein zu Hoffnungen berechtigter Wandel zu erkennen, welcher die bewährten therapeutischen Grundregeln flankierend-sinnvoll ergänzt.

Prophylaxe

Bemühungen, durch intraperitoneale Gabe von Medikamenten die Adhäsionsbildung zu verhindern, führten bislang zu keinem überzeugenden Erfolg. Die Anwendung großer Spülmengen soll jedoch von einer markanten Reduktion des Ausmaßes intraperitonealer Verwachsungen gefolgt sein. Für den rezidivierenden Adhäsionsileus ist daher die Plikatur nach Noble in einer ihrer Modifikationen bzw. die in neuerer Zeit propagierte gastroentero-zökale innere Schienung das Verfahren der Wahl.

Innere und äußere Brüche (speziell Hiatushernie und Refluxkrankheit)

M. Rossetti

Der Bruch, die Hernie hat seit den Anfängen chirurgischer Geschichtsschreibung durch Häufigkeit, augenfälliges Erscheinungsbild, mechanisch bedingte Symptome und mitunter dramatische Komplikationen unsere Fachgenossen fasziniert und beschäftigt. Heute noch stellt die Hernienchirurgie im Alltag der chirurgischen Grundversorgung ein qualitativ, klinisch wie volkswirtschaftlich überaus wichtig gebliebenes Betätigungsfeld dar. An der Leistenhernienoperation wird die Qualität des Meisters, die Effizienz der operativen Lehre und die Befähigung des angehenden Chirurgen mit Recht gemessen. An der Art der Freilegung und Rekonstruktion lassen sich heute wie vor 50 Jahren anatomische Kenntnisse und taktisches Gefühl im Umgang mit dem Gewebe besser beurteilen, als etwa an mehr spektakulären sog. Großeingriffen. Nun, die historische Entwicklung des hier gewürdigten Zeitabschnittes hat die klassische Hernienlehre in bezug auf *äußere Brüche* kaum modifiziert. Im Gegenteil, die rasante Zunahme des chirurgischen Globalwissens, die Verlagerung von einer vorwiegend anatomisch-mechanischen Betrachtungsweise zu einer pathophysiologisch betonten Grundhaltung in unserem Fach, hat den Stellenwert der Hernie ganz allgemein immer bescheidener werden lassen. Der heutige Chirurg scheint sich zu schämen, an so Banales und Alltägliches zu denken und darüber zu berichten. In der Tat sind deutschsprachiges Schrifttum und Kongreßthematik der letzten 40 Jahre darüber fast stumm und fast leer, wenn man von gelegentlichen Einzelmitteilungen oder den Sonderproblemen der Kinderchirurgie absieht. Ähnlich verhält es sich übrigens im angelsächsischen und romanischsprachigen Kulturland. Gerade wegen dieses Klaffens zwischen theoretischer Vergessenheit und praktischer Häufigkeit ist das Kapitel „äußere Brüche" im Rahmen dieses Werkes einer Standortbestimmung und Aktualisierung wert. Dem Medizinstudenten wie dem angehenden Chirurgen haben eine klinisch orientierte Anatomie und eine wieder etwas mehr anatomisch orientierte Klinik jene klare Vorstellung der typischen äußeren Hernien zu vermitteln, wie sie heute mehr denn je „in" und trotz der zunehmend computerisierten Medizin nötig und wichtig sind. Die operative Indikation ist differenzierter geworden als zu meiner Studienzeit, wo das Dogma herrschte, jede Hernie sei unabhängig von Beruf, Alter, Allgemein-

zustand und Symptome dem Operationstisch zuzuführen. Viele symptomlose oder symptomarme, kleine, breitbasige Leistenhernien etwa vom direkten Typ können in Ruhe belassen werden. Intellektuelle oder Betagte
bedürfen einer ganz anderen Indikationsstellung als junge Sportler, Globe-
trotter oder Schwerarbeiter. Der Arbeitsausfall wegen Hernienoperationen,
Ruhepausen, Rezidiven, postoperativen Restbeschwerden etc. kann Millionen öffentlicher Gelder bedeuten und bewegen. Die Hernienoperation ist
technisch eine anspruchsvolle Aufgabe und nicht ein Trainingslager für un-
beaufsichtigte Anfänger. Die Art der Operationstechnik in den zahlreichen
Varianten etwa des Bassini-Verfahrens ist weniger ausschlaggebend als die
Art der Ausführung. Die Inkarzeration ist wohl selten und hat bei den heutigen Möglichkeiten von Anästhesievarianten und Intensivbehandlung sehr
viel des früheren Schreckens verloren. Trotzdem kann eine Darmresektion
beim betagten und dekompensierten Patienten zu vorgerückter Nachtstun-
de und ohne optimale Infrastruktur irreversible Folgen haben. Man beach-
te also heute noch wie vor 50 Jahren diese Gefahr!

Im Gegensatz zu den primären Bruchformen hat die *Bauchnarbenhernie*
durch zeitweise zunehmende Inzidenz, kontroverse operative Indikation,
Abhängigkeit von immer neuen Nahtmaterialien, Techniken und Prothesen und nicht zuletzt durch eine Fülle heute noch ungelöster Probleme die
Gemüter immer wieder bewegt. Sie wurde 1963 an der 80. Tagung unserer
Gesellschaft unter Derras Präsidium zum Hauptthema. Das anatomische
Grundsatzreferat von Lanz kann heute wie damals von jedem angehenden
wie hartgesottenen Operateur mit Genuß gelesen werden. Die klinisch-
chirurgischen Berichte spiegeln die Komplexität des Problems wider. Die
breite Palette der operativen Vorschläge ist das untrügerische Zeichen dafür, daß Verfahren und Resultate unsicher geblieben sind. In der Tat soll
der Chirurg, der die Eventration repariert, mit Alternativtechniken vertraut
sein, die man im Einzelfall und oft erst intra operationem wählt. Würden
wir heute aus der 40jährigen Rückschau gewisse Schlüsse ziehen, dann
müßten wir die abnehmende Popularität alloplastischer Prothesen erwäh-
nen, deren Spätpathologie (Schmerzen, Abstoßungsreaktionen, Fisteln etc.)
die Träger mehr als das Grundleiden belasten. Gewisse Techniken des
Bauchdeckenverschlusses, wie die fortlaufende Doppelnaht nach Everett,
scheinen durch bessere Beachtung von Durchblutung, Spannung und Belastung zur Senkung der Inzidenz des Narbenbruches auch beim Risikopatienten beizutragen. In den letzten 10 Jahren haben sich langsam durch Hy-
drolyse resorbierbare Nahtmaterialien aus Glykolsäurederivaten bewährt,
welche zwischen 6 und 20 Wochen „fest" bleiben, um dann völlig zu verschwinden. Sie sollten Vor- und Nachteile von Catgut und nicht resorbierbaren Fäden ausgleichen und tun es, wenn auch bei weitem nicht immer.
Die lästige Pathologie der Fadengranulome und -fisteln ist in eindrückli-
cher Rückbildung und der Narbenbruch nimmt sicher nicht zu.

Blieb die äußere Hernie ein chirurgisches Mauerblümchen, so hat hingegen die häufigste und wichtigste innere Hernie im vergangenen Vierteljahrhundert eine klinisch-literarische Stellung beansprucht, die sie an und für sich nicht verdiente: es ist der *Bruch des Hiatus Oesophageus* oder die *Hiatushernie*. Man sollte die unglückliche Bezeichnung „Zwerchfellbruch" fallenlassen, da sie beim Patienten immer wieder falsche Assoziationen, Angst und Drang nach Kausalzusammenhang mit halb oder nie stattgefundenen Traumen etc. auslöst. Seit Åkerlund 1926 bekannt und klassifiziert, erfuhr die Hiatushernie erst nach dem 2. Weltkrieg und zusammen mit Wirtschaftswunder und Zunahme der Adipositas eine aufsehenerregende Entwicklung. Sie wurde etwa zwischen 1955 und 1970 zu einer Primadonna der Gastroenterologie, von Internisten und Chirurgen meist nacheinander, selten miteinander, begehrt und bejubelt. Ihre klinische Bedeutung wurde in der Tat in den 50er und 60er Jahren in einer Art überwertet, die heute nur Staunen und Schmunzeln auslöst. Das augenfällige Röntgenbild der axialen Kardiaverlagerung (Gleitbruch), wie der selteneren paraösophagealen Einrollung von Magenteilen bis zum totalen Thoraxmagen (upside-down-stomach) übte auf Diagnostiker wie Therapeuten eine geradezu gefährliche Faszination aus. Weitaus wichtigere, wenn auch „altmodische" Begleiterkrankungen wurden dabei verkannt und vergessen. Die klar dokumentierte Hiatushernie wurde zum Sündenbock aller möglichen Beschwerden gestempelt. Das Zusammentreffen mit einer Cholelithiasis und einer Dickdarmdivertikulose, eine reine Koinzidenz häufiger Prozesse, gab als Saint-Trias in unzähligen Veröffentlichungen Anlaß zu pathogenetischen Spekulationen, welche viele Phantasien beflügelten, ohne je einen praktischen Wert zu erreichen. Viel weniger wurde die wichtigere peptische Kombination von Ulkus und Hiatushernie beachtet; erst später wurde sie im Rahmen der Refluxkrankheit gewürdigt. Harmlose Hiatushernien haben durch ihren ablenkenden Effekt die Erkennung von vielen Karzinomen nicht nur im kritischen hiatusnahem Gebiet, sondern auch am Magenausflußtrakt bis zur Inoperabilität verzögert.

Die *Beziehungen der Chirurgie zur Hiatushernie* sind stürmisch und wechselvoll gewesen, der Weg zum heutigen Familienleben zeigt gewaltige Seitensprünge und ist mit indikatorischen und taktischen Fehlern gepflastert. In einer ersten Phase, die sich etwa von der morphologischen Klassifizierung Åkerlunds bis in die 50er Jahre hinein erstreckt, wurde das hiatale Bruchgebilde unabhängig von Typ und Symptomen nach den Gesetzen der Hernienlehre als reinchirurgisches Freiwild betrachtet: Reposition und Verschluß der Bruchpforte etwa mit dem Ösophagus als „Samenstrang" scheinen die Ziele der Pioniere dieser Hiatuschirurgie gewesen zu sein. Lediglich die Tiefe des Objektes, der unbequeme abdominelle Zugang, die vitale Gefährdung bei der Thorakotomie wirkten abschreckend und konnten manche Patienten schützen. Die schlechten Resultate dieser ersten chirurgischen Phase und das Mißverhältnis zwischen Grundleiden und Risiko ließen dann über längere Zeit die therapeutischen Bemühungen um die Hiatushernie verstummen. Bereits 1855 hatte der Wiener Pathologe v. Rokitansky eine durch den Reflux bedingte distale Ösophagitis vermutet und beschrieben, ohne weitere Beachtung zu finden. Nahezu ein Jahrhundert später wurde die Hiatushernie durch Barrett (1950) und Allison (1951) in klarem Zusammenhang mit einem peptischen Geschehen und daraus folgenden Ulzera und Stenosen am distalen Ösophagus gebracht. Die überragende klinische Bedeutung des *gastro-ösophagealen Refluxes* wurde zögernd und dank stetiger Verfeinerung der diagnostischen Möglichkeiten erkannt und operativ-technisch miteinbezogen.

Die *Diagnostik* entwickelte sich in mehreren analog der zeitgebundenen Technologie verlaufende Phasen. Etwa zwischen 1955 und 1970 war die *Radiologie* praktisch allein vorherrschend, die starre Endoskopie traumatisierend und seltenen Liebhabern überlassen. Die Röntgenuntersuchung des gastro-ösophagealen Überganges und seiner Beziehungen zum Hiatus hat hinsichtlich Nomenklatur, statischer und dynamischer Darstellungskunst und Provokationstests eine Welt für sich beansprucht. Die Feststellung einer axialen Hernie im stellungsreichen Zweikampf zwischen Arzt und Patienten am Kipptisch, die Differentialdiagnose des Gleitelementes zur Ampulla epiphrenika, zum Vestibulum etc. sind Stolz und Lebensinhalt einer Generation geworden und geblieben. Erst in der Rückschau bewundern wir den Fleiß dieser Epoche und die Zuneigung zu einem morphologischen Zustandsbild von so geringer klinischer Bedeutung, wie es sich später herausstellte. Die *Fiberendoskopie* eröffnete in Evaluation und Deutung der pathologisch-klinischen Zusammenhänge neue Wege und ließ Folgen und zentrale Bedeutung des Refluxes dokumentieren und optisch wie histologisch klassifizieren. Die Pathogenese der Kardiainkontinenz und des Refluxes sind seit einem Vierteljahrhundert Gegenstand unermüdlicher experimenteller und klinischer Forschung, für uns um so wichtiger, als sie für Indikation, operative Taktik und Technik maßgebend geworden sind. Die Bedeutung der hiatalen Zwerchfellzwinge, der Stabilität des Bandapparates, der schrägen Ösophaguseinmündung in den Magen, des His-Winkels, des angio-muskulären Dehnverschlusses wurden mit der Feststellung eines parietalen sog. *unteren Ösophagussphinkters* (UOS) durch die *Endomanometrie* relativiert. Diese Untersuchung ist in Forschung und Klinik ein wichtiger Funktionstest geworden und ergänzt in unklaren Fällen, sowie in der Beurteilung von Operationsresultaten, zusammen mit der pH-Metrie, die radiologisch-endoskopische Basisuntersuchung.

Aus diagnostischen und pathophysiologischen Erkenntnissen wurde die chirurgische Problematik der Hiatushernien fortlaufend bereinigt. Die Gleithernie ist ein meist harmloser, beim Betagten überaus häufiger Zufallsbefund; die axiale Verlagerung durch den Hiatus wird klinisch bedeutsam, wenn sie mit der trichterförmigen Umbildung am Ösophagoseingang zum Reflux beiträgt und der Reflux zur *Refluxkrankheit* wird. Genau wie das Ulkus gastro-duodenale ist sie therapeutisch ein interdisziplinäres Anliegen, wobei Versagen der konservativen Behandlung und Stadium der objektivierbaren Läsionen die Maßstäbe zur Operation werden. Die paraösophageale und die gemischte Hiatushernie sind Anlaß zu einem partiellen oder totalen *Magenvolvulus* mit Passagestörung oder Anämie in je 30%, Ulkus am Schnürring in 10% der Fälle. Sie sind in der Regel eine operative Indikation. Nissen (1964), Zenker (1968), Kümmerle (1974) und Reifferscheid (1978) wählten als Kongreßpräsidenten der 81., 85., 91. und 95. Tagung unserer Gesellschaft Hiatushernie und Reflux als Hauptthema, ein beredtes Zeugnis seiner Aktualität und Popularität. Allein die Gliederung der Thematik spiegelt in Nomenklatur und Gewichtung die weltweiten Wandlungen von Auffassung und Prozedur wider. Die *Chirurgie der Hernie* bis ca. 1950 wurde bis 1960 zur *Chirurgie des Kardiaventils,* später zur *Chirurgie des Sphinkters.* Von unzähligen technischen Vorschlägen haben die Fundoplikatio (Nissen u. Rossetti 1956), die Belsey-Operation (Mark- IV-repair ab 1953) und die posteriore Gastropexie nach Hill (ab 1967) durch Bildung eines echten Sphinkterersatzes auf verschiedenen Wegen die Probe der Zeit überstanden und weiten internationalen Anklang gefunden. Die abdominelle Gastropexie wurde von Nissen zum ersten Mal 1946 (New York) zur Notbehandlung einer eingeklemmten paraösophagealen Hiatushernie verwendet. Der illustre Patient, der damals 69jährige Radiologe Bucky, genas und war danach noch jahrelang beruflich tätig.

Die Gastropexie ist seither beim paraösophagealen Magenvolvulus mit einigen technischen Verfeinerungen die Methode der Wahl geblieben. Die Übertragung der Methode auf Gleithernie und Reflux, von Nissen und Rossetti zwischen 1955 und 1960 ausgiebig erprobt und von Boerema 1955 unabhängig von uns beschrieben, erwies sich nach anfänglicher Begeisterung über die methodische Einfachheit als mittel- bis langfristig untauglich und mit zunehmender Rezidivquote belastet, ebenso wie die beim alleinigen Reflux unnötige Kombination der Fundoplikatio mit einer Gastropexie. Die Pexie-Verfahren haben beim Reflux durch methodische Verbesserung eine Renaissance erlebt und werden von namhaften Chirurgen (darunter Kümmerle, Stelzner) in gewissen Situationen bevorzugt. Die Fundoplikatio, wohl die meist geübte Antirefluxoperation in der Welt (über 1500 Publikationen) ist technisch beim konstitutionell schwierigen Patienten und beim ungeübten Chirurgen nicht einfach und kann dann eine schwierige postchirurgische Pathologie erzeugen. Aus diesem Grund wird heute immer noch nach „einfacheren" operativen Lösungen des Sphinkterersatzes gesucht, etwa wie die Teresplastik, die Omentumplastik oder die Silikonplastik nach Angelchik. Die Speiseröhre wird uns in den nächsten Jahren sagen, wie sie diese verschiedenen auto- und alloplastischen Lassos erträgt.

Die Erforschung des peptischen Elementes, die Möglichkeit seiner Quantifizierung etwa mit einem Pentagastrintest und die technische Standardisierung der Vagotomie haben manche Chirurgen auf Allgöwers Vorschlag dazu geführt, die Antirefluxoperation beim Hyperaziden und Ulkusträger mit einer Vagotomie zu ergänzen.

Aus historischer Rückschau bleibt die *operative Indikation* der Angelpunkt der Refluxchirurgie. Werden nur organische Spätfälle mit ihrem malignen Potential (Entwicklung eines Adenokarzinoms bei 10% der Patienten) nach jahrelanger Orgie von Antazida und Säurehemmern dem Chirurgen überlassen, dann kann diese sonst sehr dankbare operative Behandlung die Krankheit nicht immer auffangen und nur unsichere Resultate erzeugen.

Die Chirurgie der Hiatushernie und des Refluxes bietet beim Kleinkind besondere Probleme. Die Deutsche Gesellschaft für Chirurgie hat dieser Tatsache besondere Beachtung geschenkt. An den erwähnten Tagungen wurden Indikation und technische Lösungen, vornehmlich Fundoplikatio und Pexieverfahren immer wieder aktualisiert.

Andere Zwerchfellhernien außerhalb des Hiatus sowie die seltenen inneren und äußeren Brüche bleiben in der genannten historischen Zeitspanne lediglich Gegenstand von Einzelmitteilungen mit dem gemeinsamen Nenner der manchmal schwierigen Diagnose und der inkarzerationsbedingten Lebensbedrohung.

Urologie

Die Urologie ist eine legale Tochter der Chirurgie. Die sehr ehrenwerte Mutter mit großer Vergangenheit und traditionsgebunden hatte die Tendenz, ihre heranwachsenden Kinder noch lange an der Hand zu halten. Hier trat zunächst nur rein verbal eine Änderung ein, als Frey beim XX. Kongreß (1951) in seiner Präsidentenrede sagte: „Die Chirurgie ist so breit geworden, daß ein Gehirn und ein Paar Hände nicht mehr ausreichen, um ihr gerecht werden zu können." Damit hatte eine der großen Galionsfiguren seines Faches richtungsweisend grünes Licht gegeben für eine Entwicklung, die sich in Ansätzen bereits vor 1945 anbahnte. Sie betraf nicht nur die Urologie, sondern die ganze Gruppe der operativen Spezialgebiete, deren Selbständigkeit heute dem internationalen Standard der klinischen Medizin entspricht. Der Chronist kann dazu nur berichten, daß es unser aller Stammutter, der Inneren Medizin, ähnlich ergangen ist.

Die Urologie war als Fachgebiet schon im ersten Drittel unseres Jahrhunderts gesundheits- und standespolitisch anerkannt. Aber die Uro-Chirurgie hatte ihren Standort im Operationssaal der Chirurgischen Klinik. Eine Nephrektomie, ein günstig liegender Nierenbecken- oder Ureterstein sind Eingriffe, die jedem Operateur zusagen, weniger die klassische „Prostatektomie" nach Freyer mit einem Meter Tamponade in der Loge und einem „Gartenschlauch" als suprapubische Blasendrainage. Für die Gesamtsituation war typisch, daß unter Sauerbruch die Urologie in zwei Kellerräumen der Charité residierte, wo Ringleb als zuständiger Fachvertreter mit virtuoser manueller Kunst große Blasensteine blind mit dem Lithotryptor zertrümmerte, während ein Assistent die angerauchte Zigarre für kleine Ruhepausen bereithielt. Es ist wohl einleuchtend, daß in unselbständiger Position in der Chirurgie oder an kleinen Krankenhäusern keine Grundlagenforschung betrieben werden konnte. Biochemische Labors oder Einrichtungen für Tierversuche erforderten Personal und finanzielle Mittel, über die in dieser Zeit nur ein Ordinarius verfügen konnte.

Die Entwicklung der Urologie in unserem Jahrhundert verlief rückblikkend in mehreren Phasen: Die organbezogene, rein anatomisch orientierte Betrachtung führte z. B. bei einseitigen Erkrankungen der Niere in der Regel zur Nephrektomie. Die endoskopische Sondierung des Harnleiters mit dem Ureterkatheter[1] ermöglichte mit der retrograden Kontrastmitteldarstellung die erste Röntgendiagnostik des ableitenden Hohlsystems, das *Pyelogramm.* Die Methode war unphysiologisch und eine Sünde gegen den Geist der Medizin. Die Niere als lebenswichtiges Organ ist durch mehrere Verschlußmechanismen in den Harnwegen gegen aufsteigende Infektionen gesichert. Die routinemäßige Pyelographie war diagnostisch betrachtet eine Pionierleistung, aber der Preis war mit der eklatanten Zunahme der sekundären Pyelonephritis doch ziemlich hoch. Die endoskopischen Eingriffe dieser Phase waren nicht aseptisch. Diese kurze medizinische historische Rückblende war notwendig, um die nächste Phase der Entwicklung verständlich zu machen. Sie begann in den 30er Jahren, kam aber erst nach 45 in vollem Umfang zur Geltung. Es war die Einführung der *intravenösen Urographie* in die urologische Klinik, durch v. Lichtenberg in Berlin. Mit der Injektion eines nierengängigen Kontrastmittels konnten die Nieren und das ableitende Hohlsystem mit der Blase radiologisch dargestellt werden. Die organbezogene Betrachtungsweise wird abgelöst von der *systembezogenen Denkweise,* die im Schwarzweißbild sämtliche Teile des Systems beurteilen kann, aber zusätzlich auch die Nierenfunktion und die Transportleistung der ableitenden Harnwege. Man sieht auf der Spätaufnahme die Ektasie des proximalen Ureters und des Nierenbeckens über dem Verschlußstein und kann damit die Indikation zum konservativen, instrumentellen oder operativen Vorgehen stellen. Der junge Arzt von heute kann sich kaum vorstellen, welchen entscheidenden Einfluß die intravenöse Urographie auf die Diagnostik urologischer Krankheitsbilder hatte. Die Ära der rein *organbezogenen* Uro-Chirurgie lief aus und an ihre Stelle traten die systemorientierten, *organerhaltenden Operationsmethoden.* Im Urogramm ließen sich mit einer physiologischen Methode pathologisch-anatomische und funktionelle Befunde als Basis der möglichen Therapie gewinnen. Vor dieser Zeit wurden von einhundert einseitigen Nierenerkrankungen 80% durch Nephrektomie saniert. Die Entwicklung nach 1945 wird erst evident, wenn man feststellen kann, daß das Zahlenverhältnis heute genau umgekehrt ist.

Ein typisches Beispiel ist die Nierentuberkulose, die damals gesundheitspolitisch und klinisch noch eine erhebliche Bedeutung hatte. Die hoch wirksamen Tuberkulostatika der heutigen Tripel-Drug-Therapie, die den *Zauberberg* von Thomas Mann zur echten Legende machen sollte, schlummerten noch in den Reagenzgläsern der Pharmaindustrie. Bei einseitigen Nierenprozessen wurde routinemäßig nephrektomiert. Der Norweger Semb, Oslo, führte bei isolierten polständigen Prozessen die ersten Teilresektionen durch und später auch der Schwede Lundgren, Göteborg, beide

---

1 Mit dem gleichen Modell hat Forssmann an sich selbst im Eigenversuch den ersten Herzkatheterismus durchgeführt und erhielt dafür den Nobelpreis

chirurgische Ordinarien. In der Folge wurden die Eingriffe am Nierenparenchym, Teilresektionen und Heminephrektomien bei isolierten Kelchektasien, Zysten, Ausgußsteinen, gut- und bösartigen Tumoren, Standardoperationen. Durch die heute noch zunehmend verbesserten diagnostischen Methoden – Angiographie, Tomographie mit und ohne Computer, Ultraschall und nuklearmedizinische Funktionstests – wurde die Indikation zur organerhaltenden Uro-Chirurgie genauer und breiter.

Das Urogenitaltrakt entsteht entwicklungsgeschichtlich aus drei verschiedenen Keimblättern. Die Lötstellen des harnableitenden Systems – Nierenbeckenausgang, Uretereintritt in die Blase, Verbindung von hinterer und vorderer Harnröhre – sind die Prädilektionsstellen kongenitaler Mißbildungen. Sie führen insbesondere zu Verengungen und Stenosen, bei symptomlosem Verlauf zur proximalen Ektasie und in der Endphase zur funktionslosen Hydronephrose. Rechtzeitig erkannt und saniert bleibt die Funktion des Nierenparenchyms völlig normal. (Stichwort: Vorsorge und Früherkennung auch im Kindesalter.) Es gab eine Vielzahl von Operationsmethoden, um bei Erhaltung der Kontinuität den Harnabfluß aus dem Nierenbecken zu normalisieren, die aber heute nur noch medizinisch-historische Bedeutung haben. Die beste und bewährteste Technik ist die Resektion des verengten Anteils und nach plastischer Verkleinerung des erweiterten Nierenbeckens die End-zu-Seit-Anastomose. Deszendierend ist die nächste kritische Lötstelle der Uretereintritt in die Blase mit Stenosen, Ureterozelen und Verschlußinsuffizienz mit Reflux. Erst in den 50er Jahren wurden der eigentliche Krankheitswert des vesikorenalen Harnrefluxes erkannt und aufgrund subtiler diagnostischer Kriterien auch verschiedene operative Antirefluxmethoden inauguriert. Läsionen des prävesikalen Ureteranteils bei operativen Eingriffen im Beckenbereich, z.B. bei Hysterektomie waren früher relativ häufig. Es gibt heute mehrere brauchbare Techniken zu ihrer Korrektur. Sie dienen alle der Sicherung des Harnabflusses im System unter Erhaltung des Zentralorgans Niere. Die älteste Methode ist die *Boari-Plastik* aus einem gestielten Blasenlappen, der zum Rohr geformt und mit dem proximalen Ureter anastomosiert wird.

Nieren und obere ableitende Harnwege liegen retroperitoneal, und über Jahrzehnte war der Bergmann-Israel-Schnitt der klassische Zugang. Als mit fortschreitender Entwicklung Aorta und Cava in das Operationsfeld mit einbezogen wurden und im oberen Polbereich die Nebennieren sowie bei Tumoren die hilären und paraaortalen Lymphdrüsen, war der alte Zugang überholt. Der Intrakostalschnitt in verschiedener Höhe nach retroperitoneal und je nach Bedarf abdominell verlängert oder thorako-abdominal standen je nach Indikation zur Wahl, und neue Operationsmethoden wurden entwickelt. Der Ausfall der Blase als Reservoir und Transportorgan z.B. bei Zystektomie, bei Karzinom mit seinen Auswirkungen auf die Nierenfunktion, lösten schon sehr früh bei interessierten Chirurgen Überlegungen für eine operative Ersatzlösung aus. Es lag nahe, Darmabschnitte zu verwenden, ein Gedanke, der von Coffey 1926 schon realisiert wurde. Erst nach 1945 wurden zunehmend isolierte Darmabschnitte – Ileum und Colon – als Blasenersatz verwandt. Einer der Pioniere dieser Technik war Bricker mit seinem Ileum-Conduit, in das beide Ureteren implantiert wurden.

In den 60er Jahren hatte der Autor eine Korrespondenz mit Bricker mit der Anfrage, ob es zutreffe, daß ein deutscher Chirurg aus dem Saarland über eine funktionierende Ileum-Blase berichtet habe. Ich konnte dies nur bestätigen. Es handelte sich um den Chirurgen Seifert, Chefarzt des alten Knappschaftskrankenhauses Neunkirchen-Saar. Den älteren Kollegen ist vielleicht noch in Erinnerung, als er beim Chirurgenkongreß nach kurzer Einleitung seinen Patienten vorstellte, der mit Händedruck auf den rechten Unterbauch aus einem Stoma in hohem Strahl Urin in einen Nachttopf entleerte. Der Beifall war erheblich und medizinisch-historisch ist es interessant, daß der Leiter einer kleinen chirurgischen Abteilung die Idee einer operativen Technik entwickelt hatte, die heute weltweit eine Standardmethode der Uro-Chirurgie geworden ist. Nach neuen Informationen scheint der Coffey mit Uretereinpflanzung in das Rektum wegen der besseren Langzeitergebnisse wieder eine Reanimation zu erleben.

In der Entwicklung der Urologie von einer chirurgisch betonten Disziplin mit primär rein anatomischer, aber zunehmend funktioneller systembezogener Denkweise wurde die letzte Phase eigentlich wenig beachtet und kommentiert, das Einbeziehen übergeordneter zentraler biochemischer Funktionen in die allgemeinmedizinische Betrachtungsweise urologischer Krankheitsbilder. Dazu zwei Beispiele:

Harnsäurekonkremente waren früher relativ häufig. Wenn sie bei einer bestimmten Größe nicht mehr abgangsfähig waren und eine Rückstauschädigung der Niere bestand, mußte operativ eingegriffen werden. Das Rezidiv lag dann schon auf des Messers Schneide, und notwendige Nephrostomiedrainagen waren schon in wenigen Tagen durch Harnsäurekristalle inkrustiert und verlegt. Es handelte sich hier zwar um einen urologischen Notfall, kausalpathologisch lag aber eine *Stoffwechselstörung* vor, eine Harnsäurediathese mit einem Urin-pH von 4 bis 5, bei dem die Urate auskristallierten als Zentrum eines durch Apposition wachsenden Steines.

Es grenzte dann an ein medizinisches Wunder, als es gelang, hühnereigroße Nierenbeckensteine durch eine konsequente medikamentöse Verschiebung des Harn-pH um 6,5 ambulant und ohne Belastung des Patienten in einer kontrollierten Langzeittherapie völlig aufzulösen und das Ergebnis im Schwarzweißbild bzw. im Urogramm zu dokumentieren – die Erfüllung eines Wunschtraumes aller Steinschneider und in der Folge die konservative Standardtherapie des Harnsäuresteines. Heute ist die Biochemie schon einen Schritt weiter. Sie greift bereits medikamentös in den Purinstoffwechsel ein, um prophylaktisch einen erhöhten Harnsäurespiegel im Serum zu vermeiden.

Der Kalzium-Oxalat-Stein ist die häufigste Steinform. Die Störung des Kalziumstoffwechsels durch den Hyperparathyreoidismus ist seit 1934 (Albright) bekannt. An den ursächlichen Zusammenhang mit der Kalzium-Oxalat-Steinbildung wurde erst später gedacht und in einzelnen Kliniken systematisch danach gefahndet.

Aus unserem eigenen Krankengut haben wir einen typischen Fall beschrieben, der nach zwei Schlingenextraktionen dreimal wegen Nierenbecken- und Ureterverschlußstein operativ behandelt werden mußte. Kausal handelte es sich um ein großes Epithelkörperchenadenom, nach dessen Entfernung der Patient steinfrei blieb. Klinische Erfahrung hat inzwischen ergeben, daß bei rezidivierenden Kalzium-Oxalat-Steinbildungen die Fahnder des Laborteams wegen individueller und tageszeitlicher Schwankungen des Serum-Kalzium-Spiegels erst in einer konsequenten Langzeitkontrolle die pathologischen Parameter erfassen konnten. Die dann erst mögliche Kausaltherapie ist für Labor und Operateur besonders befriedigend.

Die beiden Beispiele demonstrieren, wie ein primär operatives Spezialgebiet der Chirurgie in den skizzierten Phasen über die Biochemie zu einer medizinisch-klinischen Denkweise kommen mußte. Diese in der Nachkriegszeit sich anbahnende Entwicklung gilt für den gesamten Bereich der operativen Fächer, wenn deren Krankengut in einem Zusammenhang mit Stoffwechselstörungen steht.

In der Urologie läuft seit einem Jahrzehnt international eine Entwicklung unter dem Kennwort *Urodynamik*. Lutzeyer und seine Schüler haben im deutschsprachigen Raum auf diesem Gebiet Pionierarbeit geleistet. Bei der kurzen Interpretation der systembezogenen Denkweise hatten wir bereits auf die physiologische Bedeutung der ableitenden Harnwege hingewiesen. Sie beginnen an den Kelchhälsen des Nierenbeckens und enden beim Meatus der Harnröhre, an der Penisspitze. Störungen der Urodynamik in einem anatomischen Sektor des Transportsystems können unbehandelt zu irreparablen Schäden des übergeordneten Zentralorgans Niere führen. Bei den überwiegend kongenitalen Mißbildungen kann mit den heutigen Methoden der operativen Kinderurologie die gestörte Urodynamik völlig normalisiert werden (Eckstein, Hohnfellner, Williams).

Wesentlich schwieriger sind Diagnostik und Therapie bei neurogenen Störungen des Systems, das parasympathisch und sympathisch innerviert und gesteuert ist, dessen normale Funktion aber dem Willensimpuls unterliegt. Mit der Biotechnik in der Grundlagenforschung konnten komplizierte urodynamische Meßplätze entwickelt werden, die heute zur Standardeinrichtung urologischer Kliniken gehören. Auf der Basis exakter Meßwerte – normal, hyperton, hypoton und atonisch – wurde es möglich, neu entwickelte Medikamente mit gutem Erfolg zur Anwendung zu bringen.

Die Funktionsdiagnostik der Harnblase – Tonometrie, Harnflußmessung, simultane Videoaufzeichnung des Miktionsvorganges vom Bildwandler und Computerauswertung – läßt eine exakte Abklärung und Differenzierung zu zwischen einer Streß- und Urge-Inkontinenz, zwischen einer obstruktiven und neurogenen Blasenentleerungsstörung. Das urodynamische Untersuchungsergebnis ist entscheidend für das zu wählende konservative Vorgehen.

Nach dem bisher Gesagten sollte nicht der Eindruck entstehen, daß die Nachkriegsgeneration der Urologen das Skalpell in den Gürtel gesteckt habe. Vor und nach 1945 sind in den Ländern, die vom Kriegs- und Zeitgeschehen nicht oder nur wenig berührt wurden, auf vielen Gebieten der operativen Medizin alte Techniken verbessert und neue Methoden entwickelt worden, deren Einführung bei uns nach der Stunde Null doch längere Zeit brauchte. Bei einer Rückblende sollte man auch nicht vergessen, daß die deutsche Wissenschaft auf allen Gebieten vor und nach dem Kriege in einer geistigen Isolierungsbaracke leben mußte. Der Autor erinnert sich noch heute des Eindrucks der ersten offenen Herzoperation bei seinem alten Freund Derra.

In der Urologie war es ähnlich. Aus den USA kam zum Beispiel die antiandrogene Therapie des Prostatakarzinoms (Huggins), die radikale Prostatektomie, die Hochvolttherapie oder die direkte interstitielle Implantation von Jod-121-Kapseln oder von radioaktivem Gold zur isolierten Strahlenbehandlung der Prostata. Die aus Schweden übernommene Feinnadelbiopsie sicherte die Diagnostik und die Kontrolle des Therapieerfolges.

Die uns zugehende Information im Schrifttum und die Möglichkeiten, wieder direkteren Kontakt mit Kollegen und alten Freunden aufzunehmen, lösten Denkanstöße aus und gaben Impulse für eigene Entwicklungen. Dies gilt insbesondere für die Biotechnik. Die Erfolge der Schule von Schmiedt, München, mit der Zertrümmerung von Nierensteinen durch extrakorporal ausgelöste Stoßwellen waren bereits Anlaß zu kleinen Pilgerfahrten interessierter Kollegen auch in umgekehrter Richtung über den Atlantik. Die weitere Entwicklung des Grundprinzips ist noch nicht abgeschlossen und Verbesserungen der Technik bahnen sich bereits an.

Die real time- und compound-*Sonographie* hat die urologische Diagnostik wie auch die operativen Richtlinien vielseitig stimulierend beeinflußt. Wegen der einfachen Handhabung, dem geringen apparativen Aufwand und des Wegfalls jeder Strahlenbelastung setzt sie eine ähnliche Zäsur wie der Übergang von der retrograden zur intravenösen Urographie. Die Niere und der Retroperitonealraum sind geradezu eine Domäne der Ultraschalldiagnostik mit der Möglichkeit der Strukturdifferenzierung von Tumoren, Zysten und Harnsteinen. Die perkutane, ultraschallgesteuerte Punktion der Niere ermöglicht die Einführung eines Spezialendoskopes, so daß Steine im Hohlraumsystem oder im Harnleiterabgang unter direkter Sichtkontrolle

zertrümmert oder entfernt werden können. Mit der Anwendung des Zysto-
skopes begann die endo-urologische Entwicklung unseres Faches, die aber
erst nach 1945 in den letzten Jahrzehnten zur vollen Geltung kommen sollte. Sein Erfinder M. Nitze liegt am Fuße der Wartburg begraben. Sein
Grabstein wurde noch vor Mauerbau und Zonengrenze von der Gesamt-
deutschen Gesellschaft für Urologie gestiftet und in einer gemeinsamen
Feierstunde eingeweiht.

Unter *Endo-Urologie* versteht man alle diagnostischen und operativen
Methoden, die instrumentell unter Sicht ausgeführt werden können. Unsere
internationale Vormachtsstellung verdanken wir u.a. deutschen Hersteller-
firmen, die immer bereit waren, Anregungen und Ideen aus der urologischen Klinik in oft jahrelanger Kleinarbeit zur technischen Perfektion zu
bringen. Bausteine waren das Glasfiberlicht, neue optische Systeme und
die prograde Optik, welche die Konstruktion von Instrumenten mit nur 9
Charrière für Säuglinge und optimalen Operationsendoskopen ermöglichten.

Mit ihrem Einsatz in der Klinik geht ein altes Teilgebiet der offenen
Uro-Chirurgie zu Ende, die Adenomektomie der Prostata. Die Zukunft gehört eindeutig der *transurethralen Resektion (TUR)*. Dazu für die fakulta-
tiven Prostatiker der höheren Altersgruppe einige erklärende Hinweise: Die
Indikation wird bestimmt von Größe und Gewicht des Adenoms, die man
in Verbindung mit dem Tastbefund und einfachen Meßmethoden schätzen
kann. Bei der Resektion werden pro Minute etwa 2 g Adenomgewebe span-
weise mit der Schneidschlinge gewonnen. Die circulär ablaufende Schnittführung liegt lehrbuchmäßig fest (Mauermayer).

Der Eingriff erfolgt in Periduralanästhesie und sollte wegen der Möglichkeit einer Spülwassereinschwemmung eine Stunde nicht überschreiten.
Geübte Resekteure sind in der Lage, in der gleichen Zeit auch Adenome
über 100 g radikal zu resezieren. Prinzipiell sollte das gesamte Adenomgewebe entfernt, also eine transurethrale Adenomektomie durchgeführt werden. Es genügt nicht, wie es urbayrisch heißt, eine „Saichrinne" herauszu-
fräsen, die eine gestörte Miktion zwar vorübergehend verbessert, aber spätere Nachresektionen erforderlich machen kann. Die postoperative Belastung ist ungewöhnlich gering, kein Bauchschnitt, kein Wundschmerz, Atmung frei, Trinken erlaubt. Mit Katheter kann der Patient am nächsten
Tag aufstehen und bei normalem Verlauf in 6 bis 7 Tagen entlassen werden.

Die TUR ist ein bestechend eleganter und effektiver Eingriff, setzt aber
die souveräne Beherrschung der Operationstechnik voraus. Sie ist zusammen mit der gesamten Entwicklung in der Gastroenterologie, der Gynäkologie, der Otholaryngologie und der Thoraxdiagnostik überzeugend für den
Stand der Endoskopie und der Biotechnik in unserer Zeit und in unserem
Lande. Rückblickend hätten die Repräsentanten der genannten Fächer

durchaus Anlaß, auf das bald vergessene Grab am Fuße der Wartburg gelegentlich ein paar Blumen legen zu lassen.

Geschichte und Entwicklung der *Organtransplantation* mit Sternstunden der Chirurgie werden an anderer Stelle geschildert. Am Anfang stand jedenfalls die Niere mit verschiedenen Gründen auf ihre Priorität. Als einziges lebenswichtiges Organ des Körpers ist sie paarig angelegt, kann aber einzeln alle Stoffwechselfunktionen für ein normales Leben erfüllen. Der retroperitoneale Situs, auch ihrer Gefäße, ist besonders günstig für den operativen Zugang. Das gleiche gilt für die Implantation im Iliakalbereich mit der Nähe der Blase für die Harnableitungen. Für die zahlenmäßige Spitzenposition der Niere im Transplantationsgeschehen ist entscheidend, daß sie bei früherem oder späterem Versagen des Transplantates lebenserhaltend durch die Dialyse ersetzt werden kann.

Nierentransplantationen werden zur Zeit nur an wenigen urologischen Kliniken der BRD durchgeführt. Über langjährige Erfahrung und das größte Krankengut verfügt die Heidelberger Klinik unter Röhl. Die Einrichtung von Spezialabteilungen in einer normalen Klinik hat nur einen Sinn, wenn personalmäßig ein erfahrenes Transplantationsteam rund um die Uhr zur Verfügung steht und dessen laufender Einsatz vom Bedarf her gerechtfertigt ist. Man kann heute nicht mehr gelegentlich transplantieren.

Ein Abfallprodukt der Transplantation im positiven Sinne sind extrakorporale Eingriffe an den Nieren mit Autotransplantationen im kontralateralen Iliakalbereich. In Frage kommen Gefäßanomalien, intrarenale Steine und isolierte Tumoren, die bei atypischem Situs schwer zugängig sind. Diese Operationen sind eindrucksvoll, haben aber von der Indikation her Seltenheitswert und setzen Erfahrungen in der Gefäß- und Transplantationschirurgie voraus.

Wie in allen operativen Fächern kommt die *Mikrochirurgie* auch in der Urologie zur Anwendung, besonders bei Säuglingen und Kleinkindern mit angeborenen Anomalien im Genitalbereich. Ein typisches Beispiel ist die Autotransplantation eines Abdominalhodens mit kurzem Gefäßstiel schon in den ersten Monaten.

Ergebnis einer idealen Ehe zwischen Biochemie und Biotechnik sind die neuen synthetischen Kunststoffe für *prothetischen Ersatz* oder Interposition im gesamten Bereich der plastischen Chirurgie und hier insbesondere der Gefäßchirurgie. In der Urologie mit ihrem lebenswichtigen Wasserleitungssystem sind die letzten Entwicklungen von entscheidender Bedeutung, da sie z. B. nicht mehr durch die Harnsalze inkrustieren und wie früher a priori den Erfolg des Eingriffes in Frage stellen.

In der *urologischen Onkologie* sind nach dem Stand von heute bei den Hodentumoren und malignen Nierengeschwülsten im Kindesalter durch Früherkennung und neue Behandlungsmethoden eindrucksvolle Therapieerfolge zu registrieren. Beim Prostatakarzinom kommen routinemäßig zur Anwendung, radikale Prostatektomie, Bestrahlung, Antiandrogene ohne und mit Kastration. Die Indikation hängt vom Stadium ab, dem differenzierten histologischen Befund, dem Alter und der Lebenserwartung und der Einstellung des Patienten zur Potenz. Neue biochemische Therapieformen sind noch in Entwicklung.

Die 1971 vom Bundesgesundheitsministerium eingeführte Vorsorgeuntersuchung des Mannes löste erstmalig in der Berichtszeit eine deutliche Zunahme der noch kurablen Frühfälle aus. Vor einigen Jahren wurde das Prinzip der Vorsorge und Früherkennung durch zwei fachfremde Berufsgenossen mit einer Pressekampagne in Frage gestellt und löste bei den betroffenen Altersgruppen der Männer eine erhebliche Verunsicherung aus. In der hippokratischen Medizin gibt es weltweit unverrückbare Gesetze:

Jede Krankheit kann im Frühstadium mit besserer Aussicht auf Heilung behandelt werden als im Spätstadium. Dies gilt insbesondere für alle Formen des Karzinoms. Man kann die Diagnose Karzinom, ob an der Brust, am Hoden oder an der Prostata nicht mit dem Finger stellen. Bei der schicksalhaften Bedeutung des Befundes für den Träger muß die Verdachtsdiagnose durch Biopsie histologisch gesichert werden (vgl. Alken 1982). Dazu kein weiterer Kommentar!

Urologie an den Medizinischen Fakultäten

Nach 1945 wurde im Großraumkomplex des Landeskrankenhauses Homburg-Saar unter französischer Regie und dem akademischen Protektorat der Universität Nancy eine Medizinische Akademie eingerichtet, um Studenten des Saar-Pfalz-Raumes in der unmittelbaren Nachkriegszeit eine Studienmöglichkeit zu bieten. Mit der Gründung der Saar-Universität entwickelte sie sich schrittweise zu einer normalen medizinischen Fakultät mit allen Fächern und nach französischen akademischen Regeln auch mit der Urologie. Dem Autor bot sich die Möglichkeit, in Paris die venia legendi mit der wissenschaftlichen Qualifikation für das Fachgebiet als prof. agregé zu erwerben. Die Voraussetzungen für die Zulassung entsprechen etwa unserer Habilitation. Das Verfahren selbst findet aber nicht in der vertrauten Atmosphäre einer Fakultät statt, sondern zentral in Paris. Der Kandidat – einer von vielen – zieht das Thema seines Prüfungsvortrages 24 Stunden vorher aus einer versiegelten Schatulle in Gegenwart von 3 Professoren in Purpur und Hermelin. So streng sind dort die Bräuche! Die vorgeschriebene Redezeit beträgt 45 Minuten.

Der weitere Ablauf war problemlos: Entsprechend dem deutschen akademischen Verfahren die Dozentur, später die außerplanmäßige Professur und 1952 die Berufung als ordentlicher öffentlicher Professor und Ordinarius auf den Lehrstuhl für Urologie an der Medizinischen Fakultät der Universität. Nach Rückgliederung des Saarlandes existierte damit der erste Lehrstuhl für das Fachgebiet in der Bundesrepublik Deutschland. Die Urologie war mit Sitz und Stimme in der Fakultät hoffähig geworden. Die schrittweise Entwicklung mit dem langen Marsch durch die Institutionen der Länder, Kultusministerien, Universitäten und Fakultäten war schwer und hätte ohne den Umweg über Paris, wo schon zu Beginn unseres Jahrhunderts das Pionierzentrum der europäischen Urologie bestand, in unserem Lande wohl noch lange gedauert. Heute bestehen bei uns an allen Fakultäten Lehrstühle, insgesamt 21, davon je 2 in Berlin und München. 1945 gab es im ehemaligen Reich von der Maas bis an die Memel, von der Etsch bis an den Belt 75 Urologen. In einigen Jahren werden es bei einer Ausbildungszeit von 5 Jahren etwa 2000 sein. Es ist dem Autor ein Anliegen, bei dieser Gelegenheit seinen chirurgischen Freunden und Kollegen, den nicht mehr lebenden in memoriam, für ihr Verständnis und ihre Hilfe dafür zu danken, daß wir im Großraum Chirurgie breit gefächert die letzten akademischen Weihen erhalten haben.

Bei einem Rückblick in die Zeit nach 1945 und einer kritischen Analyse des Standes von heute kann man sagen, daß die Urologie aus den Anfängen eines kleinen Nebenfaches mit ihrer Selbständigkeit akademisch, klinisch und gesundheitspolitisch ein Begriff geworden ist. Nach chirurgisch-operativen Maßstäben hat sie an den Kliniken mit personellen und technischen Voraussetzungen ein Niveau erreicht, das dem internationalen Standard entspricht und auch anerkannt wird. Für die spezielle Biotechnik und die Grundlagenforschung gilt das gleiche.

Mutter Chirurgie kann mit Recht stolz sein auf die Tochter, die anno dazumal an ihrer Hand das Laufen lernte und heute eine attraktive selbständige Dame ist, ohne die Kinder- und Lehrjahre vergessen zu haben.

Entwicklung der deutschen Urologie an den Universitäten

W. LUTZEYER

Allgemeine Situation der Urologie nach 1945

Die Situation der deutschen Urologie nach dem Zweiten Weltkrieg 1945 deckt sich mit der damaligen Situation der gesamten Medizin überhaupt: Wirtschaftlich und wissenschaftlich beginnt nach 1945 der mühsame Start unter teilweise katastrophalen Nachkriegsumständen am Nullpunkt. Personell sicher nicht optimal ausgerüstet, teilweise in noch zerstörten Kliniken und Krankenhäusern arbeitend und instrumentell entblößt, versuchen die „Vorkriegspioniere" der Urologie Zentren zu schaffen, von denen sie ihr Fach weiterbetreiben und ausbauen können. Diese Situation besteht im wesentlichen an kommunalen oder konfessionellen Krankenhäusern, also außerhalb der Universitäten.

Arrivierte Urologen, wie z. B. der Altmeister der Urologie Boeminghaus, oder Boshamer, Bischoff, Heusch, Lurz, Schneider und May, um nur einige Namen zu nennen, beginnen ihr urologisches Handwerk mehr oder weniger improvisiert, aber auf Praxis und Patientenversorgung, nicht auf Wissenschaft ausgerichtet. Es sind also nicht universitäre Institutionen, die von Urologen mit weitreichendem Renommee und praktischen Erfahrungen geführt werden. Lediglich May (München) zog 1938 in ein neuerbautes urologisches Krankenhaus ein.

Die damaligen Urologen sind in der Regel in erster Linie Operateure. Das komplexe Fach Urologie, wie es heute interdisziplinär praktiziert und verstanden wird, ist noch nicht ihr Metier. Ihr Schwerpunkt war in der Regel das Organ, d.h. die Erkrankungen des Urogenitaltraktes beherrschen sie diagnostisch aufgrund langjähriger Erfahrung, die operative Therapie ist ihre Domäne. Die endoskopische Technik liegt meist im Argen, wird überhaupt nicht oder nur wenig angewandt. Nephrologische Probleme sind in der Regel nicht evident, sie werden als intern lösbare oder intern notwendig zu therapierende Maßnahmen abgestempelt.

Spezielle Situation der Urologie an den Universitäten nach 1945

Die Urologie ist nach dem Zweiten Weltkrieg weder in Lehre und Forschung noch als selbständige Disziplin an den Universitäten etabliert. Das

Fach als solches wird in der Regel als Uro-Chirurgie ganz innerhalb des Rahmens der Chirurgie oder auf separierten sogenannten urologischen Stationen von einem Assistenten unter Anleitung eines älteren und uro-chirurgisch erfahrenen Oberarztes betrieben.

Spezielle urologische Erfahrungen, wie sie in den damaligen außeruniversitären Kliniken, der v. Lichtenbergschen Klinik in Berlin oder der Mayschen Klinik in München, als urologisch funktionelle Denkweise gelehrt werden, fehlen.

Es ist also die Nachkriegsgeneration junger chirurgischer Assistenten, der auch der Verfasser angehört, die sich nach dem Krieg und nach einer teilweise langjährigen chirurgischen Gesamtausbildung für die Spezialisierung der Urologie interessiert, eines Faches, welches außerhalb der Universitäten in Deutschland selbst Renommee besitzt, ganz zu schweigen von der damaligen Stellung der Urologie in den angloamerikanischen Ländern.

Man denke nur daran, daß zu einer Zeit, in der Deutschland 1941 einen harten und katastrophalen Vielfrontenkrieg führt, Huggins, ein Urologe, in den USA mit dem Nobelpreis ausgezeichnet wird. Er führt als erster die Hormontherapie in die Behandlung des bisher mit einer hohen Mortalität belasteten Prostatakarzinoms ein.

Man kann diese Generation der damaligen chirurgischen Universitätsassistenten die *erste* Generation der aus chirurgischen Universitätskliniken stammenden späteren urologischen Hochschullehrer nennen. Heute bekannte Ordinarien, wie z.B. Brosig, Klosterhalfen, Rodeck, Rothauge, Sigel, Schmiedt oder Truss gehören mit zu dieser Avantgarde. Diese Assistenten erkennen, daß sie die Chirurgie in ihrer ganzen Breite nicht mehr beherrschen können. Sie wollen die Urologie auch nicht als Teilgebiet der Chirurgie ansehen, sondern als ein eigenes interdisziplinäres Fach, welches an den deutschen Hochschulen in Lehre und Forschung eines Tages vertreten sein sollte.

Diese erste Generation bekommt in der Regel ihren Lehrstuhl für Urologie nicht an der chirurgischen Stammklinik. Eine Reihe der damals langjährigen urologischen Abteilungsleiter geht deshalb später an außeruniversitäre große urologische Krankenhäuser. Einsicht und Initiative der chirurgischen Lehrstuhlinhaber für eine Verselbständigung der Urologie an der Hochschule sind noch nicht sehr ausgeprägt. Administrative und fachspezifische Bedenken des chirurgischen Lehrstuhlinhabers wenden sich aus menschlich verständlichen Gründen gegen eine weitere Aufteilung des großen Faches.

Erst diese erste Generation setzt häufig Signale zur Verselbständigung des Faches Urologie aus eigener Initiative. Sie orientiert sich an außeruniversitären urologischen Krankenhäusern durch Besuche, Visiten, Assistenzen oder auch durch Auslandsbesuche am Standard der dortigen Kliniken.

Die urologischen Abteilungsleiter innerhalb der Chirurgie arbeiten mit einem sicheren Gespür für die wissenschaftliche Etablierung der Urologie an den Kliniken. Grundlagenforschung wird von ihnen betrieben, laborchemische und tierexperimentelle Untersuchungen beginnen, das urologische Fachgebiet abzutasten, damit entsteht eine immer breitere wissenschaftlich fundierte Basis für das urologische Fach an den Universitätsabteilungen.

Während Alken, der heutige Mentor und Altmeister der Urologie, 1952 der erste Lehrstuhlinhaber für Urologie an der Universität Homburg wird, folgt May mit einem persönlichen Extraordinariat in München 1956/57 nach.

Der erste urologische Lehrstuhlinhaber, der durch seinen chirurgischen Chef als selbständiger Hochschullehrer im Fach Urologie eingesetzt wird, ist Dettmar in Düsseldorf. Derra erkennt, daß die Zeit für eine Verselbständigung des Fachgebietes Urologie an den Hochschulen gekommen ist, er ergreift die Initiative.

In den 60er Jahren erfolgt der weitere Ausbau urologischer Lehrstühle an den Universitätskliniken, bedingt durch Neustrukturierung und Reform der Universitäten. Sie vermehren sich sprunghaft in den 70er Jahren, wie aus der chronologisch gehaltenen Liste hervorgeht. Die Bundesrepublik Deutschland zählt heute 27 Lehrstühle für Urologie.

Alken ist der aktive Initiator nicht nur der urologischen Berufspolitik, sondern auch einer aktiven urologischen Hochschulpolitik. Er betreibt die Einrichtung selbständiger Fachabteilungen und unterstützt die Schaffung urologischer Lehrstühle an den Universitäten.

Betrachtet man diese Liste, so ist bereits eine *zweite Generation* urologischer Hochschullehrer als Nachwuchsgeneration vorhanden, eine dritte bahnt sich an, die Entwicklung der Urologie, als ein eigenständiges Fach in Lehre und Forschung an den Hochschulen eingerichtet, ist zum Abschluß gekommen.

Deutsche Urologie in Wissenschaft und Forschung

Daß es eine einheitliche deutsche Urologie nach dem Zweiten Weltkrieg nicht gibt, ist schon daraus ersichtlich, daß z.B. Röhl, Heidelberg, aus Schweden kommt, Hohenfellner, Mainz, primär in Wien, Frohmüller, Würzburg, an der Mayo-Clinic in Rochester/USA ausgebildet wurde, Mauermayer, München, die Resektionstechnik in den USA erlernte, um nur einige Beispiele zu nennen.

Die praktische und auch die wissenschaftliche Entwicklung der Urologie, das gilt genau so für die Gesamtmedizin und für die Chirurgie, ist nach dem Zweiten Weltkrieg durch Auslandskontakte initiiert und weiter verbessert worden.

Es kommt zu einem Verarbeitungsprozeß des in den USA bereits seit Jahren Erkannten und praktisch Erprobten, der Nachholbedarf nach dem

Tabelle 1. Urologische Lehrstühle in der Bundesrepublik Deutschland

* M. Ziegler, Homburg-Saar	Urologe	Abt. seit 1952	Lehrstuhl seit 1952 (C. E. Alken)
H. Dettmar, Düsseldorf	Chirurg u. Urologe	Abt. seit 1959	Lehrstuhl seit 1962
L. Röhl, Heidelberg	Chirurg u. Urologe	Abt. seit 1962	Lehrstuhl seit 1963
C. F. Rothauge, Gießen	Urologe	Abt. seit 1953	Lehrstuhl seit 1964/65
H. Klosterhalfen, Hamburg	Chirurg u. Urologe	Abt. seit 1961	Lehrstuhl seit 1966
* W. Lutzeyer, Aachen	Chirurg u. Urologe	Abt. seit 1948	Lehrstuhl seit 1966
R. Hartung, Essen	Urologe	Abt. seit 1967	Lehrstuhl seit 1967 (P. Mellin)
R. Hohenfellner, Mainz	Urologe	Abt. seit 1967	Lehrstuhl seit 1968
E. Schmiedt, München	Chirurg u. Urologe	Abt. seit 1958	Lehrstuhl seit 1968
W. Brosig, Berlin	Chirurg u. Urologe	Abt. seit ?	Lehrstuhl seit 1969
R. Nagel, Berlin	Chirurg u. Urologe	Abt. seit 1959	Lehrstuhl seit 1969
G. Rodeck, Marburg	Chirurg u. Urologe	Abt. seit 1960	Lehrstuhl seit 1969
W. Weber, Frankfurt	Chirurg u. Urologe	Abt. seit 1957	Lehrstuhl seit 1969
A. Sigel, Erlangen	Chirurg u. Urologe	Abt. seit 1956	Lehrstuhl seit 1970
W. Mauermyer, München	Chirurg u. Urologe	Abt. seit 1958	Lehrstuhl seit 1970
* K. H. Bichler, Tübingen	Urologe	Abt. seit 1952 (?)	Lehrstuhl seit 1970/71 (W. Staehler)
W. Vahlensieck, Bonn	Urologe	Abt. seit 1971	Lehrstuhl seit 1971
H. Frohmüller, Würzburg	Urologe	Abt. seit 1955	Lehrstuhl seit 1971
J. Potempa, Mannheim	Chirurg u. Urologe	Abt. seit 1970	Lehrstuhl seit 1972
* P. Kolle, Hannover	Urologe	Abt. seit 1972	Lehrstuhl seit 1972
H. Wand, Kiel	Chirurg u. Urologe	Abt. seit 1964	Lehrstuhl seit 1973
F. Truss, Göttingen	Urologe	Abt. seit 1956 (?)	Lehrstuhl seit 1973
R. Engelking, Köln	Chirurg u. Urologe	Abt. seit 1973	Lehrstuhl seit 1973
* W. Schmandt, Münster	Urologe	Abt. seit 1966	Lehrstuhl seit 1975
* H. Sommerkamp, Freiburg	Urologe	Abt. seit 1971	Lehrstuhl seit 1976
* Th. Senge, Herne	Urologe	Abt. seit 1973	Lehrstuhl seit 1980
H. D. Marquardt, Ulm	Chirurg u. Urologe	Abt. seit 1958	Lehrstuhl seit 1983

Anmerkungen: 1. Die Daten und Angaben beruhen zum Teil auf persönlichen Mitteilungen

2. In Klammern angegebene Namen = erster Lehrstuhlinhaber

3. Die mit einem * versehenen Namen sind bereits urologische Ordinarien der sogenannten zweiten Generation. Während die Lehrstuhlinhaber der ersten Generation in der Regel neben der urologischen eine chirurgische Ausbildung besitzen, finden sich in der sogenannten zweiten Generation Urologen ohne zusätzliche chirurgische Ausbildung

Zweiten Weltkrieg ist groß, die Umstrukturierung innerhalb des Faches verlangt verschiedene Wege, die nicht immer gradlinig verlaufen können.

Wie weit der Vorsprung in den USA bereits ist, zeigt deutlich das Beispiel der Nierentransplantation. Während sie zwischen 1950 und 1960 bei uns noch Märchenvorstellungen erweckt, hat die Gruppe um Merrill in den USA bereits 1956 die erste Transplantation erfolgreich vorgenommen. Heute wird über die Nierentransplantation an deutschen Zentren nicht mehr diskutiert. Sie ist selbstverständlich geworden.

Abschließend ist die Frage berechtigt: Wo steht die deutsche Urologie mit fast 40 Jahren Entwicklung nach dem Nullpunkt heute?

1. Hochschulpolitisch ist sie ein eigenes Fach in Lehre und Forschung mit einer eigenen Weiterbildungsordnung und in der Bundesrepublik mit 27 Lehrstühlen vertreten (Tabelle 1). Sie besitzt internationalen Charakter, zwei niederländische Lehrstühle (Rotterdam und Leiden) sind von deutschen Urologen besetzt.

2. Berufspolitisch umfaßt die deutsche Urologie 1900 Urologen auf 60 Mio. Einwohner. Das ist unter allen europäischen Ländern das Maximum an Urologen, wahrscheinlich bereits zu viele, mißt man den Beruf an Ländern wie Großbritannien oder Frankreich, wo zwischen 150 und 200 Urologen auf 40–50 Mio. Einwohner kommen. Ferner sollte man beachten, daß eine Reihe von extrauniversitären urologischen Abteilungen im Zuge der Studienreform zu akademischen Lehrkrankenhäusern deklariert wurden, die heute am Unterricht, der Ausbildung und der Examination des Medizinstudenten aktiv eingeschaltet sind.

3. Die wissenschaftliche Qualifikation der deutschen Urologie kann mit der des Auslandes durchaus Schritt halten. Ein reger wissenschaftlicher Austausch läßt sich nicht nur in Europa ablesen, sondern auch zwischen europäischen und angloamerikanischen Kliniken. Eine Reihe von eigenständigen Entwicklungen, von denen nur die Urodynamik und die extrakorporale Steinzerstörung genannt werden sollen, sind Erfolgsspitzen einer heute selbständigen deutschen Urologie sowohl an den Hochschulen als auch an außeruniversitären Institutionen.

Frakturen, Luxationen und Komplikationen

J. REHN

Einleitung, tabellarische Übersicht der wesentlichen Vorträge und Diskussionen auf den Kongressen der Deutschen Gesellschaft für Chirurgie

Die Situation der Chirurgie in Deutschland 1945 war geprägt von dem verlorenen Krieg, der vielfach zerstörten Heimat und all den daraus sich zwangsläufig ergebenden äußeren – und auch inneren – Umständen. Die durch den Krieg bedingte Isolation Deutschlands hatte auch den wissenschaftlichen und klinischen Erfahrungsaustausch mit dem Ausland weitgehend unterbunden. Krankenhäuser und Kliniken wurden, größtenteils provisorisch, wiederhergestellt. Auch unter dem primitivsten Bedingungen wurde die klinische Arbeit und bald die Forschung wieder aufgenommen bzw. fortgeführt.

Die Behandlung der Frakturen erfolgte – außer wenigen Ausnahmen – ausschließlich konservativ. Im folgenden wird aus eigenem Erleben und Beteiligung zu schildern sein, wie sich die Entwicklung bis heute vollzog. Eine tabellarische Übersicht zeigt die wesentlichen Schritte auf diesem Weg, wie sie sich für unser Land in den Vorträgen und der daran anschließenden Diskussion auf den Kongressen der Deutschen Gesellschaft für Chirurgie wiederspiegeln. Den entsprechenden Kommentar gibt der Text. Die Tabelle wurde nur bis zum Jahre 1969 geführt. Von diesem Jahre an wurde auf den Kongressen im wesentlichen von den Mitgliedern der Deutschen Sektion der AO – unterstützt von ihren Freunden aus der Schweiz und Österreich – in Klinik und Experiment die Frakturbehandlung mit ihren weiteren Verbesserungen und Systematisierungen dargestellt. Diese Entwicklung ist mit dem Namen Böhler, Danis, Küntscher und dem Kreis der AO um Allgöwer, Bandi, Müller, Schneider und Willenegger untrennbar verbunden.

Die Entwicklung der Frakturenbehandlung

Den Chirurgen war seit langem bekannt, daß bestimmte Knochenbrüche nur durch operative Freilegung, Reposition und Stabilisierung mit Fremdkörpern ohne wesentliche Spätfolgen, d.h. mit einem guten anatomischen und funktionellen Ergebnis, zur Ausheilung gebracht werden können. Dieser Erkenntnis stand aber entgegen, daß keine sicher stabilisierenden Operationsverfahren bekannt waren und deshalb die Zahl der Komplikationen, eben wegen der Instabilität, groß war. Die Zahl der vorgestellten Eingriffe, ihre Technik und damit ihre Ergebnisse waren insuffizient, weil die theoretischen Grundlagen fehlten (Abb. 1). Dieser Entwicklungsstand der „Operationen am Knochen" spiegelt sich in den Veröffentlichungen, auch den Operationslehren, wider:

In einem *Operations-Cursus* von v. Bergmann et al. aus dem Jahre 1908 werden nur Amputationen, Exartikulationen und ähnliche Eingriffe an den Extremitäten beschrieben. In der *Chirurgischen Operationslehre* von Leusden (1925) wird in gleicher Weise verfahren. Es findet sich lediglich die technische Beschreibung von Drahtnähten der Patella und des Olekranons. Diese Frakturen sollen bei aufgehobener Streckfunktion operiert werden. In einem von Wanke et al. herausgegebenen Buch *Knochenbrüche und Verrenkungen* (1962) werden als Osteosynthesen im wesentlichen die intramedulläre Fixation der langen Röhrenknochen mit dem Küntscher-Nagel und die Osteosynthese von hüftgelenknahen Oberschenkelfrakturen dargestellt.

Die Kongreßberichte der Deutschen Gesellschaft für Chirurgie ergeben – besonders über die lebhaften Diskussionen – ein sehr wirklichkeitsnahes Bild der jeweiligen Situationen in den verschiedenen Zeitabschnitten. Die vorgestellten Osteosynthesen – man muß besser sagen: die Operationen am Knochen – sind außer bei den oben angeführten Verfahren meist instabil

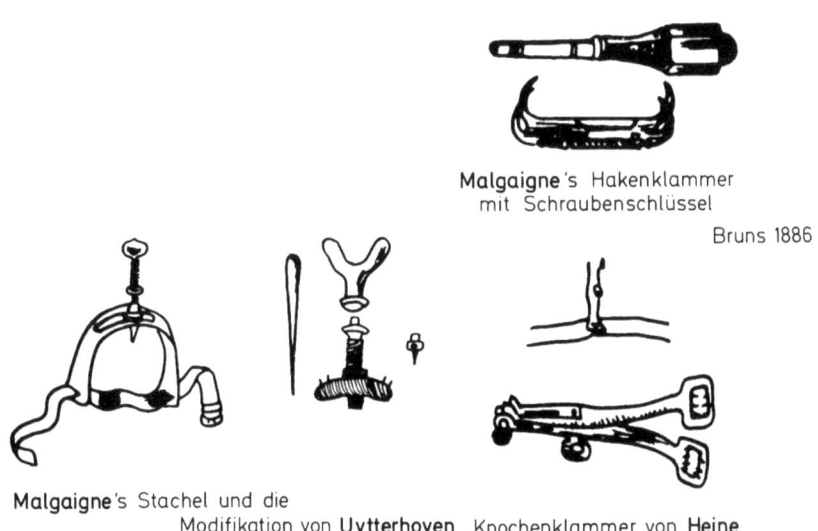

Malgaigne's Hakenklammer
mit Schraubenschlüssel

Bruns 1886

Malgaigne's Stachel und die
Modifikation von **Uytterhoven** Knochenklammer von **Heine**

Bruns 1880   Bruns 1886

Abb. 1. Historische Implantate für Operationen am Knochen

Kongreßjahr	Referent	Problem, Thema	Diskussion, Reaktion	Präsident
1949	Küntscher	Fortschritte der Marknagelung, erweiterte Indikationen	Strenge Indikation. Konservative Therapie	Rehn
1951	Axhausen	Freie autologe Knochentransplantation. Osteoblastenlehre		Frey
1952	Küntscher / Reimers / Dejardin	Stabile Osteosynthese durch Marknagelung / Verschraubung medialer Schenkelhalsbrüche / Übungsstabile Osteosynthese. Interfragmentärer Druck. Knochenheilung per primam		Bauer
1953	Bürkle de la Camp	Fortschritte Frakturbehandlung, Druck zur Heilung. Praxis Theorie vorausgeeilt bei Osteosynthesen		Borchers
	Willenegger	Operative Frakturbehandlung, Spickdrähte Gewindebolzen. Kritische Darstellung bisheriger Verfahren	Böhler: Osteosynthese vermeiden / Block: Korrosion Metall, Gewebeschäden	
	Böhler	Unterschenkelschaftbrüche. Verkürzung bei konservativer Behandlung. Keine Osteosynthesen: Infektion, Pseudarthrose. Selbständige Unfallkliniken		
	Wittmoser	Druckosteosynthese mit Spannring	Notwendigkeit Osteosynthesen anerkannt. Technik unzureichend	
1955	Rehn / Küntscher	Osteosynthesen nach Danis / 15 Jahre Marknagel. Aufbohren der Markhöhle. Gedeckte Nagelung mit Bildwandler / Rohrschlitznagel mit Ausklinkdrähten		Bürkle de la Camp
1957	Herzog		Herzog: Marknagelung mit guter Technik	Reichle
1960	Böhler	Unzweckmäßige und gefährliche Methoden bei der Behandlung von Frakturen: 1. Die Osteosynthese, wenn zu häufig, ohne entsprechende Indikation und technisch nicht einwandfrei		Felix
1961	Bürkle de la Camp	Fehler und Gefahren bei der operativen Behandlung frischer Frakturen: Strenge Indikation, peinliche Asepsis, gute Technik, alle Instrumente, einwandfreies Material		Junghanns
1962	Willenegger, Schenk, Straumann, Müller	Experimentelle Ergebnisse über Druckosteosynthesen mit Platten, Zugschrauben. Biomechanik, Histologie, Metallurgie, Primärheilung der Fraktur		Fischer

Jahr	Referenten	Thema	Positive Reaktion	
1963	Müller, Allgöwer, Willenegger	AO: Weiter- und Neuentwicklung; Instrumentarium für Osteosynthesen in einem Arbeitskreis von Chirurgen über 5 Jahre. Instrumentarium nur ausgegeben nach Kursteilnahme. Lückenlose Dokumentation von 4000 Fällen, Grundlagenforscher, Techniker, Metallurgen	Positive Reaktion	Derra
1964	Allgöwer	Osteosynthese und primäre Knochenheilung. Vorstellung stabiler Osteosynthesen mit primärer Heilung. Indikation, Technik, Biomechanik, Funktion	Küntscher: Vorteile der geschlossenen Marknagelung, kein Periostschaden, keine Azidose	Nissen
	Schenk, Willenegger	Histologie der primären Knochenheilung. Histologie der Frakturheilung mit Plattenosteosynthese im Experiment	Böhler: AO großer Fortschritt Bürkle de la Camp: Konservative und operative Verfahren bei einwandfreier Technik und strenger Indikation	
1965	Willenegger, Weber	Gelenkfrakturen, Malleolarfrakturen. Klassifizierung nach Typen, danach Indikation zur Osteosynthese	Anerkennung der Osteosynthese bei richtiger Indikation und guter Technik. Konservative Verfahren, Methode der AO und Küntscher-Nagelung noch im Gegensatz	Krauss
	Andere Referenten Russe	z.T. Vorstellung insuffizienter Osteosynthesen		
1969	Deutsche Referenten	Verrenkungsbrüche des Hüftgelenkes; Osteosynthese		Vossschulte
		Unfallchirurgie; Frakturen der unteren Extremitäten mit Gelenkbeteiligung. Es schälen sich gute Indikationen und Techniken nach den Grundsätzen der AO heraus. Pseudarthrosen: Entstehung durch Instabilität. Auch infizierte Pseudarthrosen. Behandlung mit Stabilisierung		
1974	Rehn, Willenegger	Darstellung der präzisen Indikation für die Osteosynthese und damit der Grenzen der konservativen Behandlung		Kümmerle

und damit unzureichend. Es fehlen neben den theoretischen Grundlagen
das geeignete Instrumentarium, die operative Technik und damit die breite
klinische Anwendbarkeit. Die wirklichen Kenner der Materie und führenden Unfallchirurgen der damaligen Zeit, wie Böhler und Bürkle de la
Camp, warnten mit Recht vor einer breiten Anwendung der Osteosynthesen, weil sich in ihren Kliniken die schweren Komplikationen nach aus-
wärts durchgeführten Operationen häuften. „Die gefährlichste Methode der
Frakturbehandlung ist zuerst die Osteosynthese, wenn sie zu häufig, das ist
ohne entsprechende Indikation und technisch nicht einwandfrei, angewandt wird" (Böhler 1960). Nicht verwunderlich, daß von der Mehrzahl
der verantwortungsbewußten Chirurgen die risikoarme konservative Behandlung bevorzugt wurde.

Küntscher hatte mit seiner Marknagelung 1940 erstmals auf dem Deutschen Chirurgenkongreß ein Verfahren vorgestellt, welches für zahlreiche
Frakturen der langen Röhrenknochen anwendbar war. Erst gegen erhebliche Widerstände hat sich diese Methode im Lauf der Jahrzehnte durchsetzen können. Böhler, der zunächst zu einem begeisterten Verfechter zu zählen ist, hat aufgrund der negativen Erfahrungen mit der Versorgung von
Schußfrakturen im Zweiten Weltkrieg verständlicherweise 1943 für lange
Jahre in seinem Arbeitsbereich ein Verbot für die Anwendung dieses Verfahrens ausgesprochen.

Heute schätzt man, daß etwa 2 Millionen Frakturen in der ganzen Welt
mit dieser inzwischen weiterentwickelten Methode behandelt wurden.

Es ist mit Sicherheit das Verdienst der Arbeitsgemeinschaft für Osteo-
synthesefragen (AO), die von der Schweiz ihren Ausgang nahm, das entwickelt zu haben, was wir heute die „moderne Osteosynthese" nennen. Basierend auf den bekannten Verfahren hat es dieser Freundeskreis von Chirurgen und Orthopäden zusammen mit Technikern und Theoretikern unternommen, für die Frakturen, die nur oder auch mit besserem Ergebnis
durch eine Osteosynthese zu einer guten Ausheilung zu bringen sind, differenzierte Osteosyntheseverfahren zu entwickeln. Wesentlich hierbei war,
daß jedes Verfahren physikalisch und biomechanisch überprüft wurde und
auch Physiologie und Pathophysiologie der verschiedenen Formen der
Knochenbruchheilung als Grundlagenforschung betrieben wurde. Die Ergebnisse dieses noch nicht abgeschlossenen Forschungsweges sind die wissenschaftliche Basis für die in der Klinik anzuwendenden Verfahren. Vorweg muß an dieser Stelle der Name Danis (1945) genannt werden. Er hat
mit seiner bei uns weitgehend unbekannten Methodik der Osteosynthese
und durch seine morphologischen und biomechanischen Erkenntnisse wesentliche Vorarbeit für die Entwicklung der gesamten modernen Osteosynthesen geleistet.

Entscheidend war die Präzisierung der Indikationsstellung, zunächst für
die konservativen oder operativen Methoden. Nach der Entscheidung zur

Osteosynthese ist für die Verfahrenswahl nicht die Anwendung etwa der durch häufigen Gebrauch bekannten Nagelung oder der bevorzugten Verplattung relevant, sondern allein die exakt ermittelten und bekannten Kriterien der Stabilität und der klinischen Erfahrung.

Die Methodik und das gesamte Behandlungskonzept der konservativen Therapie war von Böhler in perfekter Form so entwickelt worden, daß diese Verfahren für jeden anwendbar waren. Ergänzend zu dem konservativen Vorgehen ergab sich nun die Grundlage für ein zweites, dazu nicht in Konkurrenz stehendes Behandlungskonzept. Die Osteosynthese erlaubt es, Frakturen, die von dem anatomischen und funktionellen Ergebnis, von der Dauer der Behandlung oder wegen anderweitiger Kriterien nur unzureichend konservativ zu behandeln waren, bei guter Indikation und Technik mit einem besseren Ergebnis zur Ausheilung zu bringen. Zunächst entbrannte ein heftiger Disput, über die Notwendigkeit, Frakturen überhaupt operativ zu behandeln. Weiter entwickelten sich lebhafte Diskussionen der Vertreter der einzelnen Osteosyntheseverfahren untereinander. Hieraus hat sich schließlich das Indikationsschema herauskristallisiert, welches wir heute kennen und wie es heute von den meisten Chirurgen praktiziert wird:

Wir kennen Frakturen, bei denen die konservative Behandlung – als risikoärmstes Verfahren – gute Ergebnisse erbringt. Wir kennen weiterhin Frakturen, die wir alternativ mit einer Osteosynthese in Kenntnis aller ihrer Vor- und Nachteile behandeln können. Es gibt aber Frakturen, bei denen nur durch eine Osteosynthese ein gutes Spätergebnis zu erzielen ist. Es wäre weder sinnvoll, noch für diese Darstellung relevant, alle Namen und Entwicklungsstadien dieser heute üblichen Frakturbehandlung aufzuzeigen.

Neben den wissenschaftlichen Grundlagen für die Anwendung der Osteosynthesen spielt die Dokumentation der klinischen Ergebnisse und damit die ständige Kontrolle des eingeschlagenen Weges eine entscheidende Rolle. Eine solche Dokumentation bietet trotz der heute gegebenen technischen Möglichkeiten die bekannten Schwierigkeiten. Nur die Erfassung großer Zahlen aus mehreren Kliniken ergibt repräsentative Zahlen. Dies beinhaltet aber immer die Probleme der Auswertbarkeit, da zum Teil mit verschiedenen Techniken operiert wird und u.U. unterschiedliche Osteosynthesen – auch konservative Verfahren – bei gleichen Frakturen angewandt werden. Auch die Qualität der Osteosynthesen und damit die Ergebnisse werden unterschiedlich sein. Es handelt sich also leider um globale Statistiken. Immerhin läßt sich auf diesem Wege eine ständige kritische Überprüfung durchführen. Sicherlich sind exakt aufgeschlüsselte, prospektive Studien von größerem Wert.

Allgemeine Gesichtspunkte zur Osteosynthese

Wie in allen operativen Fächern steht die Entscheidung für das konservative oder operative Vorgehen am Anfang unseres therapeutischen Vorgehens und wird damit zum wesentlichen Bestandteil der gesamten Therapie. Zahlreiche Faktoren sind bei diesen Überlegungen zu berücksichtigen. Die Indikationsschemata, wie sie erarbeitet wurden, können nur Hinweise geben und sollen niemals die individuelle Entscheidung verdrängen. Nur sehr wenige Osteosynthesen sind als dringlicher und sofort durchzuführender Eingriff anzusehen. Hier sind die Osteosynthesen zu nennen, die bei Gliedmaßenreplantationen, bei schweren Gefäßverletzungen zur Sicherung der Gefäß- oder auch Nervennähte indiziert sind. Im Vordergrund steht gerade bei der heute zunehmenden Zahl von Mehrfach-, d.h. Schwerverletzten, wie z.B. bei den Motorradfahrern, der Mensch und seine Lebenserhaltung. Das bedeutet, alle konservativen Maßnahmen oder Eingriffe, die der Lebenserhaltung dienen, haben Vorrang vor den Osteosynthesen.

Die Verbesserung des Rettungswesens mit den bereits am Unfallort anlaufenden Maßnahmen zur Lebenserhaltung, wie z.B. der Schockbekämpfung und künstlicher Beatmung, führten dazu, daß mehr Schwerverletzte lebend in die Kliniken kommen.

Auch in der Klinik haben die Fortschritte in den Kenntnissen über die Pathogenese des Schocks und die damit mögliche kausale Therapie sowie andere konservative Maßnahmen die Überlebenschancen des Schwerverletzten erheblich verbessert.

Über diesen Gesamtkomplex einer erheblich optimierten Behandlung vom Unfallort über den Transport bis in die Klinik haben sich jetzt die Möglichkeiten einer Sofortosteosynthese, auch der gleichzeitigen operativen Versorgung mehrfacher Knochenbrüche, erheblich verbessert. Erster Leitsatz bleibt, daß Osteosynthesen nur nach Beseitigung einer erheblichen Gefährdung durchzuführen sind. Bewußte und sachlich nicht fundierte Verzögerungen der Osteosynthesen durch Einspruch des Anästhesisten sollten bei einer vertrauensvollen Zusammenarbeit zwischen Chirurg und Anästhesist nicht vorkommen. Die Entscheidung über das Risiko einer Osteosynthese, bzw. mehrerer durchzuführender Operationen verschiedener Lokalisation liegt in einer solchen Situation beim Chirurgen. Die Verselbständigung der Anästhesie hat hier auch ihre Schattenseiten.

Besondere Indikationen zur Osteosynthese sind u.U. aus Gründen der Pflegeerleichterung gegeben: So liegt z.B. beim längere Zeit Bewußtlosen diese Indikation bei der Intensivbehandlung vor. Das gleiche gilt für den Querschnittsgelähmten, bei dem wegen der fehlenden Sensibilität Gipsverbände bei Frakturen in den gelähmten Bereichen nicht tolerabel sind. Außerdem wird die erforderliche Dreh- und mobilisierende Behandlung durch übungsstabile Osteosynthesen erheblich erleichtert. Hinzu kommt, daß die möglichst optimale Wiederherstellung der Fraktur im nichtgelähmten Bereich, d.h. in den Körperpartien, mit denen der Patient sein Leben gestalten muß, eine dringende Notwendigkeit darstellt.

Die Besonderheiten des alten Menschen

Unter den allgemeinen Gesichtspunkten, die für die Indikation zur Therapie entscheidend sind, nimmt der biologisch alte Mensch eine Sonderstellung ein: Bettlägerigkeit mit Immobilisation und der damit verbundene längere Krankenhausaufenthalt sind für die gesamte physische und psychische Situation des alten Menschen gefahrvoll. Die Letalität der früh mobilisierten Verletzten mit Frakturen der unteren Gliedmaßen nach Osteosynthesen ist zwar gegenüber den konservativ Behandelten deutlich geringer. Es darf aber nicht vergessen werden, daß trotz aller sogenannter moderner Allgemeinmaßnahmen (nach früh oder sofort durchgeführten Osteosynthesen) eine nicht kleine Zahl der wirklich alten Menschen während des Klinikaufenthaltes und vor allem in der folgenden Zeit zu Tode kommt. Trotz der altersbedingten erhöhten Gefährdung, die in den vermehrten verschiedenen Organerkrankungen ihre Ursache hat, ist die Osteosynthese mit den unterschiedlichen Implantaten, bzw. der prothetische Ersatz des Hüftgelenkes bei hüftgelenknahen Oberschenkelfrakturen heute zu einer Selbstverständlichkeit geworden (s. Tabelle 1).

Die Indikation für die verschiedenen anderen Frakturlokalisationen und Typen des alten Menschen sollte wohl überlegt der allgemeinen und lokalen Situation individuell angepaßt werden. So kann beispielsweise eine Luxationsfraktur des oberen Sprunggelenkes mit einem Gehgips behandelt werden, wenn die mangelhafte periphere Durchblutung die Gefahr einer Wundheilungsstörung und damit einer tiefen Infektion beinhaltet. Die Entwicklung einer Spätarthrose nach nicht vollkommen wiederhergestellter Anatomie der Knöchelgabel ist, der Lebenserwartung entsprechend, nicht so sicher vorgezeichnet wie beim jugendlichen Patienten. Dies soll aber nicht bedeuten, daß nicht auch beim alten Menschen eine bestmögliche

Tabelle 1. Allgemeine Grundsätze für die Versorgung hüftgelenknaher Frakturen des alten Menschen

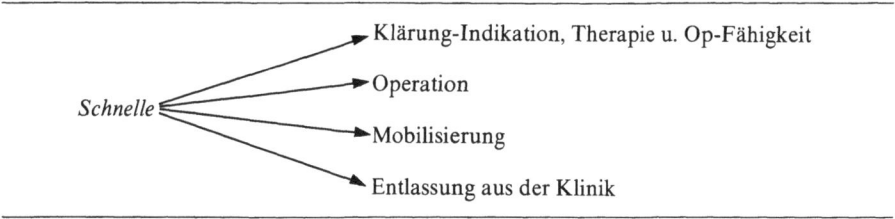

Schnelle
- Klärung-Indikation, Therapie u. Op-Fähigkeit
- Operation
- Mobilisierung
- Entlassung aus der Klinik

Tabelle 2. Die verschiedenen Gesichtspunkte für die Wahl des geeigneten Behandlungsver-
fahrens

I. Grundsätzliche Entscheidung zur Indikation	

A. Konservativ	*B. Operativ*

	II. Entscheidung aus der Sicht	
des Verletzten	Allgemeinzustand:	Schock
		Begleitverletzungen (Polytraumatisierte, Querschnittslähmungen usw.)
		Alter
		Krankheit
	Örtlicher Zustand:	Haut und Weichteile
des Krankenhauses	Personalbesetzung (z. B. Nachtdienst, Ausbildungsstand der Chirurgen) Einlieferung während laufendem Op.-Programm	

III. Wahl der geeigneten Behandlungsmethode bei konservativem oder operativem } Vorgehen

Wiederherstellung versucht wird. Im obigen Schema (Tabelle 2) sind diese Gesichtspunkte zusammengefaßt dargestellt.

Die Indikation zur Therapie

Die Indikation zum jeweiligen Vorgehen steht nach exakter Diagnose am Anfang des gesamten Therapieplanes. Auch wenn vorläufig eine konservative Behandlung angewandt wird, so sollte doch das Gesamtkonzept zu Beginn der Therapie klar sein. Die Verfahrenswahl basiert auf einer langen, vorstehend skizzierten Entwicklung, innerhalb derer sich das herauskristallisierte, was wir heute als „moderne Therapie" bezeichnen.

Für eine breit gefächerte Indikationsstellung ist es neben den oben angeführten theoretischen Voraussetzungen erforderlich, daß der Chirurg konservative und operative Verfahren beherrscht, und daß durch qualifiziertes Personal, dessen Fortbildung und durch die Ausstattung der Klinik alle Voraussetzungen zur optimalen operativen Versorgung gegeben sind. Die funktionelle Nachbehandlung ist wesentlicher Bestandteil der Therapie.

Die konservative Therapie wird im Unterricht, in der Weiterbildung und damit leider z. T. auch in ihrer klinischen Anwendung vernachlässigt. Das konservative, risikoarme Vorgehen nach den Grundsätzen von Böhler ist nach wie vor die Grundlage unseres gesamten Therapieplanes. Die z. T.

spektakulären Ergebnisse aufwendiger Osteosynthesen lassen die bei zahlreichen Frakturformen in ihren Ergebnissen vergleichbaren Resultate nach
konservativem Vorgehen in den Hintergrund treten. Jede Methode hat aber
ihre Grenzen, die es bei der Verfahrenswahl zu erkennen gilt. Vor allem
müssen die Methoden individuell der Gesamt- und Lokalsituation angepaßt werden. Jeder, der Osteosynthesen durchführt, muß ihre Indikationen
und Technik, vor allem aber die Erkennung und Behandlung ihrer Komplikationen beherrschen.

Bei unseren Überlegungen für die Entscheidung des zu wählenden Verfahrens ist es oberster Grundsatz, mit dem geringsten Risiko ein optimales
Ergebnis zu erreichen. Mit anderen Worten: Bei den Frakturen, die nach
konservativer Therapie ein gutes Resultat erbringen, kommt diese risikoarme Methode zur Anwendung. Die frühfunktionelle Therapie, etwa beim
Oberarmschaftbruch oder auch bei anderen stabilen, nicht dislozierten
Frakturformen, so z. B. beim eingestauchten Oberarmhalsbruch, hat in den
letzten Jahrzehnten eine wesentliche Weiterentwicklung erfahren. Eine größere Verbreitung aufgrund der erzielten guten Ergebnisse wäre wünschenswert.

Auch auf den Sektor der konservativen Behandlung haben sich wesentliche Fortschritte ergeben. Der stabilisierende Kunststoffverband hat neben
seinem geringeren Gewicht unumstrittene Vorteile. Eine Funktion zulas-
sende Gipstechnik, wie etwa der „Sarmiento-Gips", hat bei den Tibiafrakturen mit der Möglichkeit des „freien" Kniegelenkes und der Belastbarkeit
seine inzwischen guten und bewährten Indikationen. Ähnlich verhält es
sich mit dem Scharniergips der Nordamerikaner. Diese Erwähnung weniger Beispiele soll auf die Möglichkeit einer ebenfalls verbesserten konservativen Behandlung hinweisen.

Nach allen zunächst getroffenen Entscheidungen und der daraus resultierenden Therapie ist eine exakte Überwachung erforderlich. Ein Wechsel
der Indikation zu einer Osteosynthese oder einer Korrekturosteosynthese
hat sich nach der aktuellen Situation anhand der Verlaufskontrolle zu richten. Diese Flexibilität in der Behandlung, die schnell auf eine veränderte
Lage reagiert, kürzt das Behandlungsverfahren ab, vermeidet u. U. schwere
Komplikationen und ermöglicht damit ein besseres Ergebnis.

Die „sichere" Indikation zur Osteosynthese

Nicht im Gegensatz, sondern in Ergänzung auch heute noch klarer Indikationen zum konservativen Vorgehen steht die unbestrittene Entscheidung
zur Osteosynthese bei bestimmten Frakturen. Das Ziel ist nicht allein die
Heilung der Fraktur, sondern eine bestmögliche anatomische und funktionelle Wiederherstellung.

Seit langem bekannt ist die Notwendigkeit einer operativen Vereinigung der Olekranon- und Patellafraktur. Der Streckapparat führt zu einer
konservativ nicht zu behebenden Dislokation und seine Funktion ist aufge-
hoben. Das gleiche gilt für Abrißfrakturen mit Diastase und die dislozierte
Adduktionsfraktur des Schenkelhalses. Erst durch die im Modellversuch
und im Tierexperiment erlangten physikalischen bzw. biomechanischen
Kenntnisse ließen sich die Osteosyntheseformen und die erforderlichen Implantate so entwickeln, daß bei guter Technik eine stabile Osteosynthese
mit der Gewähr einer knöchernen Heilung resultierte.

Fassen wir die Osteosynthesen der Olekranonfraktur beispielhaft genauer in's Auge, so können wir hier die notwendige differenzierte Verfahrenswahl darlegen: Bei der Querfraktur ist die Zuggurtung indiziert. Bei
der Schrägfraktur führt die Zuggurtung zu einer Verkürzung und Verwer-
fung der Fraktur. Mit einer Zugschraube und einer Platte ist die Osteosynthese stabil.

Bei der medialen Schenkelhalsfraktur ist für die Heilung, wie bei allen
Frakturen Druck, d.h. Reibungskontakt der Bruchflächen, und damit die
daraus resultierende Stabilität erforderlich. Die Steilstellung der Bruchflä-
che im Schenkelhals, der sogenannte „Pauwels III", wird durch Reposition
oder selten eine primäre Umstellung so eingestellt, daß sich die Ebene der
Horizontalen nähert und damit aus Scher-, Druckkräfte werden. Nicht das
Implantat in seinen verschiedenen Varianten ist für die Bruchheilung das
Wesentliche, sondern der Verlauf der Frakturlinie – also die Biomechanik
(s. Abb. 2 und 3).

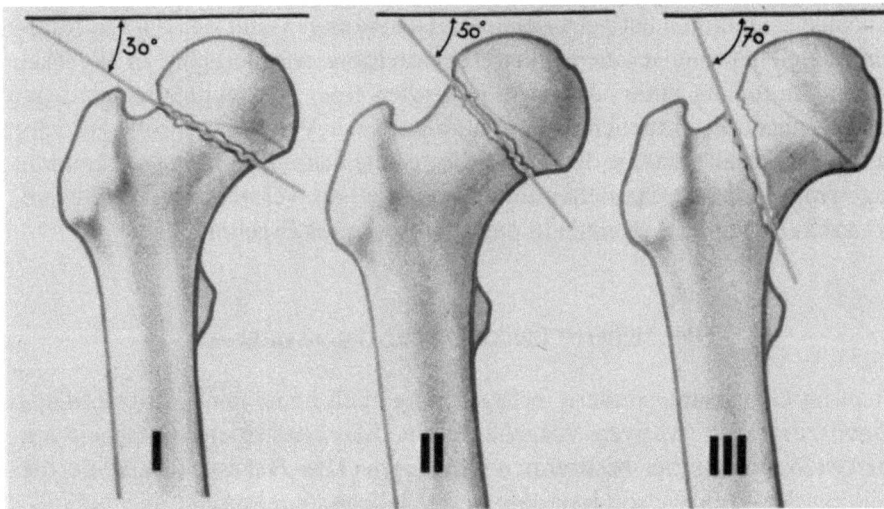

Abb. 2. Die Einteilung der Schenkelhalsbrüche nach Pauwels

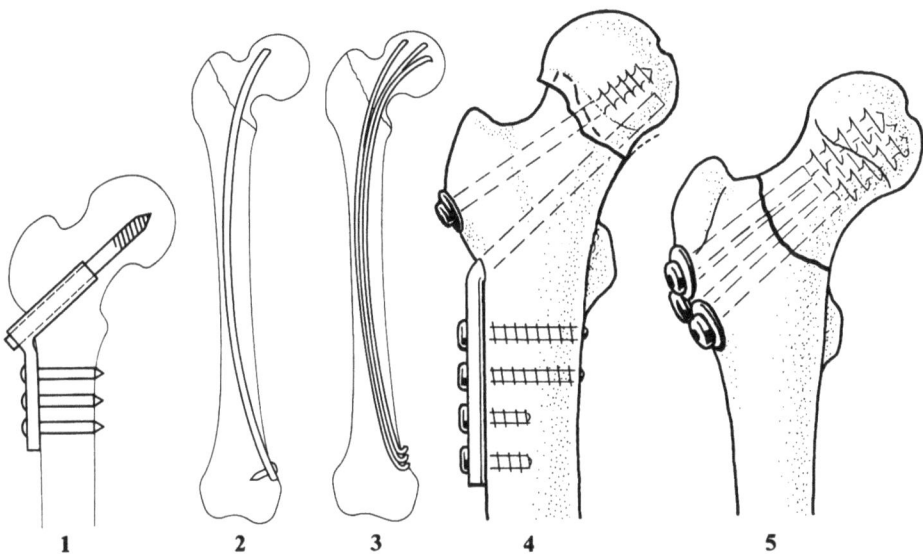

Abb. 3. Verschiedene Implantate zur Versorgung von hüftgelenknahen Oberschenkelfrakturen
1 Pohlsche Laschenschraube; **2** Nagel nach Küntscher; **3** Simon-, Weidner-, Ender-Nagel;
4 130° Platte der AO mit Spongiosaschraube; **5** Spongiosaschrauben (AO)

Gelenkbrüche mit Stufenbildungen und Trümmerzonen sind heute ebenso wie gelenknahe Brüche, vor allem wegen der früh möglichen Übungsbehandlung, unbestrittene und gute Indikationen für eine Osteosynthese. Der durch das Trauma gesetzte Knorpelschaden führt jedoch zu unvermeidbaren Arthrosen.

Der Oberschenkelschaftbruch des Erwachsenen stellt für uns deswegen eine Indikation zur Osteosynthese dar, weil die zu seiner Ausheilung erforderlichen Liegezeiten bei konservativer Behandlung mit mindestens 10–12 Wochen zu lang sind. Außerdem ist die Ausheilung – zudem in guter Stellung – nicht immer gesichert. Hinzu kommt die erst nach Beendigung der Ruhigstellung erforderliche längere Zeit der physikalischen Nachbehandlung mit nicht selten verbleibender Funktionseinschränkung. Die besseren Ergebnisse sind – neben dem verkürzten Krankenhausaufenthalt – gute Kriterien für die meist durchgeführten Osteosynthesen.

Die dislozierte Ellen- oder Speichenfraktur, wie auch die komplette Unterarmfraktur, sehen wir als eine gesicherte und gute Indikation zur Plattenosteosynthese an. Die geschlossene Reposition bereitet in der einen, wie in der anderen Situation Schwierigkeiten. Vor allem ist die sichere Retention im Gipsverband nicht immer gewährleistet. Es hat sich außerdem gezeigt, daß die nicht selten lange Immobilisation im Gipsverband vor allem zu einer zunehmenden Einschränkung der Unterarmdrehfähigkeit führt. Die anatomische Wiederherstellung mit frühfunktioneller Behandlung nach einer stabilen Plattenosteosynthese bietet die Möglichkeit, die aufgezeigten Komplikationen zu vermeiden. Die intramedulläre Stabilisierung kann biomechanisch an den oberen Gliedmaßen nicht befriedigen. Die Verfahrenswahl zugunsten der Plattenosteosynthese dürfte damit entschieden sein.

Von seltenen Ausnahmen abgesehen ist die Indikation zur Osteosynthese für die Therapie der Pseudarthrosen eine absolute. Die Patienten haben bereits einen langen Leidensweg meist mit zahlreichen Operationen und langen Ruhigstellungszeiten hinter sich. Die Ausheilung der Pseudarthrose mit der technisch guten, stabilen Osteosynthese ist sicher. Vorhandene Fehlstellungen werden gleichzeitig beseitigt.

Die Wahl der Implantate richtet sich mit gelegentlichen Modifikationen nach den biomechanischen Richtlinien, wie wir sie von der Behandlung der frischen Frakturen kennen. Die Dekortikation, mit der wir einen gut durchbluteten Mantel um das Falschgelenk schaffen, sollte, wenn immer möglich, zum Einsatz kommen. Die Anlagerung autologer Spongiosa ist bei Defekten unumgänglich. Für die autologe Spongiosaplastik stecken wir auch sonst die Indikation sehr weit, weil die Heilung, wie zahlreiche Beispiele beweisen, beschleunigt wird. Ursache der Pseudarthrose ist fast regelmäßig die Instabilität der Fragmente. Folgerichtig besteht die beste Therapie in einer stabilen Osteosynthese. Die Vaskularität des Falschgelenkes nimmt wesentlichen Einfluß auf die Indikation für die begleitenden Maßnahmen, wie z. B. die Spongiosaanlagerung. Die sofortige Übungsbehandlung bedeutet subjektiv für den Patienten und objektiv für die funktionelle Wiederherstellung gegenüber früheren Verfahren einen wirklichen Fortschritt.

Die kritische Beobachtung des Heilverfahrens der Frakturen sollte die Entwicklung einer echten Pseudarthrose vermeiden.

Im Stadium der verzögerten Bruchheilung kann – bei allen angewandten Methoden – bereits erkannt werden, daß die Indikation zum ergänzenden operativen Eingreifen gegeben ist. Die Art des Vorgehens richtet sich nach der vorhergehenden Behandlung. Mitunter kann mit einem ergänzenden Eingriff wie der alleinigen Spongiosaanlagerung bei in Abbindung begriffenen Frakturen – auch nach konservativer Vorbehandlung – die Frakturheilung beschleunigt oder auch eine Osteosynthese, z. B. beim Defekt gegenüber der Platte, „gerettet" werden. Um eine solche Indikation für das weitere Vorgehen rechtzeitig und präzise stellen zu können, ist es erforderlich, daß der behandelnde Arzt im Röntgenbild auch die feinen Zeichen der Instabilität einer Osteosynthese richtig deuten kann, und daß die Insuffizienz, auch einer eigenen Osteosynthese, erkannt und die Indikation zur Reosteosynthese nicht hinausgezögert wird; ein psychologisches Problem der Selbstkritik und des Verhältnisses zwischen Arzt und Patient.

Die zweit- und drittgradig offenen wie auch die geschlossenen schweren Weichteilschädigungen mit Frakturen haben, vor allem bei den Unfällen motorisierter Zweiradfahrer, erheblich zugenommen. Die Versenkung metallischer Fremdkörper in potentiell infiziertes Gewebe galt bis vor nicht zu langer Zeit als grober Verstoß gegen die Grundlagen und Regeln der „allgemeinen Chirurgie". Hier hat sich ein grundsätzlicher und vollkommener Wandel vollzogen: Die Empirie zeigt, daß neben dem wesentlichen exakten Debridement aller geschädigten Weichteile und von der Ernährung getrennter kleiner Einzelfragmente des Knochens gerade die sofortige und stabile Osteosynthese – an der Tibia u.U. mit dem Fixateur externe – die beste Infektionsprophylaxe darstellt. Methoden kommen und gehen. Die allzu doktrinäre Forderung nach Befolgung in einer Hand bewährter – u.U. riskanter und komplizierter – Methoden kann andere Operateure überfordern. Es gilt hier einen Weg zu beschreiten, der auch für den Nicht-Spezialisten gangbar ist: Für die Stabilisierung der Tibiafrakturen ist dies der Fixateur externe.

Das Beispiel der distalen intraartikulären Tibiafraktur nach schwerem Direkttrauma zeigt uns, wie der Fixateur externe als vorübergehende Maßnahme einer inneren Osteosynthese vorausgehen kann. Das technische Problem der Osteosynthese mit Wiederherstellung der zertrümmerten distalen Schienbeingelenkfläche und Rekonstruktion in Form und Funktion des oberen Sprunggelenkes ist in seinem in Phasen ablaufenden Operationsgang, den zu verwendenden Implantaten und der zu erreichenden Stabilität für den erfahrenen Operateur gelöst. Die schweren, sekundär erst manifest werdenden Weichteilschäden nach geschlossener Quetschung können schwere Osteoymelitiden und Empyeme des oberen Sprunggelenkes bei Fortschreiten der Infektion in die Tiefe nach einer Osteosynthese im Gefolge haben. Lange Operationszeiten des Ungeübten, zusätzliche intraoperative Weichteil- und Knochenschäden sowie Instabilität der Osteosynthese bergen weitere Gefahren bei diesem riskanten Eingriff. Die Wiederherstellung der Länge der Fibula mit einer Drittelrohrplatte und der gelenküberbrückende Fixateur externe stellen eine vorübergehende Lösung bei erheblichen Weichteilschäden oder auch bei einer nicht entsprechend geübten Operationsmannschaft dar, die eine endgültige spätere Versorgung mit anatomischer Wiederherstellung der Tibia noch ermöglicht.

Eine primäre, u.U. auch eine frühe Amputation kann auch heute noch anstelle eines sinnlosen Erhaltungsversuches – auch über eine Replantation – nicht nur die Lebensrettung bedeuten, sie ermöglicht ebenso die Einleitung einer baldigen und guten Rehabilitation. Ein jahrelanger, immer wieder in Abständen notwendiger Krankenhausaufenthalt bei chronischer Osteomyelitis führt mit zahlreichen Operationen und seinen schweren physischen und psychischen Belastungen – auch für die Angehörigen – nicht selten schließlich zu einem funktionell wertlosen Glied. Die dann indizierte Amputation beendet einen langen Leidensweg. Die weitere Rehabilitation – lokal wie allgemein – bietet ungünstige Voraussetzungen und endet allzuoft in einem initiativlosen Rentnerdasein. Die heute perfektionierte

Tabelle 3. Die Indikationsstellung in der Frakturbehandlung

A. Konservativ		B. Operativ
Stabile Frakturen mit korrekter Achsenstellung jeder Lokalisation		Unbestritten: Unterbrochener Streckapparat: Patella, Olecranon Abrißfraktur mit Diastase Abbduktionsbruch des Oberschenkelhalses
		Erfolglose konservative Therapie
Die meisten Frakturen von Clavicula Scapula Humerushals Distaler Radius loco classico Naviculare Wirbelsäule Becken Beim Kind	bestimmte Frakturtypen müssen operiert werden	Verzögerte Bruchheilung – Pseudarthrose Gelenknahe Brüche Gelenkbrüche Zu lange Ruhigstellung z. B. Oberschenkelschaftbrüche Offene Frakturen
Frakturen ohne erfolgversprechende operative Behandlungsmöglichkeit: Calcaneus		

Technik sollte nicht zu „überzogenen Eingriffen" verführen, deren Risiko zu hoch ist und deren fragwürdige Indikation auf der Hand liegt.

Die Strategie der Behandlung der posttraumatischen Osteomyelitis – vor allem der infizierten Pseudarthrosen – hat sich von einer konservativ, auch vorsichtigen operativen Behandlung zu einer aktiven operativen Therapie entwickelt. Feste und empirisch bewährte Grundsätze haben eine exakte Planung des zeitlichen Ablaufs der Behandlungstaktik entstehen lassen. Die Indikationen zu den verschiedenen Eingriffen liegen ebenso wie die Technik fest: Die infizierte stabile Osteosynthese wird unter Belassen des Osteosynthesematerials frühestmöglich operativ revidiert. Das exakte Debridement ist der wesentliche Teil des Eingriffs, der nötigenfalls durch eine primäre oder sekundäre Spongiosaanlagerung ergänzt wird. Das wesentliche Prinzip der Stabilität im Bereich einer infizierten Fraktur oder Pseudarthrose muß durch eine stabile Osteosynthese gewährleistet sein. Im Falle der Instabilität wird – meist mit dem Fixateur externe – die Ruhe im Frakturbereich hergestellt und eine ausreichende Vitalität gesichert. Sie ist gleichermaßen entscheidend für die Frakturheilung und die Beherrschung des Infektes. Nötigenfalls wiederholtes Debridement und autologe Spongiosa-, eventuell auch Weichteilplastiken haben im weiteren Verlauf ihre gleichwertigen und sicheren Indikationen (s. Tabelle 3).

Die relative Indikation

Neben diesen für bestimmte Frakturen gesicherten Indikationen für eine Osteosynthese kennen wir Knochenbrüche, die wir überwiegend konservativ behandeln, bei denen aber bestimmte Frakturtypen durch Osteosynthese versorgt werden sollten oder auch können. Der Entschluß zu dem einen oder anderen Verfahren sollte abwägend die verschiedenen, in der Tabelle 4 aufgeführten Gesichtspunkte berücksichtigen.

Die Tibiaschaftfraktur kann mit guten Ergebnissen konservativ behandelt werden. Gelenknahe Frakturen, Brüche mit erhaltener Fibula und im Grundsatz instabile Brüche, die auch mit einer Extension schlecht zu stabilisieren sind, stellen primäre oder auch, wie bei verzögerter Bruchheilung, sekundäre Indikationen zur differenzierten Osteosynthese mit Nagel oder Platte dar. Der Versuch einer konservativen Behandlung ist durchaus auch heute noch sinnvoll und angezeigt.

Der handgelenknahe Speichenbruch wird nach Reposition im Gipsverband überwiegend konservativ behandelt. Schlecht zu fixierende Trümmerbrüche oder nicht zu retinierende Brüche können mit perkutan eingebrachten Spickdrähten, auch mit Extensionsverfahren wie dem Fixateur externe, in ausreichender Stellung stabilisiert werden. Brüche mit großen volaren und dorsalen Fragmenten und andere spezielle Frakturtypen, die nicht reponibel sind können über eine exakte offene Reposition mit anschließender

Tabelle 4. Vor- und Nachteile konservativer und operativer Behandlungsmethoden

	Gesichtspunkte bei relativer Indikation	
	Konservativ	*Operativ*
Medizinische Vorteile	Kein Infektionsrisiko	Funktionelle Nachbehandlung ohne Gips (evtl. später Schutzgips) Minimale posttraumatische Atrophie (Dystrophie) Höchste funktionelle Erfolgsquote
Paramedizinische Vorteile:		Verkürzung der Hospitalisation (Bettenmangel) Rasche Wiederaufnahme beruflicher Tätigkeit ohne körperliche Arbeit, Bequemlichkeit (Baden, Schwimmen)
Anforderungen:	Beherrschung der konservativen Behandlungsmethoden	Beherrschung der Osteosynthese Richtige Selbsteinschätzung Asepsis mit sehr tiefer Infektionsrate Geeignetes Instrumentarium
Nachteile:	Frakturkrankheit Gipsschäden Funktionelle Einbuße Achsenfehler	Infektion: Osteomyelitis Metallentfernung: 2. Eingriff Schwierige Beurteilung der Knochenheilung im Röntgenbild

übungsstabiler Osteosynthese versorgt werden. Unter Umständen sind vor allem bei Spätversorgungen nach knöcherner Durchbauung sekundäre, in der Technik leichtere Umstellungsosteotomien einer schwierigen und dazu noch instabilen Osteosynthese vorzuziehen.

Ein weiteres Beispiel für die Entwicklung einer differenzierten Indikation der Osteosynthese ist die operative Versorgung der instabilen Wirbelbrüche. Die verschiedenen Formen der Instabilität – beim Verletzten mit und ohne Querschnittslähmung – werden heute vielfach mit Osteosynthesen, oder besser Spondylodesen, versorgt. Damit ist die bisher fast ausschließlich konservative Therapie in ihren verschiedenen Formen von einer operativen Behandlung bei strenger Indikation unter dem Gesichtspunkt der Stabilisierung instabiler Frakturen abgelöst. Die Indikation ist nicht bestimmt von der Frage einer Entlastung des Rückenmarkes – dies ist selten – sondern von dem Bestreben, durch Stabilisierung eine lange Immobilisierung des Verletzten, bleibende funktionell-statische Veränderungen und vor allem die Gefahr einer sekundären Schädigung des Rückenmarkes bei Patienten ohne Lähmung zu vermeiden. Die biomechanischen Grundlagen der Stabilität sind andere als die z. B. bei einem Gliemaßenschaftbruch. Es handelt sich bei den Wirbelbrüchen um gegeneinander bewegliche Segmente, die im Bereich der Verletzung zu einem knöchernen Block, zumeist im Sinne der Spondylodese, vereinigt werden sollen.

Die theoretischen Grundlagen sowie die praktische Durchführbarkeit mit ihrer Technik genügen nur zum Teil den Anforderungen, die heute an eine mechanisch stabile Osteosynthese gestellt werden. Hier ist noch weitere intensive Arbeit erforderlich, um einmal eine sichere Vereinigung im Sinne der Blockbildung zu erzielen oder noch besser, aber auch erheblich schwieriger, wie es sonst unser Ziel ist, eine Wiederherstellung der Anatomie zu erreichen, wie sie vor dem Unfall vorhanden war. Es handelt sich bisher nicht um Routinemethoden, da das angestrebte Ziel der Stabilität entweder nicht in dem hohen Prozentsatz, wie sonst gewohnt, erreicht wird oder nur über eine komplizierte Technik mit hohem Aufwand.

Diese Beispiele lassen sich beliebig erweitern. Wesentlich ist es, um eine differenzierte Indikation und damit Therapie zu wissen und die Entscheidung so zu treffen, daß möglichst eine optimale und endgültige Versorgung resultiert. Dieser gesamte Komplex ist das Ergebnis einer langen in keiner Weise abgeschlossenen Entwicklung. Dieses dynamische Geschehen ist ständig einer gewissenhaften klinischen und experimentellen Kontrolle unterworfen.

Das Wort „grundsätzlich" sollte im Zusammenhang mit unserer Thematik, der Indikationsstellung, nicht gebraucht werden: Die Entscheidungen sind und müssen individuell getroffen werden. Es kann sich nur um empfehlende Richtlinien handeln, wie wir sie vorstehend beispielhaft dargestellt haben.

Die Indikation für das zu wählende Verfahren

Die Frage nach der Wahl des Verfahrens verlangt eine der Situation angepaßte Entscheidung. Die zu erreichende Stabilität ist der entscheidende
Faktor bei diesen Überlegungen. Nicht Nagel oder Platte stehen beispielsweise zur Debatte, sondern das der Lokalisation und Frakturform angepaßte Verfahren, welches die beste Stabilität und Festigkeit mit einer geringstmöglichen Gewebeschädigung und Implantatgröße bzw. -menge garantiert.
Zyniker haben den Begriff des „metallo-ossären-Index" geprägt. Nicht die
Größe und Länge der Platte wie die Zahl der verwandten Schrauben sind
das Kriterium der Stabilität, sondern die nach biomechanischen Gesetzen
mit der geringstmöglichen Zahl und Größe an Fremdkörpern zu erzielende
Steifigkeit des Osteosyntheseverbundes. Die Stabilität des Fixateur externe
läßt sich so z.B. durch eine Zugschraube bei einer Schrägfraktur der Tibia
erheblich verbessern.

Die 3 Grundprinzipien der Osteosynthesen, der interfragmentäre
Druck, die Abstützung und der intramedulläre Kraftträger ergeben in ihren
verschiedensten Modifikationen die erforderliche Stabilität, wobei gelegentlich entsprechende Zusatzmaßnahmen erforderlich sind (Abb. 4). Zur
Erreichung dieses Zieles ist aber die Kenntnis der biomechanischen Grundlagen erforderlich, die der jeweiligen Indikationsstellung zugrundeliegen.
Die einwandfreie Operationstechnik ist ein weiterer, genauso wichtiger

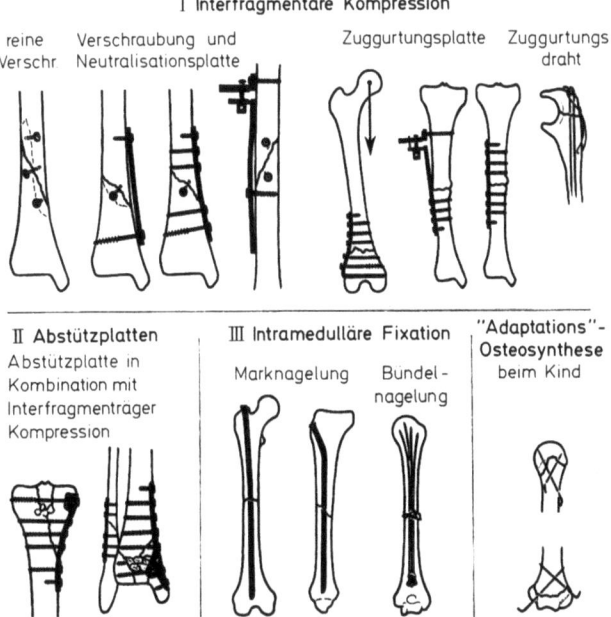

Abb. 4. Die Grundprinzipien der verschiedenen Osteosynthesen

Faktor. In Grenzsituationen wird der eine Operateur dieses, der andere jenes Verfahren bevorzugen. Das ändert nichts an den Grundsatzforderungen, wie sie oben erhoben wurden.

Rückblick und Ausblick

So bietet die Frakturbehandlung heute ein breites Spektrum der Indikationen und der Verfahrenswahl für die verschiedensten konservativen oder
operativen Methoden. Der Weg dieser Entwicklung bis zum heutigen Stand
war lang. Die AO hat das bleibende Verdienst, die bis dahin bekannten
und neue, selbst konzipierte Verfahren der Osteosynthese technisch so systematisiert zu haben, daß ein großes Instrumentarium zur Verfügung steht,
welches allen Situationen gerecht wird. Ein wesentlicher Fortschritt ist die
Beschränkung in der Zahl der Methoden für die Osteosynthese einer bestimmten Form oder Lokalisation der Frakturen. Die bewährten Indikationen und Implantate sollten nicht durch häufig überflüssige Technizismen
„verbessert" werden. Vielfach scheint der Drang nach technischer, scheinbarer Perfektion eine Alibifunktion für ungenügende chirurgische Leistungen auszuüben. Das Gleiche gilt für die zu häufig gestellte Indikation zur
Osteosynthese. Die unsorgfältige und schlechte konservative Behandlung
kann – gewollt oder häufiger ungewollt – die Ursache zu dieser „Flucht" in
die Operation sein. Andererseits werden Osteosynthesen mit einer relativen
Indikation bei leichter Technik durchgeführt, ohne daß dringliche Osteosynthesen mit einem höheren Schwierigkeitsgrad in Angriff genommen
werden.
    Die Zahl der Pseudarthrosen, Fehlstellungen und vor allem der Osteomyelitiden, wie anderweitige postoperative Komplikationen sollte nicht nur
zu denken geben. Eine ständige kritische Kontrolle unseres eigenen Vorgehens mit entsprechenden Konsequenzen ist die Grundlage einer verantwortungsbewußten Frakturbehandlung. Die in Veröffentlichungen und bei
Vorträgen gezeigten Paradefälle mit immer komplikationslosen Verläufen
und schwieriger Technik sollten nicht dazu führen, daß der Schwierigkeitsgrad der Osteosynthesen nach dem Motto: „Knochen kann jeder operieren" – unterstützt wird. Kongreßbesuche, Literaturstudium und AO-Kurse
vermitteln nur ein Basiswissen. Nur die große persönliche Erfahrung läßt in
Kenntnis der erlebten Komplikationen in ähnlichen Situationen die richtige Entscheidung über die Indikation des zu wählenden Verfahrens treffen.
Schwer zu versorgende Frakturen mit einem hohen Komplikationsrisiko
sollten bei fehlender Kompetenz den Zentren überwiesen werden, die über
entsprechende Erfahrungen verfügen.
    Unser aller Ziel kann es nicht sein, immer schwierigere Osteosyntheseverfahren zu entwickeln, sondern unser Bestreben muß dahin gehen, an der

Perfektion guter und bekannter einfacher Methoden zu arbeiten, die für die „Allgemeinheit" anwendbar sind.

Wenn in späteren Jahrzehnten nochmals eine ähnliche Darstellung versucht wird, so ist zu hoffen, daß die aufwendigen Osteosynthesen mit der letztlich unphysiologischen Versenkung großer Mengen metallischer Fremdkörper abgelöst sind von einem Verfahren, welches den Knochen mit biologischen Methoden – vielleicht verleimend – eine schnelle und sichere Heilung ermöglicht. Staunend werden unsere Nachfolger feststellen, wie lange wir mit unserem „modernen" Verfahren einen großen operativen technischen Aufwand mit erheblichem Risiko betrieben haben. Solange aber diese „Zukunftsahnungen" nicht zu verwirklichen sind, bleiben uns die beschriebenen Wege, deren Verbesserung unsere ständige Aufgabe und Sorge ist.

Bösartige Geschwülste der Knochen und Gelenke

A. N. Witt

Wie auf allen Gebieten der Onkologie herrschte auch bei den bösartigen Geschwülsten des Knochens bis zum Ende des letzten Krieges in Diagnostik und Indikation in konservativer oder operativer Therapie eine große Unsicherheit. Dies hing nicht so sehr damit zusammen, daß wir in der Zeit davor weitgehend von der ausländischen Literatur abgeschnitten waren. Es stellte sich nämlich heraus, daß andere Länder ebenfalls keine entscheidenden Fortschritte gegenüber der deutschen Chirurgie erzielt hatten.

Die Zunahme bösartiger Geschwülste in den letzten 30 Jahren forderte aber die Forschung geradezu heraus, durch experimentelle Versuche sowie pro- und retrospektive klinische Untersuchungen mehr Klarheit in das ganze Geschehen zu bringen. Dabei wurde sehr früh erkannt, daß es nicht allein um den lokal feststellbaren Tumor geht, sondern um eine Erkrankung, die den ganzen Körper erfassen und ihn auch vernichten kann. Diese Erkenntnis bestimmt heute auch unsere Forschung. Damit wird auch ausgedrückt, daß die Krebsforschung ein interdisziplinäres Problem ist.

Es ist daher von großer Bedeutung, daß sich in Deutschland unter Führung der Chirurgen Tumorzentren gebildet haben, die bis heute schon hervorragende Arbeit leisteten. Bezogen auf unser Thema erinnere ich nur an die Namen Hellner, Poppe, Bauer, Linder u.a. Dabei sei besonders die Schaffung des Krebsinstitutes durch Bauer in Heidelberg in seinem fortgeschrittenen Alter vermerkt. Hier gilt der Satz: „Geistige Arbeit ist auch im Alter noch fruchtbar."

Linder gründete eine „interdisziplinäre" Arbeitsgemeinschaft für Knochentumoren, der heute wohl alle medizinischen Fächer angehören. Es zeigte sich aber bald, daß große Schwierigkeiten zu überwinden waren, z.B. was die Dokumentation, die Klassifikation, die Erfassung gleichwertiger Kollektive u.a. anbelangt. Die histologische Differenzierung und daraus abzuleitende Wachstumstendenzen mußten klar erfaßt werden.

Um diese Fragen für den praktisch tätigen Arzt und für den Chirurgen überschaubar zu machen, hat sich die Arbeitsgemeinschaft dem Vorschlag einer TNM-Klassifizierung für das Knochensarkom angeschlossen, der von Ott und Hamzey 1970 gemacht wurde. Außerdem wurde ein Lokalisationsschlüssel erarbeitet und – was besonders wichtig ist – ein dokumentationsgerechter Erhebungsbogen angefertigt. Es soll nicht verschwiegen werden, daß mittlerweile mehrere Tumorzentren am Werke sind, die, so hoffen wir, zusammenarbeiten, um an einem größtmöglichen Krankenmaterial gesicherte Erkenntnisse zu bekommen.

Nach diesen allgemeinen Ausführungen muß festgestellt werden, daß auch die spezielleren Fragen nicht in allen Einzelheiten erklärt werden können.

Kurz soll auf das Problem der *semimalignen Tumoren,* die heute besser als *potentielle Tumoren* bezeichnet werden, eingegangen werden. Sie gehören in das Gebiet der präventiven Chirurgie. Das soll heißen, daß nicht die Diagnose, sondern das therapeutische Handeln von entscheidender Bedeutung für die Zukunft ist. Von der therapeutischen Enthaltsamkeit über Exkochleation ohne oder mit Spongiosaausfüllung bis zur Resektion mit autologem Spongiosaersatz in Kombination mit einer Osteosynthese oder gelenknaher radikaler Exstirpationen und Endoprothesenersatz steht uns eine breite therapeutische Palette zur Verfügung. Diese wird, was die größeren Eingriffe anbelangt, allerdings manchmal eingeschränkt, da diese Tumoren am häufigsten im kindlichen und jugendlichen Alter auftreten.

Die Hilfe für den Kranken hängt in erster Linie von einer *exakten Diagnose* und der davon abzuleitenden Therapie ab.

Welche Fortschritte sind auf diesen Gebieten zu erreichen? Bei den primären und sekundären bösartigen Knochentumoren soll nach unserer Ansicht immer eine *ausgiebige Probeexzision* vorgenommen werden. Die beste Probeexzision – und das ist heute eine klare Erkenntnis – ist die sofortige Exzision des Tumors im gesunden Gewebe. Wo diese nicht möglich ist, sollten genügend große Exzidate aus verschiedenen Stellen des Tumors und aus den benachbarten Weichteilgeweben entnommen werden. Nur so ist es dem Pathologen möglich, vor allem, wenn ihm sämtliche anderen Untersuchungsergebnisse (Röntgenaufnahmen) zugänglich gemacht werden, eine exakte Diagnose zu stellen. Handelt es sich um Metastasen, muß mit allen Mitteln nach dem Primärtumor geforscht werden.

Die Arteriographie, die uns eine übermäßige Vaskularisierung mit pathologischen veränderten Gefäßen zeigen kann, können wir als eine hilfreiche Untersuchungsmethode bezeichnen. Sie gibt oft auch Aufschluß über die Größe und Ausdehnung, aber auch über die Dignität des Tumors.

Die Radiologie gewann an Sicherheit durch den Einsatz der Tomographie und in letzter Zeit vor allem der Computertomographie. Gerade letztere kann vor allem an den Platten- und kompakten Knochen als revolutionäre Entwicklung zur Sicherung der Diagnostik gewertet werden. So sei nur noch erklärend hinzugefügt, daß Tumoren von der Wirbelsäule ausgehend sowohl im Retroperitonealraum oder auch im Spinalkanal, was Sitz und Ausdehnung anbelangt, eindrucksvoll erfaßt werden können.

Daß die *Szintigraphie*, was heute allgemein bekannt ist, oft früher als andere Methoden über die Ausdehnung des Tumors Bescheid geben kann, soll nur kurz erwähnt werden. Die Ganzszintigraphie ist aber besonders zu verwenden, um klinisch noch nicht erfaßbare Metastasen zu entdecken. Damit ist ausgedrückt, daß die Szintigraphie aus der Diagnostik bösartiger Tumoren, auch wenn es sich um eine unspezifische Methode handelt, nicht mehr wegzudenken ist, und daß sie uns für die chirurgisch-therapeutische Strategie als unabdingbar erscheint. Sie hat auch ihre Bedeutung als Verlaufskontrolle.

Eine Selbstverständlichkeit, das ist schon seit langem klar, ist die *Blutuntersuchung*. Eine besondere Bedeutung kommt der Bestimmung der alkalischen Phosphatasen zu.

In *therapeutischer Hinsicht* haben die modernen radiologischen Diagnostiken zweifellos mehr Sicherheit gegeben, die Einführung verbesserter und stärker wirksamer Bestrahlungen und vor allem die Entwicklung der zytostatischen Behandlung haben dagegen vermehrt und noch nicht geklärte Probleme gebracht. Dies gilt besonders, was die Kombination chirurgischer Eingriffe mit diesen Methoden anbelangt. Am Beispiel des Knochensarkoms soll kurz darauf eingegangen werden. Es gibt Sarkome, die aus langjähriger Erfahrung heraus nur einer chirurgischen Therapie zugeführt werden können, es gibt aber auch andere, die strahlensensibel sind oder solche, die, wenn auch nicht entscheidend, auf eine zytostatische Therapie ansprechen. Hier ist eine Zusammenarbeit mit Spezialisten angezeigt. Nach unseren Erfahrungen wird es fast immer zu einer Kombinationstherapie kommen, bei der das chirurgische Handeln im Vordergrund steht.

Auch die neuesten Erfahrungen, vorgetragen auf dem Krebskongreß in München 1982, lassen diesen Schluß zu. Dabei soll hier schon vermerkt sein, daß die massive zytostatische Begleitbehandlung für den Patienten schwerste psychische Belastungen mit sich bringt. Auch die Bestrahlungsbehandlung ist nicht frei von Sekundärschäden, ohne die Überlebenschance zu verbessern. Ob die Verlängerung des Lebens als Fortschritt betrachtet werden kann, ist eine schwer zu entscheidende Frage.

Es gibt verschiedene Sarkome. Wir folgen dabei den bekannten Schemata.

Das Chondrosarkom, die malignen Riesenzellsarkome, das Osteosarkom und das parossale Sarkom sind auch heute noch eine Domäne der Chirurgie und zwar der Amputation. Dabei soll besonders vermerkt werden, daß beim Chondrosarkom immer im nächst höheren (proximalen) Gliedmaßenabschnitt abgesetzt werden muß, da bekannt ist, daß sich Tumorzellen im ganzen Markkanal befinden können, auch wenn der Tumor peripher zu finden ist. Interessant und von großer Wichtigkeit ist, daß sowohl das Ewing-Sarkom als auch das Retikulumsarkom strahlenempfindlich sind. Radiologen empfehlen daher für diese Formen und besonders für das Retikulosarkom die alleinige Bestrahlung. Sehr oft kommt es aber zu örtlichen Rezidiven und dann zur Amputation.

Primäre bösartige Gelenktumoren sind außerordentlich selten. Es soll aber das maligne Synovialom genannt werden, an das vor allem auch bei Beschwerden der Hand- und Fingergelenke gedacht werden muß.

Therapeutisch kommt nur chirurgisches Handeln in Frage. Die Gelenke sind aber nicht selten von parartikulären Tumoren mitbetroffen. Die Resektion ist nur selten möglich. Es sei aber doch darauf hingewiesen, daß beim Adamantinom im Kniegelenksbereich oder bei großen, zur Entartung neigenden Zysten und Riesenzelltumoren die Operation nach Juvara, also Resektion des Gelenkes und Tumors, Fixierung mit durch Femur und Tibia gehendem Marknagel und Knochenverschiebeplastik von Femur oder Tibia, sich gute funktionelle Ergebnisse erzielen lassen.

Zusammenfassend kann also gesagt werden, daß bei allen scheinbaren Fortschritten der Therapie bei bösartigen Knochengeschwülsten die Amputation immer noch als die erfolgreichste Therapie bezeichnet werden muß.

Nicht selten ist die Exartikulation notwendig. Bei beiden Verfahren muß schon bei der Indikation zur Operation an die prothetische Versorgung gedacht werden. Wo immer es möglich ist, soll man die Absetzung so vornehmen, daß eine Sofort- oder Frühprothesenversorgung möglich ist. Bei gekonnter Technik und richtiger Auswahl der Patienten sind dies wichtige Handlungen zur rascheren Überwindung des tragischen Geschehens. Die „heroischen und schwerstverstümmelnden Eingriffe" wie Hemipelvektomie und Amputatio interthorako-skapularis werden heute nurmehr selten durchgeführt, da wir durch die Erkenntnisse der hämatogenen und lymphatischen Streuungen uns keine höheren Erfolgschancen ausrechnen können.

Über Exstirpation der Skapula oder des Os ileum bei bösartigen Tumoren oder Metastasen und Ersatz durch Kunststoffe und Endoprothesen kann heute noch nichts Abschließendes gesagt werden.

Die Metastasenchirurgie an den Gliedmaßen hat uns wiederum Fortschritte gebracht, da durch die modernen Osteosynthesen sinnlose Amputationen vermieden werden und Stabilität, verbunden mit weitgehender Schmerzfreiheit, erzielt werden können. Die Operationen, die sich hier anbieten, sind die Ausräumung des Tumors, Osteosynthese und autologe Spongiosaverpflanzung oder die Überbrückung des Defektes mit Knochenzement – also die Verbundosteosynthese.

Bei Metastasen, aber auch bei Primärtumoren mit bereits vorhandenen Metastasen in anderen Skelettabschnitten, haben sich im proximalen Humerus und Femur Resektionen und Ersatz durch Spezialprothesen bewährt. Bei diesen Operationen soll nicht vergessen werden, daß bei besonders ungünstigen lokalen Verhältnissen auch der orthopädische Apparat eine segensreiche Therapie bis zum Lebensende sein kann.

Diese kurzen, unvollständigen Ausführungen zeigen uns, daß in der Therapie bösartiger Knochentumoren, was die Hilfe für den erkrankten Menschen anbelangt, ermutigende Fortschritte gemacht wurden.

Was die Lebenserhaltung anbelangt, hat sich wenig geändert, wenn auch die in den letzten Jahren erstellten Statistiken ein etwas freundlicheres Bild erkennen lassen.

Der Krebskongreß in München 1982 unter der Leitung des Chirurgen Linder, der in schulischer Verbindung die Arbeit seines Lehrers und Meisters Bauer fortsetzt, zeigte uns wohl erfreuliche Fortschritte auf dem Gebiet des Blutkrebses und auch anderer Krebsarten, nicht aber auf dem Gebiet der bösartigen Knochentumoren, besonders bezogen auf die zytostatische Behandlung.

Pessimismus darf aber nicht einreißen. Experimentelle Forschung und breit gestreute klinische Erfahrungssammlung werden uns auch auf diesem schwierigen Gebiet Schritt für Schritt weiterbringen.

Eine große Aufgabe, die unter allen Umständen gemeistert werden muß.

Auch die Krebsgeißel muß eines Tages überwunden werden. Dies verlangt allerdings den zusammenwirkenden Einsatz der ganzen Medizin und der Naturwissenschaften.

Gutartige Geschwülste der Knochen und Gelenke

S. WELLER und U. PFISTER

Primäre Knochengeschwülste sind selten, ihre Morphologie und Biologie ist äußerst vielfältig. Hieraus entspringende Schwierigkeiten in der Erkennung, Typisierung und Behandlung waren und sind Anlaß immer neuer Versuche klassifizierender Beschreibung.

Die lange Zeit auch in Deutschland (Hellner 1956) als Grundstock dienende, nur 6 Klassen umfassende Tumorkodifizierung der Amerikanischen Chirurgengesellschaft (Codman 1925; Kolodny 1927) wurde in den 40er Jahren von einer differenzierteren Einteilung auf der Basis pathologisch-anatomischer und radiologisch-klinischer Analysen abgelöst (Jaffé u. Lichtenstein 1948). Das heute trotz einiger danach erfolgter Modifikationsversuche gebräuchlichste Klassifizierungsschema der WHO (Schajowicz et al. 1972) zählt fast fünfzig verschiedene Tumoren und tumorähnliche Läsionen auf. Die Einteilung wird dabei nach Ursprungsgewebe und klinischem Verhalten der Tumoren vorgenommen und bezieht das Alter der Patienten, die Tumorlokalisation am Skelett und innerhalb des befallenen Knochens mit ein. Damit ist berücksichtigt, daß die Art des Tumors und seine Lokalisation von den im Rahmen der Ontogenese ablaufenden Umbauvorgängen abhängig sind (Johnson 1953). Offenbar behalten die Tumorzellen im wesentlichen die Funktion der normalerweise im Skelett vorkommenden Zellen (Adler 1977).

Obwohl früher gemachte Beobachtungen dies schon vermuten ließen, zeigte vor allem die zunehmende Erfahrung mit großen Knochenregistern (z.B. in Deutschland Wagner et al. 1978; Grundmann et al. 1979; Adler 1980), daß eine strenge Abgrenzung des Dignitätsbegriffes gutartig oder bösartig häufig nicht möglich ist. So können primär gutartige Tumoren unter gewissen Umständen maligne entarten.

Semimaligne Tumoren (Zollinger 1946) weisen durch lokal invasives und destruktives Wachstum, ebenso durch hohe Rezidivquoten Merkmale der Bösartigkeit auf, metastasieren aber nicht. Auf der anderen Seite gibt es morphologisch bösartige Tumore, die ein relativ gutartiges Verhalten, die sogenannte „low grade malignancy" zeigen, langsam wachsen und spät metastasieren.

Gut- und Bösartigkeit sind also in erster Linie ein Ausdruck des klinischen Verlaufes. Aus dem Zusammenhang gerissene Röntgenbilder oder mikroskopische Befunde geben häufig keinen sicheren Anhalt (Hellner 1956; Soder 1956).

Obwohl die klinische Diagnostik sich in den letzten Jahren entscheidend erweitert hat und zu den einfachen Röntgenaufnahmen bzw. Röntgenschichtaufnahmen Szintigraphie, Angiographie und Computer-Tomogramm getreten sind, bleiben selbst bei typisch erscheinender Lokalisation und Altersabhängigkeit und erst recht bei atypischen Befunden immer noch Unklarheiten. Sie können letztlich nur durch Gewebsentnahme mittels Probeexzision oder Probepunktion geklärt werden. Potentielle Bösartigkeit des Tumors schließt dieses Vorgehen nicht aus, da nach neueren Erkenntnissen durch die Probeentnahme eine Metastasierung nicht zu befürchten ist (Grundmann et al. 1979).

Unter den gutartigen Geschwülsten ist das *Osteochondrom* mit ca. 50% der wohl häufigste Knochentumor (Adler 1980). Der Tumor ist hauptsächlich in der distalen Femurmetaphyse, in der proximalen Humerus- und Tibiametaphyse lokalisiert (Dominok u. Knoch 1977). Er tritt in etwa 10% der Fälle multipel im Sinne der osteokartilaginären Exostosen auf und kann dann in etwa 10 bis 20% maligne entarten (Jaffé 1958, Dahlin 1967).

Das Endchondrom ist ein gutartiger knorpelbildender Tumor, der sich in mehr als 50% der Fälle in den Phalangen entwickelt. Bei Befall der langen Röhrenknochen, das Beckens oder der Rippen ist der Tumor als semimaligne oder gar als fakultativ maligne anzusehen (Adler u. Klümper 1977). *Das Osteoid-Osteom* (Jaffé 1935) ist ein charakterischerweise mit heftigen nächtlichen Schmerzen einhergehender immer benigner Tumor. Prädilektionsstellen sind die Diaphysen von Tibia und Femur, aber auch Wirbelbögen und -fortsätze (Adler 1978). Der Tumor ist röntgenologisch durch einen „Nidus" gekennzeichnet, dessen chirurgische Entfernung zur Heilung führt.

Noch über der Fünfprozenthäufigkeitsgrenze liegen *Osteome* und *nichtossifizierende Fibrome,* beides Formen, die in ihrer Zuordnung zu den echten Tumoren etwas umstritten sind (Ackermann u. Spjut 1962; Lichtenstein 1972). Das 1942 von Jaffé und Lichtenstein erstmals beschriebene nicht-ossifizierende Fibrom kann wegen seines charakteristischen traubenförmigen Aussehens und seiner metaphysären Lokalisation röntgenologisch fast sicher diagnostiziert werden. Sowohl das nicht-ossifizierende Fibrom als auch das Osteom entarten nicht maligne.

Der Anteil anderer benigner Geschwülste liegt unter 5% noch am häufigsten sind *Osteoblastom* und *ossifizierendes Knochenfibrom* anzutreffen. Selten tritt das *Chondromyxoidfibrom* (Jaffé u. Lichtenstein 1948) in Erscheinung. Ebenso wie das *Adamantinom* und das *Osteoklastom* gehört es aber zur Gruppe der semimalignen Tumoren (Salzer u. Salzer-Kuntschik 1965; Uehlinger 1976; Dahlin 1970).

Zusammen mit den benignen Knochengeschwülsten werden heute auch die sogenannten „tumorähnlichen Knochenläsionen" erwähnt. In diese Gruppe gehören *juvenile* und *aneurysmatische Knochenzysten,* das heute mit der Hand-Schüller-Christian-Erkrankung und der Abt-Letterer-Siewe-Erkrankung als unterschiedliche Ausprägung einer gemeinsamen Grunderkrankung, der Histiozytose X (Lichtenstein 1953), angesehene *eosinophile Granulom* sowie die *fibröse Dysplasie Jaffé-Lichtenstein.* Der früher häufig diagnostizierte „braune Tumor" ist als resorptives Riesenzellgranulom bei Hyperparathyreoidismus erkannt und von den echten Osteoklastomen abgegrenzt worden. Andere „tumor-like lesions" sind selten.

Die Behandlung der benignen und semimalignen Knochentumoren erfolgt fast ausschließlich chirurgisch. Eine Röntgenbestrahlung ist wegen der heute für die meisten dieser Tumoren gesicherten Gefahr einer malignen Entartung nur noch dort vertretbar, wo der Tumor sich an einer chirurgisch nicht angehbaren Stelle befindet. Ausnahmen stellen auch das eosinophile Granulom, das bei multipler Ausbreitung chemo-therapeutisch behandelt wird (Beier 1963) und die juvenile Knochenzyste dar. Bei letzterer erscheint eine medikamentöse Behandlung in Form lokaler mehrfacher hochdosierter Injektion von Methylprednisolon möglich (Scaglietti 1974), die Rezidivgefahr ist dabei aber hoch.

Im Vordergrund der Behandlung stehen aber sowohl bei den benignen Knochentumoren als auch bei den semimalignen und den tumorähnlichen Läsionen die chirurgischen Maßnahmen in Form von

1. Abtragung peri- und parossal gelegener Knochenveränderungen,
2. Ausräumung und Curettage mit Auffüllung des Defektes durch autologes oder homologes Material,
3. subtotaler oder totaler Resektion des veränderten Knochenabschnittes mit Überbrückungsplastik (Weller 1980).

Alleinige Abtragung ist bei exophytisch wachsenden Tumoren möglich, wie das Beispiel der kartilaginären Exostose zeigt. Auch bei der Entfernung von Osteoid-Osteomen wird die Tragfähigkeit des Knochens meist nicht beeinflußt. Größere Defekte oder zystische Tumoren machen dagegen plastische Maßnahmen erforderlich. So kommt es nach Ausräumung und Curettage juveniler und aneurysmatischer Knochenzysten in 30 bis 45% (Schajowicz 1981), bei aneurysmatischen Knochenzysten in ca. 16% der Fälle (Clough u. Price 1973) zu Rezidiven. In den letzten Jahren tritt deshalb immer mehr die subtotale oder totale Resektionsbehandlung solcher Zysten in den Vordergrund. Die modernen Osteosyntheseverfahren ermöglichen auch nach Resektion ausgedehnter Diaphysenabschnitte stabile Fixierung und das Einwachsen überbrückender Plastiken in Form von Rippen, Fibula und Spongiosa (Fahey u. O'Brien 1973).

Beim solitären eosinophilen Granulom und bei der fibrösen Dysplasie sind Spontanheilungen beschrieben, bei Frakturgefahr oder eingetretener Fraktur ist die Behandlung durch Curettage oder Resektion plus Spongiosaplastik das Mittel der Wahl.

Eine besondere Beachtung verdienen die Riesenzellgeschwülste, bei denen bekannt ist, daß eine ausschließliche Curettage in einem hohen Prozentsatz zu Rezidiven führt, deren Neigung zu einer sarkomatösen Entartung gefürchtet ist (Padovani 1975). Aus dem gleichen Grund ist die Strahlentherapie der Riesenzelltumoren absolut kontraindiziert. Die Therapie der Wahl ist die Resektion des Tumors im Gesunden, notfalls auf Kosten eingeschränkter oder aufgehobener Funktion eines benachbarten Gelenkes.

Eine zusammenfassende Betrachtung therapeutischer Maßnahmen bei gutartigen und semimalignen Knochentumoren sowie den „tumorähnlichen Läsionen" des Knochens macht deutlich, daß der Trend eindeutig zur chirurgischen Entfernung des Tumors im Gesunden geht, da häufig die Rezidivgefahr oder gar die Gefahr der malignen Entartung größer als das operative Risiko selbst ausgedehnter Segmentresektionen zu werten sind.

Wegen des engen Zusammenhanges mit den Knochentumoren sollen am Rande auch die selten vorkommenden gutartigen Veränderungen der Synovialmembran erwähnt werden. Die früher unter der Diagnose „Xanthom", „Fibroxanthom" oder „Riesenzelltumor" laufenden Prozesse an der Synovia werden heute (Sutro 1941) als hyperplastische Reaktionen unklarer Ätiologie aufgefaßt und in voneinander zu trennende Typen der lokalisierten nodulären Synovitis bzw. der diffusen pigmentierten villonodulären Synovitis eingeteilt (Fechner 1976). Ebenso wie bei der Osteochondromatose, einer monartikulär auftretenden, metaplastische Knorpelauswüchse bildenden und teilweise in das Gelenk abstoßenden Erkrankung, bringt die Resektion der veränderten Synovialis in aller Regel die Ausheilung.

Polytrauma

G. Heberer und K. L. Lauterjung

Überblickt man das Schrifttum seit Ende des Zweiten Weltkrieges, so kann der Eindruck gewonnen werden, daß das Polytrauma erst in den letzten 10–15 Jahren verstärkt in unser chirurgisches Blickfeld gerückt ist. Dabei entwickelte es sich in den fünfziger und sechziger Jahren von einer ursprünglich allgemeinchirurgischen Aufgabe in den siebziger Jahren zunehmend zu einer interdisziplinären Herausforderung. Woher diese Aktualität?

Verletzungen und ihre chirurgische Behandlung hat es seit der frühen Menschheitsgeschichte gegeben; nicht zuletzt liegen die Ursprünge der Chirurgie in der Behandlung des Traumas. Auch hat es in allen bisherigen Kriegen und besonders im Zweiten Weltkrieg Mehrfachverletzungen in steigender Zahl und zunehmendem Schweregrad gegeben. Die heute vor allem in pathophysiologischer Hinsicht dargestellte Entität „Polytrauma" konnte daher schwerlich der besonderen Aufmerksamkeit der im Krieg tätigen Chirurgen entgangen sein. In den Erfahrungsberichten aus dem Zweiten Weltkrieg überwiegt allerdings noch die kritische Auseinandersetzung mit der operativen Behandlung und Prognose der Einzelverletzungen (Tönnis 1940; Wachsmuth 1942; Tönnis 1943; De Bakey 1946; Beebe 1951). Diese Betrachtungsweise des Traumas war sowohl auf deutscher als auch auf alliierter Seite gleichermaßen vorhanden.

Anders verhielt es sich mit der Bewertung der unmittelbaren Behandlung des Schwerverletzten durch Abwendung des akut lebensbedrohlichen Zustandes, speziell der Behandlung des *traumatisch-hämorrhagischen Schocks*. Rechnete z.B. der hervorragend eingerichtete britische Transfusionsdienst mit einer Transfusionsbedürftigkeit bei 10–25% aller Verwundeten (Whitby 1954), so wurde auf deutscher Seite nur bei 5 Promille bis 6 Prozent aller Verwundeten ein Schockzustand geschätzt (Melzner 1944), obwohl die zentrale Bedeutung des Schocks bekannt war (Cannon 1919; Keith 1919; Blalock 1931; Blalock 1940; Schwiegk 1942; Wachsmuth 1942; Duesberg 1944).

Kirschner hatte schon 1938 in seinem richtungsweisenden Referat in Berlin vor der Deutschen Gesellschaft für Chirurgie *Über den Verkehrsunfall und seine erste Behandlung* auf die zentrale Bedeutung der Behandlung der akuten, lebensbedrohlichen Situation Schwerverletzter hingewiesen. Er hatte gleichzeitig die verschiedenen Verletzungsmuster, ihre diagnostische Problematik, ihre Therapie und prognostische Bewertung in einen noch heute gültigen allgemeinchirurgischen Zusammenhang gestellt.

Der Krieg brachte dann für 10 bis 15 Jahre eine tiefe Zäsur, auch im Hinblick auf den *Rückgang der deutschen chirurgischen Forschung.* Die besonders in den anglo-amerikanischen Ländern während des Krieges weiterlaufende Entwicklung und erzielten Fortschritte der klinischen und experimentellen Forschung, aber auch der chirurgischen Techniken, mit einer zwangsläufig evolutionären Spezialisierung führte auch bei uns in den fünfziger Jahren zu einer faszinierenden dynamischen Entwicklung, in den sechziger Jahren zu einer Verselbständigung einzelner Gebiete und Teilgebiete der operativen Medizin. Es galt, in Deutschland wieder den internationalen Standard zu erreichen. Dies betraf zunächst im besonderen Maße die *Anästhesie.* Bedingt durch die stürmische Entwicklung der Herz-, Thorax- und Gefäßchirurgie, mit einer notwendigen intraoperativen Manipulation der Homöostase des menschlichen Organismus in einem bisher nicht praktizierten Ausmaß (Linder 1953 70. Tagung der Deutschen Gesellschaft für Chirurgie; Bauer 1958 75. Tagung) waren sowohl die personelle Trennung zwischen Operateur und Narkotiseur vollzogen als auch deren Aufgaben und Verantwortlichkeiten interdisziplinär festgelegt. Neben der eigentlichen Narkose fiel dem Anästhesisten zwangsläufig sowohl die intra- als auch postoperative Betreuung und Überwachung des Patienten mit Hilfe eines schnell anwachsenden Arsenals von Geräten zu (Irmer 1950; Derra 1951 68. Tagung; Bartels 1951 68. Tagung; Kucher 1952; Frey 1952, 1953, 1955; Oehmig 1954; Bauer 1955 72. Tagung).

Der Ausbau des im Krieg weniger gut organisierten *Blutspende- und Blutbankwesens* bis Ende der fünfziger Jahre war schließlich Ausdruck chirurgischer Notwendigkeit (Fuchsig 1951 68. Tagung; Vollmar 1951; Willenegger 1952). Diese Zeit des Umbruchs und Neubeginns ist allerdings nicht nur durch einen „Nachholbedarf in der Chirurgie" gekennzeichnet. Neuere Erkenntnisse zur Prophylaxe und Therapie, die heute Allgemeingut chirurgisch-pathophysiologischen Denkens und Handelns sind, haben ihren originären Ursprung schon in dieser Zeit: z. B. die Beobachtung der veränderten Permeabilität der Kapillaren nach Trauma und Schock, die Veränderungen von Atmung und Kreislauf nach chirurgischen Eingriffen sowie die Thromboseprophylaxe (Wenzl 1950; Bruch 1951; Friedrich 1951; Fuchsig, Rehn 1951 68. Tagung; Spohn 1951; Klotz 1952; Hegemann 1953; Vossschulte 1958).

Als Folge dieser Erkenntnisse *pathophysiologischer Zusammenhänge* zwischen Trauma, Schock und postoperativem Verlauf – nicht zuletzt aber auch wegen der zunehmenden Motorisierung im Straßenverkehr, mit einer steigenden Zahl von Verkehrsopfern – war die erneute kritische Auseinandersetzung mit Unfallverletzungen und ihren Folgen als Fortführung der wegweisenden Darlegungen Kirschners (1938) historisch zwingend.

Weil die *technische Bergung eines Mehrfachverletzten* – der im Pkw eingeklemmt, im U-Bahn-Schacht verschüttet oder unter einem umgestürzten Bagger oder Kran begraben liegen kann – oft beträchtliche Zeit in Anspruch nimmt, ist heute parallel bereits am Unfallort ärztliche Hilfe zu leisten. Die Grundidee des modernen Rettungswesens ist die von Kirschner schon 1938 erhobene Forderung, nicht der Verletzte müsse möglichst schnell zum Arzt, sondern umgekehrt, der *Arzt möglichst schnell zum Verletzten.* Bauer und Mitarbeiter seiner Klinik (Bauer 1953; Gögler 1953; Bauer 1954 71. Tagung) stellten erneut die *Wichtigkeit der Erstbehandlung* und daher auch den *schnellen Transport des Schwerverletzten* in eine *geeignete* Klinik an den Anfang ihrer Behandlungsgrundsätze. 1957 wurde ein entsprechend konzipiertes Fahrzeug, damals als *Klinomobil* bezeichnet, in Heidelberg eingesetzt. Dieser „fahrbare Operationssaal" bewährte sich allerdings nicht. Mit dem heutigen Rettungs- und Notarztwagen wurde schließlich ein kleineres Fahrzeug geschaffen, in dem sich ärztliche Hilfe am Unfallort und ärztliche Überwachung des Schwerverletzten auf dem Transport optimal durchführen lassen. Bauer und Gögler nahmen auch eine prognostische Bewertung der traumatisch betroffenen Körperregionen beim Mehrfachverletzten vor: Das Schädel-Hirn-Trauma stand an erster Stelle, gefolgt von Verletzungen der großen Körperhöhlen; Verletzungen von Wirbelsäule, Becken und Extremitäten – die Behandlungsdomäne der sich zunehmend aus der Allgemeinchirurgie heraus spezialisierenden Unfallchirurgen – wurden immer noch als die am wenigsten gefährlichen Begleitverletzungen angesehen. Daraus ergab sich, im Gegensatz zur Auffassung L. Böhlers (1954 71. Tagung), aber im Einklang mit Bürkle de la Camp (1955 72. Tagung) zunächst die Ablehnung der Unfallchirurgie in Deutschland als einer selbständigen Sonderdisziplin. Vielmehr sollte die Unfallchirurgie integrierender Bestandteil der allgemeinen Chirurgie bleiben.

Diese, an den Aufgaben und Zielen der Allgemeinchirurgie orientierte Einstellung zur chirurgischen Behandlung des gesamten Menschen – nicht eines Organs – war allerdings nicht so kurzsichtig, die Bedeutung des Spezialisten zu negieren. Zukunftweisend war Bauers Einordnung dieses Spezialisten in seiner Eröffnungsansprache zum 69. Kongreß 1952 („... mit dem ,*Unter einem Dach-Prinzip'* bekommt die zentrifugale Entwicklung des Spezialistentums bis zu einem erheblichen Grade wieder eine zentripetale Richtung ... Es bringt Vorteile für alle Beteiligten, jeder lernt von jedem").

Die Folgezeit war jedoch weiterhin von einer „zentrifugalen Entwicklung" geprägt.

In den sechziger Jahren folgten die Ausarbeitung gezielter Indikationen für die stabile Osteosynthese und die Entwicklung eines wesentlich verbesserten Instrumentariums durch die *Schweizer Arbeitsgemeinschaft für Osteosynthese-Fragen (AO)* (Müller 1963, 1969; Allgöwer 1964; Willenegger 1965, 1966, 1967, 1969; Rehn 1965, 1966; Weber 1966, 1967; Weller 1966, 1967, 1968; Probst 1966; Tscherne 1967, 1968). Durch die zunächst in Davos etablierten AO-Kurse, später auf die Bundesrepublik Deutschland und Österreich erweitert, wurde allgemein mit einer geschulten Operationstechnik eine frühzeitige operative Versorgung der Schwerverletzten erreicht, mit Verringerung des Gewebetraumas, Verbesserung der Pflegefähigkeit und frühzeitiger Mobilisierung der Schwerverletzten. Infolge weitgehender Standardisierung der AO-Methoden waren aber auch die Behandlungsergebnisse verschiedener operativer Zentren vergleichbar geworden – eine entscheidende Voraussetzung für retro- und prospektive klinische Studien, aber auch für die notwendige und Mitte der siebziger Jahre verstärkt geforderte Qualitätskontrolle.

Die Zunahme der *Schädel-Hirn-Verletzungen,* mit einer spezifischen hohen Sterblichkeit von 60–70% im Rahmen aller Unfalltoten, führte zur Auseinandersetzung sowohl mit der Erstbehandlung Schädel-Hirn-Verletzter am Unfallort als auch mit der Indikationsstellung zur konservativen und operativen Behandlung (Pia 1955). Neben der vorrangigen Notwendigkeit der Sicherung von Atmung und Kreislauf sowie der medikamentösen Ruhigstellung des Verletzten erwies sich die Unsicherheit eindeutiger neurologischer Symptome, z. B. bei raumfordernder intrakranieller Blutung als Indikation zur frühzeitigen operativen Entlastung (Kazner 1967; Pia 1968; Marguth 1968). Allein dadurch und durch den *Ausbau des Rettungswesens* mit einem besser organisierten *ärztlichen Einsatz am Unfallort* konnte z. B. der Anteil verspätet erkannter intrakranieller Hämatome von 60% in den Jahren 1951–1953 auf 10–20% in den Jahren 1963–1965 gesenkt werden. Dieser Erfolg wurde erreicht, obwohl zu dieser Zeit das Rettungswesen immer noch nicht als optimal angesehen werden konnte (Herzog 1969 86. Kongreß).

Immerhin waren die *Maßnahmen zur dringlichen Primärbehandlung des Schwerverletzten* bis Mitte der sechziger Jahre definiert: Sie orientierten sich an der vorrangigen pathophysiologischen Bedeutung des hämorrhagisch-traumatischen Schocks, der primären Ateminsuffizienz und der traumatischen Schädigung des zentralen Nervensystems.

Rückschauend können diese Erkenntnisse nicht als prinzipiell neu gewertet werden; neu aber war die verbesserte praktische Durchführbarkeit infolge der weiteren technischen und organisatorischen Entwicklung sowie Spezialisierung der Medizin. Zwangsläufig mußte sich ein solches Krankengut nach primär überstandenem akut lebensbedrohlichem Zustand (sei es am Unfallort, im Rettungswagen oder in der Ambulanz einer Klinik) durch besonders schwerwiegende und vielfache Verletzungen kennzeichnen.

Die *Chirurgie des Bauchtraumas* war schon länger methodisch gesichert; die Eingriffe wegen Leber- und Milzruptur als dringliche Maßnahmen waren Rüstzeug des Allgemeinchirurgen (Derra 1948; Beck 1955 72. Tagung, Reifferscheid 1956, 1957, 1958, 1964; Kümmerle 1957, 1959; Stucke 1959, 1968; Kremer 1968 85. Tagung). Auch Diagnostik, Indikation und Therapie des *Thoraxtraumas* sowie der *Gefäßverletzungen* konnten zu dieser Zeit als ausgereift gelten (Krauss 1955; Zenker 1956 73. Tagung; Weber 1956 73. Tagung; Heberer 1957 74. Tagung, 1964, 1965, 1968 85. Tagung, 1968, 1971; Kremer 1968 85. Tagung; Kaulbach 1957; Tietz 1960 77. Tagung; Maurath 1961; Büttner 1969; Irmer 1969).

Bei Verletzungen im Abdominal- und Beckenbereich sollte bei jedem Polytraumatisierten auch an *Verletzungen der Urogenitalorgane* gedacht, eine Notfalldiagnostik und gegebenenfalls fachurologische Versorgung durchgeführt werden, da Verletzungen des Urogenitaltraktes bei 2,5–4,2% der Patienten beobachtet wurden (Lutzeyer 1973; Nagel 1978; Schmiedt 1980 97. Tagung).

Die *Notfall- und Primärbehandlung* des Mehrfachverletzten war somit aufgrund der Weiterentwicklung der Anästhesiologie und Wiederbelebung, der Chirurgie und ihrer operativen Teilgebiete schon Mitte der sechziger Jahre weitestgehend standardisiert. Diese Entwicklung schuf allerdings eine Verlagerung der Problematik beim Schwerverletzten: Seine Erstversorgung am Unfallort und beim Transport war – optimale Bedingungen vorausgesetzt – weitgehend gesichert, sein weiteres Schicksal allerdings primär nicht. Die Prognose war vor allem geprägt durch eine trotz optimaler operativen Behandlung sich entwickelnden *Ateminsuffizienz* (Beer 1961; Rodewald 1962 79., 1967 84., 1972 89. Tagung; Ulmer 1962, 1967 84. Tagung; Zimmermann 1967 84. Tagung; Bonhoeffer 1968 85. Tagung). Dieser posttraumatisch und postoperativ *erneut* lebensbedrohliche Zustand des Verletzten erlangte um so größere klinische Bedeutung, als inzwischen die kontrollierte maschinelle Beatmung über längere Zeit möglich geworden war. In den späten sechziger Jahren bis heute ist die Pathophysiologie dieses Organversagens vorrangiges Ziel klinischer und experimenteller Forschung geblieben. Zu dieser Forschung trugen auch Erfahrungen im Vietnam-Krieg bei: Bisher unerreicht kurze Evakuierungs- und Verlegungszeiten mittels Rettungshubschrauber, bei optimaler Organisation der Wiederbelebung und interdisziplinärer operativer Therapie, ferner die Möglichkeit, anhand eindeutiger Parameter (Blutgaswerte, etc.) eine gezielte Beatmungstherapie durchzuführen, schufen ein Krankengut, vergleichbar dem in Friedenszeiten. In experimentellen und klinischen Befunden wurde trotz der Vielfalt des Verletzungsmusters der *einförmige* Verlauf pathophysiologischer Reaktionen minderperfundierter Organe im und nach hämorrhagisch-traumatischem Schock nachgewiesen (Sandritter 1967; Lasch 1969; Bleyl 1970, 1971; Buchardi 1970; Benzer, Bergentz, Mittermayer, Rittmann, Sweden-

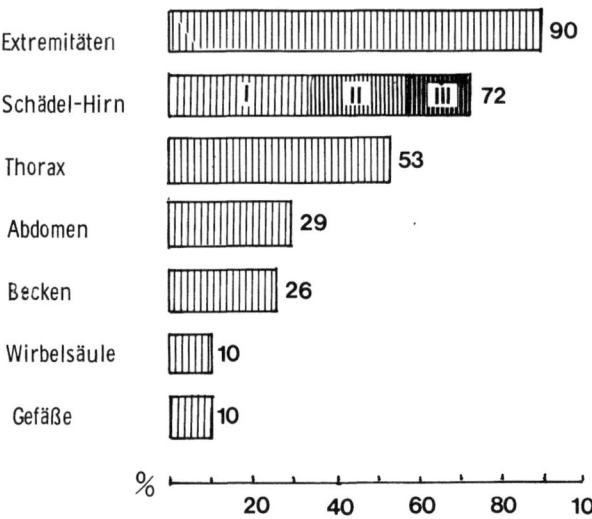

Abb. 1. Verletzungen bei 407 polytraumatisierten Patienten. Chirurgische Klinik und Poliklinik der Universität München, Klinikum Großhadern (1. 1. 1978 – 15. 5. 1982)

borg, Vogel, Zimmermann 1971 88. Tagung). An den pathophysiologischen Zusammenhängen zwischen Schädigung und mehrfachem Organschaden wurde die *intensivmedizinische Therapie* dank der Entwicklung weiterer Untersuchungs- und Therapieformen neu orientiert (Lawin 1967, 1969, 1971 88. Tagung; Ahnefeld 1970; Vogel 1971 88. Tagung; Glinz 1974 91., 1976 93. Tagung; Wolff 1975, 1977, 1978; Eckert 1976; Laver 1976 93. Tagung; Lennartz 1976 93. Tagung).

Wegen der Uniformität pathophysiologischer Reaktionen auf das differenzierte Polytrauma lag die Versuchung nahe, auch den Zustand des Schwerverletzten selbst als eine *pathophysiologische Entität – „Polytrauma"* – anzusehen, sie zu definieren und hinsichtlich ihrer Prognose auch zu klassifizieren (Havemann 1972; Schweiberer 1974 91. Tagung, Muhr 1978; Tscherne 1978). *Der Begriff „Polytrauma" bezeichnet aber zunächst nur gleichzeitig entstandene Verletzungen mehrerer Körperhöhlen bzw. -regionen und Organe bei potentieller Gefährdung des Patienten.* Der Grad der Gefährdung wird im wesentlichen immer noch bestimmt durch die *Schwere der einzelnen Verletzungen* (Jungbluth 1982). So konnten wir an *407 polytraumatisierten Patienten des eigenen Krankenguts* (Abb. 1) beobachten, daß auch heute noch Schädel-Hirn-Trauma und Komplikation des traumatisch-hämorrhagischen Schocks den Gefährdungsgrad anführen und die Mortalität bestimmen (Tabelle 1). Danach folgen, im Hinblick auf Schweregrad und Gefährdung des Patienten, Thorax und Abdominaltrauma; Extremitätenverletzungen, auch schwerster Art, besitzen für die vitale Prognose im allgemeinen eine nachgeordnete Bedeutung. Von einer *globalen Einteilung*

Tabelle 1. Mortalität von 407 polytraumatisierten Patienten
(1. 1. 1978 – 15. 5. 1982)

Schädel-Hirn-Trauma	34
Posttraumatische respiratorische Insuffizienz	12
Mehrorganversagen	11
Myokardinfarkt	2
Aortenruptur	1
Pulmonale Fettembolie	1
Blutung	2
Leberkoma	2
Ösophago-tracheale Fistel	1
Meningitis	1
Enzephalitis	1
Pneumonie	3
	71 = 17,5%

des Polytraumas in bestimmte Schweregrade haben wir daher Abstand genommen und charakterisieren die Verletzungen des polytraumatisierten Patienten *für jede Organgruppe* (Skelett, Abdomen, Thorax, $S_{0-3}A_{0-3}T_{0-3}$), wobei *zusätzlich* Schweregrade sowohl des Schocks (I, II) als auch des Schädel-Hirn-Traumas dargestellt werden (O, a, b).

Der Rettungseinsatz führte zur Verkürzung des „therapielosen" Intervalls. Die Entscheidungen über Dringlichkeiten und Prioritäten in Diagnostik und Therapie im Krankenhaus orientieren sich ganz entscheidend an den *unterschiedlich zu bewertenden Verletzungen* des Patienten. Damit ist die Behandlung des Mehrfachverletzten von einer früher allgemeinchirurgischen Aufgabe zu einer interdisziplinären Herausforderung geworden. Die von Bauer postulierte anfänglich *zentrifugale* Entwicklung des Spezialistentums hat zunehmend wieder die von ihm geforderte *zentripetale* Richtung angenommen. Die Bestandsaufnahme dieser Entwicklung erfolgte schließlich auf der 97. Tagung unserer Gesellschaft (Trentz, Rügheimer, Marguth, Spiessl, Kraft-Kinz, Kern, Schmiedt, Zwank, Allgöwer, Schweiberer, 97. Tagung). Sie schließt heute vor allem auch die *Intensivmedizin* ein. Ihrer Entwicklung und neuerer Erkenntnisse innerhalb des Fachgebietes Anästhesiologie sind wesentliche Fortschritte zu verdanken. So müßte sich in den achtziger Jahren selbst der *Rettungsdienst,* angesichts der Zunahme der Polytraumatisierten, von seiner sehr wichtigen Transportaufgabe noch mehr in Richtung einer vorgeschalteten Intensivmedizin entwickeln. Dies erfordert allerdings eine Verankerung der oft Leben rettenden Notfallmedizin bereits in den klinischen Ausbildungsgang der Medizinstudenten.

Aufgrund der Erfahrungen in der Bundesrepublik Deutschland in den letzten Jahren darf man feststellen, daß die bei einem Mehrfachverletzten notwendige *interdisziplinäre Zusammenarbeit* in einer Unfallklinik oder in einem Klinikum besonders gut gewährleistet sein kann. Das „Unter einem

Dach-Prinzip", mit seinem dichten Nebeneinander von Spezialabteilungen, ist hierfür eine große Chance; sie stellt aber auch in den achtziger Jahren für uns alle eine Herausforderung dar. Rasch kann hier der *Chirurg,* gemeinsam mit den notwendigen Spezialisten, über Prioritäten in Diagnostik und Therapie entscheiden. Dabei sollte man sich bewußt sein, daß sich interdisziplinäre Zusammenarbeit weder aus der Größe einer Abteilung bzw. Klinik noch aus dem Universitätsstatus ableiten läßt. Vielmehr kommt es ganz wesentlich auf uns Menschen an, auf die jeweilige Sachkompetenz – gebaut auf einer gründlichen und intensiven Weiter- und Fortbildung der Chirurgen – und ganz besonders auf den guten Willen aller zu einer vertrauensvollen Kooperation. Denn *Arbeitsteilung* – in der modernen Chirurgie nicht mehr wegzudenken (1981 98. Kongreß) – kann auch das Risiko speziell für polytraumatisierte Patienten erhöhen: wenn klare Abgrenzungen der Zuständigkeiten mit den damit verbundenen Auswirkungen auf die Verantwortung fehlen. Zu einem Problem darf daher auf keinen Fall an einzelnen Krankenhäusern und Kliniken die *Koordination* und *verantwortliche Leitung der Globalversorgung Mehrfachverletzter* werden.

An unserem Klinikum hat es sich z. B. bewährt – und dafür möchten wir auch weiterhin eintreten – daß die *zentrale Verantwortung* in Händen eines in der Chirurgie der großen Körperhöhlen sowie des Stütz-, Bewegungs- und Gefäßsystems gut ausgebildeten und erfahrenen *Chirurgen,* der sich durch Kompetenz und Leistungen ausgezeichnet hat, liegt. Durch seine Qualifikation und die seiner Mitarbeiter können im allgemeinen klinische Problematik der Mehrfachverletzung sowie Prioritäten in Diagnostik und operativer Versorgung von Patienten am ehesten beurteilt werden. Dazu gehört, daß er und seine Mitarbeiter aber auch ihre Grenzen rechtzeitig erkennen müssen: Der *Chirurg* hat dann in das Glied zurückzutreten, wenn Schädel-Hirn-Verletzungen, Verletzungen des Urogenitalsystems, oder Verletzungen, die die *Kompetenz* anderer Spezialdisziplinen betreffen, im Vordergrund stehen (Tabelle 2). Ihnen ist dann im Rahmen der interdisziplinären Aufgabenverteilung Priorität einzuräumen. Allerdings war die in

Tabelle 2. Primär durchgeführte Operationen bei 407 polytraumatisierten Patienten (1. 1. 1978 – 15. 5. 1982)

Osteosynthese	404
Laparotomie	121
Gefäßeingriff	45
Thorakotomie	23
Operationen aus den Fachgebieten:	
Neurochirurgie	52
Hals-Nasen-Ohren	48
Urologie	33
	726

den sechziger Jahren erhobene Forderung des Altmeisters der deutschen Neurochirurgie, Wilhelm Tönnis, nach Schaffung zahlreicher neuro-traumatologischer Abteilungen nicht zu verwirklichen. Sein Schüler Marguth vertrat 1980 (97. Tagung) die Meinung, daß es besser und effektiver sei, wenn Allgemein- bzw. Unfallchirurgen neurotraumatologische Indikationen und Operationen wieder lernen und durchführen würden.

Nur durch unser gemeinsames Bemühen, durch das Gespräch miteinander und Abwägen der einzelnen Argumente können wir in Zukunft unseren Mehrfachverletzten bestmögliche Behandlung sowie größte Überlebens- und Heilungsschancen bieten. Gleichzeitig damit sollten aber auch bessere Voraussetzungen geschaffen werden für eine effizente chirurgische Weiterbildung, Lehre und Forschung.

Chirurgie der Wirbelsäule

H. JUNGHANNS

Einleitung

Die *Zurückhaltung vor operativen Eingriffen* an der Wirbelsäule, die bis in die Zeit nach dem Zweiten Weltkriege anhielt, ist verständlich. Denn im Rahmen des Stütz- und Bewegsystems bietet das Rückgrat mit seinem segmental gegliederten Aufbau aus festen und beweglichen Teilen bedeutende Schwierigkeiten für jede Operation, sei diese aus Gründen von Krankheit oder Verletzung erforderlich. Nennenswerte Ursachen für die operative Zurückhaltung waren weiterhin die in der Gliedersäule bestehenden engen Verflechtungen mit Rückenmark, Spinalwurzeln und Gefäßen sowie die mehr als 100 Gelenke oder gelenkartigen Verbindungen: 25 Zwischenwirbelscheiben (straffe Halbgelenke), 50 Wirbelbogengelenke, 5 Kopfgelenke, 10 Unkovertebralgelenke, 24 Wirbelrippengelenke.

Neue Einblicke in Struktur, Biomechanik und Dynamik der Wirbelsäule, die sich letztlich auch für operative Indikation und Technik auswirkten, beschrieb der Pathologe Schmorl in Dresden, als er in der letzten Hälfte der zwanziger Jahre bisher völlig unbekannte *Schäden der Zwischenwirbelscheibe,* ihre Ursachen und ihre Folgen aufdeckte. Seinen Schülern gelang es, die Erkenntnisse aus der Pathoanatomie für weitere klinische Forschung und für die chirurgische Praxis zu erschließen. Die in Präparaten erstmals am Dresdener Institut studierte *Diskographie* brachte einen bedeutsamen Fortschritt. Der Begriff *Bewegungssegment,* die verschiedenen Formen des Bandscheibenvorfalles, die erweiterten Kenntnisse über die chronischen, schmerzauslösenden alters-, belastungs- oder unfallbedingten Schäden im Gewebe der Zwischenwirbelscheibe wurden in ihrem klinischen Erscheinungsbild geklärt, das sich vorwiegend in der schmerzerzeugenden *Instabilitas intervertebralis* (Lockerung im Bewegungssegment) äußert, die nach heutigen erfolgreichen Erfahrungen neben anderen Schäden und Erkrankungen am Rückgrat oft dringender Anlaß zu operativer Hilfe ist.

An dieser Stelle sei ein *geschichtlicher Rückblick* eingeschaltet. Im traditionsreichen Langenbeck-Virchow-Haus in Berlin äußerte 1930 auf der *54. Tagung unserer Gesellschaft* Schmieden, Frankfurt, in seinem umfassenden Hauptvortrag zum damaligen Stande der *Chirurgie der Wirbelsäule* mit Recht: „Das neuerdings viel durchforschte Gebiet der Pathologie der Zwischenwirbelscheiben bringt neben viel Wichtigem wenig Operatives."

Da sich in den folgenden 20 Jahren mancherlei weitere Erkenntnisse aufgestaut hatten, die zur intensiveren Beschäftigung mit operativen Problemen an der Wirbelsäule anregten, wählte der Vorsitzende (v. Redwitz, Bonn) für die zweite Nachkriegstagung (*67. Tagung 1950* in Frankfurt) das Hauptthema „*Die funktionelle Pathologie der Zwischenwirbelscheiben als Grundlage für klinische Betrachtungen*". Der Referent (Junghanns) beendete seine Ausführungen mit der Feststellung: „ . . . daß es für manche Krankheitsbilder gelungen ist, die Kenntnisse der pathologischen Anatomie und der funktionellen Pathologie der Zwischenwirbelscheiben in die praktisch-operative Chirurgie zu übersetzen."

Ein Dezennium später waren 1961 während der *78. Tagung* in München die *Operationen an der Wirbelsäule* ein umfangreiches Hauptthema mit internationaler Beteiligung. Auf Einladung des Präsidenten (Junghanns, Oldenburg) sprachen als ausländische Gäste: Böhler, Wien, Borsay, Budapest, Decoulx, Lille, Guttmann, Stoke-Mandeville, Herbert, Aix-les-Bains, Moser, Graz, Száva, Rumänien u. a. Insgesamt 19 Vortragende und 12 Ausspracheredner berichteten neue Ergebnisse aus Forschung und praktischer Chirurgie.

Infolge dieser Tagungen, die den teilnehmenden Chirurgen Anregungen brachten, und durch Beachtung der geschilderten anatomischen Strukturen an Knochen, Gelenken, der Verflechtung mit Rückenmark und Nervenwurzeln sowie der neuen Erkenntnisse über die Bedeutung der Zwischenwirbelscheiben gewann in der Folgezeit die *Chirurgie der Wirbelsäule ein neues Gesicht*. Die früher relativ häufige Laminektomie und die seltenere – jedoch nicht immer mit befriedigendem Erfolg angelegte – dorsale Spondylodese traten hinter der Notwendigkeit zurück, die Wirbelsäule von vorn oder vorn-seitlich freizulegen. Damit wurde es möglich, Krankheits- oder Verletzungsherde unmittelbar an der tragenden Wirbelkörper-Bandscheiben-Reihe operativ zu versorgen und insbesondere die Stützfähigkeit des Organes Wirbelsäule wieder herzustellen.

Wie diese Möglichkeiten genutzt wurden, welche Erfolge erreicht werden konnten, und welche Wünsche für die Zukunft noch offen bleiben, schildern die weiteren, nach Krankheits- oder Verletzungsarten gegliederten Kapitel.

Frakturen, Luxationen, Luxationsfrakturen

Obwohl bereits vor, im und verstärkt nach dem Zweiten Weltkrieg für die Frakturen der Gliedmaßen bessere Erfolge durch stetig verfeinerte operativ-instrumentale Verfahren erzielt werden konnten, blieben für die Wirbelsäule intensive Bestrebungen in dieser Hinsicht zunächst aus. Das ist verständlich: siehe Einleitung. Denn die Forderung zur *operativen Wiederherstellung der anatomischen Form* des gebrochenen Rückgrates ist wegen der vielen Einzelteile im Bruchbereich, der Verflechtung mit Rückenmark, Spinalwurzeln, Gefäßen sowie wegen der beteiligten Zwischenwirbelscheiben schwer erfüllbar. Wohl aus diesem Grunde äußerte Rehn auf dem *85. Kongreß 1968* noch den Satz: „Die Therapie der Verletzungen der knöchernen Wirbelsäule beschränkt sich fast ausschließlich auf konservative Maßnahmen." Diese zurückhaltende Einstellung änderte sich unter dem Eindruck der operativen Erfolge allerdings in den nächsten Jahren grundlegend.

Frakturen einschließlich Luxationen im *Okzipito-Zervikalbereich,* darunter der Abbruch oder die Pseudarthrose des Epistropheuszahnes, werden entweder transpharyngeal oder seitlich vom Halse her freigelegt, reponiert und mit unterschiedlichen Verfahren stabilisiert, wozu nur selten noch hintere Spondylodesen gehören.

Im übrigen handelt es sich an der *Halswirbelsäule* vorwiegend um Frakturen mit Bandscheibenverletzungen oder besonders *instabile Luxationsfrakturen.* Ausräumung der Bandscheibe (mit Suche nach oft in den Wirbelkanal verlagerten Bröckeln und Frakturstücken) ist nach vorsichtigem Längszug (Crutchfield-Klammer) unerläßlich. In der Regel folgt eine vordere, interkorporale Fusion nach dem Operativen Grundprogramm S. 377. Das im Straßenverkehr häufige *Schleudertrauma der Halswirbelsäule* war ein heftig diskutiertes Thema auf dem *83. Kongreß 1966.*

An der *Brust- und der Lendenwirbelsäule* liegt das Hauptproblem für die Fraktur- und die Luxationsbehandlung in der Frage, welche kyphotisch abgeknickten Kompressionsfrakturen aufgerichtet werden sollen. Die Tendenz wendet sich der Sofortoperation mit möglichst tragfester Stabilisation zu. Die *Fusion in der Wirbelkörper-Bandscheiben-Reihe* hat den Vorrang, wenn auch bisweilen eine spinale Spondylodese hinzugefügt werden muß. Zweifel bestehen noch darüber, ob Aufrichtung und Stabilisation auch für Wirbelkörperfrakturen ohne Bandscheibenbeteiligung gelten, die weniger als ein Drittel Zusammendrückung erlitten haben. Aus der Literatur ergeben sich erhebliche Unterschiede in der Operationstechnik und in der Verwendung *metallischer Stabilisatoren:* zum Beispiel *Harrington-Stäbe* oder ähnlich wirkende metallische, wieder entfernbare Schienen, die oft viele Bewegungssegmente dauernd oder vorübergehend einbeziehen.

Für die *traumatische Querschnittlähmung* galt aufgrund der guten Erfolge, die „der Vater der Querschnittgelähmten", Sir Ludwig Guttmann, erzielte, seit dem Zweiten Weltkrieg die Lagerungsbehandlung als Vorbild (siehe *79. Tagung 1961).* Jedoch mehren sich Stimmen für das sofortige operative Aufrichten und Stabilisieren. Allerdings wird eine Wiederkehr der Rückenmarkfunktion weniger erwartet als vielmehr die Erleichterung für Pflege und Krankengymnastik. Die recht gegensätzlichen Ansichten stellte Meinecke in einer Literaturübersicht 1976 zusammen.

Prolapsus diski

Nach dem Zweiten Weltkrieg tauchte der *Bandscheibenvorfall (Diskusprolaps)* als neues operatives Problem der Wirbelsäule auf. Zu häufig vermuteten Chirurgen hinter „Rückenschmerzen" einen Prolaps, der sich operativ nicht bestätigen ließ. Neue diagnostische Möglichkeiten – wie *Diskographie, Myelographie, Computertomographie* – ergeben zunehmend klarere Befunde, so daß nun mit größerer Zielsicherheit operiert werden kann. Zur Vermeidung von Rezidiven ist der Vorschlag berechtigt, bei der Erstoperation nicht nur den prolabierten Bandscheibenteil zu entfernen, sondern den Zwischenwirbelraum auszuräumen und das infolge des Bandscheibenschadens gelockerte Segment durch Knochendübel zu fusionieren (Cloward 1952: Junghanns 1970) (siehe Operatives Grundprogramm, unten).

Schmerzerzeugende Bandscheibenleiden und Arthrosen

Ein mit gegensätzlichen Meinungen belastetes Thema bietet seit drei Jahrzehnten die operative Behandlung der *schmerzerzeugenden Bandscheibenleiden: Chondrosis diski* (Bandscheibenverschleiß) und *Osteochondrosis interkorporalis* (Bandscheibenzermürbung). Sie sind verantwortlich für das häufige, schmerzauslösende Krankheitsbild der Instabilitas intervertebralis, der *„Lockerung im Bewegungssegment"* (Junghanns 1959). Die Schmerzhaftigkeit und damit die Operationsnotwendigkeit erhöht sich beim Vorliegen des *Krankheitsverbundes Diskopathie/Wirbelbogengelenkarthrose.* Bevorzugter Sitz der Osteochondrosen sind Hals- und Lendenwirbelsäule.

In den letzten 25 bis 30 Jahren formten sich nach vielen hart aufeinanderstoßenden Zweifeln Grundregeln für die *Indikation zur Operation* und für die *chirurgische Technik* der bandscheibenbedingten Schmerzen. *Ziel des operativen Eingriffes* ist die Stabilisation des gelockerten Bewegungssegmentes. Im Verlauf der letzten Jahrzehnte festigte sich die Erkenntnis, daß dafür unmittelbares Eindringen von vorn die günstigsten Voraussetzungen bietet. Die Anregungen von Bailey (1960) Cloward (1952) u.a. ergaben ein Operatives Grundprogramm für die interkorporale Fusionsoperation:

Ausräumen der gestörten Zwischenwirbelscheibe von vorn oder vornseitlich – soweit nötig mit Reposition einer Verschiebung unter dem röntgenologisch kontrollierten Zug der Crutchfield-Klammer –, Entfernen der anliegenden Wirbelkörperabschlußplatten, Einbringen eines Knochendübels, der den Zwischenwirbelraum und damit auch die beiden Spinalwurzelkanäle (Zwischenwirbellöcher) leicht spreizt. Um möglichst baldige Stütz- und Übungsfähigkeit zu erreichen, sind gelegentlich metallische Fixationshilfen erforderlich. Der rasch einheilende Knochen führt zu dauerhafter fester Fusion: Stabilitis ossalis. (Die Einlagerung von Kunststoff, Knochenkitt – Palacos – kann gelegentlich hilfreich sein.) Gleichzeitig oder später hinzuzufügende *hintere Spondylodesen* kommen in Frage, wenn schmerzerzeugende arthrotische Zacken der Wirbelbogengelenke entfernt werden müssen.

An der *Halswirbelsäule* bestehen neben der Osteochondrosis oft stark ausgeprägte Unkovertebral- und Wirbelbogengelenkarthrosen, die das Zwischenwirbelloch und/oder den Durchtrittsraum der A. vertebralis so einengen, daß sie abgetragen werden müssen: *Unkoforaminektomie* nach Jung, ausführlich beschrieben durch Kehr et al. (1979) und Thomas (1979).

Eine Fusionsoperation ist entsprechend dem Operativen Grundprogramm (S. 377) anzuschließen.

Wirbelgleiten, Wirbelverschiebung

Bandscheibenzermürbung mit *Wirbelrückverschiebung* kommt häufig an der Halswirbelsäule vor. Sie kann neben ausstrahlenden Spinalwurzelschmerzen bleibende Schäden am Rückenmark hervorrufen, wenn arthrotische Zacken der Wirbelbogengelenke den Wirbelkanal zusätzlich einengen: *Kneifzangenmechanismus.* Die Operation mit vorderem und gelegentlich mit zusätzlichem dorsalen Zugang wird erforderlich: siehe Operatives Grundprogramm.

Bei *Spondylolysis/Spondylolisthesis,* bei Wirbelverschiebung nach vorn ohne Lysis (*Pseudospondylolisthesis*), bei *Retrolisthesis* werden Lendenwirbelsäule und Lumbosakralübergang immer interessantere Operationsgebiete. Ist eine Osteochondrosis interkorporalis mit stark schmerzerzeugender Lockerung im Spiel, bestehen Lähmungen, zeigen Röntgenkontrollen weitere Verschiebung, wird eine Fusionsoperation nach dem Operativen Grundprogramm dringend. Starke Beschwerden verlangen die Befreiung der Nervenwurzeln durch Fortnahme von Teilen des Wirbelbogens und der Wirbelbogengelenke. In diesen Fällen ist zusätzlich eine dorsale Spondylodese notwendig. Für hochgradige Gleitwirbel (*Spondyloptosen*) bietet jeder Fall ein eigenes operatives Problem (Goutallier 1977).

Skoliosen, Kyphosen, Kyphoskoliosen

Auf dem Gebiete der Rückgratverkrümmungen wurden in den letzten Jahrzehnten für *aufrichtend-stabilisierende Operationen* überraschend schnell neue Möglichkeiten geschaffen. Wie sich weltweit zeigt, ist hier für eine gut geschulte orthopädisch-chirurgische Operationsgruppe ein Aufgabengebiet erwachsen, das in gleicher Weise ausgereifte operativ-chirurgische wie in der Vor- und Nachbehandlung orthopädisch-konservative Maßnahmen einschließt. Zielke stellte 1978 eine Vortragsreihe zusammen: veröffentlicht 1978 in Band 72 der Buchreihe *Die Wirbelsäule in Forschung und Praxis.* Ihr kam die Aufgabe zu, die Verfahren von Dwyer, von Harrington und die Ventrale-Derotations-Spondylodese (VDS) in ihren Indikationen, ihrem technisch-operativen Vorgehen sowie in der Anwendung der verschiedenen metallischen Stabilisationshilfen gegeneinander abzuwägen.

Die großbogige *Bechterew-Kyphose* bringt für die korrigierend-stabilisierende Aufrichtungsoperation ihre besonderen Probleme: Brussatis (1981), Herbert auf der *78. Tagung 1961,* Junghanns (1968).

Spondylitis, Spondylodiszitis

Die Behandlung der *Spondylitis tuberculosa* war bis in die Mitte dieses Jahrhunderts fast ausschließlich konservativ: Geschichte bei Kastert (1957). Nach dem Zweiten Weltkrieg entstand die operativtuberkulostatische Herdtherapie mit Zugang von vorn oder seitlich. Die Einführung der neuen Antibiotika ermöglichte es, auch andere Infektionsherde der Wirbelsäule, darunter die *Spondylodiszitis,* nach denselben Grundsätzen zu behandeln. Als Fortschritt kam das Auffüllen der ausgeräumten Spondylitisherde mit Knochen hinzu. Im Weiterverlauf kann – unterstützt von metallischen Stabilisationshilfen – feste bindegewebige und/oder knöcherne Heilung folgen. Nicht immer läßt sich eine dorsale Spondylodese vermeiden.

Tumoren, Tumormetastasen

Eine radikale Therapie bösartiger Tumoren sowie deren Metastasen an der Wirbelsäule begann etwa 1960 mit dem Einbringen von Ersatzstücken. Leider war Száva (Rumänien) durch Reiseschwierigkeiten verhindert, darüber auf der *79. Tagung 1961* zu berichten. Liegen operativ zugängige *gutartige/ bösartige Tumoren* oder Metastasen vor, ist die vollständige Entfernung anzustreben. Wie der erfreulich selbstkritische Anhänger solcher Operationen Száva 1972 ausführt, sind aussichtsreiche Anfangserfolge gelungen. Zum Ausfüllen der Defekte und Abstützen der Wirbelsäule kommen metallische *Wirbelkörper oder Wirbeltotalprothesen* in Frage, unter Umständen auch Auffüllung mit Knochenzement. Art und Umfang der zusätzlich erforderlichen Stabilisierung müssen fallgerecht vorbereitet werden. Durch angepaßtere Ersatzteile und verfeinerte Operationsmethodik sind in Zukunft bessere Erfolge zu erwarten. Dazu berichten Hackel et al. auf dem *92. Kongreß 1975* und Muhr auf der *97. Kongreß 1980.*

Rückschau und Ausblick auf die zukünftige Entwicklung der Wirbelsäulenchirurgie

Im Laufe der vorgegebenen Berichtszeit entstand seit 1945 ein neues Gesicht der Wirbelsäulenchirurgie. Die frühere Zurückhaltung vor großen operativen Eingriffen wurde von bedeutenden Fortschritten abgelöst, die in den vorstehenden Texten erläutert sind. Kurz zusammengefaßt die wesentlichen Neuerungen:

a) Die früher häufig angewandte Entlastungslaminektomie und ebenso die dorsale Spondylodese sind seltener geworden. Denn der Zugang von vorn oder vorn-seitlich unmittelbar zur tragenden Wirbelkörper-Band-

scheiben-Reihe erleichtert das Entfernen von Knochenfragmenten, Band-
scheibenbröckeln, Tumoren, Entzündungsherden sowie das für die anzu-
schließende Fusionsoperation unerläßliche Einbringen von Knochen-
dübeln, Kunststoffen, metallischen Stabilisationshilfen. Die beschriebenen
Erfolge ermutigen zum Weiterschreiten in dieser Richtung.

b) Im Gegensatz zu den früher langdauernden postoperativen Liegezeiten mit anschließenden Korsettbehandlungen wird durch ein *Operatives
Grundprogramm* mit vorderem Zugangsweg ein für den Operierten persönlich und auch sozialmedizinisch wichtiger Erfolg erreicht, nämlich die unmittelbare Wiedererlangung der Stützfähigkeit des Organes Wirbelsäule
und seiner baldigen Bewegungsmöglichkeit.

c) Der *Prolapsus disci,* ein früher fast unbekanntes Krankheitsbild, führte nach 1945 zu einer sprunghaft ansteigenden Operationslawine. Bald gelang es, diese durch Klärung der Indikation auf das rechte Maß zurückzu-
führen und die Operationstechnik zu verbessern.

d) Die Entlastung des Druckes auf die Spinalwurzeln der Halswirbelsäule durch *Unkoforaminektomie* ist ein erfolgreiches Operationsverfahren
geworden.

e) Ein Sprung in Neuland ist die teilweise oder die vollständige Entfernung des tumorkranken Wirbels und der Ersatz durch *Endoprothesen* aus
Metall oder Kunststoff.

f) Für *Wirbelverschiebungen* sowie *Wirbelsäulenverkrümmungen* sind in
den letzten beiden Jahrzehnten zunehmend eingreifendere Operationsverfahren im Gebrauch. Hierbei bewährt sich – wie übrigens auch bei einigen
anderen Operationsverfahren der Wirbelsäulenchirurgie – die enge Zusammenarbeit zwischen Chirurgen, einschließlich Unfallchirurgen, Neurochirurgen, Orthopäden. In Zukunft werden sich Operationsgruppen aus besonders interessierten Vertretern der genannten Fachdisziplinen zusammenfin-
den müssen, um die noch erreichbaren weiteren operativen Fortschritte gemeinsam zu gestalten. Das Operative *Grundprogramm der interkorporalen
Fusion* wird mit operationstechnisch notwendigen Ergänzungen weiterhin
eine zentrale Rolle spielen.

g) Als neues operationstechnisches Verfahren hat die *Mikrochirurgie*
Eingang für gewisse Operationen, zum Beispiel bei Bandscheibenvorfall
und für den transpharyngealen Zugangsweg gefunden. Die Zukunft muß
lehren, welche Vorteile dieses Verfahren bringen kann.

h) Nicht zuletzt ist festzustellen, daß die *entscheidenden Grundlagen* für
die großen Fortschritte der Wirbelsäulenchirurgie in den letzten 50 Jahren
sich aus vielen Teilbereichen der Wissenschaft und aus praktisch-klinischen
Erfahrungen zusammengesetzt haben:

– neue Forschungsergebnisse der Pathoanatomie, Biomechanik, Biochemie
  in einem untrennbaren interdisziplinären Verbund, zu dem auch weitere

Forschungszweige (z. B. auf den Gebieten der Kunststoffe, der Metalle u. a.) gehören;

- aussagefähigere Röntgenologie, wie verfeinerte Myelographie und Szintigraphie, Diskographie, Angiographie, Computertomographie, Röntgenfunktionsaufnahme, Röntgenschrägschichtaufnahme;
- Erkenntnis, daß viele schmerzerzeugende, aber mit Erfolg operativ behandelbare Leiden von einem krankhaft oder traumatisch gestörten Bewegungssegment – bevorzugt von der Bandscheibe oder dem Wirbelbogengelenkpaar – ausgehen können.

Für die *Zukunft* erwartet die Chirurgie der Wirbelsäule von einer *verstärkten interdisziplinaren Zusammenarbeit* Anregungen zum Ausbau operativ-technischer Fortschritte.

Obwohl mit Wirbelendoprothesen aussichtsreiche Anfangserfolge erzielt werden konnten, fehlt noch die *Bandscheibenendoprothese*. Das Ziel für eine Ersatzbandscheibe muß sein, die komplizierten Funktionen der Bandscheibe im Rahmen des Bewegungssegmentes nachzuahmen, damit eine interkorporale Versteifungsoperation vermieden werden kann. Metallkugeln, die Fernström 1972 an der Lendenwirbelsäule als Ersatz für osteochondrotische oder traumatisch zerstörte Zwischenwirbelscheiben verwendete, bewährten sich nicht. Erforderlich dafür ist ein gelartiger Kunststoff als Gallertkern, der von Kunststoffasern in einer den Strukturen der Faserringlamellen angeglichenen Weise umgeben ist. Dazu sind die operativ-technischen Fragen der Verankerung der Ersatzbandscheibe in den knöchernen Randleisten beider anliegender Wirbelkörper zu lösen. Auch das Verankern einer Bandscheibenprothese zwischen einem knöchernen Wirbelkörper und einem aus Metall oder Kunststoff bestehenden Wirbelkörperersatz könnte eines Tages technisch-operative Probleme aufwerfen.

Kinderchirurgie

F. Rehbein

Die Kinderchirurgie ist ein Gebiet, das seit 1950 einen enormen Aufschwung erlebt hat. Schon vor dem 2. Weltkrieg gab es in Deutschland kinderchirurgische Abteilungen z.B. in München, Leipzig, Heidelberg, Hannover und Bremen. Die Eingriffe, die darin vorgenommen wurden, beschränkten sich auf die damals üblichen Operationen am Kind: Leistenbruch, Hodenretention, hypertrophische Pylorusstenose und Eingriffe ähnlicher Größenordnung. Wenn auch immer einmal ein überraschender Erfolg zu verzeichnen war, z.B. die erste erfolgreiche Operation einer Dünndarmatresie im Jahre 1911, noch dazu in Lokalanästhesie und mit Seit-zu-Seit-Anastomose, so wurde das eigentliche Neuland der Kinderchirurgie erst Ende der 30er Jahre und während des 2. Weltkrieges in den USA betreten. So darf man wohl das Datum der ersten gelungenen End-zu-End-Anastomose bei der Ösophagusatresie im Jahre 1941 als die Geburtsstunde der modernen Kinderchirurgie bezeichnen. Haight war nach einer Reihe von enttäuschenden Rückschlägen diese Pioniertat gelungen.

Ösophagusatresie

In der Bundesrepublik waren wir in der Zeit nach 1945 zunächst einmal damit voll ausgelastet, unsere Kliniken wieder arbeitsfähig zu machen. Etwa ab 1948 war es dann möglich, nach neuen Betätigunsfeldern Ausschau zu halten und zu versuchen, den Anschluß an die Entwicklung in den USA, in Schweden, England und der Schweiz zu gewinnen. Es hat dann noch drei weitere Jahre gedauert, bis ab 1951 Ösophagusatresien in der Bundesrepublik Deutschland erfolgreich operiert werden konnten. Es klingt heute schier unglaublich, daß wir die ersten Fälle noch ohne Intubation in Äthertropfnarkose operiert haben. Das war nur dadurch möglich, daß man extrapleural vorging.

Dazu wurde von einem rechtsseitigen Angelhakenschnitt aus paravertebral von der 2.–6. Rippe je ein 2 cm langes Stück reseziert. Entlang der Wirbelsäule ging man unter vorsichtigem Abschieben der Pleura in die Tiefe und suchte im Mediastinum den oberen Blindsack und das untere Ösophagussegment auf. Die Trachealfistel wurde verschlossen, und beide Ösophagussegmente wurden durch Einzelnähte vereinigt. Es gab damals noch kein atraumatisches Nahtmaterial und so war es unvermeidlich, daß jeder Stich vor allem in dem zarten unteren Speiseröhrensegment ein Loch hinterließ, von dem nicht selten eine Mediastinitis ausging, die zu einer Nahtinsuffizienz und damit zu einem letalen Ausgang führte. Statt des engen paravertebralen Zugangs, der nur wenig Bewegungsfreiheit ließ, gingen wir dann bald zu dem interkostalen Weg zwischen 4. und 5. Rippe über. Nach wie vor wurde größter Wert auf das extrapleurale Vorgehen unter sorgfältiger Schonung der parietalen Pleura gelegt. Das hatte den großen Vorteil, daß die zarte und verletzliche Lunge des Neugeborenen während der Operation wie von einem Plastikbeutel eingehüllt und geschützt war. Wenig später wurde dann mit dem Siegeszug der Thoraxchirurgie der transpleurale Weg der allgemein übliche mit dem Resultat, daß die Ergebnisse wieder schlechter wurden. Später sind wir dann, wie auch viele andere Kliniken, zu dem extrapleuralen Zugang zurückgekehrt.

Bei der Ösophagusatresie sind im Laufe der Jahre mit wachsender Erfahrung, insbesondere mit der Perfektionierung der Neonatologie, der Anästhesie und der postoperativen Intensivpflege, die Ergebnisse sehr viel besser geworden. Ein normal entwickeltes Neugeborenes übersteht heute im allgemeinen die Operation. Auch Frühgeborene überleben in steigendem Maße, während Kinder mit zusätzlichen schweren Mißbildungen (Herz, Duodenum, Analverschluß) nach wie vor gefährdet sind, aber auch in zunehmendem Maße überleben.

Das Ergebnis hängt auch von dem Befund im Speiseröhrenbereich selbst, insbesondere von der Distanz der Segmente ab. Bei größerem Abstand kann die ausgedehnte Mobilisierung des oberen Blindsacks oder die von Livaditis (1973) angegebene zirkuläre Myotomie noch eine Naht unter erträglicher Spannung ermöglichen. Wenn die Naht zu gefährdet erscheint, hat sich die Einlegung eines Plastikfadens bewährt. Entlang eines solchen Fadens bildet sich ein epithelisierter Kanal, der die Segmente verbindet und durch Bougierung geweitet werden kann. Besonders problematisch sind bis heute die Fälle, bei denen der Abstand mehrere Zentimeter beträgt. Das ist dann der Fall, wenn das untere Segment hypoplastisch geblieben ist und keine Fistelverbindung zur Trachea besteht. Über viele Jahre wurde in solchen Fällen nach präliminarer Anlegung einer Gastrostomie und einer zervikalen Ösophagostomie vom sechsten Lebensmonat ab eine Koloninterposition zur Überbrückung des Defektes vorgenommen. Die Begeisterung über diesen Fortschritt war zunächst sehr groß. Es zeigte sich aber, daß nach Jahren Veränderungen mit dem Kolontransplantat vorgingen (Dilatation, Siphonbildung, Passagestörungen, Entzündungen), die die Nahrungsaufnahme erschwerten und gelegentlich schwierige Nachoperationen erforderlich machten. Es bedeutete daher einen großen Fortschritt, als Howard und Myers 1965 durch systematische Bougierungen eine so erhebliche Elongation des oberen Segmentes erzielen konnten, daß vielfach eine direkte Anastomose möglich wurde. Auch die schon erwähnte zirkuläre Myotomie des oberen Segmentes kann zur weiteren Verringerung des Abstandes beitragen. Die Einführung von Metalloliven und die nahtlose Vereinigung der Segmente durch allmähliche Annäherung dieser Oliven stellte einen weiteren Schritt in dem Bestreben dar, die Kolontransplantation ganz auszuschalten oder auf Extremfälle zu begrenzen.

Die weitere Entwicklung der Kinder mit operierter Speiseröhrenatresie hat gezeigt, daß anfängliche Schluckschwierigkeiten allmählich verschwanden, diese Kinder ein völlig normales Leben führen können und nur noch durch die Operationsnarbe daran erinnert werden, daß in ihrer frühesten Kindheit einmal ein lebensnotwendiger Eingriff erfolgt war.

Hiatushernie, Kardiainsuffizienz

In den 50er und 60er Jahren gab es eine große Zahl von Säuglingen, bei denen eine Speiseröhrenstenose bestand. Diese Stenosen waren narbig derb und gelegentlich auch langstreckig. Sie waren die Folge massiver Refluxosophagitiden bei angeborener Hiatushernie und damit verbundener Schlußunfähigkeit der Kardia. Auch eine Kardiainsuffizienz allein ohne eine gleichzeitige Hiatushernie kann im frühen Säuglingsalter zu Gedeihstörungen, Bronchitiden, Refluxösophagitiden und zu peptischen Strikturen führen. Die Behandlung einer solchen Situation, die es heute glücklicherweise kaum mehr gibt, ist immer schwierig und langwierig. Es mußten die Striktur durch wiederholte Bougierungen gedehnt und Hernie und Reflux operativ behoben werden. Allmählich stellte sich jedoch heraus, daß man eine Kardiainsuffizienz und auch leichtere Formen der Hiatushernie durch eine systematische, schon in den ersten Lebenswochen begonnene Lagerungsbehandlung zur Heilung bringen kann. Erst wenn sich durch Ösophagusmanometrie, pH-Metrie und Ösophagoskopie herausstellt, daß die Kardiainsuffizienz bestehen bleibt und die Refluxösophagitis nicht verschwindet, steht die Frage einer Antirefluxoperation zur Diskussion. Dadurch hat dieses Krankheitsbild viel von seiner bedrückenden Schwere verloren.

Kongenitale Duodenal- und Dünndarmverschlüsse

Eine deutliche Wende hat sich auch bei der Behandlung der angeborenen Duodenal- und Dünndarmverschlüsse ergeben. Bei den Duodenalstenosen, die durch Malrotation und kongenitale schnürende Adhäsionen bedingt sind, setzte in den USA schon 1932 seit Bekanntwerden der Ladd-Operation ein Wandel ein. Die Einsicht in die Entstehung und Vielfalt dieser Drehungsfehler wurde erst durch die grundlegende Monographie von Grob (1953) über die Darmlageanomalien im deutschsprachigen Raum erbracht. Bei der Operation wird der immer vorhandene Volvulus detorquiert, und die strangulierenden Bänder werden durchtrennt. Der Darmsitus als solcher wird belassen. Vor wenigen Jahren wurde jedoch an der Tübinger Kinderchirurgischen Klinik eine Operationstechnik mit dem Ziel, den Darmsitus zu normalisieren und dadurch ein Volvulusrezidiv unmöglich zu machen, entwickelt (Schweizer 1981).

Die Behandlung von Duodenalverschlüssen aus anderen Ursachen (Pancreas anulare, Atresie, Membran) trat bei uns erst nach den 40er Jahren in ein entscheidendes Stadium. Bei dem relativ häufigen Pancreas anulare und der Atresie führte die Duodeno- Duodenostomie mit Gastrostomie in einem großen Teil der Fälle zum Erfolg. Die Gastroenterostomie, die früher als Umgehungsanastomose empfohlen wurde, ist beim Kind völlig aufgegeben worden. Bei Membranverschlüssen setzte sich die Exzision des Diaphragma vom eröffneten Duodenum aus gegenüber der Anastomose durch. Auch hier trug eine zusätzliche Gastrostomie wesentlich zum Erfolg bei.

Durch Verfeinerung der Anästhesie, der intravenösen Langzeiternährung und unter apparativer Überwachung ist es heute möglich geworden, auch sehr untergewichtige Frühgeborene nach der Operation über die kritische Zeit hinweg zu bringen. Der weiteren Entwicklung sind jedoch durch Kombination mit anderen Anomalien (Down-Syndrom, Herzfehler, Speiseröhren- und Analverschlüsse) Grenzen gesetzt.

Dünndarmatresien

Ebenso problematisch war die Behandlung der angeborenen Dünndarmatresien. Wenn man bei der Laparotomie den gewaltigen Kaliberunterschied zwischen dem proximalen Schenkel und dem durch die Atresie funktionslos gebliebenen distalen Darmschenkel sieht, mag auf den ersten Blick eine Vereinigung unmöglich erscheinen. Neben manchem anderen lag in der technischen Schwierigkeit, den enormen Kaliberunterschied zu überwinden, auch die Ursache für die bei uns in der Bundesrepublik anfangs schlechten Ergebnisse. In den 50er Jahren wurden wiederholt beide Darmschenkel als Enterostomien aus der Bauchdecke herausgeleitet. Durch diese Entlastung bildeten sich Dilatation und Wandhypertrophie des oberen Schenkels zurück. Gleichzeitig war es möglich, durch Inbetriebnahme des distalen Schenkels eine gewisse Dilatation zu erzielen. Dieses an sich einleuchtende Vorgehen war aber in der Praxis mit vielen Komplikationen behaftet und wurde zugunsten der direkten Anastomose aufgegeben.

Die primäre direkte Anastomose ist in solchen Fällen dem Druck des Darminhaltes, insbesondere der Gase ausgesetzt. Setzt dieser Druck sofort nach der Operation ein, so kann die Anastomose zwischen den Einzelnähten nachgeben und undicht werden. Oder es kommt im Anastomosenbereich zur Abknickung und damit zur Aufhebung der Passage. Bei der lange Zeit beliebten Seit-zu-Seit-Anastomose droht das blind-loop-Syndrom und hat verschiedentlich schon zu späteren Nachresektionen Anlaß gegeben. Mit diesen Komplikationen wurden wir schrittweise fertig. Von dem proximalen Darmabschnitt wurden die untersten 12–15 cm, in denen Dilatation und Wandverdickung am stärksten ausgeprägt waren, reseziert. Allein dadurch und durch eine zusätzliche Wandexzision wurden die unterschiedlichen Lumina weitgehend einander angeglichen. Am Beginn des distalen Schenkels wurde durch entsprechende Schnittführung (schräge Anfrischung, Längsspaltung an der antimesenteriellen Seite) eine gewisse Lumenerweiterung erzielt, so daß dadurch eine End-zu-End-Anastomose noch zusätzlich erleichtert wurde. Intraluminäre Darmschienungen der verschiedensten Art brachten noch eine weitere Verbesserung der Ergebnisse. Sie werden aber heute nicht mehr von allen Kinderchirurgen für notwendig gehalten.

Erfreulich ist, daß die Kinder mit Dünndarmatresien selten Anomalien anderer Organsysteme haben und meist auch normalgewichtig sind. So ist bei vielen die Ausgangslage günstig, besonders dann, wenn die Diagnose frühzeitig gestellt wurde. Das ist aber glücklicherweise ebenso wie bei den Duodenalverschlüssen heute der Fall und mit einer Abdomenleeraufnahme auch leicht möglich.

Ausgedehntere Darmresektionen werden erforderlich, wenn multiple Atresien vorliegen. Wenn weniger als 1 Meter Dünndarm verbleibt, haben wir das Kurzdarmsyndrom. Noch häufiger ist es die Folge eines Volvulus des gesamten Dünndarms mit ausgedehnter Darmnekrose. Die Behandlung solcher Säuglinge stellt ein großes Problem dar. Obwohl durch intravenöse Zufuhr von Nährstoffen und Elektrolyten über lange Zeit das Leben erhalten werden kann, gestaltet sich der Nahrungsaufbau schwierig, und das Leben dieser Kinder ist durch Neigung zu Darmkomplikationen und zu Infektionen ständig bedroht.

Megakolon kongenitum (Hirschsprung)

Ein totaler Wandel hat sich nach 1948 in der Behandlung der Hirschsprungschen Krankheit ereignet. Daß die Hirschsprungsche Krankheit mit einer Aganglionose des distalen Dickdarms verbunden ist, war schon kurz nach der Jahrhundertwende erkannt worden. Jedoch erst 1948 wurde durch Swenson erwiesen, daß durch Resektion des aganglionären Dickdarm- und Rektumabschnittes die Krankheit beseitigt werden konnte. Ich habe noch

die Zeit miterlebt, wo Grenzstrangresektionen und Resektion des N. präsa-
kralis unser einziges Rüstzeug bei der Behandlung des angeborenen Megakolon waren. Die Einführung dieser segensreichen Rektosigmoidektomie
ließ uns alle aufatmen. In der Folgezeit wurde dieses Verfahren modifiziert.
Heute hat der Kinderchirurg die Wahl zwischen vier Operationsverfahren,
die sich z.T. nicht unwesentlich unterscheiden. Die Entwicklung hat aber
gezeigt, daß sich mit jeder dieser Methoden gute Resultate erzielen lassen.
In Deutschland ist die abdominelle Resektion (anterior resection) am weitesten verbreitet. Bei ihr wird ein kleines Stück des aganglionären Rektums
belassen. Die Erfahrung hat gezeigt, daß dadurch keinerlei Entleerungsstö-
rung des Darmes bedingt ist. Es hat sich dabei aber auch ergeben, daß die
Hirschsprung-Krankheit immer mit einer Öffnungsschwäche des Sphinkter
ani, mit einer Sphinkterachalasie verbunden ist. Gegen diese Öffnungsschwäche muß zusätzlich zu der Resektion etwas getan werden. Meist genügt eine einmalige oder einmal wiederholte kräftige Sphinkterdehnung,
um eine geregelte Entleerung für ständig zu garantieren. Nur in einzelnen
hartnäckigen Fällen kommt zusätzlich eine Exzision aus dem M. sphinkter
ani int. in Betracht.

Mit der Entwicklung der Operationstechnik kam es auch zu einer Verbesserung der Diagnostik. Früher waren wir neben dem klinischen Bild allein auf die Röntgendarstellung des Enddarms mit Kontrastmittel angewiesen. Der Pathologe benötigte damals zur histologischen Sicherung der
Aganglionose noch ein Exzisat aus der Rektumhinterwand, das alle Schichten enthalten mußte. Seit mehr als zwei Jahrzehnten haben wir in der Feststellung einer Erhöhung der Azetylcholinesterase in der Rektumschleim-
haut ein Diagnostikum von großer Einfachheit und hoher Zuverlässigkeit.
Die dazu erforderliche winzige Schleimhautbiopsie hat die frühere Exzision
aus der Wand völlig überflüssig gemacht. Schon in den ersten Lebenstagen
kann auf diese Weise ein klares Bild gewonnen werden. Auch die mano-
metrisch feststellbare Öffnungsschwäche des Sphinkter internus ist ein
brauchbares Mittel zur Diagnostik. Insbesondere lassen sich damit Fälle
von idiopathischem (psychogenem) Megakolon von einer echten Aganglionose abgrenzen.

Große Nachuntersuchungsserien haben gezeigt, daß das operativ erzielte Ergebnis über viele Jahre stabil geblieben ist. Voraussetzung für den Erfolg ist jedoch eine verständnisvolle Mithilfe der Eltern insbesondere in der
an die Operation anschließenden Zeit zu Hause.

Angeborene Anal- und Rektumverschlüsse

In der Behandlung der angeborenen Anal- und Rektumverschlüsse
herrschte noch in den 40er Jahren große Unsicherheit. Vielfach wurde noch
die Suche nach dem blinden Darmende durch Zugang vom Damm aus vor-

genommen. Das Ergebnis haben wir älteren noch alle in schrecklicher Erinnerung: Unnachgiebige Narbenstenosen, Bestehenbleiben der rektourethralen Fistel mit ihren deletären Folgen für die Harnwege und Stuhlinkontinenz. Vielfach endete die Behandlung mit dem Anlegen eines Anus praeter als Dauerzustand.

Mit dem Übergang zum abdomino-perinealen Durchzugsverfahren wurde es möglich, die fast immer gleichzeitig vorhandene rektourethrale oder rektovaginale Fistel aufzusuchen und zu verschließen. Die funktionellen Ergebnisse hinsichtlich der Stuhlkontrolle ließen aber noch zu wünschen übrig. Das hing natürlich damit zusammen, daß einmal der Sphinkterapparat offensichtlich anlagemäßig hypoplastisch ist. Das ist eine gegebene Größe, an der wir nichts ändern können. Es wurde aber bald klar, daß das Operationsverfahren insofern noch Fehler enthielt, als der Durchzug nicht immer innerhalb der Puborektalisschlinge erfolgt war. Das ist jedoch die unabdingliche Voraussetzung dafür, daß die Schlinge bei dem Schlußmechanismus wirksam werden kann. Der andere Grund war, daß mit dem Herauslösen des Rektumblindsacks aus dem Becken die vegetative Nervenversorgung des Darmendes unterbrochen wurde.

Beide Fehler konnten durch systematische Verbesserung der Operationstechnik behoben werden. Die Mitte der Puborektalisschlinge läßt sich bei der Operation eindeutig indirekt lokalisieren. Wenn man den Durchzug dicht hinter der mit einem Katheter versehenen Harnröhre (oder mit einem Hegar-Stift versehenen Vagina) vornimmt, hat man die Gewähr, innerhalb der Puborektalisschlinge durch den Beckenboden zu kommen. Bei der hohen supralevatorischen Atresie wird die Lokalisierung der Mitte der Schlinge von einem zusätzlichen sakralen Hilfsschnitt aus vorgenommen. Auch hierbei kommt es nicht darauf an, die Schlinge etwa optisch sichtbar darzustellen. Das würde viel zu traumatisierend werden. Es genügt auch hier, sich an der Harnröhre oder Vagina zu orientieren und dicht an deren Hinterwand entlang den Kanal für den Durchzug zu schaffen.

Die Erhaltung der Nervenversorgung des Enddarms ist möglich, wenn die Muskulatur der Rektumwand und des Blindsackes in situ verbleibt und nur die Schleimhautauskleidung herausgelöst wird. Das Ergebnis hinsichtlich der Kontinenz ist nach dieser Weiterentwicklung der Technik sehr viel besser geworden. Oberstes Gebot bei der Operation der angeborenen Analverschlüsse ist es geworden, technisch so schonend vorzugehen, daß nichts von den vorhandenen, wahrscheinlich hypoplastischen, aber zur Kontinenz vielleicht gerade eben ausreichenden Sphinkterstrukturen zerstört wird.

Kontinenzverbessernde Eingriffe

Bei Fällen, wo das Ergebnis nicht befriedigt, können noch entscheidende Verbesserungen der Kontinenz erzielt werden. Mit der Grazilisverpflanzung in ihrer originellen Form nach Pickrell oder in einer ihrer Modifikationen konnten schon erstaunliche Ergebnisse erzielt werden. Sie wird in den letzten Jahren mehr und mehr durch die Verpflanzung denervierter Skelettmuskeln oder durch Umschlingung des Darmendes mit einem demukosierten Darmsegment abgelöst. Die so verpflanzte Ringmuskulatur des Darmes ist offenbar imstande, Anschluß an das vorhandene Nervennetz zu finden und eine brauchbare Schlußfunktion zu entwickeln. Die ersten Berichte über Erfolge mit diesem Vorgehen sind jedenfalls recht ermutigend.

Tiefe weibliche Analatresie mit anovestibulärer Fistel

Bei der tiefen Analatresie der Mädchen mit anovestibulärer Fistel schien die einfache Eröffnung des Rektumblindsacks durch Inzision der Dammhaut nach hinten (Cut-back-Operation nach Browne) eine brauchbare Lösung zu sein. Da der Sphinkterapparat in solchen Fällen nicht beeinträchtigt ist, wird das Ergebnis hinsichtlich der Kontinenz praktisch immer sehr gut. Das kosmetische Ergebnis war allerdings immer sehr unbefriedigend. Die Trennwand zwischen Rektum und Vagina, der vordere Damm, wuchs nicht, wie man erwartet hatte, herunter, sondern blieb kurz. Die Folge war, daß Vaginalöffnung und Analöffnung sehr nahe beieinander lagen und auch später der Anus in das äußere Genitale gewissermaßen mit einbezogen zu sein schien. Ein solches Ergebnis konnte dadurch vermieden werden, daß in einer zweizeitigen Operation zunächst der Analblindsack geöffnet und dann die Anovestibularfistel geschlossen wurde. Dadurch gewinnt das äußere Genitale einen normalen Aspekt.

Gallengangsatresie

Ein problematisches Gebiet ist die angeborene Gallengangsatresie geblieben. Die Fälle, bei denen ein extrahepatischer Verschluß des Ductus choledochus oder des Ductus hepaticus und damit ein operativ gut korrigierbarer Befund vorliegt, sind extrem selten. In der Mehrzahl handelt es sich um eine intrahepatische Atresie, die Teile oder auch das gesamte Gangsystem betrifft. Mit dem Aufkommen der Hepatiko-Jejunostomie nach Kasai schien der richtige Weg gefunden zu sein. Die Methode breitete sich auch bei uns schnell aus, und die Frühergebnisse waren insofern ermutigend, als in der Tat gleich nach der Operation Gallefluß einsetzte. Früher oder später wurde die Gallesekretion jedoch geringer oder versiegte schließlich ganz. Auch Revisionsoperationen konnten an dieser Tatsache kaum etwas ändern. Einzig in Japan gibt es größere Zahlen überlebender Kinder. Das Spätergebnis ist aber vielfach durch Leberzirrhose und Blutung aus Öso-

phagusvarizen belastet. Nach unserer heutigen Auffassung kann die Hepatiko-Jejunostomie die Zeit überbrücken, bis die Möglichkeit einer Lebertransplantation gegeben ist. Insofern ist der Eingriff indiziert und sollte
möglichst vor Abschluß des zweiten Lebensmonats gemacht werden.

Choledochuszyste

Viel erfreulicher dagegen hat sich die Behandlung der Choledochuszyste
entwickelt. Von den in früheren Jahren üblichen Anastomosen der Zyste
mit dem Duodenum oder einer Roux-Y-Schlinge sind wir ganz abgekom-
men. Das Belassen des Sackes birgt das Risiko der Gallestauung und der
aszendierenden Infektion in sich. Die totale Exstirpation der Zyste, die in
den 50er Jahren noch als Eingriff mit sehr hohem Risiko angesehen wurde,
hat sich heute als Operation der Wahl durchgesetzt. Gleichzeitig wird die
meist stark dilatierte und wandverdickte Gallenblase mit herausgenom-
men. Es folgt eine Hepatiko-Jejunostomie über eine Roux-Y-Schlinge. Bei
systematischem Vorgehen kann die Exstirpation der Zyste ohne Gefährdung der Pfortader und der Lebergefäße erfolgen. In besonders günstigen
Einzelfällen ist es sogar gelungen, den Stumpf des Ductus cysticus mit der
Papilla Vateri zu anastomosieren.

Zusammenfassung

Ich habe Fragen aus der Chirurgie des kindlichen Verdauungskanals als
Beispiele ausgewählt und an ihnen den Wandel dargestellt, der sich in der
Kinderchirurgie in etwas mehr als drei Jahrzehnten vollzogen hat. Man
könnte noch weitere Gebiete anführen, die an dem Wandel in der gleichen
Weise beteiligt sind. Z. B. die Kinderurologie oder das Vorgehen bei der
Meningomyelozele und dem Hydrozephalus. Das würde aber den gegebe-
nen Rahmen überschreiten.

Dieser Beitrag kann nur eine momentane Standortbestimmung sein.
Auf vielen Gebieten geht die Entwicklung weiter. Noch sind nicht alle
Möglichkeiten ausgeschöpft. Neue Perspektiven künden sich bereits an,
z. B. intrauterine Eingriffe. Die Grenzen sind durch schwere Kombinations-
mißbildungen oder ganz erhebliche Unreife des Kindes gesetzt.

Strukturwandel der Chirurgie

M. Allgöwer

Im April 1945 näherte sich der Schreibende etwas zögernd und voller Bange dem damaligen Bürgerspital Basel, um seine Ausbildung zum Chirurgen zu beginnen. Es war dies zur Zeit einer erschütterten und erschütternden Weltszene. Die nicht immer satten, aber doch in ungestörtem, bürgerlichem Frieden lebenden Basler erlebten genau in jenen Tagen durch einige verirrte Bomben einen kleinen Teil dessen, was unsere Nachbarschaft in so erschütterndem Ausmaß durchlitten hatte. Physische Strukturen der Städte und geistige Strukturen der Universitäten jenseits der Grenzen schienen so weitgehend zerstört und in Frage gestellt, daß wohl niemand an das Wunder eines raschen Wiederaufbaus zu glauben wagte. Wiederaufbau und sogar Weiterbau städtischer Strukturen wie auch universitärer Institutionen sind dann aber doch in unglaublich kurzer Zeit Wirklichkeit geworden. Wenn die Schweiz von den Vorteilen ihrer Neutralität profitieren konnte, so war andererseits die Motivation zur Erneuerung und zum Weiterbau weniger dringend. In dem im großen Maße verwüsteten Deutschland hat eine weit stürmischere Nachkriegsentwicklung eingesetzt – mit all ihren positiven und negativen Seiten.

Der Wiederaufbau des Gesundheitswesens wurde sehr reformfreudig in Angriff genommen, wobei die Entwicklung nicht ohne vermehrtes Eingreifen der „Öffentlichen Hand" – sprich Politik – vor sich gehen konnte. Dies ist an sich nicht verwunderlich. Während in der Industrie Rationalisierungsmaßnahmen ein immer größeres Produktionsvolumen pro menschliche Arbeitsstunde ermöglichen, ist dies im Gesundheitswesen nicht nur unmöglich, sondern zum Teil sogar geradezu umgekehrt. Zumindest 70% der Spitalausgaben sind durch Personalkosten bedingt. Aus der Natur der Sache bedingen die aufwendigen Untersuchungen und Behandlungsmethoden der Neuzeit einen immer größeren Stab hochqualifizierten Personals.

Beispielhaft sei erwähnt, daß bei meinen Eintritt in das traditionsreiche Basler Bürgerspital 8 Assistenten, 2 Oberärzte und 1 Chef mit einem nebenamtlichen Urologen die gesamte chirurgische Arbeit besorgten. Heute sind es 95 Ärzte der Chirurgie, nebst rund 20 Anästhesisten für ein Krankengut, das sich vielleicht um den Faktor 2–3 erhöht hat – allerdings mit ungleich mehr sogenannter Großchirurgie. Eine ähnliche Personalvermeh-

Tabelle 1. Trends der Totalausgaben des Gesundheitswesens in Prozenten des Bruttosozial-produktes (Aus: Maxwell, R. J.: Health and Wealth, Lexington Books 1981)

	Australia[b]	Canada	France	West Germany	Italy	Netherlands	Sweden	Switzerland	United Kingdom	United States
1950		4.0	(3.4)				3.4		3.9	4.5
1955		4.3	(4.5)			(4.0)	4.1		3.4	4.4
1960	(5.0)	5.6	(4.7)			(4.5)	4.7		3.8	5.3
1965	(5.2)	6.1	(5.8)		(5.0)	(5.3)	5.6	(3.8)	3.9	6.2
1970	5.5	7.1	6.4	6.4	(6.1)[b]	6.3	7.4		4.3	7.6
1975	7.0	7.1	7.9	9.4	7.1	8.1	8.5	6.9	5.5	8.6
1977	(7.9)	7.1	7.9	9.2	6.4	8.2	9.8	6.9	5.2	8.9
1978	8.0		8.2	9.2					5.2	8.9
1979			8.4						5.2	9.0

Tabelle 2. Ausgaben des Gesundheitswesens in Prozenten zum Bruttosozialprodukt in Relation zum Bruttosozialprodukt pro Kopf (USA 1929–1977) (Aus: Maxwell, R. J.: Health and Wealth, Lexington Books 1981)

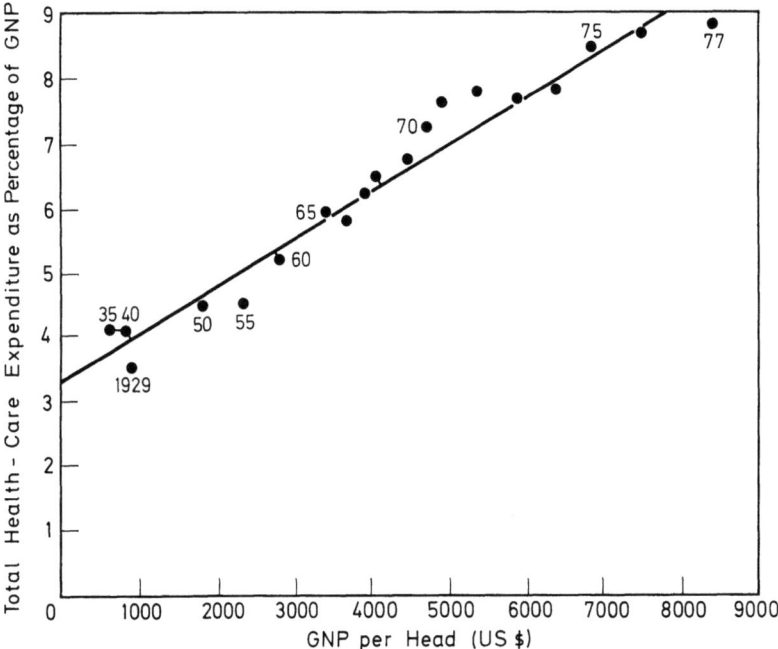

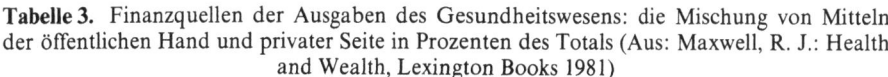

Tabelle 3. Finanzquellen der Ausgaben des Gesundheitswesens: die Mischung von Mitteln der öffentlichen Hand und privater Seite in Prozenten des Totals (Aus: Maxwell, R. J.: Health and Wealth, Lexington Books 1981)

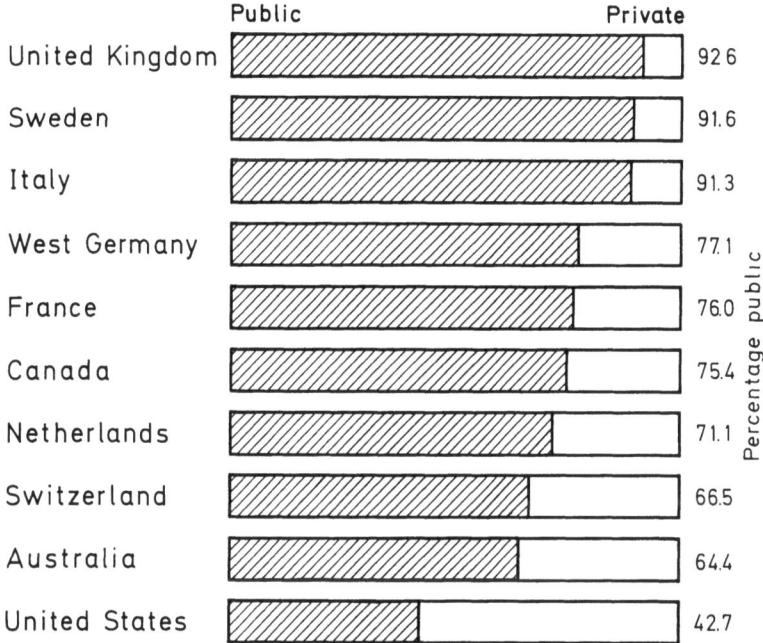

rung war auch in den anderen Sektoren des Spitalwesens (und der gesamten Gesundheitsdienste!) erforderlich.

Projiziert man diese Zahlen auf eine größere Anzahl von Spitälern, so ist unschwer zu verstehen, warum die Medizin einen größeren Anteil des Sozialproduktes beanspruchen muß, insbesondere die in ihrer Infrastruktur aufwendige Chirurgie. Drei Tabellen aus *Health und Wealth* von Maxwell sind in dieser Hinsicht besonders instruktiv, zeigen sie doch einerseits das weltweite Ansteigen des Anteils des Gesundheitswesens am Sozialprodukt, aber auch die sehr großen Unterschiede von Land zu Land. Von 91% staatlicher Kostenbeteiligung in England geht es hinunter zu 42% in den Vereinigten Staaten. Eindeutig ist, daß Deutschland und die Vereinigten Staaten in den Aufwendungen für das Gesundheitswesen – bezogen auf das Bruttosozialprodukt – an vorderster Stelle stehen. In Deutschland ist aber der Anteil öffentlicher Mittel wesentlich höher als in den Vereinigten Staaten.

Die Kehrseite überwiegend staatlicher Finanzierung ist das unvermeidliche Primat der Politik und die Gefahr der Irreversibilität solcher Abhängigkeiten. Sie haben sich auf die Struktur des gesamten Gesundheitswesens und sicher nicht zuletzt auch auf diejenige der chirurgischen Zentren ausgewirkt und dem Gefühl von „Ausgeliefertsein" der Ärzteschaft Vorschub geleistet. Obwohl nicht spezifisch für die Chirurgie, hat es in letzter Konsequenz zu der Ungeheuerlichkeit einer Selektion Intellektueller durch das Los geführt, weil Selektion nach Fähigkeit und Leistung teils aus falschem „Antistreßdenken", eher aber aus politischem Zynismus verteufelt werden mußte.

Bei einem weitgehend durch öffentliche Mittel getragenen, aufwendigen Gesundheitssystem läßt öffentliche Kritik nicht auf sich warten, und es ist nicht verwunderlich, daß die Kritik vor allem den anscheinend besonders teuren Chirurgen gilt, auch wenn ihre Einkünfte zum kleineren Teil aus öffentlichen Mitteln stammen.

Die Ärzte – nicht zuletzt die Chirurgen – werden der Angriffe müde, und so scheint mir im letzten Dezennium eine unheilvolle „Strukturveränderung der chirurgischen Mentalität" vor sich zu gehen, der unbedingt Einhalt geboten werden muß. Gemeint ist ein gewisser Fatalismus gegenüber anscheinenden Unvermeidlichkeiten und Zwängen der modernen Sozialentwicklung.

Wir müssen wieder lernen, an unsere Aufgabe und unsere freiheitliche Verpflichtung zu glauben. Wenn wir dem Fatalismus als schlechtem Ratgeber den Rücken zu kehren wagen, so werden wir sehen, daß er in dem von sehr vielen akzeptierten Ausmaß überhaupt nicht berechtigt ist.

Neben dem „Zerfallsfatalismus" bedroht eine unechte Antithese die Arbeitsmoral und die Struktur unserer größeren Spitäler und insbesondere die der Universitätskliniken. Falsche Propheten wollen uns und unsere Patienten glauben machen, daß Humanität und naturwissenschaftlich orientierte ärztliche Grundhaltung unvereinbar seien. Das Gegenteil ist wahr. Wir brauchen nicht vom einen mehr und vom anderen weniger, sondern von beidem sehr viel. Liebe zum Mitmenschen und damit warme Hinwendung zu den mannigfachen Problemen und Ängsten des Patienten ist Grundlage unseres ärztlichen Handelns und sorgt für die Humanisierung des viel diskutierten Betriebsklimas. Sie ersetzt aber in keiner Weise die gründliche Schulung und das stetige Weiterlernen der wissenschaftlichen Grundlagen und des technischen Know-hows mit der zu ihrer Anwendung notwendigen Infrastruktur. Schließlich ist die Medizin und insbesondere die Chirurgie erst in den vergangenen 100 Jahren – also im Zuge der allgemeinen naturwissenschaftlichen Fortschritte – zu einer wirklich nützlichen und nicht nur begleitenden Helferin des somatisch Kranken geworden.

Bildungslücken in meiner „Humanitas" haben immer nur mich persönlich ge- und betroffen, Wissenslücken dagegen meine Patienten und auch gelegentlich meine Fähigkeit, den Fortschritten der modernen Medizin verstehend und verarbeitend zu folgen.

Ehrliche Statistiken und Qualitätskontrolle helfen unserem Patienten mehr als Gefühlsduselei. Ein ganz positiver Strukturwandel der letzten 20 Jahre ist sicher die erhöhte Bereitschaft zum offenen Gespräch über Erfolge und Mißerfolge – also Qualitätskontrolle –, wobei solche Gespräche nicht nur Ärzte, sondern alle Dienstzweige einschließen.

Die sichtbarste Strukturwandlung hat – bei oberflächlicher Betrachtung – die Spezialisierung verschiedener chirurgischer Fachrichtungen ergeben. Allerdings gab es die heute bestehenden chirurgischen Spezialrichtungen in ihren Ansätzen schon 1943, nämlich Orthopädie, Neurochirurgie, Kinderchirurgie, Urologie und plastische Chirurgie. Dominierend war aber doch die sehr breite allgemeine Chirurgie mit ihren Schwergewichten der viszeralen Chirurgie, der endokrinen Chirurgie, der Weichteilchirurgie, der Lungenchirurgie und der Chirurgie des Traumas.

Die chirurgischen Spezialfächer haben sich vermehrt profiliert. Die Orthopädie ist aus ihrer fast rein konservativen Haltung zu einem ausgesprochen operativen Fach geworden und hat in vielen Ländern auch die Behandlung der Frakturen übernommen, indem sie sich als umfassende Chirurgie des Bewegungsapparates verstehen möchte.

Problematisch ist in den letzten 20 Jahren das Selbstverständnis und die Struktur der allgemeinen Chirurgie geworden. Wie weit soll und darf sie sich weiter unterteilen und wo ist ihr „Existenzminimum"?

Verschiedene Tendenzen der Fragmentation der allgemeinen Chirurgie sind sichtbar und zum Teil wirksam geworden.

Das ist einmal die Tendenz, gewisse Organsysteme von der Diagnose bis zur chirurgisch therapeutischen Konsequenz in eine Hand zu nehmen. Als Beispiel seien die Gastroenterologie, die Lungenchirurgie oder die Endokrinologie genannt, bei denen an einzelnen Zentren die pathophysiologische Forschung, die Diagnostik und auch die Chirurgie des gesamten Organsystems oder auch nur von Teilen desselben durch das gleiche Chirurgenteam durchgeführt wird. Nicht ganz zu Unrecht sagt der operierende Chirurg, daß er zumindest die diagnostische Endoskopie aus lokalisatorischen Gründen und zum Zwecke der Operationsplanung selber durchführen möchte.

Diese Entwicklung schafft zwei Probleme, die einen Grundsatzentscheid erfordern. Zum einen ist es die Frage, ob wirklich Diagnostik und „aggressive" chirurgische Therapie mit ihrer gelegentlich schwierigen Indikation durch eine Fachrichtung erfolgen soll. Gibt es nicht eine internistische und eine chirurgische Denk- und Handlungsart, die vielleicht dem Patienten einen sichereren Entscheid ermöglicht, als wenn auf diese interdisziplinäre Zusammenarbeit und Kontrolle verzichtet wird? Zum anderen bedeutet diese Entwicklung das Ende der allgemeinen Chirurgie, d.h. ihre Auflösung in Einzelspezialitäten mit fatalen Folgen für den allgemeinen Ausbildungsgang junger Chirurgen.

Interessant sind einige Aspekte der Entwicklung in dem jungen Fach der Herzchirurgie. An fast allen größeren chirurgischen Zentren hat sich heute ein spezialisiertes Team für die Herz-, gelegentlich auch für die

Herz-, Thorax- und Gefäßchirurgie herausgebildet. Von der Dienstleistung sowie auch von der Pathophysiologie her darf die Herzchirurgie sicher eine Sonderstellung beanspruchen und braucht ihre Spezialisten.

Etwas fraglicher ist dies für die Lungenchirurgie und für die Gefäßchirurgie. Allerdings hat sich die Lungenchirurgie außerordentlich stark gewandelt, indem das Primat der Tuberkulosebehandlung heute weit in den Hintergrund getreten ist, um systematischer Tumorabklärung Platz zu machen. Die Lungenchirurgie kann durchaus von Thoraxchirurgen durchgeführt werden, aber die Verantwortung für die Ausbildung des Allgemeinchirurgen bleibt ein wichtiges Anliegen. Eine spezialisierte Gefäßchirurgie – sie hat sich nur an wenigen Orten wirklich zum eigenen „Fach" entwickkelt – dürfte schon fraglich sein, abgesehen davon, daß sicher mancherorts ein „vollamtlicher Gefäßchirurg" Dienstleistung und Forschung sehr befruchten kann. Seine Ergebnisse und Techniken sollten aber dem Allgemeinchirurgen immer wieder vermittelt und von ihm angewendet werden können.

Die Faszination, welche die Herzchirurgie vor rund zwei Dezennien ausübte, hat viele, heute an führender Stellung tätige Chirurgen in ihrer Entwicklung stark beeinflußt. Ja, es gab eine Zeit, in der Herzchirurgie geradezu eine Voraussetzung für ein chirurgisches Ordinariat darzustellen schien. Von den heutigen Ordinarien, die diesem mehr als verständlichen Trend gefolgt sind, ist aber heute kaum mehr einer in der Lage, seine Verpflichtungen als Vorsteher einer Universitätsklinik mit der Ausübung täglicher, anstrengender Herzchirurgie zu vereinbaren. Herzchirurgie scheint eine unerbittliche „Geliebte" zu sein, deren Bedürfnisse nach Zuwendung und Zeitaufwand mit größeren administrativen und fakultären Verpflichtungen unentwegt konkurrieren.

Unter der Zuwendung der jungen akademischen Elite zu dem neuen und „glamoureusen" Arbeitsgebiet hat das Aschenbrödel der Chirurgie, nämlich die Behandlung des Trauma und insbesondere die Frakturbehandlung gelitten.

Es war ja das entscheidende Verdienst von Böhler, gezeigt zu haben, daß die volle Zuwendung zur sorgfältigen Traumabehandlung die so häufigen Dauerschäden wesentlich sinken läßt. Er hat damit bewiesen, daß – sozial gesehen – eine systematische Traumabehandlung von weit größerer Bedeutung ist als auch noch so atemberaubende Fortschritte von Herzchirurgie, Transplantation und Gefäßchirurgie, trifft das Trauma doch meist Menschen in ihrem produktivsten Alter.

Die Tendenz zur Herz- und Thoraxchirurgie mancher junger und begabter akademischer Chirurgen hat eine Schwerpunktverschiebung der Allgemeinchirurgie ergeben, indem wohl immer noch die viszerale Chirurgie im Zentrum blieb, aber das Trauma mit seinen unbequemen Notfällen deutlich mehr an den Rand gerückt wurde. Auf diesem Boden war es selbstverständlich, daß die Ideen Böhlers nicht nur in Österreich, sondern auch in Deutschland zum Tragen kamen und damit eine Fachrichtung geboren wurde, die es sonst in der Welt nicht gibt, die Traumatologie. Sie ist sicher von der Dienstleistung und vom Arbeitsanfall her gerechtfertigt, aber es ist nicht zu übersehen, daß sie zwischen der heute sehr viel operativeren Orthopädie und der Allgemeinchirurgie eine – international gesehen – isolierte Zwitterstellung einnimmt.

Die letzten 4 bis 5 Jahre haben allerdings in dieser Richtung zur Besinnung geführt und ein wesentlich stärkeres Bekenntnis der Traumatologen zur Allgemeinchirurgie zur Folge gehabt. Es steht zu hoffen, daß dies nicht Lippenbekenntnis bleibt, sondern gelebte Realität wird.

Gleichzeitig steht zu hoffen, daß auf dem Gebiet der Frakturbehandlung nicht falsche Exklusivitäten geschaffen werden, denn es sollte möglich sein, die Traumatologie und insbesondere auch die Extremitätentraumatologie als gemeinsames Interessengebiet von Orthopädie und Allgemeinchirurgie anzusehen, ohne irgendwelche Feindbilder zu schaffen. Diese Konzeption bedingt aber die Erkenntnis, daß Orthopäden wie Allgemeinchirurgen an vielen Orten eine solide Ausbildung in der Frakturbehandlung benötigen. Kleinere Häuser können dann wirklich von einem Team geführt werden, das sich gegenseitig vertreten kann. Andererseits wird es richtig sein, wenn man den erkrankten Bewegungsapparat dem Orthopäden vorbehält. Nachdem ich das Privileg hatte, während 25 Jahren als Ausbilder junger Chirurgen tätig zu sein, weiß ich, daß eine solide Ausbildung in viszeraler Chirurgie und Traumatologie möglich ist, vorausgesetzt, daß man in dieser Ausbildungszeit die Selbstverständlichkeit der interdisziplinären Zusammenarbeit ebenfalls gelernt hat.

Soll der Chirurgie das Schicksal der Medizin erspart bleiben, welche an den meisten Orten das Zentrum der „allgemeinen Medizin" zugunsten vieler Subspezialitäten verloren hat, so müssen wir ganz bewußt weiterer Parzellierung der Allgemeinchirurgie entgegenarbeiten und ihr ihre Hauptgebiete erhalten. Auf eine „Formel" gebracht, ist Allgemeinchirurgie folgendermaßen zu definieren: VWE (Viszeralchirurgie, Weichteile und Endokrinologie) und dazu nach wie vor setzen: T (Traumatologie) und I (Mitverantwortung für die Intensivpflege!).

Eine solch breite Definition der Allgemeinchirurgie als Zielvorstellung auch heutiger Strukturgedanken ist in keiner Weise als Gegensatz gegen die hohe Spezialisierung von Einzelindividuen aufzufassen. Spezialisierung aus Interesse an einem ganz bestimmten Teilaspekt der Chirurgie, mit immer tieferem Eindringen in die Pathophysiologie jedes Einzelgebietes, ist nach wie vor erwünscht und notwendig. Die neuen Erkenntnisse sollten aber nicht zu neuen Spezialitäten, sondern zur Vermehrung des allgemeinen Wissens und Könnens dienen. Ist eine Sache einmal ausgearbeitet und

reif, so soll sie möglichst rasch Allgemeingut sorgfältiger Allgemeinchirurgen werden.

Ein letztes bleibt zu bedenken:

Schon eingangs wurde der zunehmende Einfluß der „Öffentlichen Hand"
auf unsere weitgehend staatlichen Spitäler festgestellt. Dies ist im Hinblick
auf die zunehmenden Lasten, welche die öffentliche Hand zu tragen hat,
nicht verwunderlich und auch kaum rückgängig zu machen. Es muß aber
klar bleiben, daß wir Ärzte in einem freiheitlichen System am besten funktionieren, und es darf ohne weiteres zugegeben werden, daß dieses System
auch den menschlich allzu menschlichen Egoismus in seinem Kalkül zu berücksichtigen hat. Es wird auf lange Sicht unseren Strukturen sehr abträglich sein, wenn man privatärztliche Tätigkeit als sozusagen „präkriminelle
Handlung" brandmarkt. Amerika hat es bewiesen und wir werden jetzt
auch in Europa in vermehrtem Maße erleben: Fest besoldete Chirurgen
– von löblichen Ausnahmen abgesehen – sinken ab in ihrer Dienstleistung
und werden leider intellektuell und wissenschaftlich in keiner Weise produk-
tiver. Auch wenn gewisse Kollegen die Privilegien der unkontrollierten Freiheit strapazieren, darf gerade der Gesundheitspolitiker das Kind nicht mit
dem Bade ausschütten. Es ist der schon eingeschlagene und auszubauende
Weg der Qualitätskontrolle, welcher die wichtigste Strukturänderung der
nächsten Jahre darstellen sollte. Er sichert Kontrollen, ohne daß alle Freiheiten geopfert werden müssen. Für diese Freiheiten wollen wir in vernünf-
tiger Dosierung unseres an sich durchaus normalen materiellen Egoismus
große Sorge tragen.

Nachwort

Die Deutsche Gesellschaft für Chirurgie erlebt 111 Jahre nach ihrer Gründung die 100. Tagung – Anlaß genug für einen Augenblick der Besinnung.

Die vergangenen 100 Jahre umfassen nicht nur das Zeitalter der Chirurgie, sondern auch Höhen und Tiefen im Leben unseres Volkes. Zwei Katastrophen haben uns alle, unsere Kultur und unsere Wissenschaft tief getroffen; die Wunden mögen zwar äußerlich vernarbt sein, wir empfinden sie aber dennoch täglich.

Seit dem Ende des zweiten Weltkrieges hat die Chirurgie einen derart stürmischen Aufschwung erlebt, daß ihn kaum jemand von uns für möglich gehalten oder vorausgesehen hat. Es ist daher wohl berechtigt, die Frage zu stellen: Wie hat sich das alles ereignet?

Die in diesem Werk zusammengefaßten Beiträge sind von Chirurgen geschrieben worden, die die Entwicklung unseres Faches von 1945 bis 1983 erlebt, gestaltet und geprägt haben. Entstanden ist ein lebendiges Geschichtsbuch, das auf den Spuren der Vergangenheit die Gegenwart beschreibt und die Zukunft ahnen läßt. Das Werk spiegelt wider, wie mühevoll der Weg zum Erfolg und zum neuerlichen internationalen Anschluß gewesen ist, welche Ausweitung die Chirurgie erfahren hat und welcher Standard auf dem Boden von Einheit und Spezialisierung in der Chirurgie erreicht worden ist. Das Buch will kein Lehrbuch sein, vielmehr der Geschichtsschreibung dienen und den Gang des historischen Ablaufes überliefern. Unser Respekt gilt dem, was vor uns geschaffen und in anderen Ländern entwickelt worden ist. Dank sagen wir den Kollegen im Ausland, die uns nach 1945 wieder die Hand gereicht haben.

FRIEDRICH TRENDELENBURG hat 1923 die ersten 25 Jahre der Deutschen Gesellschaft für Chirurgie beschrieben und in seinem Vorwort der Hoffnung Ausdruck gegeben, seine Arbeit möge als Beitrag zur Geschichte der Chirurgie von Nutzen sein. Diese Hoffnung hegen wir ebenfalls.

Mit Zuversicht gehen wir in die Zukunft. Getreu der Losung der Gründer der Deutschen Gesellschaft für Chirurgie wollen wir weiter Sorge tragen für die Reinheit, für die Aufrichtigkeit, für die Menschlichkeit und für den Fortschritt der chirurgischen Lehre.

Hamburg, Mülheim, den 6. April 1983   H. W. SCHREIBER, G. CARSTENSEN

Namenverzeichnis

Sachverzeichnis

Indikation zur Operation

Herausgeber:
G. Heberer, L. Schweiberer

Mit Beiträgen von zahlreichen Wissenschaftlern

2., neubearbeitete und erweiterte Auflage. 1981. 437 Abbildungen in
633 Einzeldarstellungen. 252 Tabellen. XXIII, 1053 Seiten
Gebunden DM 428,-
ISBN 3-540-10385-6

Inhaltsübersicht: Ärztlich-rechtliche Fragen zur Operationsindikation. – Allgemeiner Teil. – Spezieller Teil: Neurochirurgie. Chirurgie der Kiefer, der Mundhöhle und des Gesichtes. Thoraxchirurgie.
Kardiovaskuläre Chirurgie. Zwerchfell, Ösophagus, Kardia. Bauchchirurgie. Endokrine Chirurgie. Organtransplantation. Urogenital-
chirurgie. Chirurgie des Bewegungsapparates. Handchirurgie. Chirurgie der Haut, Plastische Chirurgie, Replantation. – Sachverzeich-
nis.

Die Indikation zum chirurgischen Eingriff steht für alle operativen
Fach- und Teilgebiete sowie die zuweisenden Disziplinen als
Grundproblem im Mittelpunkt ärztlichen Handelns.
Nachdem die erste Auflage dieses Buches vergriffen war, haben
neue Erkenntnisse in Diagnostik und Therapie eine zweite Auflage
notwendig gemacht. Dabei finden moderne Untersuchungsverfahren und aktuelle therapeutische Konzepte auf den verschiedensten
Gebieten besondere Berücksichtigung.
Das Kapitel über Unfallchirurgie wurde völlig neu gestaltet und
wesentlich erweitert, da im letzten Jahrzehnt hervorragende Verfahren in der operativen Knochenbruchbehandlung breiten Eingang in
die tägliche Routinechirurgie gefunden haben.
Neu aufgenommen – und wegen der Aktualität allen Kapiteln vor-
angestellt – wurde ein Kapitel über ärztliche Verantwortung und
ärztlich-rechtliche Fragen zur Operationsindikation mit Einzelbeiträ-
gen von Juristen, Gerichtsmedizinern und Chirurgen. Es will dem
Operateur insbesondere vor Risikoeingriffen Richtschnur und Hilfe
zur kritischen Indikationsfindung sein.
Somit kann „der erfahrene Chirurg seine eigene bisherige Indikationsstellung an Hand dieses Buches überprüfen und den jüngeren
oder in der Facharztausbildung befindlichen Kollegen wird beim
Lesen dieses Buches eindeutig klar, daß Chirurgie nicht nur Operieren bedeutet. Ganz entscheidend für die Resultate in der Chirurgie
sind eine richtige Diagnosestellung in Zusammenarbeit mit anderen
Fachkollegen und die auf dieser Grundlage erarbeitete Operationsindikation.“ *(Der Chirurg)*

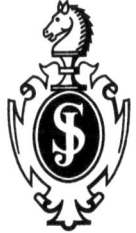

Springer-Verlag
Berlin
Heidelberg
New York

Aschoff
Kurze Übersichtstabelle zur Geschichte der Medizin
Neubearbeitet von P. Diepgen, H. Goerke
7. Auflage. 1960. VI, 85 Seiten
Gebunden DM 29,-. ISBN 3-540-02498-0

W. von Brunn
Kurze Geschichte der Chirurgie
Reprint der Erstauflage Berlin 1928.
1973. 317 Abbildungen (4) V, 339 Seiten
Gebunden DM 125,-ISBN 3-540-05953-9

Chirurgenverzeichnis
Biographie und Bibliographie

Im Einvernehmen mit der Deutschen Gesellschaft
für Chirurgie herausgegeben von H. Junghanns
6. Auflage. 1980. VIII, 838 Seiten
Gebunden DM 130,-. ISBN 3-540-09924-7

G. Fischer
Chirurgie vor 100 Jahren
Historische Studie über das 18. Jahrhundert aus
dem Jahre 1876

Ergänzt um ein Vorwort von R. Winau (Reprint der
Erstauflage F.C.W. Vogel, Leipzig 1876)
1978. (8) X, 585 Seiten
DM 56,-. ISBN 3-540-08751-6

E. Fischer-Homberger
Geschichte der Medizin
Basistext Medizin

2., überarbeitete Auflage. 1977. 56 Abbildungen.
X, 219 Seiten. (Heidelberger Taschenbücher 165)
DM 19,80. ISBN 3-540-08194-1

E. Jeger
Die Chirurgie der Blutgefäße und des Herzens
Reprint der Erstauflage A. Hirschwald Berlin 1913 –
ergänzt um ein Vorwort von H. Franke, den Beitrag
'Notizen zur Geschichte der Gefäßchirurgie' von
E. Vaubel und ein Verzeichnis der wissenschaftli-
chen Publikationen E. Jegers
1973. (7) 231 Abbildungen (17) VIII, 331 Seiten
Gebunden DM 110,-. ISBN 3-540-05619-X

H. Schipperges
Arabische Medizin im lateinischen Mittelalter
1976. 83 Abbildungen. 192 Seiten
(Sitzungsberichte 76/2)
DM 68,-. ISBN 3-540-07765-0

R. Virchow
Die krankhaften Geschwülste
Dreißig Vorlesungen, gehalten während des Wintersemesters 1862-1863 an der Universität zu Berlin
1978. 2 Titelkupfer, 243 Holzschnitte. (4) XXIV,
1796 Seiten
Reprint der Erstauflage August Hirschwald Verlag
Berlin 1863, 1864–1865, 1867. (In 3 Bänden, die nur
zusammen abgegeben werden)
Gebunden DM 780,-. ISBN 3-540-07935-1

H. Vogt
Das Bild des Kranken
Die Darstellung äußerer Veränderungen durch
innere Leiden und ihrer Heilmaßnahmen von der
Renaissance bis in unsere Zeit

2., unveränderte Auflage. 1980. 500 Abbildungen,
13 farbige Tafeln. 384 Seiten
Gebunden DM 78,-
München: J.F. Bergmann Verlag
ISBN 3-8070-0319-3

Springer-Verlag
Berlin
Heidelberg
New York

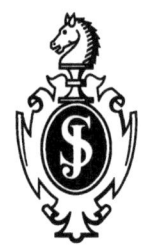

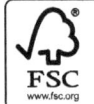